心血管疾病
诊断与鉴别诊断手册

Handbook of Diagnosis and Differential
Diagnosis in Cardiovascular Diseases

主 编 孔小轶 南 勇

U0197386

北京大学医学出版社

XINXUEGUAN JIBING ZHENDUAN YU JIANBIE ZHENDUAN
SHOUCE

图书在版编目（CIP）数据

心血管疾病诊断与鉴别诊断手册 / 孔小轶，南勇主编 . —北京：
北京大学医学出版社，2022.5
ISBN 978-7-5659-2581-8

Ⅰ. ①心… Ⅱ. ①孔… ②南… Ⅲ. ①心脏血管疾病 – 诊疗
Ⅳ. ① R54

中国版本图书馆 CIP 数据核字（2021）第 268922 号

心血管疾病诊断与鉴别诊断手册

主　　编：孔小轶　南　勇
出版发行：北京大学医学出版社
地　　址：（100191）北京市海淀区学院路 38 号　北京大学医学部院内
电　　话：发行部 010-82802230；图书邮购 010-82802495
网　　址：http://www.pumpress.com.cn
E-mail：booksale@bjmu.edu.cn
印　　刷：北京信彩瑞禾印刷厂
经　　销：新华书店
责任编辑：高　瑾　梁　洁　　责任校对：靳新强　　责任印制：李　啸
开　　本：889 mm×1194 mm　1/32　　印张：17.875　　字数：595 千字
版　　次：2022 年 5 月第 1 版　　2022 年 5 月第 1 次印刷
书　　号：ISBN 978-7-5659-2581-8
定　　价：99.00 元
版权所有，违者必究
（凡属质量问题请与本社发行部联系退换）

编者名单

主 编

孔小轶　南　勇

副主编

付茂亮　李　茜　张丕芝　李恒杰

编　者（按姓名汉语拼音排序）

安荣成　浙江省人民医院（杭州医学院附属人民医院）

白亚虎　山东第一医科大学第一附属医院

邴孝叶　山东省精神卫生中心

陈　环　浙江省人民医院（杭州医学院附属人民医院）

陈　羲　浙江省人民医院（杭州医学院附属人民医院）

陈曾宇　成都市郫都区中医医院（成都中医药大学附属第三医院／第三临床医学院）

楚亚南　聊城市心脏病医院（东阿县人民医院）

董亚男　聊城市心脏病医院（东阿县人民医院）

付　佳　聊城市心脏病医院（东阿县人民医院）

付茂亮　聊城市心脏病医院（东阿县人民医院）

耿　苗　聊城市心脏病医院（东阿县人民医院）

耿希华　聊城市心脏病医院（东阿县人民医院）

韩　磊　聊城市心脏病医院（东阿县人民医院）

何国鑫　瑞安市人民医院（温州医科大学附属第三医院）

黄爱玲　成都市郫都区中医医院（成都中医药大学附属第三医院／第三临床医学院）

孔小轶　暨南大学

金钦阳　浙江省人民医院（杭州医学院附属人民医院）

李海水　中日友好医院

李恒杰　浙江省人民医院（杭州医学院附属人民医院）

李　杰　聊城市心脏病医院（东阿县人民医院）

李　茜　浙江省人民医院（杭州医学院附属人民医院）

李声琴　浙江省人民医院（杭州医学院附属人民医院）

刘　岗　苏州工业园区星海医院

刘凯雄　福建医科大学附属第一医院

刘玲玲　聊城市心脏病医院（东阿县人民医院）
刘明明　聊城市心脏病医院（东阿县人民医院）
刘新艳　聊城市心脏病医院（东阿县人民医院）
刘孜卓　天津医科大学总医院
刘紫微　青岛大学
柳　兵　郑州大学第二附属医院
卢萌萌　聊城市心脏病医院（东阿县人民医院）
吕文轩　聊城市心脏病医院（东阿县人民医院）
孟文文　聊城市心脏病医院（东阿县人民医院）
南　勇　浙江省人民医院（杭州医学院附属人民医院）
欧英炜　浙江省人民医院（杭州医学院附属人民医院）
秦亚录　成都市郫都区中医医院（成都中医药大学附属第三医
　　　　院/第三临床医学院）
阮志强　杭州市妇产科医院
苏　俊　杭州市妇产科医院
谭明明　天台县人民医院
王　楠　郑州大学第二附属医院
王淑芳　聊城市心脏病医院（东阿县人民医院）
王晓阳　瑞安市人民医院（温州医科大学附属第三医院）
吴鹭龄　上海市复旦大学附属华山医院
吴文娟　苏州工业园区星海医院
许王华　天台县人民医院
杨丽娜　聊城市心脏病医院（东阿县人民医院）
杨茂鹏　聊城市心脏病医院（东阿县人民医院）
杨小艳　石河子大学医学院第一附属医院
叶瑞忠　浙江省人民医院（杭州医学院附属人民医院）
应　淞　空军特色医学中心
翟　哲　哈尔滨医科大学附属第四医院
张　策　聊城市心脏病医院（东阿县人民医院）
张大领　聊城市心脏病医院（东阿县人民医院）
张　恒　聊城市心脏病医院（东阿县人民医院）
张　骅　北京市和平里医院
张　敏　聊城市心脏病医院（东阿县人民医院）
张娜娜　聊城市心脏病医院（东阿县人民医院）
张丕芝　聊城市心脏病医院（东阿县人民医院）
张　颖　杭州市第七人民医院
周　蕾　聊城市心脏病医院（东阿县人民医院）

前　　言

随着社会的进步、经济的发展、生活方式的改变及人口老龄化的加剧，我国心血管疾病的发病率逐年上升，且呈现年轻化趋势。国家心血管病中心 2019 年的统计数据显示，中国每年心脏性猝死人数高达 50 万，心血管疾病患者高达 3.3 亿，我国每年死于心血管疾病的人数达 400 多万。心血管疾病已成为人类生命的第一位杀手。

编写本书的初衷是希望能为在临床一线工作的心血管内科、急诊医学科、普通内科专业人员及基层医务工作者提供一本内容全面、查找方便，既介绍临床诊疗思维，又能提供诊断与鉴别诊断的工具书。

本书在参照国内外相关指南、建议和专家共识的基础上及时纳入当前心血管诊治的新概念、新成果和新进展。从心血管疾病的临床症状、体征、实验室检查、辅助检查及心血管常见疾病五大方面，以病例为导向，立足临床实践，内容全面，重点突出，力求深入浅出，方便阅读，从而使临床诊断更规范、合理和科学，并最终提高疾病的诊治水平。

在编著过程中，我们参阅了国内外大量文献，引用了其中的一些观点和内容，在此深表谢意！

由于编者的经验和水平有限，加之现代医学发展日新月异，医学成果不断推陈出新，写作中难免存在不足和疏漏，我们期待广大读者不吝指正，以便不断完善和修正。

南　勇　付茂亮

2021 年 12 月 13 日

目　　录

上　篇

下　篇

上　篇

第一章 心血管疾病症状

第1节 胸痛

一、病例内容

【现病史】患者男，57岁，入院前2个月于劳累后出现阵发性胸痛，部位为胸骨中下段，性质为压榨样，向咽部放射，伴胸闷，与体位、呼吸无关，休息2～3 min可缓解，未系统诊治。入院前3 h患者情绪激动后再次出现上述症状，性质、部位同前，程度较前加重，伴大汗，有濒死感，在家观察2 h无好转，遂拨打"120"来院。

【既往史】高血压病史10余年，最高达190/110 mmHg，未规律用药。发现高脂血症2个月，未用药。

【个人史】吸烟30余年，平均约20支/天，未戒烟，无饮酒史。

【体格检查】体温（T）36℃，脉搏（P）99次/分，呼吸（R）20次/分，血压（BP）173/85 mmHg，患者神志清，精神差，平卧位，呼吸规整，双肺呼吸音清，未闻及明显干湿啰音，无胸膜摩擦音。心前区无隆起，心率99次/分，心律齐，未闻及明显杂音，无心包摩擦音。无毛细血管搏动征，无股动脉枪击音。

【辅助检查】心电图（图1-1-1）示 V_2 ～ V_6 导联ST段抬高0.1～0.4 mV，V_2 ～ V_4 导联T波高尖，V_1 ～ V_4 导联可见病理性Q波。总胆固醇6.21 mmol/L，低密度脂蛋白胆固醇3.80 mmol/L。肌酸激酶1442 U/L，乳酸脱氢酶（LDH）386 U/L，α-羟丁

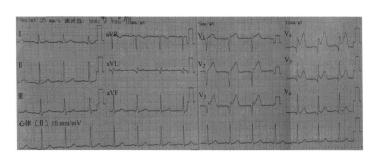

图1-1-1　患者心电图

酸脱氢酶 312 U/L，肌酸激酶同工酶 246 U/L。肌钙蛋白 T（TnT）6.7 μg/L。心脏超声示左心房（LA）39 mm，左心室（LV）51 mm，左心室射血分数（LVEF）33%，室间隔中远段、左心室前壁、侧壁、下壁心尖段运动幅度明显减低甚至消失。冠状动脉造影（CAG）示左前降支（LAD）近段狭窄 70%，中段于 D1 发出后完全闭塞。

【诊断及诊断依据】本例患者诊断为急性前壁心肌梗死。诊断依据包括：①患者为中年男性，既往有活动后胸痛史，此次突发持续胸骨后压榨样疼痛，向咽部放射。②既往有高血压、高脂血症、吸烟史。③双上肢血压差小于 20 mmHg，听诊未闻及心脏杂音。④心电图示广泛前壁 ST 段弓背向上抬高；心肌酶及 TnT 显著升高；心脏超声见 LAD 供血区室壁活动度减弱或消失，视野内未见主动脉异常；D- 二聚体正常；冠状动脉造影示 LAD 狭窄。

【治疗】行急诊冠状动脉药物涂层支架置入术（图 1-1-2），于 LAD 近中段置入 2 枚支架，术后胸痛缓解。

二、定义

胸痛是指位于胸前区的不适感，包括闷痛、针刺痛、烧灼感、紧缩、压榨感等，有时可放射至面颊及下颌部、咽颈部、肩部、后背部、上肢或上腹部，表现为酸胀、麻木或沉重感等。

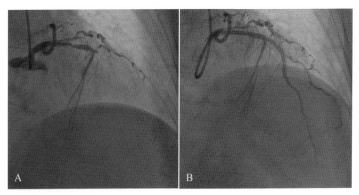

图 1-1-2　急性广泛前壁心肌梗死患者 LAD 开通前、后对比。 A. LAD 开通前。B. LAD 开通后

三、病因及分类

胸痛的病因复杂，分类方法多样。从急诊处理和临床实用的角度，可将胸痛分为致命性胸痛和非致命性胸痛（表 1-1-1）。

据统计，在急诊就诊的急性胸痛患者中，急性冠脉综合征（ACS）居致命性胸痛病因的首位，其中急性 ST 段抬高型心肌梗死（STEMI）占 5% ～ 10%，急性非 ST 段抬高型心肌梗死（NSTEMI）占 15% ～ 20%，不稳定型心绞痛占 10%，其他心脏病占 15%，非心脏病占 50%。急性肺栓塞与主动脉夹层（AD）虽然发生率较低，但临床中容易漏诊及误诊。

表 1-1-1　胸痛的分类及常见病因

分类	病因
致命性胸痛	急性冠脉综合征、主动脉夹层、急性肺栓塞、张力性气胸
非致命性胸痛	
心源性	稳定型心绞痛、心肌炎、梗阻性肥厚型心肌病、应激性心肌病、急性心包炎、主动脉瓣疾病、二尖瓣脱垂等
非心源性	
胸壁疾病	肋间神经炎、肋软骨炎、带状疱疹、急性皮炎、皮下蜂窝织炎、肋骨骨折、血液系统疾病所致骨病等
呼吸系统疾病	胸膜炎、肺炎、自发性气胸、急性气管–支气管炎、肺动脉高压、胸膜肿瘤、肺癌等
纵隔疾病	纵隔脓肿、纵隔肿瘤、纵隔气肿等
消化系统疾病	胃食管反流病、食管肌肉痉挛、食管裂孔疝、食管癌、急性胰腺炎、胆囊炎、消化性溃疡及穿孔等
精神疾病	焦虑、抑郁、惊恐发作等
其他	通气过度综合征、痛风、颈椎病等

四、诊断思路

面对胸痛患者，首要任务是快速查看患者的生命体征，包括意识、双上肢血压、心率、氧饱和度等，并收集临床病史，及时识别致命性胸痛（图 1-1-3）。

【病史】

（1）胸痛的部位、性质。

（2）胸痛持续的时间。

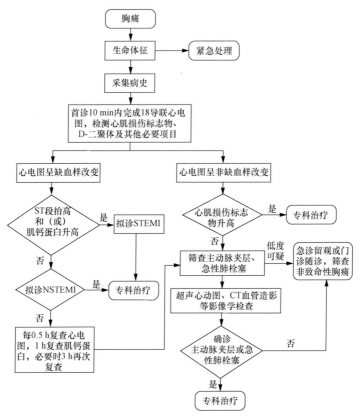

图 1-1-3　胸痛患者的诊断流程。提示为高危的异常生命体征包括：神志不清和（或）意识丧失、面色苍白、大汗及四肢厥冷、低血压（收缩压＜ 90 mmHg）、呼吸急促或困难、低氧血症（SpO$_2$ ＜ 90%），需紧急处理

（3）此次胸痛诱发或加重的因素。

（4）胸痛缓解的因素。

（5）胸痛是否放射。

（6）胸痛与进食的关系。

（7）胸痛与体位变化的关系。

（8）疼痛部位有无压痛。

（9）伴随症状（咳嗽、咳痰、发热、晕厥、休克、反酸、吞咽困难、出汗、焦虑、抑郁等）。

（10）既往有无胸痛病史。

（11）既往史、个人史、家族遗传史。

【体格检查】

（1）生命体征（血压、呼吸、脉搏、体温等）及意识状态。

（2）视诊：观察皮肤是否有发绀、疱疹、红肿，有无胸廓畸形等。

（3）触诊：明确患者胸部是否有压痛、触痛。

（4）叩诊：明确有无浊音、过清音，心浊音界是否扩大。

（5）听诊：肺部呼吸音是否增强、减弱或消失，是否有干湿啰音、胸膜摩擦音、支气管呼吸音；心脏听诊心率、心律，是否有心脏杂音及额外心音、心包摩擦音，是否有血管杂音等。

【辅助检查】

根据问诊和体格检查的实际情况，针对不同的胸痛患者，有选择地进行 18 导联心电图、肌钙蛋白、D- 二聚体、心肌酶、血气分析、胸部 X 线、计算机断层扫描（CT）、心脏超声、主动脉 CT 血管造影（CTA）、肺动脉 CTA、肺动脉造影、冠状动脉造影等检查。

【问诊要点】

（1）问诊时应客观、全面，使用启发式问诊方式，避免"预先设置背景"式、"选择性题"式的问诊方式，问诊过程中避免过多打断患者，以免使患者思路变得散乱，遗漏重要的信息。

（2）胸痛的部位、性质：急性心肌梗死常为胸骨后压榨性疼痛或闷痛，并向左上臂、咽部或下颌部放射；AD 常表现为"撕裂样"或"刀割样"持续性锐痛，疼痛呈游走性；肺栓塞引起的疼痛多呈胸膜性胸痛或典型心绞痛症状，常伴有低氧血症甚至晕厥；张力性气胸常为一侧胸痛，伴呼吸困难、低氧血症、烦躁不安、发绀等；若胸痛与呼吸运动有关，吸气后疼痛加重，应考虑胸膜受累；胸壁局部压痛，应考虑胸壁受累；若患者伴有焦虑、抑郁情绪，应考虑精神心理因素的可能。

（3）胸痛持续时间：器质性疾病引起的胸痛可呈阵发性或持续性，多于活动或体位变动后加重，精神心理因素引起的胸痛多与活动无关，甚至活动后疼痛减轻。

（4）胸痛的诱发及缓解因素：ACS 患者多于活动、情绪激动后诱发，心绞痛患者经休息或含服硝酸甘油可缓解；AD 患者多由高血压、剧烈活动诱发；张力性气胸多于剧烈运动后出现。

（5）既往病史：ACS 患者常伴有高血压、糖尿病、高脂血症、脑血管疾病、吸烟等；AD 患者多有高血压、马方综合征、吸烟、饮酒、家族性 AD 或主动脉瘤、大动脉炎等病史；肺栓塞患者常有下肢静脉曲张或长时间制动史、卧床史；张力性气胸患者常有肺大疱、肺气肿、慢性阻塞性肺病及胸部外伤等病史。

【伴随症状】

（1）胸闷、呼吸困难：可见于冠心病伴心功能不全、心脏瓣膜疾病、肺部感染、肺癌、肺栓塞、胸膜炎、急性心包炎、气胸及精神心理疾病等。

（2）意识障碍：可见于 AD、张力性气胸、阿-斯综合征、主动脉瓣狭窄、梗阻性肥厚型心肌病、肺栓塞、癔症发作等。

（3）腹痛：可见于 ACS、AD、急性胃肠炎、胆囊炎、胆石症、急性胰腺炎、肠梗阻腹腔脏器破裂等。

（4）心悸：可见于快速性心律失常（如心房颤动、阵发性室上性心动过速等）、心肌炎、贫血、精神心理疾病等。

五、风险评估（表 1-1-2）

表 1-1-2　HEART 评分系统

项目		得分
病史	高度可疑	2
	中度可疑	1
	轻度可疑	0
心电图	显著 ST 段压低或抬高	2
	非特异性复极异常	1
	束支传导阻滞	1
	左心室肥大	1
	正常	0
年龄	≥ 65 岁	2
	45 ～ 64 岁	1
	< 45 岁	0
危险因素	≥ 3 个或动脉粥样硬化病史	2
	1 ～ 2 个	1
	无	0
肌钙蛋白	> 2 倍正常上限	2
	1 ～ 2 倍正常上限	1
	≤正常上限	0

注：基于病史、心电图、年龄、危险因素和肌钙蛋白水平，评分总分为 10 分；评分 0 ～ 3 分，建议院外观察；评分 4 ～ 6 分，建议留院观察；评分 7 ～ 10 分，建议住院治疗

六、诊断及鉴别诊断

见表 1-1-3、表 1-1-4 和图 1-1-4、图 1-1-5。

表 1-1-3　致命性胸痛的临床特点

病因	部位	特点	持续时间	病史	辅助检查
STEMI	胸骨后或心前区，并向左上臂、咽部或下颌部放射	常为压榨样剧烈疼痛，有濒死感，含服硝酸甘油不缓解	常大于10～20 min	冠心病、高血压、高脂血症、脑血管疾病、吸烟等	心电图可见ST段抬高或新发LBBB；cTn升高；冠状动脉造影为金标准（详见第五章）
NSTE-ACS	胸骨后或心前区，并向左上臂、咽部或下颌部放射	压榨样胸痛或胸部压迫感、紧缩感、烧灼感，也可出现呼吸困难，上腹部疼痛，左上臂疼痛，含服硝酸甘油可缓解	可为阵发性或持续性	冠心病、高血压、高脂血症、脑血管疾病、吸烟等	心电图见ST段压低、短暂性ST段抬高和T波改变；cTn升高；冠状动脉造影或冠状动脉CTA（详见第五章）
AD	常为胸背痛，也可为腹痛、下肢痛	呈持续性撕裂样或刀割样锐痛，疼痛部位易延展，四肢血压差异大，根据受累部位不同可出现呼吸困难、意识障碍、肢体瘫痪、无尿、便血等	呈持续性	高血压、马方综合征、吸烟、饮酒、家族性AD或主动脉瘤、大动脉炎等	血浆D-二聚体升高；心脏超声、主动脉CTA/主动脉造影可明确诊断（详见第十二章）
急性肺栓塞	局限于胸部	可为心绞痛或胸膜刺激样疼痛，常伴呼吸困难、咯血、晕厥，常伴有单侧下肢肿胀或疼痛	呈持续性或阵发性，活动后加重	常有下肢静脉曲张或长时间制动史、卧床史	动脉血气分析示低氧血症；D-二聚体升高；心电图呈$S_I Q_{III} T_{III}$、RBBB改变；经胸超声心动图示右心负荷增大；肺动脉CTA/肺动脉造影可明确诊断
张力性气胸	单侧胸痛	呼吸困难、低氧血症，伴烦躁不安、发绀等，甚至意识模糊。查体可见一侧胸部隆起	呈持续性，活动后加重	肺大疱、肺气肿、慢性阻塞性肺病及胸部外伤等	胸部X线检查、胸部CT

表 1-1-4 常见非致命性胸痛的临床特点

病因	疼痛类型	放射痛	疼痛随体位或动作变化	疼痛随进食或饮水变化	体表压痛	含服硝酸甘油缓解
稳定型心绞痛	内脏性	是	否	否	否	是
非缺血性心源性胸痛	内脏性	是	可有	否	否	否
呼吸系统疾病	内脏性或躯体性	无	累及胸膜时可有	否	无	否
胸壁疾病	躯体性	否	是	否	是	否
消化系统疾病	内脏性	偶有	否	是	否	可能
精神疾病	内脏性或躯体性（可变异）	否	否	否	否	否

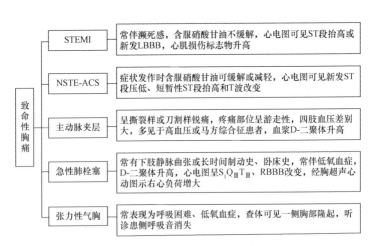

图 1-1-4 致命性胸痛的鉴别诊断

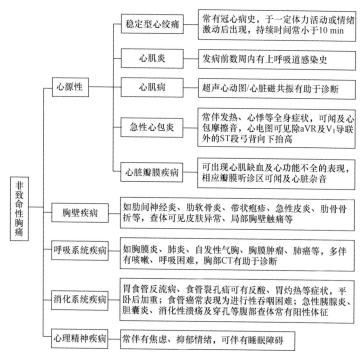

图 1-1-5 非致命性胸痛的鉴别诊断

参考文献

［1］中国医师协会心血管外科分会大血管外科专业委员会.主动脉夹层诊断与治疗规范中国专家共识.中华胸心血管外科杂志，2017，33（11）：641-654.

［2］中华心血管病杂志编辑委员会，胸痛规范化评估与诊断共识专家组.胸痛规范化评估与诊断中国专家共识.中华心血管病杂志，2014，42（8）：627-632.

［3］中华医学会呼吸病学分会肺栓塞与肺血管病学组，中国医师协会呼吸医师分会肺栓塞与肺血管病工作委员会，全国肺栓塞与肺血管病防治协作组.肺血栓栓塞症诊断与预防指南.中华医学杂志，2018，98（14）：1060-1087.

［4］中华医学会心血管病学分会肺血管病学组.2015急性肺栓塞诊断与治疗中国专家共识.中华心血管病杂志，2016，44（3）：197-211.

［5］Pollack CV，Schreiber D，Goldhaber SZ，et al. Clinical characteristics， management, and outcomes of patients diagnosed with acute pulmonary embolism in the emergency department: initial report of EMPEROR (Multicenter Emergency Medicine Pulmonary Embolism in the Real World Registry). J Am coll cardiol, 2011, 57 (6): 700-706.

[6] Six AJ, Backus BE, Kelder JC. Chest pain in the emergency room: value of the HEART score. Neth Heart J, 2008, 16 (6): 191-196.

（吕文轩 编 张骅 董亚男 审校）

第2节 腹痛

一、病例内容

【现病史】患者男，55岁，因"上腹持续性胀痛5 h"入院。患者入院前5 h饮酒后突发上腹持续性胀痛，向背部放射，疼痛不剧烈，改变体位后无缓解，无腹泻、呕吐，无肛门停止排气，无胸痛、心悸，无黑矇、晕厥，无胸闷、气促，无面色苍白、大汗淋漓，无腰酸、背痛，无咳嗽、咳痰，无畏寒、发热等不适。未重视及治疗。入院前5 h上述症状持续存在，故来院就诊。

【既往史】既往体健，体重指数（BMI）> 28 kg/m²。

【体格检查】T 36.7℃，P 80次/分，R 20次/分，BP 130/80 mmHg。急性痛苦貌，心肺阴性，腹部膨隆、质软，上腹压痛可疑，无反跳痛，肝、脾肋下未触及，墨菲征阴性，双肾区无叩击痛，肠鸣音4次/分。

【辅助检查】血常规：白细胞（WBC）4.85×10⁹/L，中性粒细胞4.1×10⁹/L，中性粒细胞百分比75%；C反应蛋白（CRP）36 mg/L；降钙素原（PCT）0.4 ng/ml；急诊生化：甘油三酯（TG）16.81 mmol/L，淀粉酶125 mmol/L；肌钙蛋白T 1.2 ng/ml；心电图：V_1 ～ V_4导联ST段明显抬高（图1-2-1）；血浆D-二聚体0.4 mmol/L；超声心动图示左心室舒张功能下降，射血分数（EF）63%。肺部CT平扫示未见明显异常（图1-2-2），上腹CT平扫提示胆囊结石（图1-2-3）。

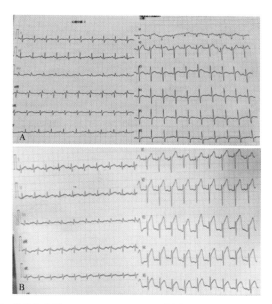

图 1-2-1 患者心电图。A. 2021-10-21 05:02 心电图。**B.** 2021-10-21 10:21 心电图

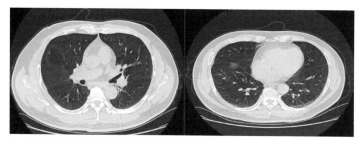

图 1-2-2 肺部 CT 平扫

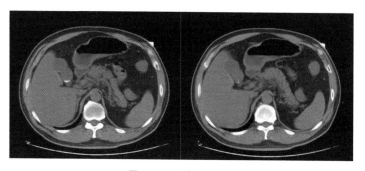

图 1-2-3 上腹 CT 平扫

二、定义

腹痛是指膈肌至盆腔之间发生的疼痛感觉。腹痛是临床常见的症状，多由腹内组织或器官受到某种强烈刺激或损伤所致，也可由胸部疾病及全身性疾病所致。此外，腹痛是一种主观感受，腹痛的性质和强度不仅受病变情况和刺激程度的影响，也受神经和心理因素的影响，患者对疼痛刺激的敏感性存在差异，即相同病变的刺激在不同的患者或同一患者的不同时期引起的腹痛在性质、强度及持续时间上有所不同。腹痛的性质与相关脏器及病变的性质有关，体表位置常和脊髓的节段性分布有关。

三、病因及发病机制

腹痛依据病程长短分为急性腹痛与慢性腹痛，依据诊断的定位、定性、定因方法，可将腹痛的病因分为腹内疾病与腹外疾病两大类。因此，临床上在判断患者腹痛病因时应结合病程、部位等综合考虑。

1. 急性腹痛的病因

（1）腹内疾病：空腔脏器炎症、空腔脏器破裂或穿孔、空腔脏器扭转或阻塞或扩张、腔内血管性疾病、腹壁疾病。

（2）腹外疾病：胸部疾病、心脏大血管病、全身性疾病等。

2. 慢性腹痛的病因

（1）腹内疾病：腹部脏器的慢性炎症、穿孔、扭转、梗阻、粘连、肿瘤、功能性疾病等。

（2）腹外疾病：中毒及代谢障碍性疾病、器质性神经病变等。

3. 腹痛的发病机制

（1）内脏性腹痛：疼痛信号经交感神经通路传入，脊髓神经基本不参与，疼痛的特点包括：①疼痛部位较模糊，一般在腹中线。②疼痛的感觉多为痉挛、不适、钝痛或灼痛。③常伴有恶心、呕吐、出汗等自主神经系统兴奋的症状，而不伴有局部肌紧张和皮肤感觉过敏等。

（2）躯体性腹痛：又称"腹膜皮肤反射痛"，只有体神经或脊髓神经而无内脏神经参与。疼痛的特点包括：①定位较准确，常出现在受累器官邻近的腹膜区域，具有明确的脊髓节段性神经分布特点。②程度剧烈而持续。③疼痛可出现在腹部的一侧，可因咳嗽或变动体位而加重。④可伴有局部腹肌强直、压痛及反跳痛。

（3）牵涉痛：指腹部器官引起的疼痛出现在该器官内脏神经传

导之外的部位，由内脏神经和体神经共同参与。疼痛的特点包括：
①多为锐痛，程度较剧烈。②位置明确在一侧。③局部可有肌紧张
或皮肤感觉过敏。

四、诊断思路

【病史】

为判断腹痛的临床意义，应注意下列几点：

（1）评估腹痛为主观感受还是躯体真实疼痛；老年患者基础疾
病多，腹痛相对不敏感。

（2）腹痛的起病情况：有无前驱症状；有无外伤史、暴饮暴食、
剧烈运动、心理因素。

（3）腹痛的部位、性质、特点、加重及缓解的因素、腹痛的体
位、腹痛的伴随症状及腹痛的特点，如锐痛（以牵涉痛为主）、灼烧
样痛、刀割样疼痛、钝痛及症状重体征轻的疼痛。

（4）既往史、体重。

【体格检查】

除全面、系统的体格检查外，应注意以下几点：

（1）疼痛为主观感受，因此体格检查时更应关注患者的面部表情。

（2）注意测量双侧血压；除腹部体征外应警惕心脏、肺等器官
引起的腹痛。

（3）视诊应注意腹部外形、有无蜘蛛痣、皮下瘀斑、瘀点。

（4）肛门指检：腹痛伴有血便时应行肛门指检。

【辅助检查】

（1）血常规、CRP、PCT；肝肾功能、血糖、血脂、心肌酶、肌
钙蛋白、血浆 D- 二聚体、血气分析、血氨。

（2）心电图及肝、胆、胰、脾超声。

（3）腹部 CT 平扫，必要时行 CT 增强检查。

（4）必要时行腹部血管检查。

（5）内镜检查。

【问诊要点】

问诊时应注意患者的发病年龄、性别、BMI、腹痛起病的急缓、
腹痛节律与程度。例如，婴幼儿先天性疾病引起的腹痛以肠套叠多
见；儿童期（5 ～ 8 岁）剧烈腹痛最多见于胆道蛔虫症；青少年腹痛
多见于阑尾炎；中青年腹痛患肠梗阻的可能性较大，尤其是在饱餐
后剧烈活动时；40 岁以上出现腹痛多见于胆囊炎、胆结石；中老年

腹痛应特别关注心脏病、肿瘤；育龄期女性腹痛应关注宫外孕、黄体破裂等；周期性节律性腹痛常见于胃溃疡。BMI > 28 kg/m² 的患者出现腹痛应考虑心血管疾病及代谢性疾病。

【伴随症状】

腹痛可伴随以下症状：①发热、寒战：通常提示炎症，常见于急性胆道感染、胆囊炎、肝脓肿、腹腔脓肿，也可见于腹腔外感染性疾病。②黄疸：可能与肝、胆、胰腺疾病有关。③休克和贫血：可能为腹腔脏器破裂，无贫血者可见于胃肠穿孔、绞窄性肠梗阻、肠扭转、急性出血性坏死性胰腺炎等。④呕吐、反酸、腹泻：通常提示食管及胃肠病变，呕吐量大提示胃肠道梗阻。伴反酸、嗳气常提示胃十二指肠溃疡或胃炎。⑤血尿：可见于泌尿系统疾病。⑥腹痛症状重体征轻：多为血管源性疼痛。

五、诊断及鉴别诊断

1. 诊断

本例患者诊断为急性心肌梗死。诊断依据包括：①患者为中年男性，突发上腹持续性胀痛，向背部放射。②患者既往体健，肥胖。③入院 5 h 前有饮酒史。④入院查体腹部膨隆，左上腹压痛阳性，墨菲征阴性。辅助检查示肌钙蛋白升高，心电图可见急性前壁心肌梗死，甘油三酯明显升高，腹部 CT 平扫未见明显异常。

2. 鉴别诊断

（1）消化道穿孔：患者多有胃、十二指肠溃疡病史或外伤史，突发中上腹刀割样剧痛，并迅速扩展至全腹。体格检查时全腹压痛、肌紧张，呈板样强直，有反跳痛，肠鸣音消失，出现气腹，肝浊音区缩小或消失提示为胃、十二指肠穿孔。腹部 X 线平片显示膈下有游离气体、腹腔穿刺见炎性渗出液可以确诊。

（2）急性胃肠炎：腹痛以上腹与脐周为主，常呈持续性急性疼痛伴阵发性加剧。常伴恶心、呕吐、腹泻，亦可有发热。体格检查时可有上腹或脐周压痛，多无肌紧张，无反跳痛，肠鸣音稍亢进。血常规、粪常规检查结果异常。

（3）急性胆囊炎：好发于中老年女性。慢性胆囊炎患者常感右上腹隐痛，进食脂肪餐后加剧，并向右肩部放射。急性胆囊炎常在脂肪餐后发作，呈右上腹持续性剧痛，向右肩部放射，多伴有发热、恶心、呕吐。胆石症患者多伴有慢性胆囊炎。胆石进入胆囊管或在胆管中移动时可引起右上腹阵发性绞痛，向右肩背部放射。体格检查时右上腹有明显压痛和肌紧张，墨菲征阳性是胆囊炎的特征。若出现黄疸，提示胆道已有梗阻，如能扪及胆囊则提示完全梗阻。急性胆囊炎发作时白细胞总数及中性粒细胞明显增多。超声检查与X线检查可以确诊。

（4）血栓栓塞性疾病：患者多有心律失常病史（尤其是心房颤动），突发腹痛，查体腹痛体征不明显，即症状重体征轻。通过血浆D-二聚体、腹部增强CT或血管CTA检查可确诊。

（5）腹主动脉夹层：患者多有高血压、马方综合征、动脉硬化等病史，突发腹痛，查体双侧血压差别大，血浆D-二聚体明显升高、腹主动脉CTA检查可确诊。

（6）中毒及代谢性疾病：铅中毒、急性药物中毒、农药中毒及糖尿病酮症酸中毒等均有可能以腹痛为首发症状，应注意毒理学检查及血糖、血气分析、尿常规等检测。

参考文献

［1］葛均波，徐永健，王辰．内科学．9版．北京：人民卫生出版社，2018．

［2］屈江华．铅中毒致腹痛2例误诊报告．临床误诊误治杂志，2007，6（20）：30．

［3］万学红，卢雪峰．诊断学．9版．北京：人民卫生出版社，2018．

［4］王建国．腹痛的诊断与治疗．全科医学继续教育，2007，5（2）：95-97．

［5］吴孟超，吴在德，吴肇汉．外科学．9版．北京：人民卫生出版社，2018．

（谭明明 编 南勇 审校）

第3节 纳差

一、病例内容

【现病史】患者男，80岁，因"纳差2天"入院。患者入院前2天无明显诱因突发纳差，进食量减少至原来的1/2，伴恶心、嗳气、无呕吐，恶心时出现胸闷、大汗淋漓，无胸痛、心悸，无腹痛、腹泻，无肛门停止排气、排便，无厌油腻食物，无尿色黄，无畏寒、发热，未重视及治疗。入院前2天持续纳差，故来院就诊。在进院前约3 min诉胸闷，后突发神志不清，无呕吐、抽搐，无大小便失禁。

【既往史】有胆石症病史。

【体格检查】双侧瞳孔散大固定，对光反应消失，无自主呼吸、心跳，颈动脉未触及搏动。查心电图呈直线。

【治疗】紧急抢救立即给予心肺复苏、气管插管皮囊辅助通气、肾上腺素注射强心等抢救 10 min 后患者恢复自主呼吸、心跳，给予数字减影血管造影（DSA）未发现冠状动脉狭窄，转急诊重症监护室（EICU）抢救治疗。EICU 抢救第 2 天，患者神志转清，但体温逐渐上升，皮肤轻度黄染，墨菲征阳性，复查生化显示胆红素明显升高，以直接胆红素升高为主，床旁超声检查显示胆石症、胆囊增大、胆囊壁水肿，给予经皮肝穿刺胆道引流术（PTCD）引流出褐色胆汁，经留样化验提示大肠埃希菌感染，后经抗感染、保护重要脏器等治疗 5 天后患者病情平稳、拔管撤机，转入普通病房进一步治疗。

【辅助检查】EICU 期间主要辅助检查：WBC 14.5×10^9/L，中性粒细胞百分比 95%；CRP 143 mg/L；PCT 3.65 ng/ml。急诊生化：血钠 130 mmol/L，血钾 2.7 mmol/L，肌酐 116 μmol/L，胆碱酯酶 2345 μmol/L，总胆红素（TBIL）46.8 μmol/L，直接胆红素（DBIL）26 μmol/L，间接胆红素（IBIL）20 μmol/L，肌钙蛋白阴性。血浆 D- 二聚体 0.4 μg/L；头颅、胸部 CT 未见明显异常。心电图提示 ST-T 改变（图 1-3-1）。

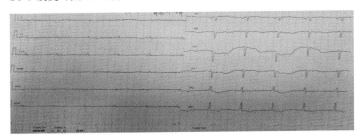

图 1-3-1　患者心电图

二、定义

纳差即进入机体的食物量减少，患者常伴随乏力、腹胀、腹泻等症状。西医对纳差没有明确的症状学定义，但在中医范畴中其属于脾胃病，可由多种原因导致，如由伤食引起者，常表现为嗳吐酸腐之气；由湿阻引起者，常表现为胃脘胀闷、舌苔白腻；消化功能低下也可以引起纳差，中医称之为脾胃虚弱，患者除纳食减少外，还伴有食后腹胀、面色萎黄、气短懒言、大便稀薄等症状。治疗应根据引起纳差的病因、病机辨证施治。

三、病因

纳差可由消化系统疾病引起（如胃肠炎、胃溃疡、肠梗阻、肝炎、消化道肿瘤），也可以是全身性疾病或多系统疾病的早期表现之一（如颅内肿瘤、感染、脑血管意外、心肌梗死、肾病、代谢性疾病、血液系统疾病），或慢性疾病的急性发作（如慢性阻塞性肺病急性发作、肝性脑病早期等）（图1-3-2）。

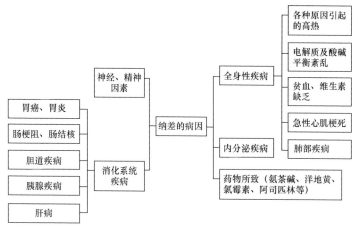

图 1-3-2　纳差的病因

四、诊断思路

【病史】

（1）评估纳差是否有拒食、畏食，可判断患者是否存在精神、心理因素。

（2）纳差是否针对某种食物或多种食物及减少量。

（3）伴随症状，如有无呛咳、乏力、倦怠、消瘦、恶心、呕吐、皮肤黄染等。

（4）纳差是否由全身性疾病引起。

（5）女性注意有无闭经、毛发稀少等。

【体格检查】

（1）有无脱水貌、全身营养状况、皮肤有无色素沉着。

（2）全身淋巴结、舌苔。

（3）口腔黏膜、喉返神经等检查。

（4）心脏检查。

（5）检查毛发、隐私部位。

【辅助检查】

（1）血常规检查、CRP、PCT；肝肾功能、血糖、血脂、心肌酶、肌钙蛋白、血浆 D- 二聚体、血气分析。

（2）心电图及肝、胆、胰、脾超声。

（3）胸部 CT 平扫，必要时头颅、全腹部 CT 平扫。

【问诊要点】

（1）患者的年龄，如婴幼儿纳差可能与喂养不当、感染相关；青年女性应询问是否有节食。

（2）注意伴随症状，如纳差伴有腹痛、腹泻、泛酸、嗳气等，多考虑消化系统疾病；如纳差伴有呛咳，需考虑吸入性肺炎的可能；纳差伴活动后胸闷、气促，甚至突发心跳、呼吸停止，需考虑心脏病或胆心综合征、心肾综合征等。

五、诊断及鉴别诊断

1. 诊断

本例患者诊断为胆心综合征，诊断依据包括：①老年男性，既往有"胆石症"病史。②因"纳差 2 天"入院。③查体：入院时无自主呼吸和心跳，转入 EICU 动态查体发现患者体温升高、皮肤黄染、墨菲征阳性。④床旁超声示胆石症，WBC 升高，TBIL、DBIL 和 IBIL 升高，肌钙蛋白阴性，心电图呈 ST-T 改变。

2. 鉴别诊断

纳差后出现神志不清、猝死，应从心搏骤停的"6H6T"（表 1-3-1）进行猝死的可逆性病因排查。

表 1-3-1　心搏骤停的可逆性病因（"6H6T"）

"6H"	"6T"
hypovolemia（低血容量）	trauma（创伤）
hypoxia（缺氧）	tension pneumothorax（张力性气胸）
hypo/hyperthermia（低体温 / 高体温）	thrombosis lungs（肺栓塞）
hypo/hyper electrolytes（电解质降低 / 升高）	thrombosis heart（心脏栓塞）
hypo/hyperglycemia（低血糖 / 高血糖）	tamponade cardiac（心脏压塞）
hyaion（酸碱失衡）	tablets overdose/poisoning（药物过量 / 中毒）

参考文献

［1］姜从尧，宋秀海，沈慧婷.清热化湿、醒脾和胃法治疗纳差52例.临床医药文献电子杂志，2020，7（51）：17-20.

［2］李莉娟，张连生.纳差、消瘦、腰骶部疼痛.中华实用内科杂志，2008，28（5）：409-410.

［3］刘慧芬.中西医结合治疗纳差的临床经验.医药前沿，2017，7（16）：4-5.

（谭明明　编　南勇　审校）

第4节　心悸

一、病例内容

【现病史】患者女，68岁，入院前9个月开始出现发作性心悸，伴胸闷、乏力，多于劳累后出现，每次持续10～30 min可自行缓解，未系统诊治。入院前1天患者劳累后再次出现上述症状，持续1 h无好转，遂就诊于我院。

【既往史】高血压史8年，最高达200/110 mmHg，规律口服缬沙坦氢氯噻嗪80 mg，1次／日，苯磺酸氨氯地平5 mg，1次／日，血压控制在约140/80 mmHg。

【体格检查】T 36.8℃，P 112次／分，R 23次／分，BP 121/68 mmHg，急性面容，平卧位，双肺呼吸音粗，未闻及干湿啰音和胸膜摩擦音。心前区无隆起，心率158次／分，心律绝对不齐，第一心音强弱不等，各瓣膜听诊区未闻及杂音，无心包摩擦音。

【辅助检查】心电图：快速型心房颤动。24 h动态心电图（Holter）：阵发性心房颤动（图1-4-1）。超声心动图：左心房（LA）38 mm，左心室（LV）45 mm，LVEF 55%，心肌厚度、室壁动度未见异常。

二、定义

心悸是患者对自身心脏或胸前区搏动不适的一种主观感觉。除剧烈活动或情绪激动后出现的心悸属生理现象外，其他情况下出现的心悸均为病理现象。

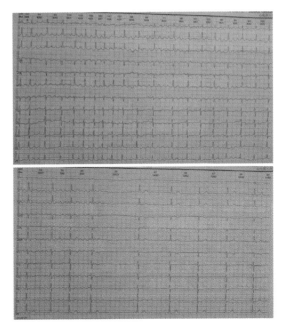

图 1-4-1　阵发性心房颤动的 Holter 片段

三、病因

研究显示，心悸占初级医疗机构就诊原因的 16%，仅次于胸痛。心悸的常见原因见表 1-4-1。其中，心律失常为导致心悸的首要原因。

四、临床分类

根据心率、心律及心搏强度可将心悸分成 4 类，包括早搏型、心动过速型、焦虑相关型及脉冲型心悸（表 1-4-2）。

五、诊断思路

【病史】

（1）心悸发作前进行的活动、体位，判断发病诱因。

（2）症状起始表现、是否伴随胸痛、胸闷、呼吸困难等症状。

（3）心悸持续的时间。

（4）症状是否突然或缓慢终止。

（5）心悸的首发年龄，以往发作的次数、频率，是否有系统性疾病或心脏病、甲状腺功能亢进病史。

表 1-4-1　心悸的常见病因

分类	疾病
心律失常	室上性／室性期前收缩 室上性／室性心动过速 心动过缓：严重窦性心动过缓、窦性停搏及Ⅱ～Ⅲ度房室传导阻滞 起搏器和埋藏式心脏复律除颤器（ICD）功能和（或）程控异常
器质性心脏病	二尖瓣脱垂 重度二尖瓣反流 重度主动脉瓣反流 分流型先天性心脏病 各种原因的心脏扩大和（或）心力衰竭 肥厚型心肌病 机械瓣置换术后
精神心理疾病	焦虑、惊恐发作 抑郁所致的躯体疾病
系统性疾病	甲状腺功能亢进、低血糖、绝经综合征、发热、贫血、妊娠、血容量不足、体位性低血压、体位性心动过速综合征、嗜铬细胞瘤、动静脉瘘
药物或毒品作用	拟交感药物、血管扩张剂 抗胆碱能药物、肼屈嗪 刚停用 β 受体阻滞剂 酒精、咖啡因、海洛因、苯丙胺、尼古丁、大麻、合成药物、减肥药

（6）详细询问既往用药史。

（7）向目击者询问症状发作时的情况及周围环境。

【体格检查】

心悸患者应重点检查心脏，心脏查体包括：①视诊：包括心前区有无隆起，心尖搏动和心前区异常搏动。②触诊：触诊包括心尖搏动、心前区搏动、震颤及心包摩擦感。③叩诊：主要是通过相对浊音界来确定心脏的大小和形态。④听诊：心率、心律、心音、额外心音、心脏杂音和心包摩擦音，心悸发作时应再次听诊。查体时应特别注意心悸与心率及心律的关系、心脏大小、心脏杂音等，以判断有无心律失常等。

表 1-4-2　心悸的临床分类

分类	特点
早搏型	患者多有心脏"漏跳"的不适感，甚至疼痛。多见于无器质性心脏病年轻患者的房性/室性期前收缩，预后通常良好
心动过速型	患者常自觉心率极快，可为规则（如房室折返性心动过速、心房扑动、室性心动过速）或不规则（如心房颤动），常由室上性/室性心动过速引起，呈突发突止。部分患者可能为系统性疾病或服用药物所致的窦性心动过速，症状多为渐发渐止
焦虑相关型	患者多有明显的焦虑症状，心率仅轻度加快，不会超过相应年龄段的心率上限。阵发性或持续性心悸均呈渐发渐止，常合并非特异性症状（如手及面部发麻、不典型胸痛、呼吸急促或过度换气），多于心悸发作前出现，多与心理疾病有关，诊断前应排除心律失常
脉冲型	患者感觉心搏非常有力、心律规则，心率仅轻度加快。多见于器质性心脏病（如二尖瓣反流），呈持续性发作。也可见于贫血、脚气病等可导致高动力循环的疾病

通过刺激迷走神经可进行病因学鉴别诊断：若心动过速突然终止，提示房室交界区参与，而一过性心率减慢常提示心房颤动、心房扑动或房性心动过速。同时，还需评估是否因心律不齐导致血压改变、心力衰竭等以明确机体对心悸的耐受性，评价是否存在基础心脏病等情况以初步鉴别是否合并系统性疾病。若体格检查时无心悸发作，则需检查是否存在可能导致心悸的器质性心脏病及系统性疾病。

【辅助检查】

（1）心电图：若患者就诊时有心悸发作，应立即进行心电图检查。若患者既往未捕捉到有意义的心电图，应建议患者在心悸发作时尽快就诊。应注意分析心电图 P 波和 QRS 波的形态、关系、心律及心率等，明确心悸是否与心律失常相关，并确定心律失常的机制。

（2）动态心电监测：反复发作、不明原因的心悸是动态心电监测的Ⅰ类适应证。该技术有助于发现反复发作的短阵心律失常，并长期监测患者的心律情况，症状发作时可由患者启动。动态心电监测技术包括：①体外监测：如 Holter、病房的远程心电监测仪、家庭式远程监测仪。②体内监测：植入式循环记录仪（ILR）、永久性起搏器及 ICD 等。尤其是 ICD 能自动识别无症状心律失常事件，并将这些事件传回心律失常监控中心，有利于远程监控，同时能够识别心律失常事件发作时的情况，有助于判断心律失常的机制。

（3）电生理检查（EPS）：EPS 作为有创性介入治疗手段，通常不作为常规检查。EPS 能明确导致心悸的心律失常机制，并进行消融治疗。在患者心悸复发之前可进行即时诊断和治疗，避免恶性心律失常患者发生致死性心脏事件。对于严重心脏病、心悸合并晕厥者等高危患者，一般优先选择 EPS。

【问诊要点】

（1）心悸的病程、发作的诱因、持续时间、频率及发作特点。

（2）询问既往病史，如甲状腺功能亢进、贫血、冠心病、心肌病、心脏瓣膜疾病、高血压、糖尿病、低血糖、心功能不全、肾功能不全、精神心理疾病等。

（3）询问用药史，如钙通道阻滞剂、β 受体激动剂、降糖药物，以及其他可加快心率的药物（如咖啡因、阿托品、麻黄碱、氨茶碱、甲状腺素等）。

（4）询问伴随症状，如胸痛、胸闷、发热、疼痛、头晕、黑矇、晕厥、呼吸困难、纳差、消瘦、出汗、乏力、焦虑、抑郁、睡眠障碍等。

（5）询问发病前是否饮用浓茶、咖啡、酒等。

【伴随症状】

（1）伴有心前区疼痛可见于缺血性心脏病引起的心绞痛、急性心肌梗死、X 综合征、冠状动脉肌桥、慢血流等；流出道梗阻性疾病（如主动脉狭窄、梗阻性肥厚型心肌病等）；肺栓塞、心肌炎、心包炎及精神心理疾病等。

（2）伴有呼吸困难可见于缺血性心脏病、心力衰竭、肺心病、肺栓塞、肺动脉高压、心包炎、心肌炎、大量心包积液等。

（3）伴有晕厥多见于急性下壁心肌梗死、急性肺栓塞、梗阻性肥厚型心肌病、主动脉瓣重度狭窄、心肌炎、大量心包积液、快速或缓慢性心律失常（如三度房室传导阻滞、阵发性室性心动过速、心室颤动、快速型房颤动、阵发性室上性心动过速、病态窦房结综合征）等。

（4）伴有发热多见于感染性心内膜炎、风湿热、心肌炎、心包炎等。

（5）伴有贫血常见于严重创伤、急性消化道出血、各种原因引起的慢性贫血、慢性肾衰竭等。

（6）伴有消瘦可见于甲状腺功能亢进、糖尿病、营养不良、结核、恶性肿瘤等。

六、诊断及鉴别诊断

1. 诊断

该例患者诊断为阵发性心房颤动，诊断依据包括：①患者为老年女性，有阵发性心悸病史，入院前 1 h 出现持续心悸。②既往有高血压病史。③患者未饮用咖啡、浓茶等刺激性食物，近期情绪稳定，睡眠可。④听诊心律绝对不齐，第一心音强弱不等，各瓣膜听诊区未闻及杂音，双肺未闻及干湿啰音。⑤辅助检查：心电图示心房颤动；动态心电图示阵发性心房颤动，偶发室性期前收缩；心脏超声示 LA 38 mm，室壁厚度、活动度及瓣膜功能未见明显异常；甲状腺功能、血糖、血红蛋白均在正常范围。

心悸的诊断包括 3 个步骤：①鉴别心悸的机制。②获得心悸症状发作时的心电图记录。③评价基础心脏病。因此，病史采集、体格检查及心电图检查必不可少；部分患者还需要进行特殊的检查，包括运动试验、超声心动图、CMR，甚至血管造影。若怀疑存在精神心理原因，可采用特定的问卷或请专科医生协助评估患者的精神状态。

经过初步的临床评估，约 50% 的心悸患者可得到明确或可能的病因诊断。初步评估无异常者定义为不明原因的心悸，一般无须进一步检查，安抚患者，定期随访即可。临床表现提示与心律失常相关的不明原因心悸患者、心悸发作与心房颤动有关的血栓高危患者，均需行进一步检查，如动态心电图及 EPS。对于发作频繁或伴有血流动力学障碍、生活质量明显下降的患者，必须进一步检查以明确诊断（图 1-4-2）。

2. 鉴别诊断

（1）心律失常：①期前收缩（早搏）：分为房性、交界性和室性期前收缩，是临床上引起心悸最常见的原因。早搏发生时患者常感觉心搏突然增强或心搏暂停，自行触及脉搏时突然漏跳一次。听诊心律不齐，第一心音多增强，早搏之后有长间歇。正常人中有相当一部分存在早搏，常因情绪激动、劳累、饮酒、喝浓茶、咖啡等诱发。②心动过速：以阵发性心动过速最为常见，其特点为突发突止，

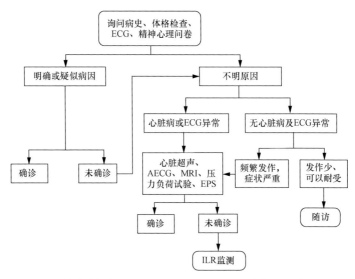

图 1-4-2 心悸的诊断流程。ECG，心电图；AECG，动态心电图；MRI，磁共振成像；EPS，电生理检查；ILR，植入式循环记录仪

阵发性心动过速包括室上性和室性，前者常见于无器质性心脏病的患者，多可用压迫眼球或颈动脉窦的方法中止发作；后者多见于器质性心脏病患者，且上述方法无效。快速型心房颤动多伴有器质性心脏病。患者主要表现为明显的心悸，可发生心力衰竭，听诊心律极不规则，第一心音强弱不等，脉搏短绌。心电图表现为窦性 P 波消失，代之以形态不一、频率不等的细小的锯齿波，心室率极不规则。③心动过缓：如病态窦房结综合征和高度房室传导阻滞。

（2）高动力循环状态引起的心悸

1）生理性：剧烈运动、大量吸烟、饮酒或应用阿托品、氨茶碱、肾上腺素等药物均可导致心悸。诱因去除后患者通常很快恢复正常。

2）病理性：①发热：随着体温升高，心率也会相应加快，此时患者可出现心悸、乏力等症状。②贫血：各种原因所致的贫血均可出现心悸。查体可见患者面色苍白、心率加快、心音增强、心尖部及肺动脉瓣区可闻及收缩期杂音，亦可出现毛细血管搏动、水冲脉等周围血管征。实验室检查可见红细胞、血红蛋白明显降低。③甲状腺功能亢进：由于此类患者基础代谢率增高和交感神经功能亢进，常出现心率加快、心搏增强，许多患者因心悸就诊。体格检查可发现突眼征、甲状腺肿大，甲状腺听诊有震颤和杂音，第一心音亢进及心动过速等。甲状腺功能检查有助于明确诊断。④低血糖：大多数为功能性，女性多见，少部分为糖尿病患者应用大量胰岛素后出现。患者多表现为面色苍白、心悸、多汗等，体格检查可发现心率增快、血压偏低，此时抽血血糖低于正常，进食后症状很快消失，多发生于餐后 2～4 h。诊断需结合典型的症状、血糖测定及进食或静脉注射葡萄糖后很快恢复等方面进行确诊。⑤嗜铬细胞瘤：该病主要临床表现为阵发性或持续性血压升高，发作时常突然出现头痛、心悸、恶心、呕吐、大汗、四肢冰冷等症状，严重者可发生急性左心衰竭或脑血管意外。可通过测定血和尿儿茶酚胺，肾上腺 CT 等协助诊断。

（3）器质性心脏病：各种器质性心脏病（如风湿性心脏病、高血压性心脏病、冠心病、心肌病及某些先天性心脏病等）患者在发生心脏扩大、心力衰竭后均可出现心悸。

（4）心脏神经官能症：是以心血管系统症状为主要表现的临床综合征。属于功能性病变，多发生于中青年女性，常伴有胸闷、呼吸困难、胸痛、睡眠障碍、肢体麻木等症状。体格检查可见心率增快、呼吸加快、心音有力，有时可有脉压增大、水冲脉、枪击音等表现。心电图检查可见窦性心动过速、期前收缩或非特异性 ST 段及 T 波改变。X 线检查无异常发现。

参考文献

［1］王明轩，刘凤奎. 心悸临床诊断思路. 中国临床医师杂志. 2016,44（11）：4-6.

［2］郑黎晖. 欧洲心律协会 2011 年心悸诊疗专家共识解读. 心血管病学进展. 2012，33（2）：161-163.

（吕文轩　编　付茂亮　孟文文　审校）

第5节　胸闷

一、病例内容

【现病史】患者男，因"阵发性胸闷 1 h"入院。患者于入院前 1 h 无明显诱因出现阵发性胸闷，胸骨后、心前区闷痛，伴有头晕、恶心、纳差、心悸，无头痛、视物模糊、大汗、意识丧失、腹痛、腹泻、咳嗽、下肢水肿、坐卧不安、呕血、黑矇、晕厥，症状呈阵发性加重。

【既往史】高血压病史 30 年，血压最高 180/100 mmHg，硝苯地平控制效果不详；心房颤动病史 8 年，平素服用酒石酸美托洛尔控制心率。

【体格检查】T 36.4℃，P 88 次 / 分，R 22 次 / 分，BP 135/76 mmHg。颈动脉搏动正常，颈静脉无怒张，肝颈静脉回流征阴性，呼吸规则，双肺呼吸音粗，未闻及明显干湿啰音，无胸膜摩擦音。心前区无隆起，心率 102 次 / 分，心律绝对不齐，未闻及明显杂音，无心包摩擦音。无毛细血管搏动征，无股动脉枪击音。

【辅助检查】心电图示心房颤动；D- 二聚体 0.319 mg/L；肌钙蛋白 I（TnI）< 0.010 μg/L；N- 末端脑钠肽前体（NT-proBNP）685 ng/L；胸部 X 线平片示心脏增大、肺水肿（图 1-5-1）。冠状动脉造影示冠状动脉慢血流、冠状动脉单支病变。

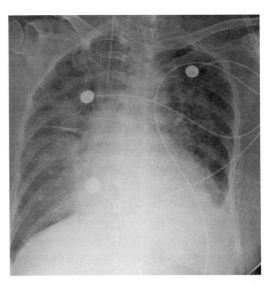

图 1-5-1　患者胸部 X 线检查。可见心脏扩大、肺水肿

二、定义

胸闷是一种主观感觉，即呼吸费力。轻者可无明显不适感，重者自觉似乎被石头压住胸膛，甚至发生呼吸困难并引起气短。

三、病因及发病机制

胸闷原因广泛，主要涉及肺、心脏、消化道及精神因素等方面。呼吸系统常见的病因包括气胸、胸腔积液、肺占位、肺栓塞、肺部弥漫性病变、支气管哮喘、慢性阻塞性肺病（COPD）等。心血管系统病因主要包括心肌缺血、心包积液、心肌病等。消化系统疾病（如胃食管反流）也会引起胸闷，一般可出现胸闷伴反酸、胃灼热（"烧心"）、呃逆等，症状与进食相关。此外，应注意纵隔疾病（如纵隔气肿）。近年来，睡眠障碍及焦虑的发生率明显升高，使得神经官能症导致的胸闷、气短等症状骤增。

四、诊断思路

【病史】

患者出现胸闷等症状，应仔细询问呼吸困难病史、心脏病病史、患者就医史，以及诱发因素。

【体格检查】

患者精神状况、体位、呼吸状态、氧合状况、心肺听诊。

【辅助检查】

若胸闷同时伴有其他心绞痛症状，且发作更频繁、持续时间长等，提示急性冠脉综合征可能，应及时完成心肌酶、心电图及冠状动脉造影；伴急性胸背部剧烈锐痛，且呈刀割样或撕裂样，则提示主动脉夹层，应及时行主动脉 CTA、D- 二聚体等检查；伴有胸膜炎性胸痛、咳嗽和深静脉血栓形成等症状，提示肺栓塞，应完善肺动脉 CTA 及 D- 二聚体检查；伴突发胸膜炎性胸痛和呼吸困难，且有血流动力学不稳定征象，提示张力性气胸，应尽快完善胸部 CT 检查。

此外，床旁胸部 X 线检查可了解患者心脏及肺部状况。床旁心肺超声可观察容量状态、肺水状况，有无肺动脉高压。胸部 CT 可用于判断有无心力衰竭等症状。

【伴随症状】

胸闷可伴随急性心力衰竭、急性肺水肿、下肢肿胀、口唇发绀、四肢末梢循环差、呼吸窘迫、氧合降低。

五、诊断及鉴别诊断

1. 诊断

本例患者诊断为急性心肌梗死、急性心力衰竭、心房颤动。诊断依据包括：①患者入院时的临床表现；②冠状动脉造影示冠状动脉慢血流、冠状动脉单支病变。

2. 鉴别诊断（图 1-5-2）

（1）急性冠脉综合征。患者可表现为静息发作、新发或无法预测或进展性（比既往发作更频繁、持续时间更长或引起发作的劳力阈值更低）的心绞痛。女性、糖尿病患者和年轻成人患者可能无典型胸痛表现，但有胸闷、呼吸困难、乏力、恶心、呕吐、心悸或晕厥等症状。

（2）肺栓塞。最常见的症状为呼吸困难，其次是胸膜炎性胸痛、咳嗽及深静脉血栓形成的症状，通常伴有胸闷、气短等。

（3）心脏压塞。对于心包炎患者，发生心脏压塞可能会危及生命。症状为突发胸痛、呼吸过速和呼吸困难等。颈静脉压力明显升高，可伴有前额和头皮静脉扩张。心音常减弱或消失。

（4）结节病。心脏结节病可导致心律失常（包括心脏传导阻滞和室性心动过速），甚至猝死，发病前可能有胸闷、胸痛、心悸、晕厥或头晕等先兆表现。

（5）心肌缺血。除胸闷外，典型症状还包括胸部正中或胸骨后压迫感、沉重感、胸闷或紧束感，由劳力诱发，休息后可缓解。其他相关症状包括情绪应激、进食、性交或寒冷诱发的心绞痛。常放射至其他部位（包括颈部、咽部、口腔、颌部、上肢和肩部），并可伴有呼吸困难、恶心、呕吐、出汗、晕厥前兆或心悸。心肌缺血性闷痛一般不超过 20 min，但心肌梗死时时间可能较长。

（6）非缺血性心脏病。①心包炎：通常以胸闷、气短症状为主，同时伴胸膜炎性胸部锐痛，症状可于坐位时缓解，也是评估心包摩擦音的最佳体位。若有奇脉，即吸气时收缩压大幅度异常减少（＞ 10 mmHg），可提示心脏压塞。②心力衰竭：可出现胸闷、喘憋及活动耐量减低等症状。随病情进展，患者活动耐量逐渐降低，并出现呼吸困难、头晕、乏力等限制运动能力的症状。腹部压痛通常是由于肝淤血和肝包膜受到牵张。重度肝淤血时，患者还可能有恶心和厌食。常有颈静脉压（JVP）升高、肝颈静脉回流征阳性。双下肢常有明显水肿，特别是非卧床患者胫前区和踝关节水肿。胸部 X 线检查或胸部 CT 可见间质性水肿证据。

（7）应激性心肌病。特征为一过性左心室区域性收缩功能不全，常发生于躯体应激、情绪应激或危重疾病情况下。胸骨后闷痛等症状类似于急性心肌梗死。

（8）肺部疾病。肺源性患者通常伴有呼吸系统症状，可能存在低氧血症。①气胸：原发性自发性气胸一般无诱因，患者较年轻且无基础肺病。继发性自发性气胸是 COPD 等基础肺病的并发症。典型症状包括突发呼吸困难和胸膜炎性胸痛。②肺炎：可能引起胸闷、胸痛、气短等症状，常伴有发热和咳痰。③肺部恶性肿瘤：肺癌患者可诉胸痛、胸闷、乏力等，通常位于原发肿瘤侧，其他症状包括咳嗽、咯血及呼吸困难。④哮喘和COPD 急性发作：常引起胸闷和呼吸困难，急性发作的触发因素（如肺炎）也可能导致胸痛。⑤肺动脉高压：除劳力性呼吸困难和晕厥外，肺动脉高压患者还可出现劳力性胸闷、气短、发力等症状。

（9）精神障碍。①惊恐发作/惊恐障碍：惊恐发作通常表现为非连续的强烈恐惧突然自发性发作，持续数分钟至 1 h。惊恐障碍患者可出现反复惊恐发作。在无或只有极轻度冠心病的胸痛患者中，至少 30% 可能存在惊恐障碍。惊恐发作时过度通气可导致非活动性胸闷、气短，偶尔可导致心电图异常，尤其是非特异性 ST 段和 T 波异常。②其他精神障碍：抑郁症、躯体化障碍或做作性障碍，均可表现为胸闷、气短，通常在活动后减轻。

（10）其他情况：①家庭暴力：遭受家庭暴力的患者可能诉有胸痛或胸痛伴相关精神疾病（如惊恐障碍）。多种特异性躯体症状与当前家庭暴力有关。②胃食管反流：胸部不适类似于心绞痛，患者可能自诉胸骨后闷痛或烧灼感，并放射至背部、颈部、下颌或手臂。可持续数分钟至数小时，可自行缓解或应用抗酸剂后缓解。

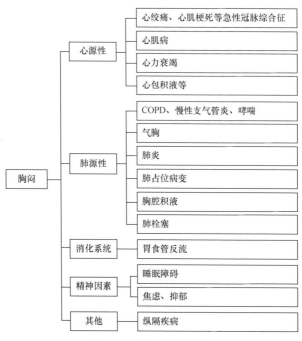

图 1-5-2　胸闷的鉴别诊断

参考文献

［1］陈灏珠.实用心脏病学.5版.上海：上海科学技术出版社，2016.
［2］葛均波，徐永健，王辰.内科学.9版.北京：人民卫生出版社，2018.
［3］万学红，卢雪峰.诊断学.9版.北京：人民卫生出版社，2018.

（张丕芝　编　南勇　审校）

第6节　咳嗽与咳痰

一、病例内容

　　【现病史】患者女，32岁，因"反复咳嗽、咳痰5个月余"入院。患者于入院前5个月余出现咳嗽，咳少量白色痰，无胸闷、气促，无咯血、胸痛，无发热等，症状反复，未重视。入院前13天呼吸科门诊就诊，查胸部增强（心胸）CT（2019-04-17）示右肺上、下叶结节，考虑炎性灶。左肺门血管影较饱满。入院前2天内科门诊就诊，查超声心动图（2019-04-28）示先天性心脏病房间隔缺损（继发孔型，双孔型），三尖瓣轻度反流伴中度肺动脉高压，右心增大（图 1-6-1）。拟以"先天性心脏病"收住入院。

【既往史】无。

【体格检查】神清，无眼突，口唇无发绀，颈静脉无怒张，甲状腺未触及肿大，双肺呼吸音清，未闻及干湿啰音，心界不大，心率 72 次 / 分，律齐，胸骨左缘第 2 肋间可闻及收缩期杂音。腹软，无压痛、反跳痛，肝脾肋下未触及，双肾区无叩痛，双下肢无水肿。神经系统查体（－）。

【辅助检查】经食管超声心动图（2019-04-30）示房间隔缺损（筛孔状），三尖瓣少量反流（图 1-6-2）。超声心动图（2019-05-05）示房间隔缺损封堵术后，未见明显分流，可见三尖瓣轻度反流（图 1-6-3）。胸部增强 CT（心胸）（2019-05-02）示房间隔两处缺损，可见造影剂自左心房向右心房喷射，测量缺损区直径分别约 12 mm、15 mm，右心房、右心室增大，未见心包积液（图 1-6-4）。24 h 动态心电图示窦性心律；房性早搏 3900 次，成对 237 次，短阵房性心动过速 76 次，时呈二、三联律，部分未下传；室性早搏 1 次（图 1-6-5）。

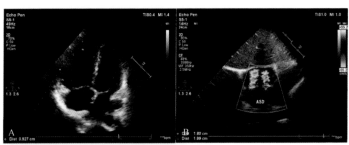

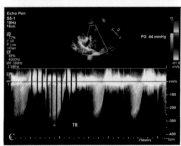

图 1-6-1 超声心动图（2019-04-28）。提示先天性心脏病房间隔缺损（继发孔型、双孔型），三尖瓣轻度反流伴中度肺动脉高压，右心增大。**A.**房间隔缺损。**B.**剑突下测得房间隔过隔血流。**C.**三尖瓣反流测得中度肺动脉高压

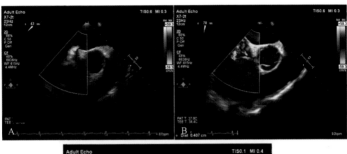

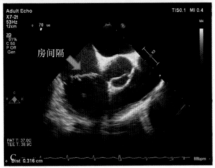

图 1-6-2 经食管超声心动图（2019-04-30）。提示房间隔缺损（筛孔状），三尖瓣少量反流。**A**. 三尖瓣反流。**B**. 房间隔缺损彩色多普勒成像。**C**. 房间隔缺损

二、定义

咳嗽是一种保护性反射动作，通过咳嗽反射能有效清除呼吸道内的分泌物或进入气道内的异物。咳嗽动作通过以下几个步骤进行：①深吸气，使两肺充满气体后，声门紧闭。②膈肌、胸壁和腹壁肌肉收缩，使肺内压力骤然增加。③声门突然开放，在肺内的高压气体急速射出，声门同时发出咳嗽声，气管内的分泌物或异物亦随之排出。剧烈咳嗽可使胸腔内压力持续增加，影响血液回流到心脏，从而使心排血量减少，血压降低，脑供血不足，引起晕厥，即咳嗽性晕厥。咳嗽也可导致呼吸道出血，甚至诱发自发性气胸等。

痰是指从声门排出的喉以下部分各级气管的分泌物。这些分泌物可为生理性和病理性，可能为黏液、脓液或两者的混合物。咳痰是通过咳嗽动作将气管、支气管的分泌物或肺泡内的渗出液排出口腔。在咳痰的同时连同所黏附的异物（如粉尘、细菌等）一起排出体外。

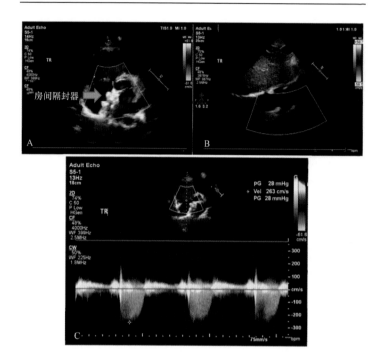

图 1-6-3　超声心动图（2019-05-05）。房间隔缺损封堵术后，未见明显分流，可见三尖瓣轻度反流。**A.** 房间隔封堵术后。**B.** 剑突下房间隔未见过隔血流。**C.** 三尖瓣轻度反流

三、病因及发病机制

咳嗽由延髓咳嗽中枢受刺激引起。来自耳、鼻、咽、喉、支气管、胸膜等感受区的刺激传入延髓咳嗽中枢，该中枢将冲动传向运动神经，即喉下神经、膈神经和脊髓神经，分别引起咽肌、膈肌和其他呼吸肌的运动来完成咳嗽动作，表现为深吸气后声门关闭，继以突然剧烈的呼气，冲出狭窄的声门裂产生咳嗽动作和发出声音。

咳痰是一种病理现象。正常支气管黏膜腺体和杯状细胞只分泌少量黏液，使呼吸道黏膜保持湿润。当咽、喉、气管、支气管和肺部因各种原因（生物性、物理性、化学性、过敏性）发生炎症时，黏膜或肺泡充血、水肿，毛细血管通透性增高，腺体、杯状细胞分泌增加，漏出物、渗出物（含白细胞、红细胞、吞噬细胞、纤维蛋白等）及黏液、浆液、吸入的尘埃和某些组织坏死物等混合成痰，随咳嗽动作排出。在呼吸道感染和肺寄生虫病时，痰中可检出病原

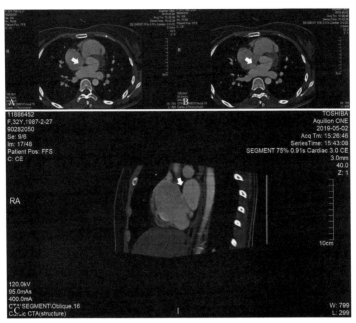

图 1-6-4 胸部增强 CT（心胸）（2019-05-02）。房间隔见两处缺损，可见造影剂自左心房向右心房喷射，测量缺损区直径分别约 12 mm、15 mm。右心房、右心室增大。未见心包积液

体。此外，肺淤血和肺水肿时因毛细血管通透性增大，肺泡和小支气管内有不同程度的浆液漏出，也可引起咳痰。

四、诊断思路

【病史】

（1）咳嗽的性质：咳嗽无痰或痰量甚少时，称干性咳嗽，可见于二尖瓣狭窄、原发性肺动脉高压、急性或慢性咽喉炎、气管异物、急性支气管炎初期、胸膜疾病、喉结核及肺结核等。咳嗽伴有痰液时，称湿性咳嗽，可见于慢性支气管炎、肺炎、肺脓肿、支气管扩张症、空洞型肺结核等。

（2）咳嗽的时间与节律：突发性咳嗽常见于吸入刺激性气体所致的急性咽喉炎、气管与支气管异物、百日咳、气管或支气管分叉部受压迫刺激（如淋巴结结核、肿瘤或主动脉瘤）等；少数支气管哮喘也可表现为发作性咳嗽，嗅到异味或夜间更易出现，无明显呼吸困难（咳嗽变异性哮喘）。长期慢性咳嗽多见于慢性呼吸道疾病，

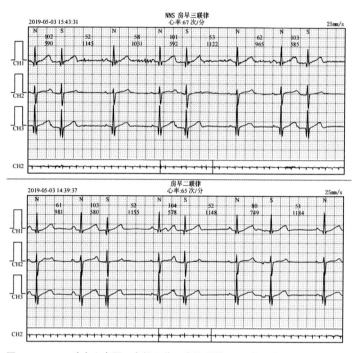

图 1-6-5 24 h 动态心电图。窦性心律；房性早搏 3900 次，成对 237 次，短阵房性心动过速 76 次，时呈二、三联律，部分未下传；室性早搏 1 次

如慢性支气管炎、支气管扩张、肺囊肿、肺脓肿、肺结核等。夜间咳嗽常见于左心衰竭和肺结核患者，引起夜间咳嗽的原因可能与夜间肺淤血加重及迷走神经兴奋性增高有关。此外，慢性支气管炎、支气管扩张和肺脓肿等患者的咳嗽常于清晨或夜间改变体位时加剧，并伴有咳痰，前者为每年寒冷季节时加重，气候转暖时减轻或缓解。

（3）咳嗽的音色：指咳嗽声音的特点，主要包括：①咳嗽声音嘶哑，多见于声带炎、喉炎、喉结核、喉癌和喉返神经麻痹等。②金属音咳嗽，常见于纵隔肿瘤、主动脉瘤或支气管癌、淋巴瘤、结节病等直接压迫气管所致的咳嗽等。③鸡鸣样咳嗽，表现为连续阵发性剧咳伴有高调吸气回声，见于百日咳，以及会厌、喉部疾病和气管受压。④咳嗽声音低微或无声，见于严重肺气肿、极度衰弱或声带麻痹患者。

（4）痰的性状和量：痰的性质可分为黏液性、浆液性、黏液脓性、脓性和血性等。急性呼吸道炎症时痰量较少，而支气管扩张、肺脓肿、支气管胸膜瘘时痰量较多，且排痰与体位有关，痰量多时静置后会出现分层现象：上层为泡沫，中层为浆液或脓性浆液，底层为坏死物质。脓痰有恶臭气味提示厌氧菌感染。黄绿色或翠绿色痰提示铜绿假单胞菌感染；痰白黏稠、牵拉成丝难以咳出提示白色念珠菌感染；大量稀薄浆液性痰中含粉皮样物提示棘球蚴病（包虫病）；粉红色泡沫痰是肺水肿的特征；铁锈色痰见于肺炎链球菌肺炎；烂桃样痰见于肺吸虫病；棕褐色痰见于阿米巴肺脓肿。

【体格检查】

（1）胸廓外形，有无压痛。

（2）气管是否居中。

（3）有无呼吸音改变，有无啰音及啰音分布的情况、性质、强度。

（4）心脏是否扩大，有无杂音，心率、心律及有无心力衰竭体征。

（5）有无杵状指，指端有无青紫。

（6）有无淋巴结肿大。

【辅助检查】

（1）血常规检查、嗜酸性粒细胞计数及红细胞沉降率。

（2）痰涂片、痰培养、痰找结核菌及瘤细胞。痰的检查对引起咳痰的病因可提供有用诊断依据。

1）痰显微镜检查：①中性粒细胞增多：常见于细菌性感染。②嗜酸性粒细胞增多：常见于支气管哮喘；肺嗜酸细胞浸润，如哮喘性肺嗜酸细胞浸润、热带型嗜酸细胞浸润、迁延型嗜酸细胞浸润等；肺寄生虫病。③上皮细胞增多：由于病因不同，上皮细胞的种类也不同。例如，支气管哮喘痰中可发现柱状上皮细胞；带有纤毛的支气管上皮细胞增多，常见于病毒感染。④弹力细胞：常见于肺脓肿、肺坏疽。弹力细胞来源于肺泡壁、小支气管管壁，为组织脱落所致，表明肺部有坏死性病变。⑤含碳细胞：为大单核细胞或肺泡上皮细胞，胞浆中有黑色或棕黑色炭粒。常见于吸烟过多或在烟尘中工作者。⑥心力衰竭细胞：为含有含铁血黄素的单核细胞或肺上皮细胞，常见于慢性心力衰竭长期肺充血患者，也可见于肺栓塞、肺气肿、肺出血的患者。⑦夏科-莱登（Charcot-Leyden）结晶：由嗜酸性粒细胞中的颗粒形成，常见于支气管哮喘及肺吸虫病患者。⑧枯什曼（Curshman）螺旋体：由黏液丝扭转而成，见于支气管哮喘患者。⑨放线菌丝：见于肺内感染放线菌患者，菌丝呈放射状排列，线条有光泽、末端膨大。⑩肿瘤细胞：肿瘤细胞学检查对肺癌的诊断很有价值。⑪寄生虫及其虫卵：痰内找到肺吸虫卵对肺吸虫的诊断很有价值。痰内找到卡氏肺孢菌对诊断由艾滋病所致的免疫功能低下很有意义。⑫染色涂片检查，可为鉴定痰中细菌的种类提供重要线索。

2）痰培养：若痰菌≥10^7/ml，可确诊为致病菌。必要时行 L 型菌及厌氧菌培养。

（3）胸部 X 线检查（正位及侧位），必要时行 CT 检查。

（4）必要时行结核菌素纯蛋白衍生物（PPD）试验。

（5）喉镜检查。

（6）纤维支气管镜检查，并行组织活检。

【问诊要点】

问诊应注意以下几点：①发病性别与年龄、咳嗽时间和节律、急性或慢性、突发或渐进、昼夜咳嗽有无差异，长期慢性咳嗽与季节气候有何关系。例如，异物吸入或支气管淋巴结肿大是儿童呛咳的主要原因；青壮年长期咳嗽首先考虑肺结核、支气管扩张，而 40 岁以上男性吸烟者须考虑慢性支气管炎、肺气肿、支气管肺癌，年轻女性患者须注意支气管结核和支气管腺瘤等。②咳嗽程度、音色与影响因素，单声咳嗽、连续性咳嗽或发作性剧咳，咳嗽的音调及音色，嗅到各种异味时咳嗽是否加重，是否伴有气喘、胸痛和发热。例如，肺炎、肺脓肿、脓胸、胸膜炎等患者咳嗽可伴高热、胸痛；支气管扩张、肺结核（尤其是空洞型）、支气管肺癌患者可伴咯血；伴随进行性体重下降须考虑有无支气管肺癌或结核等。③咳嗽是否伴有咳痰，痰的颜色、性状、量，有何特殊气味，痰中是否带血，痰量多时，取不同体位对咳嗽有何影响，将痰收集静置后是否有分层现象等。

【伴随症状】

（1）发热：急性上、下呼吸道感染、肺结核、胸膜炎等。

（2）胸痛：多见于各种肺炎、胸膜炎、支气管肺癌、肺栓塞和自发性气胸等。

（3）呼吸困难：见于喉水肿、喉肿瘤、支气管哮喘、COPD、重症肺炎、肺结核、大量胸腔积液、气胸、肺淤血、肺水肿、气管或支气管异物等。

（4）大量脓痰：见于支气管扩张、肺脓肿、肺囊肿合并感染和支气管胸膜瘘等。

（5）咯血：见于二尖瓣狭窄、肺结核、支气管扩张、肺脓肿、支气管肺癌、肺泡微结石症和肺含铁血黄素沉着症等。

（6）杵状指（趾）：主要见于支气管扩张、慢性肺脓肿、支气管肺癌和脓胸等。

（7）哮鸣音：见于心源性哮喘、支气管哮喘、慢性喘息型支气管炎、弥漫性泛细支气管炎、气管与支气管异物；也可见于支气管肺癌引起气管与大支气管不完全阻塞，此时为局限性分布的吸气性哮鸣音。

五、诊断及鉴别诊断

1. 诊断

本例患者诊断为先天性心脏病。诊断依据包括：①患者为年轻女性，反复咳嗽、咳痰 5 个月余。②心界不大，律齐，胸骨左缘第 2 肋间可闻及收缩期杂音。③胸部增强（心胸）CT 示右肺上、下叶结节，考虑炎性灶。左肺门血管影较饱满。超声心动图示先天性心脏病房间隔缺损（继发孔型，双孔型），三尖瓣轻度反流伴中度肺动脉高压，右心增大。经食管三维心脏成像示房间隔缺损、三尖瓣少量反流。

2. 鉴别诊断

（1）心血管疾病。二尖瓣狭窄或其他原因所致的左心衰竭引起肺淤血、肺水肿或因右心及体循环静脉栓子脱落或羊水、气栓、瘤栓引起肺栓塞时，肺泡与支气管内漏出物或渗出物刺激肺泡壁及支气管黏膜可引起咳嗽。

（2）呼吸系统疾病。呼吸道各部位（如鼻、咽、喉、气管、支气管和肺）受到刺激性气体（如冷热空气、氯、溴、酸、氨等）、粉尘、异物、炎症、出血与肿瘤等的刺激时，均可引起咳嗽。呼吸道感染是引起咳嗽、咳痰最常见的原因。

（3）胸膜疾病。胸膜炎、胸膜间皮瘤或胸膜受刺激（如自发性或外伤性气胸、胸腔穿刺）等均可引起咳嗽。

（4）中枢神经因素。当皮肤受冷刺激或由三叉神经支配的鼻黏膜及舌咽神经支配的咽峡部黏膜受刺激时，可反射性引起咳嗽。脑炎、脑膜炎、癔症时也可出现咳嗽。

（5）其他因素导致的慢性咳嗽。如服用血管紧张素转化酶抑制剂后咳嗽、胃食管反流病所致咳嗽和习惯性及心理性咳嗽等。

参考文献

［1］陈文彬.诊断学.5 版.北京：人民卫生出版社，2002.

［2］陈文彬，潘祥林.诊断学.7 版.北京：人民卫生出版社，2008.

［3］张树基，罗明绮 . 内科症状鉴别诊断学 . 北京：科学出版社，2003.

［4］黄从新，贾汝汉 . 内科症状诊断与鉴别诊断学 . 武汉：湖北科学技术出版社，2001.

［5］马洪明，朱礼星，赖克方，等 . 不明原因慢性咳嗽的诊断探讨 . 中华结核和呼吸杂志，2003，26（11）：675-678.

［6］吉宁飞，殷凯生 . 咳嗽的解剖、生理及病理生理学基础 . 实用老年医学，2011，25（3）：180-183.

［7］陈凯，梁翠菲 . 咳嗽的全科诊断策略 . 中国全科医学，2021，24（13）：1707-1710，1716.

［8］中华医学会呼吸病学分会哮喘学组 . 咳嗽的诊断与治疗指南（2015）. 中华结核和呼吸杂志，2016，39（5）：323-354.

［9］赖克方 . 慢性咳嗽病因分布及诊断思路 . 中国临床医生，2014（7）：1-4.

［10］王志虹，林江涛，李勇，等 . 慢性咳嗽的病因诊断及治疗效果 . 中国医学科学院学报，2007，29（5）：665-668.

［11］邓星奇，蔡映云 . 慢性咳嗽鉴别诊断的临床思维 . 中国呼吸与危重监护杂志，2004，3（6）：342-344.

［12］Fred F. Ferri. Ferri 临床诊疗指南——呼吸系统疾病诊疗速查手册 . 张骅，徐国纲，译 . 北京：北京大学医学出版社，2021.

（吴鹭龄　刘凯雄　叶瑞忠　编　南勇　审校）

第 7 节　咯血

一、病例内容

【现病史】患者女，45 岁，因"间断咯血 20 天"入院。入院前 20 天无明显诱因出现间断咯血，呈暗褐色，每日量为 100 ～ 200 ml。症状逐渐加重，伴胸痛，位置位于双侧前侧胸壁，呈针刺样，深呼吸时加重。伴轻微活动后气喘，无明显咳嗽、咳痰，无发热、皮肤黏膜出血，无黑矇、晕厥等。入院前 15 天于当地医院口服"莫西沙星""云南白药"等，症状未见好转。

【既往史】幼儿无麻疹、百日咳、反复呼吸道感染。否认结核接触史，无吸烟史。无生食鱼虾史。

【体格检查】R 25 次 / 分，口唇无发绀，气管居中，双肺呼吸音粗，双肺下叶可闻及湿啰音。心界无扩大，P2 ＞ A2，心脏各瓣膜听诊区未闻及病理性杂音。双下肢无水肿，双下肢肤色、皮温正常。

【辅助检查】血常规：WBC 12.75×10^9/L，中性粒细胞 3.1×10^9/L。CRP 30 mg/L。PCT 0.19 ng/ml。D- 二聚体 6300 μg/L。多次痰涂片抗酸杆菌阴性，肿瘤标志物阴性。脑钠肽（BNP）98 pg/ml。TnI 正常。胸部 CT：左下肺斑片状实变影（图 1-7-1）。下肢静脉彩超：左下肢深静脉血栓形成。肺动脉 CTA：双肺动脉及大分支广泛低密度充盈缺损（图 1-7-2）。肺通气灌注扫描：右肺上叶后段、前段、中叶外侧段及左肺上叶部分舌段、内前基底段血流灌注减低。

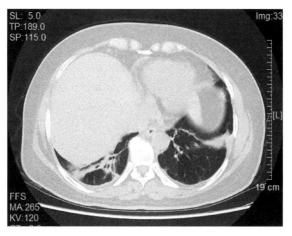

图 1-7-1 胸部 CT 平扫。可见双下肺散在条索状阴影，左下肺阴影类楔形改变

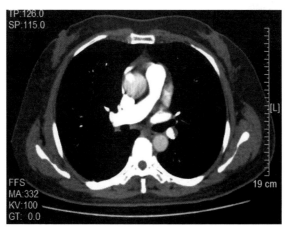

图 1-7-2 肺动脉 CTA。可见双肺动脉及大分支充盈缺损

二、定义

　　咯血是指喉及喉以下呼吸道任何部位的出血经口腔排出。少量咯血有时仅表现为痰中带血，大咯血时血液从口鼻涌出，常可阻塞呼吸道，造成窒息死亡。尽管只有不足5%的患者会发生大咯血，但大咯血危及生命，死亡率高，需要快速诊断和治疗。

三、病因及发病机制

　　咯血的原因繁多且复杂，应全面考虑。咯血病灶多接受支气管循环供血，少部分由体循环血管供血。咯血病因以呼吸系统和心血管疾病最为常见。

　　（1）心血管疾病：肺淤血致肺泡壁或支气管内膜毛细血管破裂可导致咯血，见于心功能不全、二尖瓣狭窄、主动脉瘤、原发性肺动脉高压、某些先天性心脏病（如房间隔缺损、动脉导管未闭等）、肺静脉狭窄和肺血管炎等。咯血可作为严重二尖瓣狭窄的首发症状，咯血后肺静脉压降低，咯血可自行停止。当出现急性肺水肿和急性左心衰竭时，可咳出浆液性粉红色泡沫样血痰。房颤动射频消融后肺静脉局部狭窄所致局限性静脉压升高可致大咯血。

　　（2）气管/支气管疾病：常见于支气管扩张、支气管肺癌、支气管结核等，支气管结石、支气管腺瘤少见，系由炎症、肿瘤或结石损伤支气管黏膜或病灶处毛细血管，使其通透性增大或黏膜下血管破裂所致。支气管扩张患者气道呈永久性扩张和重构，持续慢性炎症和异常解剖结构导致支气管动脉贴近气道的黏膜表面易出血。

　　（3）肺部疾病：常见于肺结核、肺炎、肺脓肿、肺部肿瘤等，肺淤血、肺栓塞、肺真菌病、肺吸虫病、肺泡微结石症、肺泡炎、肺含铁血黄素沉着症和肺出血-肾炎综合征等少见。我国咯血的首要原因是肺结核。常见于空洞型肺结核和干酪性肺炎，急性血行播散型肺结核少有咯血发生，其出血机制为结核病变使毛细血管通透性增大，血液渗出，导致痰中带血丝、血点或小血块；如病变侵及小血管使其破裂，则可造成中等量咯血；如空洞壁肺动脉分支形成的小动脉瘤破裂，或结核性支气管扩张形成的动静脉瘘破裂，则引起大咯血，甚至危及生命。肺炎导致咯血时，多为肺炎链球菌、金黄色葡萄球菌、肺炎克雷伯杆菌和军团菌感染，支原体肺炎亦可有痰中带血，肺吸虫病也可发生咯血。鳞癌多发生于中央气道，故咯血较腺癌多见。肾癌、乳腺癌、结肠癌、睾丸癌、黑色素瘤肺转移肿瘤也可引起咯血。

（4）其他：血液病（如血小板减少性紫癜、白血病、血友病、再生障碍性贫血等）、急性传染病（如流行性出血热、肺出血型钩端螺旋体病等）、风湿性疾病（如肉芽肿多血管炎、白塞病、结节性多动脉炎、系统性红斑狼疮等）或气管、支气管子宫内膜异位症等均可引起咯血。

（5）病因不明的咯血：是指经仔细的检查评估仍不能找出明确病因的咯血。诊断措施包括支气管镜、痰细胞学、胸部 X 线检查、血清学检查、胸部高分辨率 CT 检查等。病因不明的咯血占 5% ～ 10%。

四、诊断思路

根据患者症状，详细采集病史，结合实验室检查和影像学检查结果是咯血评估的初始关键阶段。

【部位】

上呼吸道出血、上消化道出血可被吸入气管内咯出，咯血也可被咽下导致粪便潜血试验阳性。因此判定咯血时需注意与口腔、鼻、咽部出血或上消化道出血引起的呕血鉴别（表 1-7-1）。应注意有无呼吸道症状和口腔疾病，检查鼻部、咽喉部有无出血性疾病（如血管瘤、肿瘤），必要时请耳鼻喉科医生协助诊查。鼻出血多自前鼻孔流出，常可在鼻中隔前下方发现出血灶。鼻腔后部出血可经后鼻孔沿软腭与咽后壁下流，患者多有咽部异物感，可予鼻咽镜检查。

表 1-7-1　咯血与呕血的鉴别

	咯血	呕血
出血前症状	喉部痒感、胸闷、咳嗽等	上腹部不适、恶心、呕吐等
出血方式	咯出	呕出，可为喷射状
出血的颜色	鲜红色	暗红色、棕色，有时鲜红色
血中混有物	痰、泡沫	食物残渣、胃液
酸碱反应	碱性	酸性
黑便	无，若咽下血液量较多时可有	有，可为柏油样便，呕血停止后仍持续数日
出血后痰的性状	常有血痰数日	无痰

【临床表现】

（1）咯血量：每日咯血量＜ 100 ml 为小量咯血，100 ～ 500 ml 为中等量咯血，＞ 500 ml 或 1 次咯血 100 ～ 500 ml 为大量咯血。小量咯血常见于感染性支气管肺疾病（如支气管扩张、支气管炎、肺结核、肺炎及支气管肺癌等）。大量咯血常见于肺结核空洞形成的动脉瘤破裂、肺癌侵蚀肺动脉大量出血、慢性肺疾病形成肺囊腔、支气管扩张性病变、腔内合并曲霉菌感染或曲霉球。

（2）颜色和性状：肺结核、支气管扩张、肺脓肿、支气管结核、出血性疾病导致的咯血颜色鲜红；铁锈色血痰主要见于肺炎链球菌大叶性肺炎、肺吸虫病和肺泡出血；砖红色胶冻样血痰主要见于肺炎克雷伯菌肺炎。二尖瓣狭窄肺淤血时，咯血一般为暗红色，左心衰竭时可咯出浆液性粉红色泡沫样血痰，合并肺梗死时常咳出暗红色黏稠血痰。

【体格检查】

鼻咽部检查有助于排除上呼吸道出血原因，如鼻咽部肿瘤、坏死性肉芽肿性血管炎。全身其他部位有毛细血管扩张及胸部杂音，提示肺动静脉血管畸形。胸部听诊闻及水泡音、捻发音或喘鸣音不能确定出血部位，因为血液可在支气管内移动，如上叶出血可在下叶出现体征或在胸部影像学检查中有出血表现。咯血伴有单侧或双侧下肢水肿应注意有无深静脉血栓形成。

【辅助检查】

（1）实验室检查：①血常规、尿常规和生化检查：所有咯血患者均应进行。如发现有幼稚细胞应考虑白血病可能。嗜酸性粒细胞增多提示过敏性疾病或寄生虫病。血红蛋白、红细胞计数、血小板计数异常等均须考虑血液系统疾病。从血红蛋白量及红细胞计数的变化还可推断出血的程度。②凝血功能检查：凝血酶原、活化部分凝血活酶时间、凝血酶原时间、凝血酶时间、D- 二聚体等相关检查。③痰细菌学及细胞学检查：在病因不明时应尽早进行痰细胞学、革兰氏染色、细菌培养及药物敏感试验、抗酸杆菌和真菌检查。④风湿性疾病相关检查：怀疑系统性红斑狼疮、肺出血-肾炎综合征（Goodpasture 综合征）等风湿疾病所致咯血时，应行 ANA、ANA谱、抗中性粒细胞胞质抗体（ANCA）等风湿免疫系统检查。

（2）超声心动图：若怀疑心肺血管疾病引起咯血（如先天性心脏病、二尖瓣狭窄和肺栓塞），应进行超声心动图检查，必要时进行右心导管检查。

（3）胸部 CT：是咯血重要的检查。肺实变常见于肺结核、肺炎、肺梗死。肺纹理粗重或"轨道征"见于支气管炎。蜂窝状或卷发样改变见于支气管扩张。空洞见于肺结核、肺脓肿、癌性病变。空腔内伴有菌球影见于肺曲霉菌病。球形影须考虑肺癌、转移性肺癌、动静脉瘘。肺不张应考虑肺癌引起的支气管阻塞。肺水肿见于左心功能不全、尿毒症。两肺弥漫性阴影见于肺出血-肾炎综合征、特发性肺含铁血黄素沉着症。部分咯血患者胸部 CT 完全正常，咯血后血液可流至末梢气管内，造成浸润阴影或广泛肺透明度降低。

（4）气管镜检查：无活动性大出血可行纤维支气管镜检查，有助于明确出血部位和原因。经慎重决策后可作为抢救治疗措施。对咯血病因不明或经内科保守治疗止血效果不佳者，可在咯血期间行支气管镜检查，目的是更加准确地明确出血部位，经支气管镜组织活检、分泌物吸取、防污染毛刷采样、支气管肺泡灌洗等可进行病原学、细胞学、组织学和免疫学分析而发现病因，为外科手术、支气管动脉栓塞术的实施提供依据，同时也可直接对出血部位进行局部止血治疗。

（5）血管造影：选择性支气管动脉造影和肺动脉造影不仅可以发现病变，明确出血部位，还可为进一步的治疗提供依据。

（6）其他：CT 或 B 超引导下经皮肺穿刺活检、MRI、肺通气 / 灌注扫描、右心导管检查等亦可为明确咯血的原因提供帮助，可视病情需要做相应选择。

【问诊要点】

（1）注意询问出血有无明显诱因及前驱症状，出血的颜色及血中有无混合物等。

（2）患者发病年龄、病程、咯血量，是否伴有咳痰、痰量及其性状与气味；青壮年咯血多见于肺结核、支气管扩张、二尖瓣狭窄等。40 岁以上有长期大量吸烟史（20 支 / 日 ×20 年）者，应高度警惕支气管肺癌可能。儿童慢性咳嗽伴少量咯血和低色素性贫血，须注意特发性含铁血黄素沉着症可能。

（3）有无发热、胸痛、晕厥、呼吸困难及其程度，以及与咯血症状的关系。有无皮肤黏膜出血倾向或黄疸等。

（4）个人史：须注意有无结核病接触史、吸烟史、职业性粉尘接触史、生食海鲜史及月经史等。肺吸虫病所致咯血、子宫内膜异位所致咯血均可结合上述病史做出诊断。

【伴随症状】

（1）咳嗽：常见于感染性支气管肺疾病，如肺结核、支气管结核、支气管炎、支气管扩张及肺炎等。咯血伴脓痰多见于支气管扩张、肺脓肿、空洞型肺结核继发细菌感染。咯血伴咳嗽也是支气管肺癌的常见症状。

（2）发热：见于肺结核、肺炎、肺脓肿、流行性出血热、支气管肺癌、肺梗死等。

（3）胸痛：见于肺炎、肺癌、肺栓塞、肺结核等。

（4）呛咳：见于肺癌、支气管异物、支气管肺炎等。

（5）脓痰：见于肺脓肿、支气管扩张、空洞型肺结核继发感染等。干性支气管扩张仅表现为反复咯血而无脓痰。

（6）呼吸困难：血液淤积肺内可引起呼吸困难，若患者有呼吸困难不能平卧，应考虑急性左心功能不全引起肺水肿或肺栓塞。

（7）消瘦：见于肺结核、肺癌等。

（8）皮肤黏膜出血：见于血液病、流行性出血热、肺出血型钩端螺旋体病、风湿性疾病等。

（9）口腔及外生殖器黏膜溃疡：见于风湿性疾病等。

（10）黄疸：见于中毒性肺炎、肺出血型钩端螺旋体病等。

（11）发绀：见于急、慢性心肺疾病、先天性心脏病等。

（12）颈部及其他浅表淋巴结肿大：见于淋巴结结核、转移性肿瘤、淋巴瘤等。

（13）肺部湿啰音：见于肺炎、肺结核、支气管扩张、肺癌继发阻塞性肺炎、气道血液淤积、急性左心衰竭等。

（14）局限性哮鸣音：见于肿瘤、支气管异物引起的支气管狭窄或不完全阻塞。

（15）胸膜摩擦音：见于累及胸膜的病变（如肺炎、肺脓肿、肺栓塞等）。

（16）心脏体征：二尖瓣面容、心律失常、心脏或血管杂音等见于循环系统疾病。

（17）杵状指（趾）：见于支气管扩张、慢性肺脓肿、肺癌、先天性心脏病等。

五、诊断及鉴别诊断

1. 诊断

本例患者诊断为急性肺栓塞。诊断依据包括：①患者为中年女性，间断咯血 20 天，伴胸痛。②呼吸频率增快，双下肺可闻及湿啰音，P2 > A2。③下肢血管彩超提示存在静脉血栓栓塞症（VTE），是肺栓塞栓子的来源。肺动脉 CTA：双肺多发实变；双肺动脉及大分支广泛低密度充盈缺损。

2. 鉴别诊断

根据咯血的表现和特点，排除口腔、鼻咽及齿龈等部位出血和消化系统疾病所致的呕血。

（1）判断咯血部位：根据症状、体征和胸部影像学检查，结合实验室检查等判断咯血部位。①CT 或胸部 X 线检查的异常以肺间质征象为主，考虑为支气管病变，如支气管扩张、支气管结核、慢性支气管炎等。②CT 或胸部 X 线检查的异常以肺实质病变为主，考虑为肺实质性疾病，如肺结核、支气管肺癌、肺炎、肺脓肿、尘肺等。③CT 或胸部 X 线检查的异常以心脏病征象为主，考虑为心脏病或心血管疾病，如先天性心脏病、肺动脉高压、肺栓塞、肺动静脉瘘、继发性肺含铁血黄素沉着症等。④CT 或胸部 X 线检查的异常伴有肺外表现，考虑为肺外疾病累及肺部，见于传染病（如流行性出血热、肺出血型钩端螺旋体病）。

（2）明确病变性质：①发热伴咳嗽多痰、外周血白细胞和（或）中性粒细胞增多，见于肺部感染性疾病。②低热、盗汗、结核菌素试验阳性、痰涂片抗酸杆菌阳性或痰培养结核分枝杆菌阳性，CT 或胸部 X 线检查有肺部特征性异常表现，见于肺结核。③慢性病程、乏力、少量咯血、消瘦、CT 或胸部 X 线检查提示占位性病变、纤维支气管镜有阳性发现等见于恶性肿瘤。④急性发病且有流行病学史，多见于流行性出血热、肺出血型钩端螺旋体病等。⑤伴有肺外症状或其他脏器功能损害，见于胶原病、免疫系统疾病或血液病。⑥伴心血管症状和体征，见于心脏病（如二尖瓣狭窄、急性左心衰竭等）。

（3）并发症及其严重程度：①休克：大量咯血，失血量过多导致血流动力学不稳定。②窒息：见于大咯血引起气道阻塞、窒息。③贫血：见于咯血过多。④肺不张：血块堵塞支气管致相应肺组织充气不足。⑤呼吸衰竭：咯血致气道阻塞，肺部继发感染，肺泡通气不足，通气/血流比例失调，导致缺氧和（或）CO_2 潴留（图 1-7-3）。

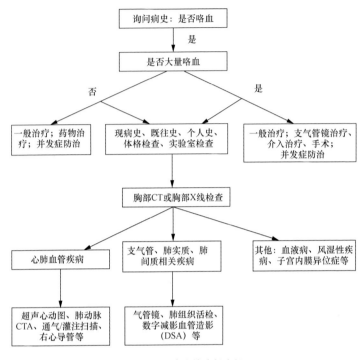

图 1-7-3　咯血的诊断流程

参考文献

［1］Kang MJ，Kim JH，Kim YK，et al. 2018 Korean Clinical Imaging Guideline for Hemoptysis. Korean J Radiol，2018，19（5）：866-871.

［2］Yoon W，Kim JK，Kim YH，et al. Bronchial and nonbronchial systemic artery embolization for life-threatening hemoptysis：a comprehensive review. Radiographics，2002，22（6）：1395-1409.

（刘凯雄　吴鹭龄　编　南勇　审校）

第8节　呼吸困难

一、病例内容

【现病史】患者女，40岁，因"水肿20余天，加重伴呼吸困难1天"入院。入院前20天受凉后出现全身水肿，以颜面部、四肢凹陷性水肿为主，逐渐加重，伴咳嗽、咳痰，痰中带血丝，活动后胸闷，气促明显，自行服用感冒药后无好转。入院前 1 天因便秘自行服通便药物后出现呼吸困难，胸闷、气促较前加重，不能平卧，伴小便失禁。到医院急诊就诊，查床旁超声心动图示右心房内偏强回声，全心偏大，重度三尖瓣反流伴重度肺动脉压增高，中度二尖瓣反流，轻度主动脉瓣、肺动脉瓣反流。予利尿、硝酸甘油微泵静脉推注减轻心脏负荷后，请多学科会诊，考虑以"心肌病、急性心力衰竭、右心房血栓"收住入院。

【既往史】高血压病史 1 年余，长期口服"厄贝沙坦片 150 mg，1 次/日"，服药后未规律监测血压。入院前 1 个月余自娩一死胎。全身麻醉下行腹腔镜双侧输卵管结扎术＋清宫术，术顺无特殊。出院诊断：中期人工流产；肝功能不全；高血压；瘢痕子宫；阴道炎；输卵管绝育；低蛋白血症。

【体格检查】HR 104 次/分，BP 139/115 mmHg。颜面部轻度凹陷性水肿，双下肢重度凹陷性水肿。双肺呼吸音粗，闻及明显干湿啰音。心律齐，未闻及病理性杂音。腹部、神经系统查体阴性。

【辅助检查】CRP 44.37 mg/L；淋巴细胞百分比 5.6%；嗜酸性粒细胞百分比 0.0%，其余正常。D- 二聚体 19.52 mg/L；凝血酶原时间 19.9 s；INR 1.82。血气分析：pH 值 7.46，氧分压 39 mmHg，氧饱和度 71.6%。胸部 CT 示两肺炎症性病变，两肺纤维灶，右侧胸腔积液伴右肺膨胀不全，心脏增大，心包积液（图 1-8-1）。床旁超声心动图示右心房内偏强回声（首先考虑栓子，左心室收缩及舒张功能下降待排），全心偏大（心肌致密化不全？围生期心肌病？），重度三尖瓣反流伴重度肺动脉压增高，中度二尖瓣反流，轻度主动脉瓣、肺动脉瓣反流（图 1-8-2）。

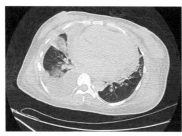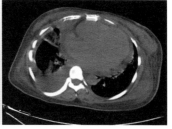

图 1-8-1　胸部 CT。两肺炎症性病变，两肺纤维灶，右侧胸腔积液伴右肺膨胀不全，心脏增大，心包积液

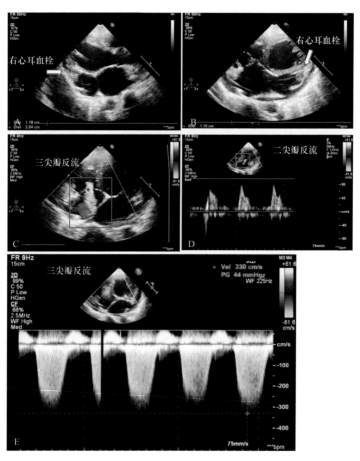

图 1-8-2　床旁超声心动图。右心房内偏强回声，全心偏大，重度三尖瓣反流伴重度肺动脉压增高，中度二尖瓣反流，轻度主动脉瓣、肺动脉瓣反流

二、定义

　　正常人平静呼吸时呼吸运动无需费力，也不易察觉。呼吸困难尚无公认的明确定义，通常指患者主观感觉空气不足、呼吸费力及不适感。客观表现为呼吸节律、频率、呼吸深度改变，严重时可出现张口呼吸、鼻翼扇动、端坐呼吸，甚至发绀、辅助呼吸肌参与呼吸运动。许多疾病可引起呼吸困难，如呼吸系统疾病、心血管疾病、神经肌肉疾病、肾病、内分泌疾病（包括妊娠）、血液系统疾病、类风湿及精神情绪改变等。剧烈运动或重体力劳动后可出现生理性呼

吸困难，休息后即可缓解。

正常成人在安静状态下的呼吸频率为 16 ～ 18 次 / 分，每次吸入空气（潮气量）约 500 ml。每分钟吸入 O_2 240 ～ 300 ml，排出 CO_2 200 ～ 330 ml。因此，呼吸系统的主要功能是将空气中的 O_2 输送到血液中，而将组织代谢所产生的 CO_2 输送到肺而排出体外，以维持机体的正常代谢及体液的酸碱平衡。

呼吸通过以下的连续过程完成：①通气：即吸入的空气与肺泡内的气体进行交换。②换气：即肺泡内的气体与血液中的气体进行交换。③ O_2 及 CO_2 在血液中运输。④血液中的气体与细胞内的气体进行交换。前三者称外呼吸，后者称内呼吸。

三、病因及发病机制

1. 呼吸困难的病因（表 1-8-1）

（1）呼吸系统疾病。①气道阻塞：如喉、气管、支气管炎症、水肿、肿瘤或异物所致的狭窄或阻塞，以及支气管哮喘、慢性阻塞性肺病等。②肺部疾病：如肺炎、肺脓肿、肺结核、肺不张、肺淤血、肺水肿、弥漫性肺间质纤维化、细支气管肺泡癌等。③胸壁、胸廓、胸膜腔疾病：如严重胸廓或脊柱畸形、胸腔积液、自发性气胸、广泛胸膜粘连、结核、外伤等。④神经肌肉疾病：如脊髓灰质炎病变累及颈髓、急性多发性神经根神经炎和重症肌无力累及呼吸肌，药物（肌松剂、氨基糖苷类等）导致呼吸肌麻痹等。⑤膈肌运动障碍：如膈麻痹、高度鼓肠、大量腹水、腹腔巨大肿瘤、胃扩张和妊娠晚期。

（2）心血管系统疾病。各种原因导致的心力衰竭、心脏压塞、原发性肺动脉高压和肺栓塞等。

表 1-8-1 急性呼吸困难的常见病因

分类	病因
心血管系统	急性心肌缺血
	心力衰竭
	心脏压塞
呼吸系统	支气管痉挛
	肺栓塞
	气胸
	肺部感染：支气管炎、肺炎
	上呼吸道阻塞：吸入、过敏反应

（3）中毒。如尿毒症、糖尿病酮症酸中毒、吗啡类药物中毒、有机磷中毒、亚硝酸盐中毒、氰化物中毒和急性一氧化碳中毒等。

（4）血液病。如重度贫血、高铁血红蛋白血症和硫化血红蛋白血症等。

（5）神经精神因素。如颅脑外伤、脑出血、脑肿瘤、脑及脑膜炎症致呼吸中枢功能障碍；精神因素（如癔症）可导致呼吸困难。

2. 呼吸困难的发生机制

产生呼吸困难的原因及其神经传导通路尚未完全清楚。但可能与以下因素有关：①呼吸系统疾病导致呼吸肌运动异常。②心力衰竭导致肺水肿、急性呼吸窘迫综合征（ARDS）可能与 J 感受器有关。③体液因素，如 $PaCO_2$ 及 H^+ 升高，$PaCO_2$ 降低，对发生呼吸困难有一定作用，但是否发挥直接作用尚难确定。

四、诊断思路

【病史】

（1）发病缓急，既往有无类似发作，与季节、体力活动等有无关系。

（2）有无咽痛、咳嗽、咯血、咳痰、胸痛、发热。

（3）有无心悸。

（4）有无被迫采取固定体位。

（5）有无尿少、下肢水肿。

（6）既往有无心脏病、支气管哮喘、慢性肾炎、糖尿病史。

（7）工作环境有无粉尘。

【体格检查】

（1）患者体位、神态及精神状态。

（2）吸气性、呼气性或混合性呼吸困难。

（3）有无颈静脉怒张。

（4）胸廓外形及胸廓扩张状况。

（5）呼吸的频率、节律、深度，有无三凹征。

（6）有无发绀、杵状指及下肢水肿。

（7）呼出气体有无特殊气味。

（8）有无肺部及胸膜病变的体征。

（9）有无心脏病及心力衰竭的体征。

（10）有无大量腹水。

（11）有无脱水征。

【辅助检查】

1. 实验室检查

（1）血常规、尿常规及红细胞沉降率。

（2）血电解质、尿素氮、肌酐、CO_2结合力及血糖。

（3）血气分析。

（4）心肌酶谱。

2. 其他检查

（1）心电图、超声心动图。

（2）胸部透视、胸部 X 线检查。

（3）肺功能检查。

（4）支气管镜。

（5）肺血管造影。

（6）肺放射性核素扫描。

【问诊要点】

（1）呼吸频率：呼吸频率超过 24 次 / 分为呼吸频率加快，见于呼吸系统疾病、心血管疾病、贫血、发热等。呼吸频率低于 10 次 / 分为呼吸频率减慢，是呼吸中枢受抑制的表现，见于麻醉药中毒、颅内压增高、尿毒症、肝性脑病等。

（2）呼吸深度：呼吸加深见于糖尿病及尿毒症酸中毒；呼吸变浅见于肺气肿、呼吸肌麻痹及镇静剂过量。

（3）呼吸节律：潮式呼吸和间停呼吸见于中枢神经系统疾病和脑内血液循环障碍（如颅内压增高、脑炎、脑膜炎、颅脑损伤）、尿毒症、糖尿病昏迷、心力衰竭、高山病等。

（4）年龄、性别：儿童呼吸困难应注意呼吸道异物、先天性疾病、急性感染等；青壮年应考虑胸膜疾病、风湿性心脏病、结核；老年人应多考虑冠心病、肺气肿、肿瘤等。癔症性呼吸困难较多见于年轻女性。

（5）呼吸时限：吸气性呼吸困难多见于上呼吸道不完全阻塞（如异物、喉水肿、喉癌等），也见于可导致肺顺应性降低的疾病（如肺间质纤维化、广泛炎症、肺水肿等）。呼气性呼吸困难多见于下呼吸道不完全阻塞（如慢性支气管炎、支气管哮喘、肺气肿等）。大量胸腔积液、大量气胸、呼吸肌麻痹、胸廓限制性疾病时呼气、吸气均感困难。

（6）起病缓急：呼吸困难起病较缓者包括心肺慢性疾病（如肺结核、尘肺、肺气肿、肺肿瘤、肺纤维化、冠心病、先天性心脏病等）。呼吸困难起病较急者包括肺水肿、肺不张、呼吸系统急性感染、迅速增多的大量胸腔积液等。突然发生严重呼吸困难可见于呼吸道异物、张力性气胸、大块肺梗死、成人呼吸窘迫综合征等。

（7）患者姿势：端坐呼吸见于充血性心力衰竭患者；单侧大量胸腔积液患者喜卧向患侧；重度肺气肿患者常静坐而缓缓吹气；心肌梗死患者常扪胸呈痛苦貌。

（8）劳力活动：劳力性呼吸困难是左心衰竭的早期症状，肺尘埃沉着病、肺气肿、肺间质纤维化、先天性心脏病常以劳力性呼吸困难为早期表现。

（9）职业环境：职业暴露各类粉尘是诊断肺尘埃沉着病的基础；饲鸽者、蘑菇种植者发生呼吸困难时应考虑外源性过敏性肺泡炎。

【伴随症状】

（1）发作性呼吸困难伴有哮鸣音：见于支气管哮喘、心源性哮喘；突发严重呼吸困难见于急性喉水肿、气管异物、大块肺栓塞、自发性气胸等。

（2）伴喉鸣音：常见于喉炎、喉癌、气管异物、白喉等。

（3）伴单侧胸痛：见于大叶性肺炎、急性渗出性胸膜炎、肺梗死、自发性气胸、急性心肌梗死、支气管肺癌等。

（4）伴发热：见于肺炎、肺脓肿、胸膜炎、急性心包炎、咽后壁脓肿等。

（5）伴咳嗽、咳脓痰：见于慢性支气管炎、阻塞性肺气肿合并感染、肺脓肿、支气管扩张合并感染等，后两者脓痰量较多；伴大量浆液性泡沫样痰见于急性左心衰竭和有机磷中毒。

（6）伴意识障碍：见于脑出血、脑膜炎、尿毒症、糖尿病酮症酸中毒、肺性脑病、急性中毒等。

（7）伴休克：常见于肺梗死、急性心肌梗死、大叶性肺炎、羊水栓塞。

（8）伴咯血：常见于肺梗死、肺脓肿、肺结核、肺癌、二尖瓣狭窄。

（9）伴发绀：常见于心力衰竭、肺气肿、先天性心脏病、肺源性心脏病、急性气道阻塞、大面积肺梗死。

（10）伴有杵状指：常见于先天性心脏病、肺脓肿、支气管扩张。

五、诊断及鉴别诊断

1. 诊断（图 1-8-3）

本例患者诊断为慢性心力衰竭（急性发作）心功能Ⅳ级；围产期心肌病；右心房血栓；Ⅰ型呼吸衰竭；肺部感染；高血压。诊断依据包括：①患者为中年女性，因"水肿 20 余天，加重伴呼吸困难 1 天"入院。入院前 20 天出现全身水肿，伴咳嗽、咳痰，痰中带血丝，活动后胸闷，气促明显。②既往有高血压病史，近期行腹腔镜双侧输卵管结扎术＋清宫术。③ BP 139/115 mmHg。颜面部轻度凹陷性水肿，双下肢重度凹陷性水肿。双肺呼吸音粗，闻及明显干湿啰音。心律齐，未闻及病理性杂音。④入院查 CRP 升高，D-二聚体高，血气分析提示氧分压 39 mmHg。⑤胸部 CT 提示两肺炎症性病变，两肺纤维灶，右侧胸腔积液伴右肺膨胀不全。床旁超声心动图示右心房内偏强回声，全心偏大，重度三尖瓣反流伴重度肺动脉压增高，中度二尖瓣反流，轻度主动脉瓣、肺动脉瓣反流。

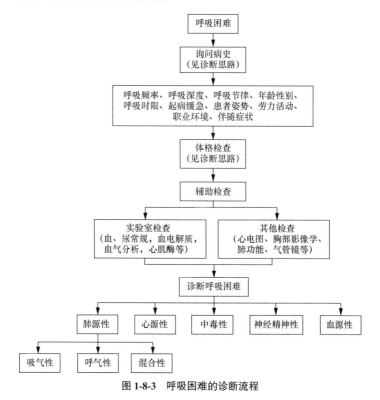

图 1-8-3 呼吸困难的诊断流程

2. 鉴别诊断

（1）根据起病缓急鉴别

1）起病急骤的呼吸困难：①突然发生、持续存在，常见于自发性气胸、肺梗死。②起病急，呈发作性，常见于急性左心衰竭、支气管哮喘、周期性瘫痪。

2）起病缓慢的呼吸困难：常见于阻塞性肺气肿、支气管炎、肺纤维化、慢性充血性心力衰竭、大量胸腔积液、腹水。

（2）根据发病机制鉴别（表 1-8-2）

1）肺源性呼吸困难：详细询问呼吸困难感觉的特点和类型有助于鉴别限制性和阻塞性呼吸困难，但这些肺功能缺陷常为混合性。临床上分为 3 种类型：①吸气性呼吸困难：特点是吸气费力，重者由于呼吸肌极度用力，胸腔负压增大，吸气可见"三凹征"（吸气时胸骨上窝、锁骨上窝和肋间隙明显凹陷）。常伴有干咳及高调吸气性喉鸣。②呼气性呼吸困难：特点是呼气费力，呼气时间明显延长而缓慢，常伴有干啰音。主要是由肺泡弹性减弱和（或）小支气管狭窄阻塞（痉挛或炎症）所致。③混合性呼吸困难：特点是吸气与呼气均感费力，呼吸频率增快、呼吸变浅，常伴有呼吸音异常（减弱或消失），可有病理性呼吸音。

2）心源性呼吸困难：主要由左心衰竭和（或）右心衰竭引起，两者发生机制不同，左心衰竭所致呼吸困难较严重。急性左心衰竭（又称心源性哮喘）时，常出现夜间阵发性呼吸困难，表现为夜间睡眠中突感胸闷气急，被迫坐起，惊恐不安。伴有咳嗽，轻者数分钟至数十分钟后症状逐渐减轻、缓解；重者高度气喘、面色青紫、大汗，呼吸有哮鸣声，咳浆液性粉红色泡沫痰，两肺底部有较多湿啰音，心率增快，有奔马律。右心衰竭导致呼吸困难的主要临床表现为颈静脉怒张、肝大、下肢水肿等。

3）中毒性呼吸困难：在急、慢性肾衰竭、糖尿病酮症酸中毒和肾小管性酸中毒时，可伴有鼾声，称为酸中毒大呼吸（Kussmaul 呼吸）。然而，由于呼吸功能正常，故患者很少诉呼吸困难。尿毒症患者可因酸中毒、心力衰竭、肺水肿和贫血的联合作用出现严重气促，患者可诉呼吸困难。急性感染和急性传染病可使呼吸频率增快。某些药物和化学物质（如吗啡、巴比妥类、苯二氮䓬类药物和有机磷农药）中毒时，呼吸中枢受抑制，呼吸减缓、变浅，常有呼吸节律异常［如潮式呼吸（Cheyne-Stokes 呼吸）或间停呼吸（Biot 呼吸）］。此外，某些毒物可作用于血红蛋白，如一氧化碳中毒时，CO 与血红蛋白结合形成碳氧血红蛋白；亚硝酸盐和苯胺类中毒使血红蛋白转变为高铁血红蛋白，失去携氧功能导致组织缺氧。氰化物和含氰化物中毒时，氰离子抑制细胞色素氧化酶的活性，影响细胞的呼吸作用，导致组织缺氧引起呼吸困难。

4）神经精神性呼吸困难：颅脑外伤、脑出血、脑炎、脑膜炎、脑脓肿及脑肿瘤等可使呼吸变深变慢，常伴有呼吸节律异常［如呼吸抑制（吸气突然终止）、双吸气（抽泣样呼吸）等］。癔症患者呼吸困难的特点是呼吸浅表而快，可达 60 ～ 100 次 / 分，常因通气过度而发生呼吸性碱中毒，出现口周、肢体麻木和手足搐搦，严重时可有意识障碍。叹息样呼吸时，患者自述呼吸困难，但无呼吸困难的客观表现，偶然出现一次深大吸气，伴有叹息样呼气，之后自觉轻快，这实际上是一种神经症表现。

5）血源性呼吸困难：重度贫血、高铁血红蛋白血症或硫化血红蛋白血症等可导致呼吸加速、心率加快。大出血或休克可刺激呼吸中枢，使呼吸加速（急性呼吸困难是需立即输血的严重征象）。呼吸困难也可见于慢性贫血，除极度贫血外，呼吸困难仅发生于活动期间。

表 1-8-2 不同呼吸困难类型的鉴别

呼吸困难类型	发病原因	分型	常见疾病
肺源性	呼吸系统疾病引起的通气、换气障碍，导致缺氧和（或）CO_2 潴留	吸气性呼吸困难	各种原因引起的喉、气管、大支气管的狭窄与阻塞：①喉部疾病，如急性喉炎、喉水肿、喉痉挛、喉癌、白喉、会厌炎等；②气管疾病，如气管肿瘤、气管异物或气管受压（甲状腺肿大、淋巴结肿大或主动脉瘤压迫等）
		呼气性呼吸困难	慢性支气管炎（喘息型）、慢性阻塞性肺气肿、支气管哮喘、弥漫性泛细支气管炎等
		混合性呼吸困难	重症肺炎、重症肺结核、大面积肺梗死、弥漫性肺间质疾病、大量胸腔积液、气胸、广泛性胸膜增厚等

（续表）

呼吸困难类型	发病原因	分型	常见疾病
心源性	左心衰竭发生呼吸困难的主要原因是肺淤血和肺泡弹性降低	左心衰竭	高血压性心脏病、冠心病、风湿性心脏瓣膜疾病、心肌炎和心肌病等
	右心衰竭发生呼吸困难的主要原因是体循环淤血	右心衰竭	慢性肺心病、渗出性或缩窄性心包炎
中毒性	血中酸性代谢产物增多，刺激颈动脉窦、主动脉体化学感受器或直接刺激呼吸中枢		急、慢性肾衰竭、糖尿病酮症酸中毒、肾小管性酸中毒、急性感染和急性传染病
	体温升高和毒性代谢产物刺激兴奋呼吸中枢，使呼吸频率增快		急性感染和急性传染病
	呼吸中枢受抑制，导致呼吸变缓慢、变浅，呼吸节律异常		某些药物和化学物质，如吗啡、巴比妥类、苯二氮䓬类药物和有机磷农药
神经精神性	呼吸中枢受压迫或供血减少，功能降低，导致呼吸频率和节律的改变		常见于颅脑外伤、脑出血、脑炎、脑膜炎、脑脓肿或脑肿瘤等
	精神或心理因素		癔症
血源性	红细胞携氧减少，血氧含量降低，导致呼吸加速、心率加快		重度贫血、高铁血红蛋白血症或硫化血红蛋白血症等

参考文献

［1］陈文彬.诊断学.5 版.北京：人民卫生出版社，2002.

［2］陈文彬，潘祥林.诊断学.7 版.北京：人民卫生出版社，2008.

［3］张树基，罗明绮.内科症状鉴别诊断学.北京：科学出版社，2003.

［4］黄从新，贾汝汉.内科症状诊断与鉴别诊断学.武汉：湖北科学技术出版社，2001.

［5］曾军.床旁肺部超声在急性呼吸困难患者诊断中的作用.中国医药导报，2019，16（1）：77-81.

［6］韩江娜.非器质性呼吸困难的诊断和治疗.中国医学科学院学报，2004，

26（1）：76-78.

[7] 呼吸困难诊断、评估与处理的专家共识组. 呼吸困难诊断、评估与处理
的专家共识. 中华内科杂志，2014，53（4）：337-341.

[8] 刘淑明. 急诊内科呼吸困难患者48例诊疗分析. 临床医药文献电子杂志，
2020，7（24）：53.

[9] Fred F. Ferri. Ferri 临床诊疗指南——呼吸系统疾病诊疗速查手册. 张骅，
徐国纲，译. 北京：北京大学医学出版社，2021.

[10] Thomas R，Jenkins S，Eastwood PR，et al. Physiology of breathlessness
associated with pleural effusions. Curr Opin Pulm Med，2015，21（4）：
338-345.

[11] Fletcher CM，Elmes PC，Fairbairn MB，et al. The significance of
respiratory symptoms and the diagnosis of chronic bronchitis in a working
population. Br Med J，1959，2（5147）：257-66.

（吴鹭龄 刘凯雄 编 刘岗 审校）

第9节 头晕

一、病例内容

【现病史】患者女，68岁，主因"头晕半个月"入院。患者入院
前半个月于晨起时出现头晕，伴视物旋转，睁眼时明显，闭眼后好
转，休息后症状减轻，症状持续1天后好转，无头痛、耳鸣，无四
肢无力，无恶心、呕吐，无四肢乏力。患者当时未就诊。现为进一
步明确病因，拟以"头晕"收住入院。

【既往史】既往有高血压病史19年，服用非洛地平治疗，自诉
血压控制可，具体不详。有糖尿病病史17年，服用格列齐特＋西格
列汀＋盐酸二甲双胍治疗，自诉血糖控制可，具体不详。

【体格检查】反射检查结果见表1-9-1。自主神经功能：无特

表1-9-1 反射检查结果

位置	二头肌反射	三头肌反射	桡骨膜反射	踝反射	膝反射	腹壁反射			提睾反射	髌阵挛反射	踝阵挛反射	巴宾斯基征	Hoffman征
						上	中	下					
左	++	++	++	++	++	＋	＋	＋	/	－	－	－	－
右	++	++	++	++	++	＋	＋	＋	/	－	－	－	－

殊异常。

【辅助检查】总胆固醇 2.90 mmol/L，甘油三酯 1.33 mmol/L，高密度脂蛋白胆固醇 1.08 mmol/L，低密度脂蛋白胆固醇 1.28 mmol/L，非高密度脂蛋白胆固醇 1.82 mmol/L，载脂蛋白 A1 1.26 g/L，载脂蛋白 B 0.54 g/L。

头颅平扫＋弥散加权成像（DWI）示脑白质高信号，Fazekas1级。颈动脉 CTA 示双侧颈动脉粥样硬化，左侧椎动脉 V4 段混合性斑块，管腔轻度狭窄，右侧大脑后动脉 P3 段狭窄。

二、定义

头晕是一种常见的脑部功能性障碍，主要表现为头昏、头胀、头重脚轻、脑内摇晃、眼花等感觉。常见的头晕表现为 4 种类型：眩晕、晕厥或晕厥先兆、不典型头晕、步态不稳。通常情况下，多数患者出现头晕时多合并眩晕。因此临床中很难将头晕和眩晕进行区别。

根据解剖部位及疾病性质，将头晕分为前庭系统性头晕 / 眩晕和非前庭系统性头晕 / 眩晕。前庭系统性头晕 / 眩晕是指由前庭神经系统功能障碍引起，在没有自身运动时的自身运动感觉或在正常头部运动时扭曲的自身运动感觉障碍。表现为旋转感、摇晃感、移动感等。临床常以脑干前庭神经核为界，将前庭系统性头晕 / 眩晕分为前庭周围性头晕 / 眩晕和前庭中枢性头晕 / 眩晕。非前庭系统性头晕 / 眩晕多由全身性疾病引起，表现为头晕、头胀、头重脚轻等情况，多表现为头晕和姿势性症状。

三、病因及发病机制

头晕是临床常见症状之一，可由多种疾病引起。约 40% 为外周前庭功能障碍；10% 为中枢脑干前庭病变；15% 为精神障碍；25% 为其他问题（如上呼吸道感染、高血压、低血糖、贫血、冠心病等），约 10% 的患者不能明确诊断。不同年龄段患者的病因分布存在差异。在老年患者中，中枢性眩晕的占比较高（近 20%），大多由脑卒中所致。常见原因见表 1-9-2 至表 1-9-5。

表 1-9-2　头晕 / 眩晕的主要病因

前庭系统性头晕 / 眩晕（约占 1/2）	非前庭系统性头晕 / 眩晕
● **前庭周围性** 良性阵发性体位性眩晕（约占 1/2）、前庭神经元炎（约占 1/4）及梅尼埃病是最主要的病因	● **慢性、持续性** 精神障碍（抑郁、焦虑、惊恐、强迫、躯体化障碍） 多感觉缺失综合征
● **前庭中枢性** 病因多样但均少见，包括血管性、外伤、肿瘤、脱髓鞘、神经退行性疾病等 除偏头痛性眩晕外，几乎都伴有其他神经系统症状和体征，很少以头晕为唯一表现	● **发作性、短暂性** 系统性疾病（体位性低血压、贫血、感染、发热、糖尿病、药物副作用）

表 1-9-3　前庭周围性头晕 / 眩晕和前庭中枢性头晕 / 眩晕的病因

前庭周围性头晕 / 眩晕		前庭中枢性头晕 / 眩晕	
疾病	病因及发病机制	疾病	病因及发病机制
梅尼埃病	内耳的淋巴结代谢失调、淋巴分泌过多或吸收障碍，引起内耳迷路积水	颅内血管性疾病	见于脑动脉粥样硬化、椎基底动脉供血不足、锁骨下动脉盗血综合征、延髓外侧综合征、高血压脑病、小脑或脑干出血等
迷路炎	中耳病变破坏迷路的骨壁；少数因炎症经血行或淋巴结扩散	颅内占位性病变	见于听神经瘤、小脑肿瘤、第四脑室肿瘤和其他部位肿瘤
前庭神经元炎	前庭神经元炎症刺激	颅内感染性疾病	见于颅后凹蛛网膜炎、小脑脓肿等
药物中毒	耳毒性药物刺激，使内耳前庭或耳蜗受损	颅内脱髓鞘疾病及脱髓鞘变性疾病	见于多发性硬化和延髓空洞症
位置性眩晕	由头部所处某一位置所致	癫痫	
晕动症	乘坐车船等交通工具时，内耳迷路受到机械刺激，引起前庭功能紊乱	其他	如脑震荡、脑挫伤及脑寄生虫

表 1-9-4　非前庭系统性头晕 / 眩晕的病因

病因分类		具体病因
全身性疾病	心血管系统疾病	高血压、低血压、心律失常（阵发性心动过速、房室传导阻滞等）、病态窦房结综合征、心脏瓣膜疾病、心肌缺血、颈动脉窦综合征、主动脉弓综合征等
	血液病	各种原因所致的贫血、出血等
	中毒性疾病	急性发热性感染、尿毒症、重症肝炎、糖尿病酮症酸中毒等
眼源性疾病	眼病	先天性视力减退、屈光不正、眼肌麻痹、青光眼、视网膜色素变性等
	屏幕性眩晕	使用电子设备时间过长和（或）距屏幕过近均可引起眩晕
神经精神疾病	神经官能症、更年期综合征、抑郁症等	
药物	可能损害前庭的药物包括：①卡马西平；②苯妥英钠；③汞、铅、砷等重金属；④有机溶剂甲醛、二甲苯、苯乙烯、三氯甲烷；⑤急性酒精中毒 常见的耳毒性药物包括：①氨基糖苷类、万古霉素和紫霉素；②磺胺类药物；③顺铂、氮芥和长春新碱等；④奎宁；⑤大剂量水杨酸盐；⑥呋塞米、依他尼酸等；⑦部分耳部外用药	

表 1-9-5　儿童和青少年头晕的原因

病因分类	前庭系统性头晕 / 眩晕	非前庭系统性头晕 / 眩晕
危及生命的病因	中枢神经系统感染 头部外伤 中毒或药物不良反应 卒中 脑肿瘤	心律失常 中暑 低血糖 中毒或药物不良反应
常见病因	儿童良性阵发性眩晕 迷路炎（前庭神经炎） 偏头痛 运动病	贫血 焦虑 共济失调 抑郁

（续表）

病因分类	前庭系统性头晕/眩晕	非前庭系统性头晕/眩晕
	合并迷路炎的中耳炎	通气过度
		体位性低血压
		妊娠
		先兆晕厥
其他病因	表皮样瘤（胆脂瘤）	躯体症状障碍
	先天性缺陷	
	乳突炎	
	梅尼埃病	
	中耳外伤	
	多发性硬化	
	外淋巴瘘	
	拉姆齐·亨特综合征	
	抽搐	

四、诊断思路

【病史】

（1）感觉马上要晕倒（提示先兆晕厥）。

（2）感觉行走或坐时不稳（提示失衡）。

（3）感觉紧张或有不好的事情要发生（提示精神性）。

（4）感觉周围在旋转（头晕）。

（5）诱因。①体位改变：与头位或体位的变化有关，如低头、仰头等，见于良性阵发性体位性眩晕、严重椎基底动脉狭窄、体位性低血压。②进食：低血糖患者饥饿后出现头晕症状。③肢体活动：锁骨下盗血综合征时，肢体活动可引起脑供血不足。④温度改变：发热时可出现头晕。⑤药物作用：降压药、降糖药、抗心律失常药等药物作用。

（6）持续时间。①数秒钟：可见于某些心律失常、前庭性偏头痛、良性阵发性体位性眩晕等。②数分钟：短暂性脑缺血发作、惊恐发作等。③数分钟至数小时：短暂性脑缺血发作、梅尼埃病、高血压急症、快速心律失常、低血糖等情况。④数天：前庭神经炎、脑血管疾病或脱髓鞘病变等。⑤数月至数年：中枢神经系统退行性变、慢性中毒、精神疾病等。

（7）伴随症状。①中枢神经系统症状：是否伴有面部、肢体感觉障碍、共济失调、晕厥、恶心、呕吐等。②耳部症状：是否伴有听力下降，耳鸣等情况。③心血管系统症状：是否伴有胸闷、胸痛、心悸或血压改变，甚至出现一过性晕厥、低氧血症等。④颈部症状：是否伴有颈部、肩部不适，通常与颈肩部活动有关。

【体格检查】见表 1-9-6。

表 1-9-6　头晕的体格检查

神经系统查体		非神经系统查体	
体征	临床意义	体征	临床意义
眼球震颤	提示中枢性疾病，如小脑梗死或出血等	心脏听诊	提示心脏瓣膜疾病，如主动脉瓣狭窄等
共济失调	提示小脑病变	听力下降	提示存在梅尼埃病或中耳炎、迷路炎等
姿势步态改变	提示小脑病变或深感觉障碍	复视、黑矇、斜视等	提示眼球、眼内肌或视神经病变

【辅助检查】

检查要点：注意生命体征、听力、共济运动；常规进行 Dix-Hallpike 试验、检查前庭功能；神经影像学检查必须有针对性，无选择性的诊断阳性率低（约 1%），不推荐作为常规；应了解检查的局限性和非特异性。

（1）生命体征：能够快速鉴别高血压急症、感染性发热、心律失常等疾病。

（2）心电图：床旁心电图可快速分析心律，心电图异常可考虑由心源性因素引起；引起头晕症状的常见心电图表现包括阵发性心动过速、阵发性心房颤动、房室传导阻滞、病态窦房结综合征或急性心肌梗死等。

（3）血细胞分析：血常规能够快速判断是否出现贫血、感染等；中重度贫血或感染会引起头晕。

（4）血糖检测：如患者既往有糖尿病病史，指尖血糖检测可以快速检测患者血糖情况，鉴别头晕是否由低血糖或糖尿病酮症酸中毒等内分泌急危重症引起。

（5）头颅 CT：如患者伴有明显肢体障碍或面部肢体感觉异常，头颅 CT 可快速鉴别出血性和缺血性卒中。

（6）超声心动图：能够快速判断患者是否存在心脏瓣膜疾病和结构性心脏病。

（7）听力、眼底、前庭功能检查。

（8）脑脊液检查：中枢神经系统感染时，可出现头晕、头痛等情况，常伴有颈强直等神经系统阳性体征，通过脑脊液检测可以明确诊断。

【问诊要点】

患者头晕的感觉；发病形式；病程；伴随症状与体征（耳鸣、听力下降、头痛、复视、麻木、吞咽困难等）；诱发、加重及缓解因素；发作性头晕的事件顺序、发病时的活动情况、先兆、严重程度等；个人史（疾病、药物、外伤）。

【伴随症状】

（1）急性头晕伴头痛，血压明显升高，考虑高血压性头晕。

（2）亚急性头晕伴发热、鼻塞、流涕、全身关节痛，考虑上呼吸道感染。

（3）慢性头晕伴紧张、失眠，考虑焦虑状态。

（4）慢性头晕伴前额胀痛、眼痛，血压升高，考虑青光眼。

（5）慢性头晕伴消瘦、食欲下降，查体及实验室检查提示贫血，考虑肝癌。

五、诊断及鉴别诊断

1. 诊断

本例患者诊断为头晕（后循环短暂性脑缺血发作？）；高血压1级（高危）；2型糖尿病。诊断依据包括：①患者出现头晕症状，伴有视物旋转；既往高血压病史。②体格检查无阳性体征。③颈动脉CTA提示双侧颈动脉粥样硬化，管腔未见明显狭窄。左侧椎动脉V4段混合性斑块，管腔轻度狭窄。双侧大脑动脉硬化性血管病，右侧大脑后动脉P3段狭窄。无名动脉、双侧锁骨下动脉、主动脉粥样斑块形成。

应结合患者的临床特点进行综合评估。完全依赖对症状的区分可能并不能正确诊断。应重视对症状持续时间、诱发因素及伴随其他症状的分析，尤其注意将患者及时转诊至神经科、耳鼻喉科等相关专科以明确诊断并随访，头晕的诊断思路见图1-9-1。

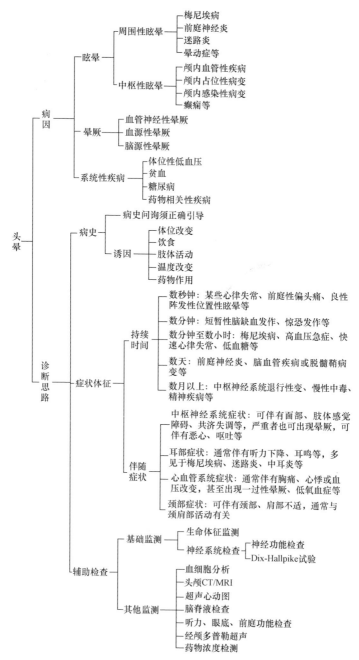

图 1-9-1 头晕的诊断思路

2. 鉴别诊断（表 1-9-7 和表 1-9-8）

在临床中，考虑患者为前庭功能障碍引起的头晕 / 眩晕时，应及时鉴别周围性和中枢性头晕 / 眩晕，从而予以对应的处理方式。

表 1-9-7　不同头晕类型的定义鉴别

类型	定义
非前庭系统性头晕 / 眩晕	空间定向能力受损或障碍，无虚假或扭曲运动的感觉，即无旋转的感觉
前庭系统性头晕 / 眩晕	在没有自身运动时的自身运动感觉或在正常头部运动时出现扭曲的自身运动感觉。包括虚假的旋转感觉（旋转性眩晕）及其他虚假感觉，如摇摆、倾倒、浮动、弹跳或滑动（非旋转性眩晕）
晕厥	由一过性广泛脑缺血、缺氧引起急性、可逆性、短暂的意识障碍，常于数秒或数分钟后恢复，心源性因素多见
昏迷	意识完全丧失，呼之不醒。根据其严重程度，昏迷可分为轻度、中度、深（重）度

表 1-9-8　前庭周围性头晕 / 眩晕和前庭中枢性头晕 / 眩晕的鉴别

临床特征	周围性	中枢性
性质	常见旋转性或姿势不稳，常伴有运动性错觉，与体位或头位改变有关	常见姿势不稳，可能有旋转感，伴或不伴有运动性错觉
发作时间与程度	突发，持续时间短	持续时间长，较周围性眩晕轻
发作与体位的关系	头位或体位改变可加重，闭目不减轻	与改变头位或体位无关，闭目减轻
眼球震颤	水平性或旋转性，无垂直性，眼震方向不随注视方向改变而改变	水平、纯旋转或纯垂直，震颤方向随注视方向改变而改变
意识障碍	无	可有
平衡障碍	站立不稳，左右摇摆	站立不稳，向一侧倾斜
迷走神经症状	伴恶心、呕吐、出汗等	不明显

（续表）

临床特征	周围性	中枢性
耳鸣和听力下降	有，常伴有耳鸣、听力减退或耳聋等	无
脑损害表现	无	可有，如头痛、高颅压、脑神经损害、瘫痪
固视抑制	成功	失败
扫视试验	正常	欠冲/过冲
平滑追踪	正常	侵入性扫视
中枢神经系统症状或体征	无	常有
病变	前庭器官病变，如内耳眩晕症、迷路炎、中耳炎和前庭神经元炎等	前庭核及中枢神经系统病变，如椎基底动脉供血不足、小脑、脑干及第四脑室肿瘤、听神经瘤、高颅压和癫痫等

参考文献

［1］韩军良，吴子明，鞠奕.眩晕诊治多学科专家共识.中华神经科杂志，2017，50（11）：805-812.

［2］贾建平，陈生弟.神经病学.8版.北京：人民卫生出版社，2018.

［3］李焰生，吴子明.头晕的诊断流程建议.中华内科杂志，2009，48（5）：435-437.

［4］中华医学会，中华医学会杂志社，中华医学会全科医学分会，等.头晕/眩晕基层诊疗指南（实践版·2019）.中华全科医师杂志，2020，19（3）：212-221.

（安荣成　编　南勇　审校）

第 10 节　晕厥

一、病例内容

【现病史】患者女，83岁，因"发作性意识丧失半天"入院。患者于入院前半天在田间劳作时突发意识丧失，呼之不应，无四肢抽搐，无口吐白沫，无大小便失禁。持续 3 ～ 4 min 转醒，醒后无头痛、头晕，无口齿含糊，无四肢活动障碍。

【既往史】高血压 10 余年。

【体格检查】T 37℃，P 56 次 / 分，R 18 次 / 分，BP 143/65 mmHg。神志清，双肺呼吸音清，未闻及干湿啰音。心率 56 次 / 分，心律齐，心音弱，未闻及病理性杂音。腹部平软，无压痛、反跳痛，四肢肌力 V 级，肌张力无明显增高或降低，双侧巴宾斯基征阴性。

【辅助检查】血常规：WBC 6.6×10⁹/L，中性粒细胞百分比72.9%，血红蛋白 136g/L，血小板 162×10⁹/L。血浆 D- 二聚体2.32 mg/L；肌钙蛋白定量 0.029 ng/ml。急诊生化：钾 2.83 mmol/L，血糖 6.99 mmol/L，谷丙转氨酶（ALT）9 U/L，谷草转氨酶（AST）25 U/L，肌酐 77 μmol/L，尿素氮 5.63 mmol/L。头颅CT 平扫：老年大脑改变。超声心动图示左心室舒张功能下降，轻度二尖瓣、主动脉瓣反流。心电图（图 1-10-1）示三度房室传导阻滞。

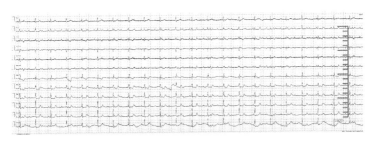

图 1-10-1 患者心电图

二、定义

晕厥是指由一过性广泛脑供血不足所致的短暂意识丧失状态。发作时患者因肌张力消失不能保持正常姿势而倒地，一般为突然发作，迅速恢复，很少有后遗症。

三、病因及发病机制

晕厥的原因可分为以下几类：

（1）神经系统因素介导的反射性晕厥：由交感神经或迷走神经反射异常引起周围血管扩张和（或）心动过缓导致。

（2）体位性低血压：当自主神经系统对血管张力、心率和心脏收缩力的调节功能存在缺陷时，直立位时血液过多储存于内脏和下肢血管，回心血量减少，心输出量下降，血压明显降低，引起晕厥。

（3）心源性晕厥：包括心律失常性晕厥和器质性心血管疾病性晕厥。心律失常性晕厥发作时伴血流动力学障碍，心输出量和脑血流量明显下降。器质性心血管疾病性晕厥时，大脑所需的供血量超过心脏的供血能力，但相应的心输出量增加不足，部分可同时合并反射机制及心律失常机制。

四、诊断思路

初步评估应明确是否存在晕厥，是否能确定晕厥的病因，以及是否是高危患者（图 1-10-2）。

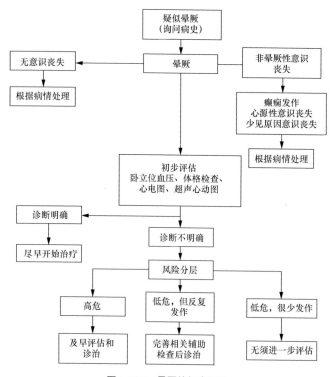

图 1-10-2　晕厥的初步评估

【病史】

应详细询问病史，包括：①有无诱发因素；②发作时的情境、前驱症状；③患者自述和旁观者对晕厥事件及生命体征的观察及晕厥后症状；④药物使用情况、既往病史（有无晕厥或猝死家族史等）。

【体格检查】

重点为心脏体格检查，还应注意肺部及神经系统体格检查。

（1）卧位及直立位 3 min 的血压和心率变化，注意心率、节律、心脏杂音、奔马律、心包摩擦音等器质性心脏病的证据。

（2）呼吸节律、干湿啰音、氧饱和度情况。

（3）神经系统检查是否存在局灶性功能障碍。

【辅助检查】

（1）心电图：可发现具体或潜在的晕厥原因，如缓慢性心律失常、室性心律失常、预激综合征、长 QT 综合征等。

（2）颈动脉窦刺激试验：有助于诊断颈动脉窦综合征。

（3）卧立位试验：用于诊断不同类型的直立不耐受综合征。

（4）直立倾斜试验：适用于疑似血管迷走性晕厥（VVS）、延迟性体位性低血压或体位性心动过速综合征（POTS）及经初步评估不能明确诊断的患者。

（5）自主神经功能评估：有助于鉴别自主神经功能障碍在晕厥发生中的作用。

（6）心电监护：有助于发现二度 II 型或三度房室传导阻滞、心室停搏 > 3 s 或持续时间长的阵发性室上性心动过速或室性心动过速。

（7）电生理检查：适用于有心脏病史且病因不明确的患者。

（8）超声心动图：对诊断结构性心脏病有重要意义。

【问诊要点】

（1）有无诱发因素。

（2）发作时的情境，有无前驱症状。

（3）意识丧失的持续时间。

（4）意识恢复后是否有后遗症。

（5）既往疾病、用药史、家族史。

【伴随症状】

（1）伴有明显的自主神经功能障碍（面色苍白、冷汗、恶心、乏力）：多见于血管抑制性晕厥。

（2）伴有心率和心律明显改变：见于心源性晕厥。

（3）伴有面色苍白、发绀、呼吸困难：见于急性左心衰竭。

（4）伴有抽搐：见于中枢神经系统疾病和心源性晕厥。

（5）伴有头痛、呕吐、视听障碍：见于中枢神经系统疾病。

（6）伴有发热、水肿、杵状指：见于心肺疾病。

（7）伴有呼吸深快、手足发麻、抽搐：见于通气过度综合征、癔症等。

（8）伴有心悸、乏力、出汗、饥饿感：见于低血糖性晕厥。

五、诊断及鉴别诊断

1. 诊断

本例患者诊断为心源性晕厥；三度房室传导阻滞；高血压；低钾血症。诊断依据包括：①患者为老年女性，有高血压病史 10 余年。②因"发作性意识丧失半天"入院。突然发病，持续时间 3～4 min 自行好转，醒后无神经功能受损表现。③入院查体：神志清，心率 56 次／分，心律齐，心音弱，未闻及病理性杂音。四肢肌力 V 级，肌张力无明显改变，双侧巴宾斯基征阴性。血钾 2.83 mmol/L。心电图示三度房室传导阻滞。

2. 鉴别诊断（图 1-10-3）

（1）神经系统因素介导的反射性晕厥：表现为直立位或餐后低血压性晕厥；某些情绪（如惊恐）、疼痛可引起晕厥；排尿、运动、排便等可引起晕厥；颈动脉窦附近病变可引起晕厥。心电图、直立倾斜试验有助于鉴别。

（2）体位性低血压：表现为直立位出现头晕、心悸、震颤、全身乏力、视物模糊、运动不耐受等。卧立位试验有助于鉴别。

（3）心源性晕厥：表现为晕厥发生时有严重的心律失常或器质性心血管疾病引起心输出量减少。心电图、超声心动图有助于鉴别。

（4）脑血管病晕厥：常表现为突发发病，伴有抽搐、口齿含糊、肢体无力、共济失调等神经功能损害表现，头颅 CT、MRI 有助于鉴别。

（5）少见原因引起的晕厥：如癫痫、消化道出血、低血糖、过度通气综合征等引起。

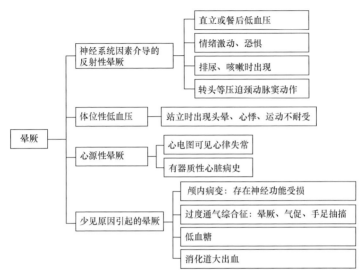

图 1-10-3 晕厥的鉴别诊断

参考文献

［1］万学红，卢雪峰 . 诊断学 . 9 版 . 北京：人民卫生出版社，2018.

［2］张美齐，郭丰，洪玉才 . 实用急危重症处理流程 . 杭州：浙江大学出版社，2017.

［3］中华心血管病杂志编辑委员会，中国生物医学工程学会心律分会，中国老年学和老年医学学会心血管病专业委员会，等 . 晕厥诊断与治疗中国专家共识（2018）. 中华心血管杂志，2019，47（2）：96-107.

（许王华 编 南勇 审校）

第 11 节 水肿

一、病例内容

【现病史】患者女，75 岁，自诉双下肢进行性水肿 1 年余，近期气短，呼吸困难加重 10 天入院。于入院前 1 年出现双下肢凹陷性水肿，伴麻木和无力，逐渐向近端发展。

【体格检查】T 36.7℃，P 83 次 / 分，R 23 次 / 分，BP 124/70 mmHg，血氧饱和度 90%。患者呈慢性病容，端坐呼吸。皮肤色黑、粗糙、脱屑，以下肢为著；甲床苍白；多毛，有胡须；肢端皮肤温凉。双下肺叩诊呈浊音，听诊呼吸音低，未闻及干湿啰音。腹部膨隆，肝脾未触及，叩诊呈移动性浊音。四肢重度凹陷性水肿，以下肢为著（图 1-11-1）。

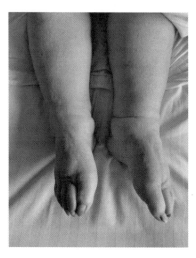

图 1-11-1　双下肢水肿

【辅助检查】B 超示心包积液，左侧胸腔积液，左侧盆腔积液（图 1-11-2）。

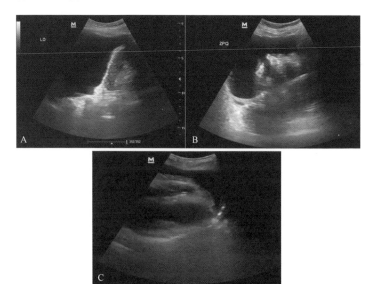

图 1-11-2　B 超。**A.** 左侧膈肌点胸腔积液。**B.** 左侧盆腔积液。**C.** 心包积液

二、定义

水肿是指人体组织间隙积液过多的病理现象。轻度液体潴留可无水肿，当体内液体储存量达 4～5 kg 时，即可出现肉眼可见的水肿。水肿这一术语不包括内脏器官的局部水肿，如脑水肿、肺水肿等。

三、病因及发病机制

人体内的水分约占体重的 2/3，其中约 2/3 为细胞内液，1/3 为细胞外液。在细胞外液中，约 1/4 分布于血管内，3/4 为血管外组织间液。各种疾病引起水肿的机制不尽相同，但有两个基本原因：①细胞外液容量增多，过多的液体分布于组织间隙或体腔形成水肿或积液；②血管内外液体交换失衡，组织间液生成多于回流而形成水肿。正常情况下，血管内液与血管外液体呈动态平衡，这种平衡的维持有赖于 Starling 力，即血管内、外的静水压和胶体渗透压。毛细血管内静水压和组织液胶体渗透压使水分及小分子溶质从血管内移向血管外，而血管内血浆胶体渗透压和组织液静水压使水分及溶质从组织间隙流入血管内。根据 Starling 方程可判断组织液是否增多：

细胞外液体积＝通透系数［（平均毛细血管内静水压－平均组织液静水压）－（血浆胶体渗透压－组织液渗透压）］－淋巴液流量

毛细血管血压升高或胶体渗透压降低均能导致组织间液的增加和水肿的形成。水肿也可由局部炎症介质影响血管通透性引起。当淋巴管阻塞时（如肿瘤压迫），淋巴液回流受阻也会导致水肿。由淤血引起的水肿，其水肿液为蛋白含量低的漏出液，比重常小于 1.012。相反，由炎症时形成的水肿液为富含蛋白的渗出液，比重一般大于 1.020。

心源性水肿最常见的病因是右心衰竭，其发生机制是有效循环血量不足，肾血流量减少，肾小球滤过率降低，水钠潴留，同时体静脉压升高，毛细血管内静水压升高，组织液重吸收减少。

四、诊断思路

【病史】

（1）现病史。①发病诱因：感染、劳累、药物、食物。②水肿部位发展快慢、进展速度、程度、性质（凹陷性或非凹陷性）、有无颜面水肿、何时加重、与月经期的关系等。③伴随症状：有无高血压、血尿、蛋白尿；有无胸闷、憋气、发绀、呼吸困难、有无皮肤黄染、食欲缺乏、厌油、腹胀、有无长期腹泻、消瘦、体重减轻、近期有无服药史。④发病以来饮食、睡眠、大小便及体重变化。⑤既往检查：尿常规、肾功能、B超、心电图情况。⑥使用过何种药物、效果如何。

（2）相关病史。①有无药物食物过敏史、手术史。②与该病有关的其他病史：有无类似发作史，有无糖尿病、高血压、肝病、心脏病、肾病、营养不良性疾病史，有无疫病接触史等。

【临床表现】

发生水肿时，全身或局部皮肤张力增加，发亮，原有的皮肤褶皱变浅、变少或消失，甚至有液体渗出，凹陷性水肿时手指按压后局部可出现凹陷，部分水肿呈非凹陷性（图1-11-3）。

【问诊要点】

（1）水肿发生的时间，有无诱因和前驱症状。

（2）首发部位及发展顺序，是否受体位的影响，颜面、下肢和腰骶部等部位是否有水肿的表现。

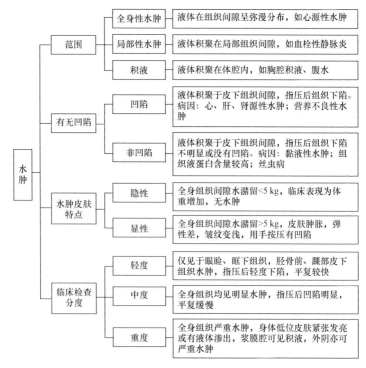

图 1-11-3　水肿的部位及表现

（3）水肿发展的速度、水肿的性质、是否为凹陷性水肿、有无胸腔积液、腹水。

（4）是否有感染和过敏的征象，营养状况如何。

（5）是否接受过肾上腺皮质激素、睾酮、雌激素以及其他药物治疗。

（6）是否有其他症状：①局部：皮肤颜色、温度、压痛、皮疹和厚度。②全身：心悸、憋气、咳嗽和咳痰等心肺疾病的表现。③尿量及颜色的改变，尿常规和肾功能检查是否正常。④高血压。⑤胃肠道表现，肝病、皮肤黄染和出血倾向。⑥食欲改变、怕冷、反应迟钝和便秘等。

（7）女性患者应询问水肿与月经、体位和天气等的关系及昼夜变化。

【伴随症状】

（1）水肿伴肝大者考虑心源性、肝源性与营养不良性水肿，同时有颈静脉怒张者提示心源性水肿。

（2）水肿伴蛋白尿或血尿，提示肾源性，常由肾炎或肾病综合征引起，由糖尿病肾病引起的水肿可同时伴有糖尿病的其他表现，由自身免疫性疾病引起的水肿常合并关节炎、皮肤改变等原发病的表现，心源性水肿也可出现轻度蛋白尿。

（3）水肿伴呼吸困难和发绀常提示由心脏病、上腔静脉阻塞综合征等所致。

（4）黏液性水肿常合并甲状腺功能减退的其他临床表现，如表情淡漠、怕冷、声音嘶哑和食欲缺乏等。

（5）水肿与月经周期有明显关系者可见于特发性水肿。

（6）水肿伴失眠、烦躁和思想不集中等表现，见于经前期综合征。

五、诊断及鉴别诊断

1. 诊断

本例患者诊断为水肿；心包积液；左侧胸腔积液；左侧盆腔积液。诊断依据包括：①端坐呼吸，血氧饱和度90%，呼吸频率增快。②双下肢凹陷性水肿。③超声示心包积液、左侧胸腔积液、左侧盆腔积液。

2. 鉴别诊断（图 1-11-4）

水肿可分为全身性水肿和局部水肿。当液体在体内组织间隙呈弥漫性分布时呈全身性水肿（常为凹陷性）；液体积聚在局部组织间隙时呈局部水肿；发生于体腔内时称积液，如胸腔积液、腹水、心包积液，是水肿的特殊形式。

（1）全身性水肿

1）心源性水肿：主要是右心衰竭的表现。发生机制主要为有效循环血量减少，肾血流量减少，继发性醛固酮增多引起钠水潴留及静脉淤血，毛细血管滤过压增高，组织液重吸收减少。水肿程度因心力衰竭程度而有所不同，可自轻度踝部水肿至严重全身性水肿。水肿特点是先出现于身体低垂部位的对称性凹陷性水肿（体静脉和肺静脉压同时升高、胸膜毛细血管通透性增加，低垂部位静水压较高）。能起床活动者，最早出现于踝内侧，行走活动后明显，休息后减轻或消失；经常卧床者以腰骶部为著。颜面部一般不肿。通常伴有颈静脉搏动增强、充盈、怒张等右心衰竭的主要体征，以及肝颈静脉回流征阳性；严重时还可出现胸腔积液、腹水等其他表现。

2）肾源性水肿：可见于各型肾炎和肾病。发病机制主要为肾排泄水、钠减少，导致钠、水潴留，细胞外液增多，毛细血管静水压升高，引起水肿。水肿特点是疾病早期晨起有眼睑及颜面水肿，后发展为全身性水肿（肾病综合征时为重度水肿）。常有尿常规异常、高血压、肾功能损害的表现。肾源性水肿需与心源性水肿相鉴别。

3）肝源性水肿：失代偿期肝硬化主要表现为腹水，也可首先出现踝部水肿，逐渐向上蔓延，而头面部及上肢常无水肿。常先出现腹水，大量腹水的形成可增加腹内压，进一步阻碍下肢静脉回流而引起下肢水肿。

4）营养不良性水肿：特点是水肿发生前常有消瘦、体重减轻等表现。皮下脂肪减少可致组织松弛，组织压降低，加重水肿液的潴留。水肿常从足部开始逐渐蔓延至全身。

5）其他原因导致的全身性水肿：①黏液性水肿：为非凹陷性水肿，颜面及下肢较明显。②经前期综合征：特点为月经前 7 ～ 14 天出现眼睑、踝部及手部轻度水肿，可伴乳房胀痛及盆腔沉重感，月经后水肿逐渐消退。③药物性水肿：可见于糖皮质激素、雄激素、雌激素、胰岛素、萝芙木制剂、甘草制剂等的疗程中。④特发性水肿：多见于女性，主要位于身体低垂部位，原因未明，可能由内分泌失调与直立体位的反应异常所致，卧立位试验有助于诊断。⑤其他：可见于妊娠高血压、硬皮病、血清病、间脑综合征、血管神经性水肿及老年性水肿等。

（2）局部水肿：常由局部静脉、淋巴回流受阻或毛细血管通透性增加所致，如肢体血栓形成导致的血栓性静脉炎、丝虫病导致的象皮肿、局部炎症、创伤或过敏等。

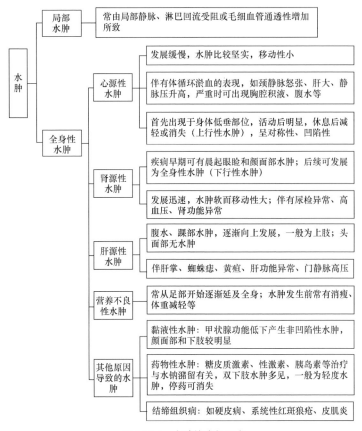

图 1-11-4　水肿的诊断思路

参考文献

[1] 葛均波，徐永健，王辰，等.内科学.8版.北京：人民卫生出版社，2018.

[2] 万学红，陈红，等.临床诊断学.3版.北京：人民卫生出版社，2020.

[3] 吴庆军，倪超，崔全才.第285例-双下肢水肿、麻木、无力及呼吸困难.中华内科杂志，2002，41（6）：430-432.

（杨小艳　编　付茂亮　张恒　审校）

第二章　心血管疾病体征

第1节　心脏体格检查

　　心脏病的诊疗过程中有诸多辅助检查方法，但心脏体格检查仍发挥着不可替代的重要作用。心脏体格检查是指操作者运用视诊、触诊、叩诊、听诊等方法对患者心脏进行外观、大小、心脏瓣膜、心音等的检查。作为快捷、简便、高效的检查手段，心脏体格检查可为心脏病的诊治提供更多的依据。

一、心脏的解剖定位

　　正常人的心脏位于中纵隔内，约 2/3 的心脏在正中线的左侧，约 1/3 的心脏在正中线的右侧，心脏的上部与血管相连，下部在膈肌上方，心脏的左右侧与肺相邻。少部分人心脏的位置与一般正常人相反，约 2/3 在正中线的右侧，约 1/3 在正中线的左侧，若心脏结构和功能无异常，通常没有临床症状。

二、心脏体格检查前准备

　　（1）环境准备：室温 22 ～ 24℃，室内光线明亮，环境安静，注意保护患者隐私。

　　（2）患者体位：根据病情可采取仰卧位或坐位，光线最好来源于患者左侧。除直视胸廓轮廓外，必要时检查者可将视线与胸廓同高，以便更好地了解心前区有无隆起和异常搏动等。

　　（3）用物准备：听诊器、秒表、标记笔、手消毒剂、体格检查车等。

　　（4）检查者站位：常规心脏体格检查时，检查者位于患者的右侧。

三、心脏体格检查的内容及流程（图 2-1-1）

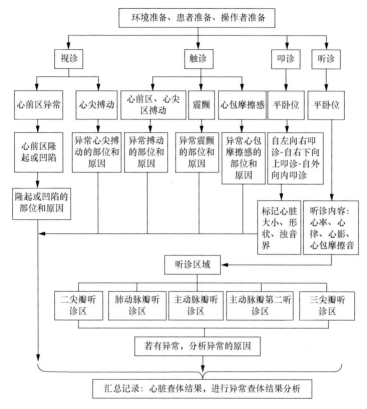

图 2-1-1　心脏体格检查流程

四、心脏体格检查在鉴别诊断中的作用

1. 心脏视诊（图 2-1-2 和表 2-1-1）

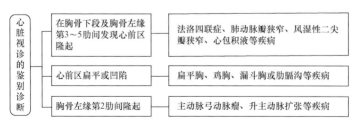

图 2-1-2　心脏视诊的鉴别诊断

表 2-1-1 心尖搏动移位的常见疾病

项目	心尖搏动移位	临床常见疾病
心脏因素		
左心室增大	向左下移位	主动脉瓣关闭不全
右心室增大	向左侧移位，略向上	二尖瓣狭窄
双心室增大	向左下移位，心浊音界向两侧扩大	扩张型心肌病
右位心	对称	
心脏外因素		
纵隔移位	向患侧移位，移向病变对侧	一侧胸膜粘连、增厚或肺不张，一侧胸腔积液或气胸
横膈移位	向左外侧移位	
	向左下移位，可达第6肋间	大量腹水、横膈抬高、横膈下移、心脏横位、心脏下垂位、严重肺气肿

2. 心脏触诊

正常情况下，可在左锁骨中线与第 5 肋间交界区域内侧 0.5～1 cm 处触及心尖搏动，搏动范围为 2.0～2.5 cm（直径）。

（1）心尖搏动移位。触诊时应鉴别生理性和病理性心尖搏动移位，生理性心尖搏动移位须特别注意体位、体型、呼吸、年龄、妊娠、膈肌位置对心尖搏动的影响。

（2）心尖搏动强度。心尖搏动增强提示存在左心室肥大、发热、贫血、甲状腺功能亢进。心尖搏动减弱提示存在心肌病伴有心脏收缩功能下降（如急性心肌梗死、心肌炎、心肌病）、心包积液、缩窄性心包炎、肺气肿、胸腔积液、气胸等。负性心尖搏动时提示有粘连性心包炎、重度右心室肥大（顺钟转向）且肥大的右心室占据心尖部。

（3）心前区异常搏动。在胸骨左缘第 2、3 肋间触及搏动提示肺动脉扩张；胸骨左缘第 3、4 肋间触及搏动提示右心室肥大；胸骨右缘第 2 肋间触及搏动提示升主动脉扩张；剑突下触及心脏搏动提示右心室肥大、腹主动脉瘤。

（4）心前区震颤。心脏收缩期在胸骨左缘第 2 肋间触及震颤提示肺动脉瓣狭窄；收缩期在胸骨右缘第 2 肋间触及震颤提示主动脉瓣狭窄；收缩期在胸骨左缘第 3、4 肋间触及震颤提示室间隔缺损；胸骨左缘第 2 肋间触及连续震颤提示动脉导管未闭；收缩期在心尖部触及震颤提示重度二尖瓣关闭不全；舒张期在心尖部触及震颤提示二尖瓣狭窄。

（5）心包摩擦感。提示心包炎，收缩期和舒张期在心前区均可触及，特别是在前倾位、呼气末明显。

3. 心脏叩诊

患者取仰卧位时叩诊板指与肋间平行，取坐位时应与肋间垂直。叩诊顺序从清音到浊音，从左向右，自下而上，由外向内。进行右侧叩诊时，先叩诊肝上界，在肝上界的上一个肋间逐步向上叩诊，叩诊至第2肋间。在叩诊的过程中应标记清浊音界点，并且使用硬尺测量前正中位至各个标记点的距离，再测量左锁骨中线至前正中线的距离，描绘出心脏浊音的形状及大小（表2-1-2至表2-1-3）。

表 2-1-2　心脏的相对浊音界

右侧（cm）	肋间	左侧（cm）
2～3	第 2 肋间	2～3
2～3	第 3 肋间	3.5～4.5
3～4	第 4 肋间	5～6
	第 5 肋间	7～9

表 2-1-3　心浊音界改变的原因和常见疾病

因素	心浊音界	常见疾病
左心室增大	向左下增大，心腰部相对内陷，靴形心	主动脉瓣关闭不全
右心室增大	轻度增大：绝对浊音界增大，相对浊音界无明显改变	肺心病或房间隔缺损
双心室增大	心浊音界向两侧增大	扩张型心肌病
左心房增大或合并肺动脉段扩大	胸骨左缘第3肋间心界增大，心腰消失 左心房与肺动脉段均增大：胸骨左缘第2、3肋间心界增大，心腰丰满膨出，心界呈梨形	二尖瓣狭窄
主动脉扩张	胸骨右缘第1、2肋间浊音界增宽，常伴收缩期搏动	升主动脉瘤等
心包积液	两侧增大，心浊音界可随体位而改变，坐位形如烧瓶	心包积液

4.心脏听诊

心脏听诊的顺序依次为二尖瓣听诊区、肺动脉瓣听诊区、主动脉瓣听诊区、主动脉瓣第二听诊区、三尖瓣听诊区。①二尖瓣听诊区的听诊范围：心尖搏动最强点，在左锁骨中线与第 5 肋间交接处内侧（心尖区）。②肺动脉瓣听诊区的听诊范围：胸骨左缘第 2 肋间。③主动脉瓣听诊区的听诊范围：胸骨右缘第 2 肋间。④主动脉瓣第二听诊区的听诊范围：胸骨左缘第 3、4 肋间。⑤三尖瓣听诊区的听诊范围：胸骨左缘第 4、5 肋间。注意听诊心率、心律、心音、额外心音、心脏杂音和心包摩擦音。

（1）心脏杂音。指心音、额外心音以外的异常声音，通常源于心壁及血管壁的震动，其性质特殊、持续时间长、可掩盖心音。导致心脏杂音的常见原因包括：血流速度加快（＞ 72 cm/s）；瓣膜关闭不全或狭窄；心脏内异常通道形成；心腔内有漂浮物；血管扩张或狭窄。听诊心脏杂音时，应注意来源部位，以辨别病变部位；杂音的周期，即收缩期杂音、舒张期杂音或连续性杂音。

1）心脏杂音的分级（Levine 6 级分法）。①1 级：极轻，需要仔细听才能发现的心脏杂音。②2 级：较轻，不太响亮。③3 级：中度，较响亮且粗糙。④4 级：响亮粗糙传导。⑤5 级：很响亮，粗糙传导广泛。⑥6 级：极响亮，震耳，听诊器离开胸壁仍然可以听到。

2）二尖瓣听诊区杂音的临床意义。①收缩期杂音：功能性杂音较常见，可见于发热、轻中度贫血、甲状腺功能亢进等；相对性杂音见于扩张型心肌病、贫血性心脏病、高血压性心脏病等；器质性杂音见于二尖瓣关闭不全、二尖瓣脱垂、乳头肌功能失调等。②舒张期杂音：器质性杂音见于风湿性心脏病二尖瓣狭窄。相对性杂音见于主动脉关闭不全引起的相对性二尖瓣狭窄（又称 Austin Flint 杂音）。

3）主动脉瓣听诊区杂音的临床意义。①收缩期杂音：器质性杂音主要见于主动脉瓣狭窄；相对性杂音见于主动脉粥样硬化、主动脉扩张、高血压等。②舒张期杂音：器质性杂音可见于风湿性心脏病二尖瓣狭窄、梅毒性心脏病等。

4）肺动脉瓣听诊区杂音的临床意义。①收缩期杂音：功能性杂音较多见，尤以健康儿童或青少年常见；相对性杂音见于肺动脉高压、肺动脉扩张；器质性杂音见于先天性肺动脉瓣狭窄。②舒张期杂音：相对性杂音见于肺动脉高压、肺动脉扩张；器质性杂音见于先天性肺动脉瓣狭窄；连续性杂音见于动脉导管未闭、主动脉-肺动脉间隔缺损、动静脉瘘及主动脉窦瘤破裂。

5）三尖瓣听诊区心脏杂音的临床意义。①收缩期杂音：相对性杂音多见，大多由于右心室扩大引起三尖瓣相对关闭不全；器质性杂音极少见，可见于器质性三尖瓣关闭不全。②舒张期杂音偶见，可见于三尖瓣狭窄。

6）胸骨左缘第3、4肋间杂音的临床意义。3/6级以上收缩期杂音伴有震颤见于室间隔缺损、室间隔穿孔。

（2）心包摩擦音。常见于心包炎（结核性、非特异性、风湿性、化脓性），也可见于急性心肌梗死、尿毒症和系统性红斑狼疮等。

（3）心率及心律。应注重听诊心音强度和性质的改变、心音的裂变以及额外心音，注意鉴别奔马律、开瓣音、心包叩击音、肿瘤扑落音、收缩期额外心音（收缩早期喷射音、收缩中晚期喀喇音）、医源性额外心音（人工瓣膜音、人工起搏音）。

心脏体格检查是对患者心脏进行系统评估，从而快速识别心脏大小、各瓣膜状态及心肌的状态等。通过汇总体格检查的异常发现，结合进一步的相关检查结果可有助于各类心脏病的鉴别诊断。

参考文献

［1］Tokuda Y，Matayoshi T，Nakama Y，et al. Cardiac auscultation skills among junior doctors：effects of sound simulation lesson. Int J Med Educ，2020，11：107-110.

［2］谭超、董巧稚、孙海燕，等 . 翻转课堂教学法在心脏体格检查教学中的应用 . 中国继续医学教育，2017，9（14）：11-12.

［3］徐丽华、钱培芳 . 重症护理学 . 北京：人民卫生出版社，2008.

（付茂亮　耿希华　编　杨小艳　孟文文　审校）

第 2 节　颈静脉怒张

一、病例内容

【现病史】患者老年女性，因"阵发性喘憋20余年，加重伴头晕3天"入院。患者于入院前20余年在活动中出现阵发性喘憋，多于劳累后发作，休息后缓解，无头痛、头晕、耳鸣、恶心、呕吐、胸痛、胸闷、心悸、出汗、咳嗽、咳痰、咯血，无腹痛、腹胀、发热，诊断为风湿性心脏病、二尖瓣及主动脉瓣机械瓣膜置换术病史，此后上述症状间断出现，日常活动轻度受限。后曾因胸闷、喘憋加重而住院治疗。入院前3天患者轻微活动后即感气短、喘憋不适，并伴有头晕症状，不能平卧，无晕厥，无视物旋转，无恶心、呕吐。精神较差，食欲、睡眠很差，尿量减少。

【既往史】脑梗死病史20年，遗留左侧肢体活动不灵活。心房颤动病史多年。左侧股骨骨折病史2个月，保守治疗。

【体格检查】T 36.5℃，P 83次/分，R 21次/分，BP 82/41 mmHg。表情痛苦，急性面容，强迫坐位，颈静脉怒张（图2-2-1），触及肝肋下5 cm，双肺呼吸音粗，双肺底闻及湿啰音，无胸膜摩擦音。心界明显扩大，心率102次/分，心律绝对不齐，金属瓣膜音，双下肢水肿。

【辅助检查】心电图示心房颤动；TnT 0.43 μg/L；NT-proBNP 33 212 pg/ml。超声心动图示二尖瓣＋主动脉瓣机械瓣膜置换术后、主动脉瓣位机械瓣膜功能障碍、二尖瓣位机械瓣膜前向流速增快；右心、左心房扩大；三尖瓣大量反流。胸部CT示支气管炎、心脏体积增大、心脏瓣膜病变、右肺条索影。

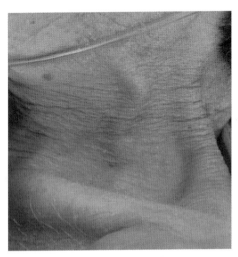

图 2-2-1　颈静脉怒张

二、定义

正常情况下立位或坐位时颈外静脉常不显露，平卧时可稍见充盈，充盈程度仅限于锁骨上缘至下颌角距离的下 2/3 以内。立位与坐位时可见明显静脉充盈即为颈静脉怒张。

视诊颈静脉能够从视觉上评估中心静脉压（CVP），其反映中心静脉的储存容量。中心静脉与右心房相连，管壁较薄、管腔具有扩张性。其容量取决于机体上下部分静脉回流量以及经右心房到右心室的流出量。

通过视诊评估颈静脉扩张程度和明确其压力波形特点时，需清楚地理解和认识颈静脉的解剖特点。颈内静脉在颅底由岩下窦和乙状窦汇合而成，经颈静脉孔出颅，随后包裹在颈动脉鞘内，于颈内动脉和颈总动脉外侧和胸锁乳突肌深面垂直下行。颈内静脉与锁骨下静脉在颈根部汇合形成头臂静脉。颈外静脉由耳后静脉和下颌后静脉（后支）在下颌角后方汇合而成，然后在浅筋膜层内沿颈部下行，斜跨过胸锁乳突肌，最后汇入锁骨下静脉。虽然上腔静脉和颈内静脉、颈外静脉之间存在瓣膜，但静脉压力升高可透过静脉瓣膜传导。

三、病因及发病机制

颈静脉怒张提示上腔静脉压增高。颈静脉明显充盈、怒张或搏动为异常征象，可见于右心衰竭、缩窄性心包炎、心包积液、上腔静脉阻塞综合征，以及胸腔、腹腔压力升高等情况。例如，右心衰竭时，由于右心室收缩力降低使右心房淤血，导致上、下腔静脉压升高，颈静脉血液回流受阻，压力亦随之升高而出现颈静脉怒张；心包积液时，心脏舒张受限，使回心血流受阻，导致颈静脉怒张；上腔静脉被纵隔肿瘤压迫时，上腔静脉回流受阻，发生颈静脉怒张。

四、诊断思路

【病史】

应注意询问患者有无心脏病、肺部疾病、消化系统疾病等。

【体格检查】

（1）视诊：通常取半卧位，呈 30° ～ 45°，观察颈静脉充盈情况，颈静脉明显充盈（颈静脉充盈超过锁骨上缘至下颌角间距的 2/3）、怒张或搏动。

（2）颈内静脉搏动检查：首选右侧颈内静脉搏动来评估右心

血流动力学，因为右侧颈内静脉和右侧头臂静脉与上腔静脉在一条直线上。如果无法观察到右侧颈内静脉搏动，则可评估左侧颈内静脉搏动［由于左侧头臂静脉横跨纵隔，可能被包括大血管在内的纵隔结构部分阻塞，所以采用左侧颈内静脉搏动评估右心房压力（RAP）不如右侧颈内静脉可靠］。适度吸气时，横膈和主动脉下降，通常可缓解左侧头臂静脉受压，两侧颈内静脉压力相等。然而，主动脉压迫引起的左侧头臂静脉部分梗阻可能持续存在，尤其是相对年长的患者，从而影响右心房压向左侧颈内静脉的传送，这是双侧颈内静脉压力不相等最常见的原因。

颈静脉搏动检查最常见指征是应用颈静脉压（JVP）来估算RAP，以及评估其变化趋势。RAP估算也是心力衰竭评估的重要部分。左心力衰竭是右心压力升高的主要原因，因此运用颈静脉压来估算RAP可有助于心力衰竭的初始诊断并监测心力衰竭是否加重。评估颈静脉搏动有助于诊断和评估多种其他心血管疾病，包括上腔静脉阻塞、三尖瓣疾病和心包疾病。

【辅助检查】

可进行超声心动图、胸部X线检查以及CT以评估患者是否有心力衰竭、心脏扩大等情况。

【伴随症状】

颈静脉怒张可合并颈静脉充盈、呼吸困难、肝大、腹水和水肿等不同症状或体征，如心力衰竭右心容量负荷增加，导致肝淤血肿大；肺淤血水肿出现呼吸困难症状。

五、诊断及鉴别诊断

1. 诊断

本例患者诊断为风湿性心脏病；心脏瓣膜疾病；心功能不全。诊断依据包括：①患者有心脏病病史；②轻微活动后即感气短、喘憋不适，并伴有头晕症状，不能平卧，可见颈静脉怒张，心界明显扩大，心律绝对不齐，金属瓣膜音，双下肢水肿；③超声心动图示二尖瓣＋主动脉瓣机械瓣膜置换术后、主动脉瓣位机械瓣膜功能障碍、二尖瓣位机械瓣膜前向流速增快；右心、左心房扩大；三尖瓣大量反流。

2. 鉴别诊断

（1）心力衰竭：患者当前或既往存在心力衰竭的特征性症状（如呼吸困难和乏力）及心功能不全的证据。容量超负荷的3个主要表现为肺充血、外周水肿和颈静脉压升高。右心衰竭可表现为以下肢肿胀为主的外周水肿（直立时更突出），以及腹水、阴囊水肿、肝大和脾大，可出现肝颈静脉回流征阳性。

（2）肺动脉高压：最常见的初始症状是劳力性呼吸困难、嗜睡和乏力，有时可伴有胸闷、头晕等症状。儿童肺动脉高压可能导致其发育异常或明显迟缓。随着肺动脉高压的进展，会出现右心衰竭的症状，包括劳力性胸痛、晕厥、体重增加、右心充盈压升高和细胞外容量扩张引起的外周性水肿；厌食和（或）腹部胀痛（由于被动性肝淤血）。其他罕见症状包括咳嗽、咯血和声音嘶哑。

参考文献

［1］陈灏珠.实用心脏病学.5版.上海：上海科学技术出版社，2016.
［2］葛均波，徐永健，王辰.内科学.9版.北京：人民卫生出版社，2018.
［3］万学红，卢雪峰.诊断学.9版.北京：人民卫生出版社，2018.

（张丕芝 编 南勇 审校）

第3节 肝颈静脉回流征阳性

一、病例内容

【现病史】患者中年女性，因"活动后胸闷1年，加重伴喘憋3天"入院。患者于入院前1年出现活动后阵发性胸闷、心前区闷痛，无头晕、头痛、视物模糊、大汗、意识丧失，无恶心、呕吐、腹痛、腹泻，无咳嗽、呼吸困难、胸痛，无下肢水肿、纳差、心悸、呕血、黑矇、晕厥。患者于2021年5月被诊断为急性下间壁心肌梗死、心力衰竭，给予氯吡格雷、阿司匹林、阿托伐他汀、呋塞米、螺内酯等药物治疗，症状时有发作。入院前3天无明显诱因出现持续性喘憋，伴有头晕、大汗、恶心、呼吸困难、下肢水肿、纳差、心悸，不能平卧，无视物模糊、意识丧失、腹痛、腹泻、坐卧不安、黑矇、晕厥。自发病以来意识清醒，精神、食欲、睡眠很差，尿量减少。

【既往史】肺结核病史3年，恢复良好。

【体格检查】T36.2℃，P116次/分，R25次/分，BP98/66 mmHg。表情痛苦，急性面容，半卧位，口唇苍白，颈静脉充盈，肝颈静脉回流征阳性；呼吸急促，双肺呼吸音粗，双肺布满湿啰音，心率116次/分，心律齐，未闻及明显杂音，无心包摩擦音。双下肢轻度凹陷性水肿。

【辅助检查】心电图示窦性心律，$V_1 \sim V_4$ 导联 Q 波。NT-proBNP 27 300 ng/L，TnT 1.7 μg/L。血气分析：pH 值 7.44，PCO_2 28 mmHg，PO_2 56 mmHg，血钠 131 mmol/L。血红蛋白 107.0 g/L。肾功能：尿素氮 8.11 mmol/L，肌酐（Cr）92 μmol/L。超声心动图示节段性室壁运动异常、左心扩大、左心室心尖部室壁瘤形成、二尖瓣反流（中重度）、心功能减低、轻度肺动脉高压。

二、定义

当右心衰竭引起肝淤血肿大时，用手压迫肝可使颈静脉怒张更加明显，称为肝颈静脉回流征阳性。

三、病因及发病机制

颈静脉压升高一般反映右心房压升高，但也可能由上腔静脉梗阻或胸腔内压力增高所致。可导致右心房压升高的主要原因包括：右心房和右心室充盈受限（如肺源性心脏病、肺动脉高压和缩窄性心包炎）；右心室衰竭（如心肌病）；肾病导致体液过剩（如链球菌感染后肾小球肾炎）；三尖瓣关闭不全、三尖瓣狭窄或梗阻等。正压通气、大量胸腔积液或气胸时，胸腔内压力增高，也可引起颈静脉压升高。

四、诊断思路

【病史】

应注意询问患者既往就诊史，以及下肢水肿、呼吸困难病史。

【体格检查】

（1）听诊心肺状况。

（2）肝颈静脉回流或腹颈静脉回流试验：患者平卧，平静呼吸，避免 Valsalva 动作。给予患者右上腹或中腹部持续稳定的压力，维持 10 s，同时观察颈静脉怒张程度。正常人颈静脉不扩张或可短暂地增加颈静脉压，但在 2 ～ 3 个心动周期内迅速下降到正常水平。如果颈静脉压升高且至少在被压迫期间维持升高水平，则腹颈静脉回流试验阳性。

（3）静脉搏动：静脉搏动的特征有助于鉴别右心房压升高与静脉梗阻。当颈静脉压升高由右心房压升高所致时，则存在静脉搏动。相反，若双侧平均颈静脉压升高但无静脉搏动，则应怀疑上腔静脉梗阻。颈静脉搏动的高度会因患者上半身相对于水平位的位置不同而有所差异。将患者从仰卧位移动至较高位置（如与水平位成 30° 或 45°）直至最终达到坐位（90°）时，颈部较低处可观察到颈静脉搏动顶峰，因此颈静脉压升高常在坐位时最明显。

（4）Kussmaul 征：吸气时颈静脉压下降，颈静脉搏动高度会向下朝锁骨方向移动。然而，部分患者在吸气时观察不到颈静脉压下降，甚至可有颈静脉压升高，即 Kussmaul 征。常见于缩窄性心包炎或限制型心肌病，也可见于部分射血分数下降的心力衰竭患者。

【辅助检查】

CT、超声心动图检查、心电图检查。

【伴随症状】

肝颈静脉回流征阳性常见于右心容量负荷增加等情况，会导致胃肠、肝胆及肺等组织水肿，继而出现下肢水肿、呼吸困难、恶心呕吐等；肺水肿致肺通气血流比例严重失调可出现意识状态改变等症状。

五、诊断及鉴别诊断

1. 诊断

本例患者诊断为肺动脉高压、心力衰竭、心脏室壁瘤形成。诊断依据包括：①患者有心肌梗死、心力衰竭病史；②入院时持续性喘憋，伴有头晕、大汗、恶心、呼吸困难、下肢水肿、纳差、心悸，不能平卧；③超声心动图示节段性室壁运动异常、左心扩大、左心室心尖部室壁瘤形成、二尖瓣反流（中重度）、心功能减低、轻度肺动脉高压。

2. 鉴别诊断（图 2-3-1）

（1）心力衰竭：颈静脉压升高有助于诊断心力衰竭。颈静脉压是心力衰竭患者血管内容量状态最重要的指标。体格检查可发现颈静脉充盈或肝颈静脉回流征阳性。下肢水肿较常见。常见心前区触及右心室抬举性搏动、P2 增强（肺动脉高压所致）和三尖瓣反流杂音。

（2）肺源性心脏病：以右心衰竭为主，可伴腹胀、食欲不振、恶心、呕吐、劳力性呼吸困难、水肿、颈静脉回流征阳性、肝大等。但同时存在缺氧和二氧化碳潴留致的以呼吸衰竭为主的一系列症状，也可引发精神错乱等表现。

（3）急性心脏压塞：突然起病，可能表现为胸痛、呼吸过速和呼吸困难。颈静脉压显著升高，并可伴有前额和头皮静脉充盈。心音通常低弱。由于心输出量下降，低血压常见。

（4）缩窄性心包炎：绝大多数缩窄性心包炎患者会出现颈静脉

压升高，可见肝颈静脉回流征阳性。其他重要的但较少见的查体特征包括奇脉、Kussmaul 征、心包叩击音、外周性水肿、腹水和（或）恶病质。超声心动图通常可以明确诊断。

（5）三尖瓣关闭不全或狭窄：查体可见颈静脉充盈、肝大、肝搏动、腹水、外周性水肿，甚至全身性水肿。三尖瓣血流受阻可引起右心房和颈静脉压力升高。颈静脉搏动常呈现明显的收缩前 a 波。三尖瓣听诊区可闻及三尖瓣杂音，结合超声心动图容易诊断。

（6）上腔静脉阻塞：主要表现为上肢及颜面部肿胀，浅表胸壁静脉曲张；颅内静脉压升高，头痛、头晕、视物模糊，甚至晕厥；胸闷、气短，甚至端坐呼吸，不能平卧。

（7）肾病：多见于肾炎和肾衰竭。常出现血尿、蛋白尿，肾过滤作用减弱，出现水肿，多发生于疏松的组织部位，如眼睑、足踝等。腹颈静脉试验常呈阳性。

（8）肺动脉高压：患者最常见的初始症状为劳力性呼吸困难和乏力，并逐渐进展到出现重度肺动脉高压伴明显右心室衰竭，继而出现肝颈静脉回流征阳性、颈静脉怒张等。

（9）肺栓塞：肺循环阻力增加、通气血流比例失调，患者可表现为呼吸困难、呼吸急促、口唇发绀，甚至出现呼吸衰竭、晕厥及猝死。通常伴右心负荷增加的体征，如肝颈静脉回流征阳性、颈静脉充盈或怒张。结合发病过程、临床症状及生化检查和肺动脉 CTA 可较快诊断。

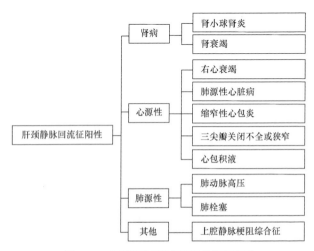

图 2-3-1　肝颈静脉回流征阳性的鉴别诊断

参考文献

［1］葛均波，徐永健，王辰．内科学．9版．北京：人民卫生出版社，2018.

［2］万学红，卢雪峰．诊断学．9版．北京：人民卫生出版社，2018.

［3］陈灏珠．实用心脏病学．5版．上海：上海科学技术出版社，2016.

（张丕芝　编　南勇　审校）

第4节　端坐呼吸

一、病例内容

【现病史】患者男，65岁，于入院前2h无明显诱因出现活动后胸闷、咳嗽、喘憋，加重1h，拨打"120"入院。入院时患者喘憋、呼吸困难、无法平卧、口唇发绀、端坐呼吸、呼吸急促。

【既往史】高血压病史5余年，2年前开始出现发作性胸闷，多于劳累、情绪激动时发作。

【体格检查】T36.5℃，P130次/分，R40次/分，BP200/104 mmHg，急性面容，端坐呼吸，坐立不安，听诊双肺呼吸音粗，口唇发绀，双肺可闻及大量湿啰音，下肢严重水肿。

【辅助检查】NT-proBNP 10 700 ng/L。血气分析：PO_2 53 mmHg，PCO_2 40 mmHg。胸部CT显示轻度肺充血、间质模糊影，提示左心室失代偿（图2-4-1）。超声心动图显示心脏扩大，收缩功能及舒张功能降低。

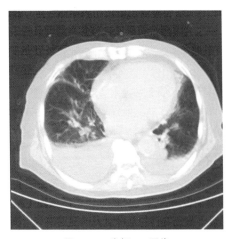

图2-4-1　胸部CT图像

二、定义

端坐呼吸是指患者为减轻呼吸困难而被迫采取端坐位/半卧位,这是一种强迫体位(强迫坐位)。端坐呼吸可使下肢储存血量增加,回心血量减少,减轻心脏负担,也可使膈肌下移,有助于呼吸。端坐呼吸常是严重心力衰竭的表现,出现端坐呼吸提示心力衰竭导致明显肺淤血。

三、病因及发病机制

(1)心脏病(心脏淀粉样变、缩窄性心包炎、大量心包积液、主动脉瓣关闭不全、主动脉瓣狭窄等)导致的心力衰竭:心力衰竭症状包括由液体过量蓄积引起的心力衰竭和由心输出量下降引起的心力衰竭。端坐呼吸属于液体过量蓄积引起的相关症状之一。一项纳入15项针对疑似心力衰竭患者的研究数据的系统综述发现,预测心力衰竭敏感性较高的症状或体征只有呼吸困难(89%),但其特异性较低(51%),而端坐呼吸的敏感性较低(44%),特异性较高(89%)。出现端坐呼吸时失代偿性心力衰竭的可能性非常大。

(2)膈肌麻痹:双侧膈肌麻痹是神经肌肉疾病的并发症之一,通常表现为呼吸困难(端坐呼吸),于仰卧位时加重,常被误判为心力衰竭征象。

(3)肌萎缩侧索硬化症:患者呼吸功能不全的早期症状包括端坐呼吸、早晨头痛、日间疲劳和劳力性呼吸困难。

(4)肺部疾病:如慢性阻塞性肺疾病急性加重期(AECOPD)、哮喘大发作,患者平卧位时膈肌上移,换气不足使呼吸困难加重,端坐状态下的呼吸更加顺畅,减少呼吸做功,即出现端坐呼吸。

(5)纵隔肿瘤:端坐呼吸是纵隔肿瘤的早期表现。平卧位时肿瘤压迫气道会出现呼吸困难。

(6)腹内压增加:如大量腹水、肝脾大、腹腔间室综合征,患者平卧位时膈肌向头端移动,换气不足使呼吸困难加重,端坐位可使被挤压的胸腔得以放松,减轻呼吸困难。

四、诊断思路

【病史】

可引起端坐呼吸的病因众多,有时并非单一系统疾病的临床症状,而是全身性疾病表现的一部分,故临床医生应详细采集病史资料并对其进行全面分析。

（1）心肺疾病病史，如心肌梗死、风湿性心脏病、心脏瓣膜疾病、哮喘、肺气肿和慢性支气管炎。吸烟情况及饮酒或酗酒史。

（2）询问起病原因/情况：有无感染、是否有劳累/情绪激动/血压升高的情况，暴饮暴食、剧烈运动、心理因素等。

（3）重点关注伴随症状，尤其注意咳嗽、夜间或劳力性呼吸困难、疲劳、衰弱、食欲下降或胸痛等主诉。

（4）体重及尿量情况。

【体格检查】

（1）呼吸困难的其他体征，如应用辅助呼吸肌，呼吸浅慢而急促。同时注意桶状胸。

（2）观察皮肤苍白、发绀，以及杵状指、水肿、颈静脉怒张。

（3）听诊肺部呼吸音和心脏杂音。

（4）监测血氧饱和度及血压。

【辅助检查】

（1）血常规、CRP、PCT；肝肾功能、血糖、血脂、心肌酶、肌钙蛋白、血浆 D-二聚体、血气分析、脑钠肽（BNP）。

（2）心电图、超声心动图，观察心脏射血分数。

（3）胸部 CT 平扫、胸部 X 线检查，必要时行 MRI。

【问诊要点】

应注意询问患者的发病年龄。心音及呼吸音是问诊的重要环节，心力衰竭引起的端坐呼吸多在夜间或劳累后发生，或在平卧位时呼吸困难加重，通过既往史及听诊可判断患者为急性心力衰竭、慢性心力衰竭或大面积心肌梗死。应询问患者体重有无变化及尿量，同时存在近期内体重明显增加、尿量减少、全身水肿等因素会增加心力衰竭的发生率，从而引发端坐呼吸。

【伴随症状】

（1）伴有少尿、乏力、双下肢水肿，提示心力衰竭加重。

（2）伴有心率加快及心电图改变、电解质异常。

五、诊断及鉴别诊断

1. 诊断

本例患者诊断为急性左心衰竭。诊断依据包括：①患者为老年男性，既往有高血压及心脏病病史。②双肺可闻及大量湿啰音。③胸部 CT 显示轻度肺血管充血、间质模糊影，提示左心室失代偿。超声心动图显示心脏扩大，收缩功能及舒张功能减退。④ NT-proBNP 10 700 ng/L。

2. 鉴别诊断

（1）心源性端坐呼吸：常伴有大汗、面色苍白、语言断续。多于夜间发作，多从梦中憋醒而后发作。左心衰竭所致的呼吸困难较为严重，应进行相关检查予以鉴别。①血浆 BNP：是心力衰竭诊断及预后判断的重要指标，未经治疗者水平正常可排除心力衰竭，已经治疗者水平高则提示预后差。②低钠血症通常提示严重心力衰竭。③胸部 X 线 /CT（图 2-4-2）：是确诊心力衰竭的重要依据，可见心脏扩大、肺淤血，但由于肺部的慢性适应性改变，充盈压非常高的慢性心力衰竭患者胸部 X 线平片常较为清晰。④超声心动图：可用于明确心脏结构、瓣膜有无异常，以及严重的肺动脉高压。⑤心电图：可提供既往心肌梗死、左心室肥大及心律失常等信息。射血分数保留的心力衰竭的 12 导联心电图一般正常，但存在心房颤动或起搏心律可显著增加射血分数保留的心力衰竭的可能性。⑥有创性血流动力学检查：经静脉将漂浮导管插入至肺小动脉，计算心脏指数和肺小动脉楔压，可直接反映左心功能。正常心脏指数＞ 2.5 L/（min·m^2），肺小动脉楔压＜ 12 mmHg。

（2）膈肌麻痹所致的端坐呼吸：双侧膈肌麻痹导致的端坐呼吸可在卧位后数分钟内出现，并伴呼吸过速和呼吸浅快。双侧膈肌麻痹患者常主诉日间疲劳，可能由夜间睡眠障碍和呼吸做功增加导致。单侧膈肌麻痹也可出现端坐呼吸，但程度轻于双侧膈肌麻痹。肺功能测定、血气分析检查可能显示通气功能不良、呼吸性酸中毒，影像学检查（超声、X 线检查）显示膈肌上抬、膈肌运动不良。

（3）肌萎缩侧索硬化所致的端坐呼吸：可能表现为肌肉萎缩、肌力下降或肌束震颤。上运动神经元功能检查可发现腱反射亢进和肌肉痉挛。患者可出现情绪反应失控、思维变化（如丧失判断力）或失去基本社会技能。此外，还可能伴有疼痛、感觉丧失或锥体外系症状。肌电图可能显示神经损伤。血液检查可能显示肌酸激酶（CK）异常升高。

（4）肺源性端坐呼吸：如 AECOPD、哮喘大发作，患者既往有COPD、哮喘史，可能因呼吸系统感染、过敏源、空气污染、气候改变等导致气道痉挛或排痰障碍而加重。血气分析可能显示通气和（或）换气障碍、呼吸性酸中毒，影像学检查（X 线 /CT）显示相应表现。

（5）纵隔肿瘤所致的端坐呼吸：压迫气管时可出现气促、干咳；

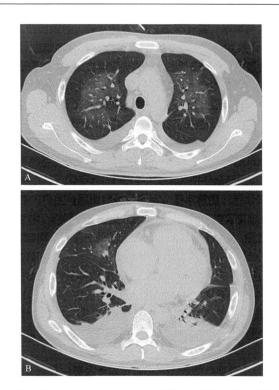

图 2-4-2 胸部 CT。右肺上叶及中叶、左肺上叶蝶翼样磨玻璃影，考虑肺水肿。可见心脏增大，心包腔少量积液，双侧胸腔积液，伴邻近肺膨胀不全

压迫食管可引起吞咽困难；压迫上腔静脉可导致面部、颈部水及静脉怒张；压迫神经可有膈肌麻痹、声音嘶哑、肋间神经痛及交感神经受压征象。X线、CT等影像学检查有助于诊断。

（6）腹内压增加所致的端坐呼吸：患者有相应病史，腹壁顺应性降低（腹壁严重创伤、向心性肥胖、腹壁缺血、水肿）、胃肠道内容物剧增（胃重度扩张、麻痹性肠梗阻）、腹腔内容物增加（大量腹水、腹腔内大出血、腹膜炎、腹腔内巨大肿瘤、腹内器官严重水肿）、腹膜后容量增加（腹膜后大出血、严重感染、脓肿、巨大肿瘤、重症急性胰腺炎、骨盆骨折等）可使腹腔内压迅速升高。除端坐呼吸外，患者还可能出现高度腹胀、腹痛、恶心、呕吐、心悸、胸闷、心动过速、呼吸急促、少尿或无尿。体征可能包括血压降低、浅静脉怒张、腹部高度膨隆和腹壁紧张、腹部压痛显著、腹

壁张力增高或腹壁紧张、肠鸣音减弱或消失。实验室检查可有氧分压降低、中心静脉压和毛细血管楔压升高等。胸部 X 线可见腹水、膈肌上移。B 超可能出现腹水、肠内大量积液。CT 可能出现腹腔大量积液；肠壁水肿增厚；腹腔器官间隙闭合；肾受压或移位，肾静脉或下腔静脉受压狭窄；肠腔积液等表现。腹内压测定可证实腹压高（图 2-4-3）。

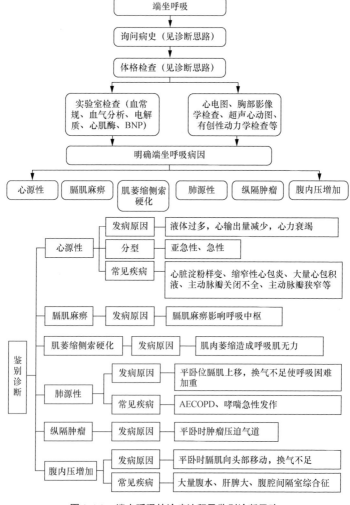

图 2-4-3　端坐呼吸的诊疗流程及鉴别诊断思路

参考文献

［1］Global Initiative for Asthma（GINA）. Global Strategy for Asthma Management and Prevention. www.ginasthma.org.

［2］Kirkpatrick AW，Roberts DJ，De Waele J，et al. Intra-abdominal hypertension and the abdominal compartment syndrome：updated consensus definitions and clinical practice guidelines from the World Society of the Abdominal Compartment Syndrome. Intensive Care Med，2013，39（7）：1190-1206.

［3］Koo P，Oyieng'o DO，Gartman EJ，et al. The maximal expiratory-to-inspiratory pressure ratio and supine vital capacity as screening tests for diaphragm dysfunction. Lung，2017，195（1）：29-35.

［4］Mant J，Doust J，Roalfe A，et al. Systematic review and individual patient data meta-analysis of diagnosis of heart failure，with modelling of implications of different diagnostic strategies in primary care. Health Technol Assess，2009，13（32）：1-207.

［5］Steier J，Jolley CJ，Seymour J，et al. Sleep-disordered breathing in unilateral diaphragm paralysis or severe weakness. Eur Respir J，2008，32（6）：1479-87.

［6］Turner MR，Barohn RJ，Corcia P，et al. Primary lateral sclerosis：consensus diagnostic criteria. J Neurol Neurosurg Psychiatry，2020，91（4）：373-377.

（卢萌萌　编　刘岗　审）

第 5 节　脉搏短绌

一、病例内容

【现病史】患者男，66 岁，因"反复胸闷、心悸 5 年，加重 1 周"就诊。患者于入院前 5 年出现活动后胸闷、心悸，休息数分钟后可缓解，无胸痛、气促、恶心、呕吐、头晕等，未特殊治疗。入院前 1 周患者静息时仍出现胸闷、心悸，症状较前加重，无胸痛等不适。

【既往史】既往脑梗死（心源性）史，否认高血压、糖尿病、饮酒史等。

【体格检查】BP 101/77 mmHg，P 90 次 / 分，脉搏短绌，神清，气稍促，双肺呼吸音清，心率 116 次 / 分，心律绝对不齐，各瓣膜区无杂音，无心包摩擦音。

【辅助检查】心电图示快心室率心房颤动（图 2-5-1）。

二、定义

脉搏短绌是指在同一时间内测定的脉率小于心率，且脉搏强弱不等、快慢不一，心律完全不规则，心率快慢不一，心音强弱不等。

三、病因及发病机制

以下 3 种心律失常可引起脉搏短绌：

（1）收缩期室性期前收缩（室性早搏或室早）：落在前 QT 间期内的室早被称为收缩期室早，其 50 ms 后触发的心室收缩处于前一次心室收缩后的排空期，进而使室早触发的心室收缩不能产生有效的每搏量而形成无效的"空射"，使跨主动脉瓣血流锐减或几乎为零，大动脉和周围动脉均不能有效充盈，导致脉搏丢失 1 次而形成脉搏短绌。室早出现时的主导节律可以是窦性心律、心房颤动或心室起搏等。

（2）房性期前收缩（房性早搏或房早）：出现较早的房早可使其下传的 QRS 波落在前 QT 间期内，形成 1 次收缩期内的 QRS 波，或认为该 QRS 波类似于 1 次"收缩期室早"，进而引起脉搏短绌。房早下传的 QRS 波可正常或增宽（伴室内差异性传导），但均会引起

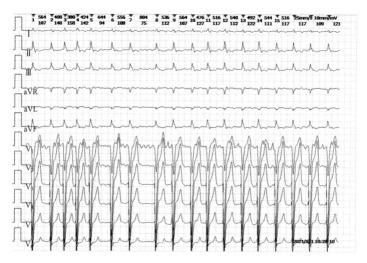

图 2-5-1　心电图。快心室率心房颤动

脉搏短绌。

（3）心房颤动：是引起脉搏短绌最常见的心律失常。心房颤动时 R-R 间期绝对不等，当患者心室率较快时，心电图一定存在短 R-R 间期，当紧邻的第 2 个 QRS 波落入前 QT 间期内时，该 QRS 波则成为收缩期 QRS 波，也可认为该 QRS 波类似于 1 次"收缩期室早"，其触发的心室收缩一定是无效收缩而产生脉搏短绌。应注意，当心房颤动的心室率更快时，可连续出现两个或多个短 R-R 间期，进而产生连续的脉搏短绌现象。

除上述 3 种心律失常外，其他心律失常也可引起脉搏短绌，如交界性早搏落入前 QT 间期时引起脉搏短绌。

四、诊断思路

【病史】

（1）发病缓急，既往有无类似发作，与体力活动等有无关系。

（2）有无心悸、乏力、疲劳、心前区不适或疼痛。

（3）有无眩晕、晕厥。

（4）有无尿少、下肢水肿。

（5）有无咯血。

（6）既往有无心脏病、脑栓塞、肺栓塞及四肢血管栓塞史。

【体格检查】

（1）体位、神态及精神状态。

（2）心律、心音和脉搏。脉搏的强弱与每搏量、脉压和外周血管阻力相关。脉搏增强且振幅大是由每搏量大、脉压大和外周阻力降低所致，可见于高热、甲状腺功能亢进、主动脉瓣关闭不全等。脉搏减弱而振幅低是由每搏量小、脉压小和外周阻力增高所致，可见于心力衰竭、主动脉瓣狭窄及休克等。通过此项检查可以判断病变部位及相应疾病。

（3）有无心脏病及心力衰竭的体征。

（4）有无脑栓塞、肺栓塞及四肢血管栓塞的体征。

【辅助检查】

（1）心电图：①收缩期室性早搏：室性早搏的 QRS 波落入前次心搏的 QT 间期内。②房性早搏：房性早搏的 P 波提前发生，与窦性 P 波形态各异。如发生在舒张早期，适逢房室结尚未脱离前次搏动的不应期，可产生传导中断（即阻滞的或未下传的房性早搏）或缓慢传导（下传的 PR 间期延长）现象。③心房颤动：P 波消失代之以振幅、形态、节律不一的 f 波，频率为 350 ～ 600 次 / 分，f 波可以非常明显（类似不纯性心房扑动），也可以纤细而难以辨认。R-R 间期绝对不规则。老年人一般有病理性和生理性传导异常，有时合并其他类型的心律失常（如期前收缩、阵发性室上性或室性心动过速，以及各种房室传导阻滞等），而使心电图表现不典型。

（2）24 h 动态心电图：用于了解心律失常的起源、持续时间、频率、发生与终止规律，可与临床症状、日常活动同步分析。

（3）超声心动图：可检出心脏瓣膜或结构异常，如瓣膜狭窄、关闭不全、脱垂、腱索断裂、肥厚型心肌病、心包积液、先天性心脏病、心房黏液瘤、主动脉夹层、心肌梗死后室壁瘤等。风湿性心脏瓣膜疾病常可导致心房颤动，尤其多见于二尖瓣狭窄合并关闭不全。各种类型的心肌病均可引发心房颤动，成人多见，儿童也可发生，以原发性充血性心肌病为主。

（4）冠状动脉 CTA 和冠状动脉造影：冠心病是心房颤动的首要原因，老年人所占比例较高。

（5）胸部 CT：肺心病常可合并心房颤动，多呈阵发性，其原因与肺内反复感染、长期缺氧、酸中毒及电解质紊乱有关。

（6）甲状腺功能测定：心房颤动是甲状腺功能亢进的主要症状之一，老年患者可能存在器质性心肌损害，易发生慢性心房颤动。

【问诊要点】

（1）发作诱因、时间、频率、病程。

（2）有无心前区痛、发热、头晕、头痛、晕厥、抽搐等。

（3）有无心脏病史、内分泌疾病、贫血、神经症等。

（4）有无吸烟及饮用酒精、咖啡、浓茶史，有无精神刺激史。

（5）是否自行使用药物及使用药物后症状是否得到缓解。

（5）有无药物过敏史。

【伴随症状】

（1）伴有呼吸困难：见于心力衰竭、心脏瓣膜功能不全等。

（2）伴有心前区疼痛：见于冠心病、心绞痛等。

（3）伴有下肢水肿：见于心力衰竭、下肢血管栓塞等。

（4）伴有高血压：见于肾缺血、肾栓塞坏死等。

（5）伴有偏瘫或语言障碍：见于脑栓塞等。

（6）伴有腹泻：见于肠道功能紊乱、甲状腺功能亢进等。

（7）伴有腹痛：见于肠系膜栓塞等。

五、诊断及鉴别诊断

1. 诊断

本例患者诊断为快室率心房颤动。诊断依据包括：①患者为老年男性，因"反复胸闷、心悸5年，加重1周"就诊。既往脑梗死（心源性）史，否认高血压、糖尿病史等。② BP 101/77 mmHg，P 90次/分，脉搏短绌，神清，气稍促，双肺呼吸音清，心率116次/分，心律绝对不齐，各瓣膜区无杂音，无心包摩擦音。③心电图示快心室率心房颤动。

2. 鉴别诊断

（1）心房颤动合并室性早搏与室内差异性传导。临床上较为常见，应注意鉴别具体类型。（表2-5-1）。

（2）心房颤动伴快速宽大畸形QRS波。常见于房颤合并束支传导阻滞、室性心动过速、预激综合征等。其临床意义差异很大，应注意鉴别，指导治疗（表2-5-2）。

（3）心房颤动并缓慢心室率。老年人常合并房室传导系统功能减退，因此易出现缓慢的心室率。

表 2-5-1 心房颤动伴室性早搏或室内差异性传导的鉴别

鉴别要点	心房颤动伴室内差异传导	心房颤动伴室性早搏
发病特点	常见于心率增快时	心率缓慢时易出现
代偿间歇	代偿间歇不明显	可有或类似代偿间歇
配对前 R-R 间期特点	配对前 R-R 间期较长	配对前 R-R 间期无规律
配对间期特点	配对间期短而不相等	多数配对间期固定
V_1 导联特点	V_1 导联多呈三相波（右束支传导阻滞型）	V_1 导联呈单相或双相波
宽 QRS 波形态	可有变化	多无变化
药物作用	注射利多卡因或苯妥英钠后畸形的 QRS 波无明显变化	注射利多卡因或苯妥英钠等药物后畸形的 QRS 波减少或消失
	应用洋地黄后畸形的 QRS 波减少或消失	应用洋地黄后畸形的 QRS 波增多甚至出现室性心动过速、心室颤动
起始向量	一致	不一致

表 2-5-2　心房颤动伴快速宽大畸形 QRS 波的鉴别诊断

鉴别要点	心房颤动伴束支传导阻滞	心房颤动伴预激综合征	心房颤动伴室内差异性传导	心房颤动伴室性心动过速
心室率与 QRS 波的关系	无明显关系	心室率快，160～250 次/分	心室率快时出现宽大 QRS 波	心室率快时 QRS 波宽大畸形
心室节律	绝对不规律	绝对不规律	绝对不规律	基本规律 R-R 间期＜130 ms
QRS 波形态	束支传导阻滞图形	可有预激波	V₁ 导联呈 rsR' 型时限可＞140 ms，但＜160 ms	单相室性 QRS 波，主波方向一致，时限＞160 ms
QRS 波易变性	不变	易变，可呈"手风琴样效应"，与时相无关	易变	不变
发作前后 QRS 波变化	与发作前相同	不定，可呈预激图形	呈室上性	呈室上性
发作时 QRS 波配对间期	长短不一	长短不一	相对短且不定	多有较固定的配对间期
室性融合波	无	无	无	有
病因	与基础心脏病有关	与房室旁路有关	与过快的心室率有关	与基础心脏病或洋地黄过量有关
临床意义	慎用奎尼丁	禁用洋地黄、维拉帕米	洋地黄剂量不足	立即停用洋地黄

参考文献

［1］郭继鸿.心电图脉搏短绌区.临床心电学杂志，2018，27（5）：381-390.

［2］来春林.心律失常学.北京：科学技术文献出版社，2011.

（陈羲　编　南勇　审校）

第6节 发绀

一、病例内容

【现病史】患者男，77 岁，因"反复胸闷气促 10 余年，再发加重 3 天"入院。患者于入院前 10 余年反复出现胸闷、气促，活动后加重，休息时缓解，10 年来病情逐渐加重，入院前 3 天再次出现胸闷、气促，夜间不能平卧，伴有纳差，无胸痛、咯血，无咳嗽、咳痰，无发热、畏寒。

【既往史】高血压病史 20 余年。长期口服厄贝沙坦氢氯噻嗪、硝苯地平。

【体格检查】T 36.8℃，P 110 次 / 分，R 25 次 / 分，BP 167/89 mmHg。SO_2 85%，口唇发绀，双侧呼吸运动对称。两肺呼吸音粗，可闻及广泛湿啰音，心率 110 次 / 分，心律齐，心音有力，可闻及收缩期吹风样杂音。腹部平软，无压痛及反跳痛，腹部未触及包块，双下肢中度水肿。

【辅助检查】血常规：WBC $4.3×10^9$/L，中性粒细胞百分比 66.3%，血红蛋白 101 g/L，血小板 $128×10^9$/L。CRP 0.499 mg/L；PCT 0.058 ng/ml；血气分析：pH 值 7.39，PO_2 67 mmHg，PCO_2 47 mmHg。胸部 CT 示双肺炎症，双侧胸腔积液，心脏增大（图 2-6-1）。超声心动图示双心室增大，左心室舒张功能下降，中度二尖瓣反流，中度三尖瓣反流，少量心包腔积液，重度肺动脉高压。

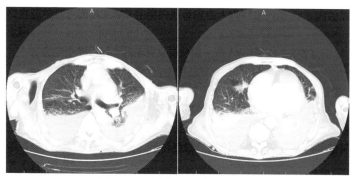

图 2-6-1 胸部 CT。双肺炎症，双侧胸腔积液，心脏增大

二、定义

发绀是指血液中还原血红蛋白增多或存在异常血红蛋白衍生物，使皮肤和黏膜呈青紫色改变的现象。常发生在皮肤较薄、色素较少和毛细血管较丰富的部位，如口唇、指（趾）、甲床等。

三、病因及发病机制

发绀的病因可分为以下几类：

（1）血液中还原血红蛋白增加。当毛细血管中还原血红蛋白超过 50 g/L 时，皮肤黏膜可出现发绀。①肺性发绀：由呼吸功能不全、肺氧合作用不足所致。常见于严重呼吸系统疾病，如气道梗阻、慢性阻塞性肺病、弥漫性肺间质纤维化、肺淤血、肺水肿、急性呼吸窘迫综合征、肺栓塞、原发性肺动脉高压等。②心源性发绀：由于异常通道分流，使部分静脉血未通过肺的氧合作用而进入体循环动脉，分流量超过心输出量的 1/3 时即可出现发绀，常见于发绀型先天性心脏病（如法洛四联症、艾森门格综合征等）。

（2）血液中存在异常血红蛋白衍生物。①高铁血红蛋白血症：当血中高铁血红蛋白量达到 30 g/L 时可出现发绀，如先天性高铁血红蛋白血症、获得性高铁血红蛋白血症（苯胺、亚硝酸盐、硝基苯、磺胺类、伯氨喹等中毒）。②硫化血红蛋白血症：当血中硫化血红蛋白达到 5 g/L 时，可出现发绀，常在服用某些含硫药物或化学品且合并便秘时出现。

四、诊断思路

【病史】

发病时间、主要表现及病情演变，是否伴随呼吸困难，有无咳嗽、咳痰，有无意识障碍，有无胸闷、胸痛，有无咯血，有无构音障碍等。了解既往病史、服药史等。

【体格检查】

重点为心肺体格检查，还应注意四肢及皮肤的血供情况。

（1）胸廓外形。

（2）气管位置（是否居中）。

（3）肺部有无呼吸音改变，有无啰音，以及啰音分布的情况、性质、强度。

（4）心脏是否扩大，有无杂音，心率及心律特点，有无心力衰竭体征。

（5）有无皮肤湿冷、全身皮肤发绀，有无杵状指、指端甲床发绀。

【辅助检查】

（1）血常规、CRP、PCT：有助于诊断严重肺部感染。

（2）血气分析：有助于评估缺氧程度。

（3）血浆 D- 二聚体：有助于发现严重的血管栓塞征。

（4）胸部 CT（肺动脉 CTA）：有助于诊断气胸、肺栓塞等肺部疾病。

（5）超声心动图：有助于诊断结构性心脏病。

（6）心电图：有助于诊断急性心肌梗死、严重心律失常。

【问诊要点】

（1）是否有明确的诱因，如异物梗阻、手术等。

（2）病情的演变、发绀持续时间、是否有加重或缓解因素等。

（3）既往是否有肺部疾病史，是否有心脏病史，是否有外伤、手术史等。

（4）服药史及最近一餐的饮食情况等。

【伴随症状】

（1）伴呼吸困难：常见于重症肺炎、心脏病、急性呼吸道梗阻、大量气胸等。

（2）伴杵状指（趾）：常见于发绀型先天性心脏病及某些慢性肺部疾病。

（3）伴意识障碍：常见于肺性脑病、某些药物或化学物质中毒、休克、急性肺部感染或急性心力衰竭等。

五、诊断及鉴别诊断

1. 诊断

本例患者诊断为高血压性心脏病，心力衰竭；肺动脉高压；高血压。诊断依据包括：①患者为老年男性，既往有高血压病史。②因"反复胸闷气促 10 余年，再发加重 3 天"入院。③口唇发绀，双肺呼吸音粗，可闻及广泛湿啰音，心率 110 次 / 分，心律齐，心音有力，可闻及收缩期吹风样杂音，双下肢水肿。④ pH 值 7.39，PO_2 67 mmHg，PCO_2 47 mmHg。胸部 CT 可见两肺炎症，双侧胸腔积液，心脏增大。超声心动图示双心室增大，左心室舒张功能下降，中度二尖瓣反流，中度三尖瓣反流，少量心包腔积液，重度肺动脉高压。

2. 鉴别诊断（图 2-6-2）

（1）肺性发绀：由于呼吸功能不全导致肺氧合作用不足所致。①气道梗阻：常见于气道异物、气道肿瘤、颈部外伤等引起的通气障碍。表现为吸气性呼吸困难，有时伴有刺激性干咳，可有声音嘶哑，严重的呼吸困难可在短时间内造成患者昏迷，甚至缺氧后心搏骤停。详细询问病史结合喉镜、胸部 CT 有助于明确诊断。②肺栓塞：表现为不明原因的呼吸困难、胸痛、晕厥、咯血等。心电图有时可出现 S1Q3T3 征。急性肺栓塞患者血浆 D- 二聚体升高。血气分析可见低氧血症、低碳酸血症。超声心动图可显示肺动脉压力增高。肺动脉 CTA 有助于明确诊断。③慢性肺部疾病：包括重症肺炎、慢性阻塞性肺病、弥漫性间质性肺纤维化、急性呼吸窘迫综合征、肺动脉高压等。

（2）心源性发绀：由于心脏异常通道分流，使部分静脉血未通过肺的氧合作用而进入体循环动脉，常见于各种先天性心脏病。超声心动图可明确诊断。

（3）高铁血红蛋白血症：多有明确的毒物接触史，表现为突发全身发绀，氧疗不能改善症状，静脉注射亚甲蓝疗效明显。

（4）硫化血红蛋白血症：常为服用含硫药物或化学品，患者同时有便秘史。表现为全身发绀，且发绀持续时间长，可达数月以上。

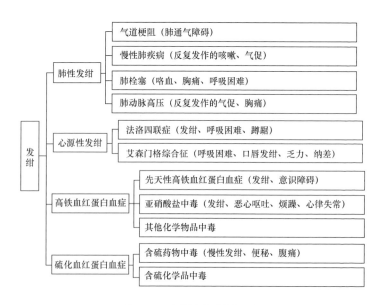

图 2-6-2　发绀的鉴别诊断思路

参考文献

[1] 林果为，王吉耀，葛均波.实用内科学.15 版.北京：人民卫生出版社，2017.

[2] 万学红，卢雪峰.诊断学.9 版.北京：人民卫生出版社，2018.

（许王华　编　南勇　审校）

第三章　心血管疾病诊断常用的实验室检查

第1节　肌钙蛋白T和肌钙蛋白I

一、肌钙蛋白的定义与来源

心脏肌钙蛋白（cTn）又称肌原蛋白，是在横纹肌中起主要调节作用的蛋白质。cTn有3个亚基：与原肌球蛋白结合的肌钙蛋白T（TnT）、调节肌动球蛋白三磷酸腺苷（ATP）酶活性的肌钙蛋白I（TnI）和钙结合的肌钙蛋白C（TnC）。肌钙蛋白复合体调节肌动蛋白与肌球蛋白的结合，影响肌肉收缩。TnT和TnI常被用于急性冠脉综合征的实验室诊断。

TnT和TnI在细胞内均有可早期释放的结构池，当心肌损伤后，心肌细胞膜的通透性增加，同时肌钙蛋白从肌丝上脱离，肌钙蛋白通过心肌细胞膜到达外周血液，从而成为兼具特异性和敏感性的心肌损伤生物标志物，也是评估疑似急性心肌梗死患者的首选血清学检查。但是，由于细胞质的结构池中本身有游离的肌钙蛋白，只要心肌细胞膜的通透性增加，这些肌钙蛋白就会通过心肌细胞膜到达外周血液，因此肌钙蛋白升高只能说明心肌受损，但不能鉴别心肌受损的病因，急性心肌梗死的诊断需要心肌坏死标志物（通常首选cTn）升高且有急性心肌缺血的临床证据（如胸痛、心电图异常或冠状动脉影像学异常）。

目前临床上有多种检测cTn的方法，不同方法的检测数值不尽相同。同样的仪器设备使用不同的试剂也可能得到不一样的检测结果，不同种族、不同地区、不同性别、不同年龄健康人的cTn水平均存在较大差异。因此，"全球心肌梗死统一定义"无法给出明确的cTn正常值范围，而是各个医疗机构根据使用的检测方法制定正常参考值范围，参考值范围须涵盖健康人群中99%的cTn检测值，所以不同医院的cTn正常值范围往往不一样，甚至相差较多。TnT在心肌损伤后10～24 h达峰值，可升高30～40倍，10～15天恢复正常，TnI在心肌损伤后14～20 h达峰值，5～7天恢复正常。

二、cTn 的检测及临床意义

cTn 具有极高的敏感性，25% 的急性冠脉综合征患者发生小面积局灶性心肌坏死时，CK-MB 尚未升高，而 cTn 已升高。此外，cTn 的阴性预测值大于 99%。

1. 高敏肌钙蛋白（hs-cTn）检测

目前可采用敏感检测或高敏检测 cTnI 和 cTnT。根据"第四次心肌梗死全球统一定义"推荐，若条件允许，首选 hs-cTn 检测。其具有以下特点：

（1）更低的检测阈值，即使轻微心肌梗死也能早期发现。

（2）敏感性、准确度均有所提升，并非增加假阳性率，而是发现更多微小的心肌损伤，能够及早诊断/排除非 ST 段抬高心肌梗死（NSTEMI）。有轻微冠状动脉病变但缺乏明显罪犯病变的患者检出的事件更多。

（3）通过鉴别诊断，可诊断心肌梗死时间，检出更多心肌梗死患者，降低漏诊风险。

（4）将 hs-cTn 加入快速诊疗路径中，有助于胸痛患者（特别是低风险患者）的快速分类和早期出院。

2. cTn 升高的心血管疾病病因

由于 cTn 对心肌梗死并非特异，因此仅在临床拟诊心肌梗死时才进行 cTn 检测。cTn 水平升高仅在临床表现和辅助检查提示有心肌梗死可能性时才有提示作用。对于具有急性或亚急性临床表现的患者，除终末期肾病等引起 cTn 慢性升高的原因和罕见原因外，急性心肌炎、应激性心肌病等均可导致 cTn 升高（表 3-1-1）。目前尚无能够可靠鉴别上述病因的单一 hs-cTn 阈值，临床医生应结合连续检测 cTn 水平的动态变化、cTn 的绝对水平和临床表现来评估心肌损伤的原因。

表 3-1-1　心血管疾病中 cTn 升高的临床意义

病因	临床意义
急性心肌炎	最易与急性（血栓形成性）心肌梗死混淆，特别是当 cTn 显著升高时 病毒性心肌炎患者心肌酶可不升高或呈不同程度的升高，但酶峰不显著，且短时间内可恢复正常
心包炎	急性心包炎患者中 cTn 升高的发生率为 32% ～ 49%，原因是心外膜心肌受到炎症反应的影响

病因	临床意义
心力衰竭	急性心力衰竭患者 cTn 水平升高的原因目前尚无定论，推测可能与心室前负荷增加引起心肌受牵拉损伤和心肌细胞死亡导致 cTn 释放有关，cTn 升高常与晚期心力衰竭和预后不良相关
应激性心肌病	cTn 通常轻度升高，升高程度与非 ST 段抬高性急性冠脉综合征相似。相对于应激性心肌病特征性的广泛性左心室壁运动异常，cTn 升高的幅度相对较低，且与急性冠脉综合征患者相比 cTn 的下降更快
心动过速	对于无器质性心脏病的患者，室上性心动过速发作持续时间长可引起血清 cTn 水平升高 目前报道的单纯心动过速引起 cTn 升高的发生率不一致（28% ~ 48%）
左心室肥大	高血压与主动脉瓣疾病造成的左心室肥大均会导致 cTn 升高，其与左心室壁增厚和肺动脉收缩压较高有关
心房颤动	无临床显性心力衰竭或心肌缺血的心房颤动患者可出现 cTn 升高（尤其是采用高敏测定法）。cTnI 或 cTnT 较高与脑卒中或全身性栓塞风险较高独立相关，也与心肌梗死和心源性死亡风险相关
冠状动脉痉挛	冠状动脉痉挛引起的心肌缺血可导致 cTn 升高
主动脉夹层	症状、心电图显示 ST 段抬高、cTn 升高特点均与心肌梗死相似
心脏射频消融	血清 cTn 可轻度升高，但无预后判断意义
冠状动脉血运重建	冠状动脉旁路移植（CABG）术后心肌梗死是指 cTn 升高超过参考值上限的第 99 个百分位数的 10 倍，且满足以下条件之一：①术后心电图显示新发病理性 Q 波或左束支传导阻滞；②血管造影证实有新发的移植或自体冠状动脉闭塞；③影像学检查提示新发的存活心肌死亡。峰值越高，患者预后越差。并非所有 CABG 术后 cTn 升高都提示血管内事件引起的缺血损伤。CABG 围手术期心肌梗死和"正常"心肌细胞损伤（如不完全心脏保护、灌注损伤和直接外科损伤）引起的 cTn 升高很难区分体外循环过程、心肌保护相关问题和机械性损伤均可导致 cTn 升高
经皮冠状动脉介入治疗（PCI）	cTn 常轻度升高，但是否提示预后尚存争议

3. cTn 升高的非心血管疾病病因（表 3-1-2）

表 3-1-2　非心血管疾病中 cTn 升高的临床意义

病因	临床意义
肺部疾病	在 30%～50% 的中至大面积肺栓塞伴急性右心超负荷和心力衰竭患者中，hs-cTn 检测值可呈上升和（或）下降的动态变化，cTn 升高与死亡率显著升高相关，由于整体右心室质量较小，cTn 升高的峰值通常较低，且肺栓塞患者 cTn 的升高常在 40 h 内消退 多种肺部疾病（常有显著的右心负荷增加）可出现 cTn 升高，慢性阻塞性肺可升高 cTn 水平，且可作为住院死亡的独立预测指标
肾衰竭和终末期肾病	几乎所有终末期肾病患者的 cTn 水平均超过参考值上限，且 cTn 升高可长期存在 如果终末期肾病患者在出现急性心脏事件前已有 cTn 升高，则 6～9 h 重复检查 cTn 升高≥20% 才能确诊急性心肌缺血 cTn 升高的程度和时长均有预后判断意义
脑血管疾病	各种类型的卒中（包括缺血性、出血性和蛛网膜下腔出血）常有血清 cTn 升高 cTn 升高是死亡的独立预测因子，也是卒中严重程度的替代指标
严重感染	在严重脓毒症患者中，cTn 升高程度与左心室收缩功能下降的程度和死亡相关
剧烈运动	高强度运动（尤其是长跑等田径运动）后可出现 cTn 升高（发生率为 47%～86%），主要发生于平时锻炼较少者，多可在 24～48 h 内恢复正常
治疗反应	大剂量化疗：cTn 水平可用于检测化疗患者心脏毒性并预测未来发生左心室功能不全 心脏移植后免疫反应：心脏移植后 cTn 长期升高提示预后较差
烧伤	重度热烧伤会引起心脏收缩功能不全和 cTn 升高。cTn 升高可能与烧伤范围有关，热烧伤超过 25% 体表面积的患者显示 cTn 升高
川崎病	cTn 升高与心肌炎的关联尚不明确
非心脏手术的围手术期心肌梗死和心肌损伤	若患者无其他导致术后 cTn 升高的原因 [包括肾病、心力衰竭、左心室肥大和（或）糖尿病]，则应考虑缺血性心脏病，可能由 2 型急性心肌梗死导致 应检测高危患者的 cTn 基线值，cTn 水平呈动态变化提示具有风险

4. cTn 升高在预后预测中的应用

无论病因如何，cTn 升高均提示预后较差。例如，心肌梗死伴 cTn 升高患者的预后比不稳定型心绞痛不伴 cTn 水平升高的患者差，肺栓塞或终末期肾病伴 cTn 水平升高患者的预后亦不良（表 3-1-3）。

5. 检测值与预期不符

许多疑似急性心肌梗死的患者，cTn 检测值与预期不符，其可能的原因见表 3-1-4。

表 3-1-3　cTn 在评估心肌梗死后的梗死面积、再梗死和预后中的应用

情况	临床意义
梗死面积	TnT 峰值或 72～96 h TnT 检测值与影像学检查测得的梗死面积相关。该相关性在非 ST 段抬高心肌梗死中弱于 ST 段抬高心肌梗死
预后	TnI 与 TnT 的预后价值相当，TnI 和 TnT 水平越低，预后越好
再梗死	如果怀疑再梗死，应立即检测 cTn。3～6 h 后再次取样复测，如果复测值较之前升高超过 20%，则提示有复发性梗死

表 3-1-4　cTn 检测值与预期不符的情况及原因

情况	原因
预期升高但未升高	从出现症状到进行检测的时间较短，cTn 尚未显著升高，此情况在 hs-cTn 检测中较少见 若在连续采样检测后出现，提示不稳定型心绞痛
hs-cTn 检测值升高，但未出现先上升后下降的变化模式	可能是急性心肌梗死的晚期表现或因结构性心脏病而导致 cTn 检测值升高，亦可能为不稳定型心绞痛
未预料到的正常或异常	很多基于抗体的 cTn 检测采用生物素标记抗体，循环中高水平的生物素可能会干扰检测结果

三、cTn 的诊疗流程（图 3-1-1 至图 3-1-3）

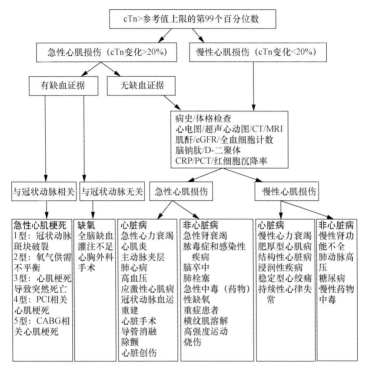

图 3-1-1 cTn 的诊断思路

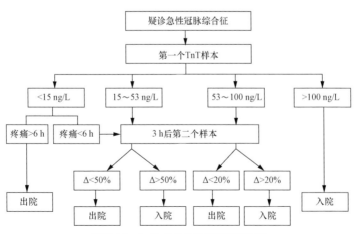

图 3-1-2 hs-TnT 检测结果的临床应用

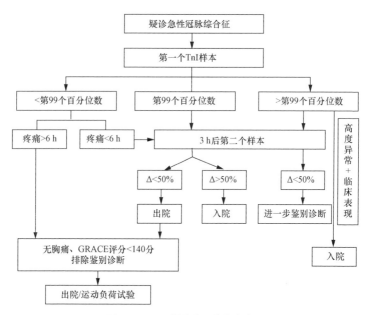

图 3-1-3 　 TnI 样本结果的临床应用

参考文献

［1］Agewall S，Beltrame JF，Reynolds HR，et al. ESC working group position paper on myocardial infarction with non-obstructive coronary arteries. Eur Heart J，2017，38（3）：143-153.

［2］Khan J，Alonso-Coello P，Devereaux PJ. Myocardial injury after noncardiac surgery. Curr Opin Cardiol，2014，29（4）：307-311.

［3］Möckel M，Giannitsis E，Mueller C，et al. Editor's choice-rule-in of acute myocardial infarction：focus on troponin. Eur Heart J Acute Cardiovasc Care，2017，6（3）：212-217.

［4］Roffi M，Patrono C，Collet JP，et al. 2015 ESC Guidelines for the management of acute coronary syndromes in patients presenting without persistent ST-segment elevation：Task Force for the Management of Acute Coronary Syndromes in Patients Presenting without Persistent ST-Segment Elevation of the European Society of Cardiology（ESC）. Eur Heart J，2016，37（3）：267-315.

［5］Roos A，Bandstein N，Lundbäck M，et al. Stable high-sensitivity cardiac troponin T levels and outcomes in patients with chest pain. J Am Coll Cardiol，2017，70（18）：2226-2236.

［6］Sandoval Y，Jaffe AS. Using high-sensitivity cardiac troponin T for acute cardiac care. Am J Med，2017，130（12）：1358-1365.

［7］Sandoval Y，Thygesen K. Myocardial infarction type 2 and myocardial injury. Clin Chem，2017，63（1）：101-107.

［8］Thygesen K，Alpert JS，Jaffe AS，et al. Fourth universal definition of myocardial infarction（2018）. J Am Coll Cardiol，2018，72（18）：2231-2264.

［9］Walter J，du Fay de Lavallaz J，Koechlin L，et al. Using high-sensitivity cardiac troponin for the exclusion of inducible myocardial ischemia in symptomatic patients：A cohort study. Ann Intern Med，2020，172（3）：175-185.

［10］Weil BR，Suzuki G，Young RF，et al. Troponin release and reversible left ventricular dysfunction after transient pressure overload. J Am Coll Cardiol，2018，71（25）：2906-2916.

［11］Willeman T，Casez O，Faure P，et al. Evaluation of biotin interference on immunoassays：new data for troponin I，digoxin，NT-Pro-BNP，and progesterone. Clin Chem Lab Med，2017，55（10）：e226-e229.

（刘岗　吴文娟　编　南勇　审校）

第2节 脑钠肽

一、脑钠肽的定义与来源

脑钠肽（BNP）是利尿钠肽家族中的主要成员。当心肌细胞受到压力/牵拉刺激（即心室容积扩大、压力负荷增加）时，首先形成含134个氨基酸的脑钠肽原前体（pre-proBNP），随后蛋白酶切掉N-末端26个氨基酸的信号肽变成含有108个氨基酸的脑钠肽前体（proBNP），后者在内切酶的作用下等摩尔裂解为N-末端含有76个氨基酸的无生物活性的N-末端脑钠肽前体（NT-proBNP）和环状结构含有32个氨基酸的有生物活性的BNP，由于BNP不稳定，临床上多检测NT-proBNP（表3-2-1）。

BNP最初被发现于脑内，但广泛分布于脑、脊髓、心脏、肺等组织，其中心脏含量最高，而心脏中的BNP主要位于左、右心房，以右心房的含量最高，约为左心房的3倍；心脏释放的BNP中60%来自心室，虽然心室内BNP的含量仅为心房的1%～2%，这是由于

表 3-2-1　　NT-proBNP 和 BNP 的比较

特点	NT-proBNP	BNP
血液浓度	高（约 20 倍）	低
来源	由 BNP 前体裂解而来	由 BNP 前体裂解而来
分子大小	76 个氨基酸	32 个氨基酸
分子量	8.5 KD	3.5 KD
生物活性	无	有
半衰期	60 ～ 120 min（在反应及时性方面不及 BNP）	20 min
清除机制	经高血流器官清除（肾、肝、肌肉），主要经肾清除	中性内肽酶、受体和肾清除
体外稳定性	稳定 3 天（室温）	不稳定（冷冻情况下也不稳定），标本采集后即开始降解
试管	无要求	需抗凝剂、非硅化玻璃试管
样本储存	抽血后，全血在室温下可储存 3 h。分离血浆冷藏（2 ～ 8℃）可储存 24 h	如不能立即实验，需分离血浆冷冻（－ 20℃），但不能超过 24 h
肾功能异常	明显升高，我国心力衰竭指南推荐普通人群诊断急性心力衰竭的 NT-proBNP 界值为 300 pg/ml，而肾功能不全（GFR < 60 ml/min）时应 > 1200 ng/L	升高，慢性肾脏病（估计 GFR < 60 ml/min）时诊断心力衰竭的 BNP 界值可为 200 pg/ml。当 BNP 非常低 / 高时，有助于判断呼吸困难患者是否由心力衰竭引起
肺部疾病	暂无文献说明	约 20% 的肺部疾病患者 BNP 水平升高
肥胖	BMI > 30 kg/m^2 时 NT-proBNP 水平降低	BMI > 30 kg/m^2 时 BNP 水平降低
年龄增长的影响	＋＋＋＋	＋
与血钠的相关性	负相关。若正常个体每日平均钠摄入量从 171 mmol 增至 503 mmol，5 天后 NT-proBNP 升高 53%	负相关。若正常个体每日平均钠摄入量从 171 mmol 增至 503 mmol，5 天后 BNP 升高 53%
性别差异	女性高于男性	无明显差异

（续表）

特点	NT-proBNP	BNP
妊娠后期、临产前	升高	升高
心内压升高	轻微升高	轻微升高
心力衰竭相关截断值	＜ 300 pg/ml（排除心力衰竭）	＜ 100 pg/ml（排除心力衰竭）
	年龄＜ 50 岁，＞ 450 pg/ml（诊断心力衰竭）	100 ～ 400 pg/ml（灰区值，结合临床情况综合判断）
	年龄 50 ～ 75 岁，＞ 900 pg/ml（诊断心力衰竭）	＞ 400 pg/ml（诊断心力衰竭）
	年龄＞ 75 岁，＞ 1800 pg/ml（诊断心力衰竭）	
是否受重组BNP 药物的影响	否	是

心室的 BNP 大量分泌仅少量贮存。房间隔、房室瓣、主动脉、肺动脉与肺静脉壁内亦含少量 BNP。心力衰竭时，容量超负荷、心室压升高会使血浆利尿钠肽水平升高。由于 BNP 主要由心室分泌，因此是诊断心室功能障碍的客观标志物。但是，BNP 和 NT-proBNP 不应仅被视为心力衰竭的标志物，心肌牵拉、劳损、低氧血症、药物毒性作用等均会导致 BNP 和 NT-proBNP 的释放。

心房利尿钠肽（ANP）是一种由心房肌细胞释放的激素，有时在容量扩张和室壁应力增大时也会由心室肌细胞释放。循环中的 ANP 主要是含有 28 个氨基酸的多肽，由 ANP 前体（proANP）C- 末端的第 99 ～ 126 位氨基酸组成。心力衰竭时，ANP 和 BNP 的释放均增加，两者的血浆浓度在症状性和无症状性左心室功能障碍患者中均升高，因此可用于诊断。

二、BNP 的生理作用

（1）抑制肾素-血管紧张素系统和交感神经活性、抑制肾上腺皮质激素的释放。

（2）舒张血管平滑肌［抑制内皮素分泌、升高诱导型一氧化氮合酶（iNOS）、扩张血管］、降低血压、心脏前负荷。

（3）提高肾小球滤过率、利钠、利尿。

（4）抑制纤溶酶原激活物抑制物（PAI）、抗血栓形成。

（5）抑制心肌纤维化（防止胶原积聚和病理性重构）、抑制血管平滑肌增生、抗冠状动脉痉挛。

三、NT-proBNP 和 BNP 在心血管疾病中的应用

心力衰竭通常是心脏病发展的最后阶段，高血压、高脂血症、糖尿病和吸烟均为心血管事件链上最初的危险因素（图 3-2-1）。

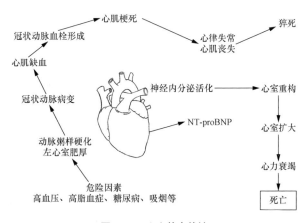

图 3-2-1　心血管事件链

NT-proBNP 和 BNP 作为心脏应激、损伤和负荷增加的标志物，是目前唯一客观可靠的生物标志物，已被广泛用于心力衰竭的诊断（表 3-2-2）。需要注意的是，两者对急性心力衰竭的诊断价值大于慢性心力衰竭，对心力衰竭的排除价值大于诊断价值。NT-proBNP ＞ 900 pg/ml 诊断心力衰竭的准确性与 BNP ＞ 100 pg/ml 大致等同。

目前 NT-proBNP 主要用于有症状的心力衰竭患者、冠心病和心肌梗死患者，由于其对于早期无症状的患者也极具诊断价值，因此无症状患者也应检测 NT-proBNP。NT-proBNP 检测可提高初级保健机构和急诊科诊断心力衰竭的准确性；心力衰竭患者存在胸腔积液时，胸腔积液中 NT-proBNP 浓度升高对诊断具有一定价值；血浆 NT-proBNP 水平与急性和慢性心力衰竭患者的预后相关，NT-proBNP 水平高提示预后差；NT-proBNP 可预测 AL 型淀粉样变性患者的心脏受累和预后情况，也可在使用蒽环类药物化疗的儿童中筛查迟发性心脏毒性所致的左心室功能不全。

表 3-2-2　BNP、NT-proBNP 水平与 NYHA 心功能分级的关系

NYHA 分级	NYHA 分级标准	BNP 血浆浓度（pg/ml）	NT-proBNP 血浆浓度（pg/ml）	
		均数	中位数	四分位数间距
I	有心脏病但无明显症状，无运动限制	244±286		
II	劳累时有轻度症状，休息时无症状	389±374	3512	1395 ～ 8588
III	劳累时有严重症状，轻微劳动时有症状，休息时无症状	640±447	5610	2260 ～ 11 001
IV	休息时有症状	819±435	6196	2757 ～ 13 295

三、NT-proBNP 和 BNP 的检测结果解读

NT-proBNP 和 BNP 对心力衰竭的阴性预测值高达 94% ～ 98%，即 NT-proBNP 和 BNP 不升高基本可以排除心力衰竭。但是，NT-proBNP 和 BNP 对心力衰竭的阳性预测值仅为 67%，即 NT-proBNP 和 BNP 升高不一定是心力衰竭，即使心室内压力升高，也仅有约 2/3 是心力衰竭。

四、BNP 和 NT-proBNP 在心力衰竭治疗中的作用

在对心力衰竭进行有效治疗后，BNP 和 NT-proBNP 的血浆浓度下降，提示血浆 BNP 检测可能有助于逐步调整治疗剂量，评估严重程度和治疗效果。

（1）BNP 或 NT-proBNP 水平对急性心力衰竭患者的预后有提示意义，但现有证据不支持将较低的目标值作为改善预后的方法。BNP 的半衰期相对较短，故连续检测可能有助于指导急性心力衰竭的治疗。

（2）有研究显示，以 BNP 或 NT-proBNP 指导治疗策略并未改善预后，但治疗后利尿钠肽水平达标的患者预后优于未达标者。

（3）出院时 NT-proBNP 降幅＜ 30%，提示再住院和死亡风险增加。

五、BNP 和 NT-proBNP 临床应用的注意事项

（1）BNP 和 NT-proBNP 是较可靠的慢性心力衰竭诊断指标，其

升高程度和慢性心力衰竭严重程度相一致。建议怀疑心力衰竭者首选检查 BNP 和 NT-proBNP，阳性者再行超声和其他进一步检查。

（2）BNP 和 NT-proBNP 对心力衰竭诊断的阴性预测值高，但受非病理因素及非心力衰竭等疾病的影响，可能出现假阳性，NT-proBNP 水平的准确度并不优于其他临床检查，NT-proBNP 估计左心充盈压的准确度（67%）与体格检查相近。

（3）在呼吸困难患者中，BNP 是未来发生慢性心力衰竭的强预测因子，但对于无症状心力衰竭患者并不敏感。

（4）BNP 和 NT-proBNP 不能代替用于评价左心室结构或功能异常程度的传统检查（如超声心动图、血流动力学评估）。

（5）BNP 在鉴别多种病理状态方面无标准范围（除心力衰竭外）。

（6）临床监测 BNP 和 NT-proBNP 是必要的，但监测频率尚无定论。

（7）使用 BNP 药物治疗时，为避免药物影响，检测 NT-proBNP 更为合理。

（8）较低水平的 BNP 有助于排除心力衰竭的诊断，但极高水平的 BNP 意义不明。

参考文献

［1］Carubelli V，Lombardi C，Lazzarini V，et al. N-terminal pro-B-type natriuretic peptide-guided therapy in patients hospitalized for acute heart failure. J Cardiovasc Med（Hagerstown），2016，17（11）：828-839.

［2］Felker GM，Anstrom KJ，Adams KF，et al. Effect of natriuretic peptide-guided therapy on hospitalization or cardiovascular mortality in high-risk patients with heart failure and reduced ejection fraction：A randomized clinical trial. JAMA，2017，318（8）：713-720.

［3］Felker GM，Whellan DJ. Inpatient management of heart failure：Are we shooting at the right target? Ann Intern Med，2017，166（3）：223-224.

［4］Januzzi JL，van Kimmenade R，Lainchbury J，et al. NT-proBNP testing for diagnosis and short-term prognosis in acute destabilized heart failure：an international pooled analysis of 1256 patients：the international collaborative of NT-proBNP study. Eur Heart J，2006，27（3）：330-337.

［5］Maisel AS，Krishnaswamy P，Nowak RM，et al. Rapid measurement of B-type natriuretic peptide in the emergency diagnosis of heart failure. New Eng J Med，2002，347（3）：161-167.

［6］McQuade CN，Mizus M，Wald JW，et al. Brain-type natriuretic peptide and amino-terminal pro-brain-type natriuretic peptide discharge thresholds for acute decompensated heart failure：A systematic review. Ann Intern Med，2017，166（3）：180-190.

［7］Omar HR，Guglin M. Acute systolic heart failure with normal admission BNP：clinical features and outcomes. Int J Cardiol，2017，232：324-329.

［8］Omar HR，Guglin M. A single BNP measurement in acute heart failure does not reflect the degree of congestion. J Crit Care，2016，33：262-265.

［9］Troughton RW，Frampton CM，Brunner-La Rocca HP，et al. Effect of B-type natriuretic peptide-guided treatment of chronic heart failure on total mortality and hospitalization：an individual patient meta-analysis. Eur Heart J，2014，35（23）：1559-1567.

［10］Yancy CW，Jessup M，Bozkurt B，et al. 2017 ACC/AHA/HFSA Focused Update of the 2013 ACCF/AHA Guideline for the Management of Heart Failure：A report of the American College of Cardiology/American Heart Association Task Force on Clinical Practice Guidelines and the Heart Failure Society of America. J Am Coll Cardiol，2017，70（6）：776-803.

（刘岗　吴文娟　编　付茂亮　张娜娜　审校）

第3节　D-二聚体

一、定义

D-二聚体（DD）为纤维蛋白降解产物，由纤溶酶裂解交联的纤维蛋白而释放。DD是由相邻的两个纤维蛋白单体D-结构域组成，两个D-结构域之间由活化的XⅢ因子交联。DD浓度的升高反映体内高凝状态和继发性纤溶亢进，因而对血栓性疾病的诊断具有重要意义。

目前有多种检测DD的方法，主要基于乳胶凝集原理的定性或半定量试验以及基于酶联免疫吸附试验（ELISA）的定量测定，其中ELISA法最敏感。血栓生成约2 h后可检测到DD升高，因此较少出现因为时间窗问题而尚未升高的情况。DD清除主要经过肾和网状内皮系统，其体内半衰期为6～8 h，DD转阴时间与血栓清除的相关性更大，与半衰期的相关性不大。不同实验室所采用的临界值和测定方法各异。临床医生应了解所在医疗机构运用的检测方法［高敏感法（微孔ELISA、免疫比浊法）或中等敏感法（全血凝集法、乳胶半定量）］。

二、DD 的正常范围及临床意义

年龄≤ 50 岁人群 DD 的临界值为 500 μg/L，年龄> 50 岁人群 DD 的临界值为（年龄×10）μg/L。对于临床评估肺栓塞中低可能的患者，若 DD 阴性（或< 500 ng/ml），可基本排除急性肺栓塞。需要注意的是，血栓负荷小（如亚段水平以下）、就诊延迟、就诊前接受过抗凝治疗、纤溶酶降解交联纤维蛋白能力的个体差异或慢性肺栓塞时，DD 水平可能正常，因此 DD 阴性不能完全排除肺栓塞。

三、引起 DD 升高的原因

DD 升高的原因可分为 3 类：①静脉血栓栓塞相关疾病：肺栓塞、深静脉血栓形成、颅静脉（窦）血栓等。②非静脉血栓栓塞：急性主动脉综合征（AAS）、脑卒中、弥散性血管内凝血（DIC）、严重感染 / 脓毒症、急性冠脉综合征（ACS）、手术 / 创伤、恶性肿瘤、心力衰竭、严重肝肾功能不全等。③生理性因素：妊娠、衰老等。越来越多的证据显示 DD 可作为排除或辅助诊断静脉血栓疾病与非静脉血栓疾病的重要工具。

1. 急性肺栓塞

DD 诊断急性肺栓塞的敏感性高，特异性较低，结合急性肺栓塞可能性评分（Wells 或 Geneva）可排除 30% 的肺栓塞患者。对于血流动力学不稳定的肺栓塞疑诊患者，DD 意义不大，可直接进行 CT 肺动脉造影（CTPA）或超声心动图检查。仅不足 1% 的急性肺栓塞患者因 DD 阴性 /Geneva 评分显示低危而漏诊。DD 检测对于中低危肺栓塞患者价值较大。对于高危患者，建议立即进行床旁超声或 CTPA 检查，而不是检测 DD。

YEARS 法包含 3 项标准（深静脉血栓形成的临床体征、咯血和最可能诊断为肺栓塞），并测定 DD 值。若 3 条标准均不符合且 DD < 1000 ng/ml，或符合 3 条标准中的 1 条或多条且 DD < 500 ng/ml，则排除肺栓塞。仅在 DD ≥ 1000 ng/ml（无前述 3 项标准）或≥ 500 ng/ml（至少 1 项标准）这两种情况下，疑诊肺栓塞才需进行 CTPA 检查（图 3-3-1）。YEARS 法简单、有效、安全。研究显示，应用 YEARS 法排除的肺栓塞患者随访 3 个月内发生静脉血栓的风险与 Wells 评分相当。在疑似肺栓塞的孕妇中，采用 YEARS 法可安全排除肺栓塞，约 39% 的患者可避免进行 CTPA 检查，从而避免辐射暴露的潜在危害。

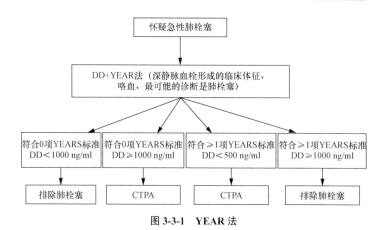

图 3-3-1　**YEAR 法**

2. 静脉血栓性疾病

静脉血栓性疾病包括深静脉血栓形成（DVT）和颅静脉血栓等。绝大多数静脉血栓性疾病患者的 DD 水平会升高（即敏感性很高）。DD 是临床筛查的简便且敏感的指标。DD 最常用于静脉性血栓的排除性诊断，具有较高的阴性预测值。高敏感性检测能够在 DVT 验前概率为中低的患者中排除 DVT，而中等敏感性检测仅有助于在 DVT 验前概率较低的患者中排除 DVT。对于疑似 DVT 的患者，DD 不应作为单独检查，应结合临床验前概率和（或）超声检查。一项 meta 分析评估 DD 在颅静脉血栓诊断中的潜在效能，显示其敏感性和特异性分别为 94% 和 90%，但 DD 阴性不能排除颅静脉血栓形成，单纯头痛、亚急性、慢性或单纯静脉窦血栓患者 DD 可阴性。

DD 持续阳性是静脉血栓事件复发的危险因素之一，因此 DD 水平可作为 DVT 治疗过程中预测复发的指标。目前指南不建议根据 DD 指导抗凝疗程。

3. AAS

AAS 是一组少见而严重的心血管急症的总称，包括主动脉夹层、主动脉壁间血肿、主动脉溃疡和主动脉破裂。DD < 500 ng/ml 可有效排除主动脉夹层，敏感性高达 97%，阴性预测值为 96%。筛查风险评分联合 DD 排除急性主动脉夹层的敏感性更高。无论 DD 水平如何，AAS 风险高的患者［即主动脉夹层风险评分（ADD-RS）> 1］应进行 CT 血管造影（CTA）或其他影像学检查。绝大多数主动脉夹层的患者 DD 均明显升高，升高程度与从发病至进行实验室检查的时间和夹层大小相关。需要注意的是，AAS 可与 ACS、急性肺栓塞同时发生。主动脉夹层假腔内血栓形成、血管撕裂面积越大，血栓形成越多，DD 水平越高，DeBakey Ⅰ型的 DD 水平通常高于Ⅱ型；出现心包积血、胸腔积血等并发症时，DD 水平明显升高。此外，DD 能够预测主动脉夹层患者的院内死亡风险，水平越高，患者死亡风险越大。主动脉夹层患者 DD 阴性需考虑以下情况：①血管撕裂面积小；②主动脉溃疡或主动脉壁间血肿（少量）；③慢性主动脉夹层，假腔完全闭合、内皮化。

4. ACS

ACS 多由不稳定斑块破裂引起。斑块破裂导致斑块内坏死核心物质外流，凝血系统激活，凝血标志物与纤维蛋白降解产物浓度增加，因此 DD 水平升高，但由于冠状动脉管腔内径小，故与静脉血栓栓塞和主动脉夹层相比，其血栓负荷小，DD 的浓度升高不明显。DD 水平越高，冠状动脉钙化程度越高，DD 水平是冠状动脉钙化的独立危险因素；DD 水平越高，冠状动脉病变越重，DD 水平是冠状动脉病变程度的独立危险因素。DD 水平可预测急性心肌梗死患者的远期预后。急性心肌梗死患者出现 DD 水平明显升高时，需考虑心脏破裂、心包积血、多支病变或合并肺栓塞、下肢深静脉血栓、恶性肿瘤或主动脉夹层。

5. 严重感染 / 脓毒症

尽管脓毒症的发病机制不明，但目前研究证实炎症反应和凝血功能紊乱在脓毒症的发生和发展过程中具有重要的作用。DD 升高的程度与脓毒症的严重程度和预后显著相关。由于患者长期卧床且合并症较多，应警惕是否存在 DVT 和肺栓塞。与存活患者相比，非存活患者往往早期出现 DD 进行性升高。随着病情好转，DD 逐渐下降并恢复正常。若 DD 进行性升高或在恢复过程中再次出现显著升高，并突然出现氧合恶化、呼吸窘迫、血压下降等高危肺栓塞征象，且不能用原发性严重感染 / 脓毒症解释时，需警惕肺栓塞，应及时完善床旁超声心动图和 CTPA。

6. 恶性肿瘤

恶性肿瘤患者常处于高凝状态。肿瘤组织可激活外源性凝血系统与纤溶系统，并和肿瘤侵袭与转移特性密切相关。当无典型症状的患者出现持续 DD 水平显著升高时，在排除其他原因所致血栓形成（高凝状态）和肝病后，应考虑恶性肿瘤（如急性早幼粒细胞白血病等）。此外，监测 DD 有助于评估癌症患者血栓或出血风险。

7. 肾功能不全

肾功能异常患者多伴有 DD 水平升高：估算的肾小球滤过率（eGFR）为 30 ～ 60 ml/min 的患者多伴有 DD 升高；eGFR 15 ～ 30 ml/

min 时，基本均存在 DD 异常；eGFR ＜ 15 ml/min 时，纤维蛋白降解减少，DD 代谢半衰期延长，水平显著升高。

8. 肝病

肝功能不全时，凝血因子合成不足，导致出血 - 启动凝血 - 纤溶的正反馈过程，DD 继发升高；肝衰竭时，对炎症因子等的降解能力下降，可引起血管内皮损伤，激活凝血，同时纤溶酶原激活物能力下降，纤维蛋白降解减弱，造成纤溶亢进和 DD 明显升高。

9. DIC

DD 升高可见于急性和慢性 DIC。感染、炎症、外伤和恶性肿瘤等严重疾病可激活凝血系统，使微循环内出现广泛的纤维蛋白沉积和血小板聚集，导致弥漫性微血栓形成和继发性纤溶状态，形成 DIC。DIC 早期，DD 随病程发展可持续升高 10～100 倍以上。因此，DD 可作为 DIC 早期诊断和病程监测的主要指标。

10. 妊娠高血压综合征

妊娠高血压时，小动脉痉挛导致管腔狭窄，血管阻力增大，血管内皮损伤，胎盘缺血，激活继发性纤溶系统，使 DD 水平明显升高，因此 DD 对于重度妊娠高血压患者的病情评估有一定价值。先兆子痫是妊娠的常见并发症，易进展为子痫、HELLP 综合征或 DIC，其可导致微血管血栓和 DD 升高。

参考文献

［1］Giannitsis E，Mair J，Christersson C，et al. Biomarker Study Group of the European Society of Cardiology（ESC）Acute Cardiovascular Care Association（ACCA）. How to use D-dimer in acute cardiovascular care. Eur Heart J Acute Cardiovasc Care，2017，6（1）：69-80.

［2］Kearon C，de Wit K，Parpia S，et al. PEGeD study investigators. Diagnosis of pulmonary embolism with d-Dimer adjusted to clinical probability. N Engl J Med，2019，381（22）：2125-2134.

［3］Nazerian P，Mueller C，Soeiro AM，et al. ADvISED investigators. Diagnostic accuracy of the aortic dissection detection risk score plus d-Dimer for acute aortic syndromes：The ADvISED prospective multicenter study. Circulation，2018，137（3）：250-258.

［4］van Es N，van der Hulle T，van Es J，et al. Wells rule and d-Dimer testing to rule out pulmonary embolism：A systematic review and individual-patient data meta-analysis. Ann Intern Med，2016，165（4）：253-261.

（刘凯雄　吴鹭龄　编　刘岗　审校）

第 4 节　心肌酶

一、定义

心肌酶谱是与心肌损伤相关的一组酶的合称，对诊断心肌梗死具有一定价值。心肌酶谱包括谷草转氨酶（AST）、乳酸脱氢酶（LDH）、α- 羟丁酸脱氢酶（α-HBDH）和肌酸激酶（CK）及其同工酶（CK-MB）。

二、心肌酶升高的原因

心肌损伤或坏死后心肌酶水平会有不同程度的升高。其中，CK-MB、LDH 特异性最高，目前心肌酶谱正常值多为成人标准，儿童的正常值高于成人，绝大多数儿童的心肌酶谱正常参考值是成人的 2 ～ 3 倍。

心肌酶并非心肌细胞所独有，也存在于肝细胞及骨骼肌细胞中，因此其他引起肝、骨骼肌等系统损伤的疾病均可导致心肌酶升高，如肝炎、肝硬化、骨骼肌外伤或挤压伤等；风湿免疫性疾病（如系统性红斑狼疮、皮肌炎）也可引起心肌酶谱升高；全身性疾病（如尿毒症、急性缺血、缺氧）、大面积脑卒中、重症胰腺炎和一氧化碳中毒均可引起心肌酶谱升高。总之，心肌酶谱升高需要综合患者的临床症状、体征和实验室检查考虑可能的病因，从而采取有针对性的治疗。

三、心肌酶谱的临床意义

1. CK

CK 主要存在于胞质和线粒体中，以骨骼肌、心肌中含量最多，其次是脑组织和平滑肌。肝、胰腺和红细胞中的 CK 含量极低。CK 水平受性别、年龄、种族、生理状态的影响。①男性肌肉容量大，CK 活性高于女性；②新生儿出生时由于骨骼肌损伤和暂时性缺氧，CK 可升高；③黑人 CK 水平为白人的 1.5 倍；④运动后可导致 CK 明显升高，运动越剧烈、时间越长，则 CK 升高越明显。

（1）CK 升高主要见于以下情况：①急性心肌梗死：CK 水平在发病 3 ～ 8 h 即明显升高，其峰值为 10 ～ 36 h，3 ～ 4 天恢复正常。如果急性心肌梗死病程中再次出现 CK 水平升高，提示再发心肌梗死。因此，CK 是早期诊断急性心肌梗死的敏感指标之一，但诊断时应注意 CK 的时效性。若发病 8 h 内 CK 不升高，不可轻易排除急性心肌梗死，应动态观察；发病 24 h 的 CK 检测价值最大，此时 CK 水平应达峰值。②心肌炎和肌肉疾病：心肌炎时 CK 明显升高。各种肌肉疾病（如多发性肌炎、横纹肌溶解、进行性肌营养不良、重症肌无力）时 CK 明显升高。③溶栓治疗：急性心肌梗死溶栓治疗后出现再灌注可导致 CK 活性升高，使峰值时间提前。因此，CK 水平有助于判断溶栓后的再灌注情况，但由于 CK 检测的敏感性中等，故不能早期判断再灌注。如果发病后 4 h 内 CK 即达峰值，提示冠状动脉再通达 40% ～ 60%。④手术：心脏手术或非心脏手术后均可导致 CK 升高，其升高的程度与肌肉损伤的程度、手术范围、手术时间密切相关。心脏复律、心导管检查及冠状动脉成形术等均可引起 CK 升高。

（2）CK 降低：见于长期卧床、甲状腺功能亢进、激素治疗等。

2. CK-MB

CK 是由 2 个亚单位组成的二聚体，具有 3 个不同的亚型：① CK-MM（CK_3），主要存在于骨骼肌和心肌中。② CK-MB（CK_2），主要存在于心肌中。③ CK-BB（CK_1）主要存在于脑、前列腺、肺、肠等组织中。正常人血清中以 CK-MM 为主，CK-MB 较少，CK-BB 含量极少。

CK-MB 升高主要见于以下情况：①急性心肌梗死：CK-MB 对急性心肌梗死早期诊断的敏感性明显高于总 CK，其阳性检出率达 100%，敏感性为 17% ～ 62%，特异性为 92% ～ 100%。CK-MB 一般在发病后 3 ～ 8 h 升高，9 ～ 30 h 达峰值，48 ～ 72 h 恢复正常水平。与 CK 比较，其峰值出现早，消失较快，对诊断发病时间较长的急性心肌梗死有一定困难，但对再梗死的诊断有重要价值。此外，CK-MB 峰值出现的时间与预后相关，CK-MB 峰值出现早者较出现晚者预后好。②其他心肌损伤：心绞痛、心包炎、慢性心房颤动、植入起搏器等均可使 CK-MB 水平升高。③肌肉疾病及手术：骨骼肌疾病可导致 CK-MB 升高，但 CK-MB/CK 常小于 6%，以此可与心肌损伤鉴别。

3. LDH

LDH 是一种糖酵解酶，广泛存在于各种组织中，以心肌、骨骼肌和肾含量最高，其次为肝、脾、胰腺、肺和肿瘤组织，红细胞中 LDH 的含量也极为丰富。由于 LDH 几乎存在于所有组织中，因此 LDH 对诊断具有较高的敏感性，但特异性较差。

LDH 升高主要见于以下情况：①心脏病：急性心肌梗死时 LDH

活性升高较 CK、CK-MB 升高晚（8～18 h 开始升高），24～72 h 达到峰值，持续 6～10 天。病程中 LDH 持续升高或再次升高提示梗死面积扩大或再次出现梗死。②肝病：急性病毒性肝炎、肝硬化、阻塞性黄疸，以及心力衰竭和心包炎时的肝淤血、慢性活动性肝炎等可使 LDH 显著升高。③恶性肿瘤：恶性淋巴瘤、肺癌、结肠癌、乳腺癌、胃癌、宫颈癌等时 LDH 均明显升高。④其他：贫血、肺梗死、骨骼肌损伤、进行性肌营养不良、休克、肾病等时 LDH 均明显升高。

4. α-HBDH

α-HBDH 是一种心肌损伤标志物，主要存于心肌中，少量存在于肝内。一般来说，α-HBDH 升高首先考虑心肌损伤。如果患者 α-HBDH 升高同时合并肌钙蛋白、CK-MB、肌红蛋白等心肌损伤标志物升高，则首先考虑急性心肌梗死、病毒性心肌炎或其他类型的心肌损伤。

α-HBDH 升高主要见于以下情况：①心脏病：心肌梗死、外伤、心肌炎等导致的心肌细胞受损均会导致 α-HBDH 明显升高。②溶血：溶血性贫血或任何造成检测过程中红细胞溶解过多的原因均会使 α-HBDH 升高。

5. AST

AST 是一种重要的转氨酶。它是临床上常用的肝功能检查指标，可用于判断肝损害。肝内的 AST 有两种同工酶，分别存于肝细胞线粒体内的 mAST 和胞质内的 sAST。在肝细胞轻度病变时，仅 sAST 释放入血，而当病变严重时，mAST 也会相继释放入血，故血清 AST 活性随肝细胞损害的程度升高。

AST 升高主要见于以下情况：①一过性升高：如运动、进食、饮酒、熬夜、药物等。②肝细胞损伤：常见于各种乙型肝炎、肝硬化、脂肪肝、酒精性肝病等肝胆疾病。③心脏病：急性心肌梗死、心肌炎、心力衰竭也是 AST 升高的原因之一。患者常有胸痛、心悸、气短、水肿，心脏检查有阳性体征及心电图异常。

参考文献

[1] 陈灏珠. 实用心脏病学. 5 版. 上海：上海科技出版社，2016.
[2] 葛均波，徐永健，王辰. 内科学. 9 版. 北京：人民卫生出版社，2018.
[3] 万学红，卢雪峰. 诊断学. 9 版. 北京：人民卫生出版社，2018.

（张丕芝　编　付茂亮　杨丽娜　审校）

第5节 肝肾功能

一、肝功能检查

肝功能检查的主要指标包括谷丙转氨酶（ALT）、谷草转氨酶（AST）、乳酸脱氢酶（LDH）、γ-谷氨酰转肽酶（GGT）、碱性磷酸酶（ALP）、总胆红素（TBIL），白蛋白（ALB）。适应证包括肝病的无创性筛查，监测病情进展或反应肝脏疾病的严重程度。

1. 正常值和临床意义（表 3-5-1）

表 3-5-1　肝功能检查的评估要点

项目	正常值范围	临床意义	肝外原因
ALT	10～55 U/L	降低无意义 轻度升高无特异性，明显升高提示肝损害	肝损伤（特异性最高）
AST	10～40 U/L	降低无意义 轻度升高无特异性，明显升高见于广泛肝细胞损伤	肾、脑、胰腺、肺损伤，白细胞、红细胞
LDH	＜250 U/L	降低无意义 一过性升高见于肝损害，持续升高见于恶性浸润	心肌、骨骼肌、肾、脑损伤，红细胞
ALP	45～115 U/L	降低无意义 轻度升高无特异性，明显升高见于胆汁淤积和浸润性疾病	骨髓生长或骨疾病、妊娠
GGT	＜30 U/L	降低无意义 对胆道疾病最敏感，特异性差	广泛分布于各种组织，可由乙醇和药物诱导
TBIL	＜17.3 U/L	降低无意义 轻中度升高见于多种疾病，明显升高见于胆汁排泄障碍、病毒感染、酒精性、药物诱导或先天性疾病	溶血、血肿吸收、肌肉损伤
ALB	35～50 g/L	降低见于慢性疾病，半衰期长（20天）	降低见于烧伤、肠病、营养不良、肾病综合征等

2. 肝功能检查与心血管疾病的相关性

慢性肝病（尤其是非酒精性脂肪性肝病）可通过炎症反应、氧化应激反应、糖脂代谢异常等途径损害动脉内膜，发生动脉粥样硬化，患者可出现心脏舒张功能下降及心肌肥厚性改变，心肌顺应性降低，即心脏舒张功能不全。大多数患者早期无明显症状，但可有肝功能异常，表现为 GGT、ALT、AST 水平出现不同程度的升高。

一项研究纳入了 1594 例左心室收缩功能受损（LVEF ≤ 40%）患者和 1085 例左心室功能保留（LVEF > 40%）患者，评估其肝功能指标和白蛋白水平的预测价值。结果显示，18% 的患者有低白蛋白血症，14% ALP 升高，13% TBIL 升高，3% ALT 升高，4% AST 升高。LVEF 降低者 TBIL 升高的概率几乎是 LVEF 保留者的两倍（16% *vs.* 9%）；两组患者其他异常的发生率无显著差异。在校正临床变量后的单变量分析中，中位随访 38 个月时，低白蛋白血症和 TBIL 升高均为结局（心血管性死亡或心力衰竭住院）的预测指标。

临床常见由心力衰竭导致的肝淤血性损害，其发病机制主要是肝组织血液灌注减少，肝细胞缺血缺氧从而发生肝小叶中央坏死。由于肝接受约 20% 的心输出量，肝细胞对缺血缺氧十分敏感，因此当肝组织灌注减少到一定程度后即可发生缺氧损伤。同时，心力衰竭时血儿茶酚胺含量增加使肝微血管收缩，肝血流量减少，导致肝细胞坏死。淤血性肝损害的发病涉及肝细胞和心肌，故导致 LDH 酶活力增加，且心力衰竭程度越重，肝功能损害越明显。经治疗心力衰竭后肝功能也随之改善。

二、肾功能检查

肾功能检查的常用指标包括尿素氮（BUN）、肾小球滤过率（eGFR）、肌酐清除率（Ccr），主要用于评估围手术期肾功能储备，预测存在肾衰竭高危因素的患者（术前肾功能不全、低心排血量综合征等）接受高危手术和创伤期间肾病的发病率。

1. 正常值和临床意义

eGFR 的正常值约 125 ml/min，GFR 持续下降提示慢性肾脏病（CKD），而 GFR 突然下降可用于评估急性肾损伤（AKI）。需要注意的是，孕妇、截肢者、肌肉萎缩者、病理性肥胖者等人群不适用 eGFR 公式，因其肌肉体积与同年龄、性别、种族的人群不匹配，可留 24 h 尿检测 Ccr 以更好地反映 GFR。同样，对于素食者、饮食补充肌酸者（如健身者），其饮食对肌酐有较大影响，不宜使用 eGFR 公式，而应检测 Ccr。

Ccr 的正常值范围为 80 ～ 120 ml/min，79 ～ 51 ml/min 提示轻度损害，50 ～ 30 ml/min 提示中度损害，< 30 ml/min 提示重度损害。该指标目前已被广泛应用，但由于存在近端肾小管排泄肌酐的因素，故其仅作为 eGFR 的替代指标。

2. 与心血管疾病的相关性

心脏和肾密切相关，心脏病和肾病间存在相互作用。肾功能减退与心力衰竭患者死亡率增加相关，CKD 患者发生动脉粥样硬化性心血管疾病和心力衰竭的风险也增加，肾衰竭患者中高达 50% 的死亡由心血管疾病引起。此外，急、慢性心功能不全可引起肾功能不全。血清肌酐浓度已被证明是 CABG 术后并发症发生率和医疗费用增加的独立预测因子。

有研究表明，心力衰竭患者存在 eGFR 降低时，eGFR < 60 ml/（min·1.73 m²）可增加并发症及心血管疾病发生风险，并增加死亡风险。针对 16 项研究共 80 000 多例患者的系统综述显示，随访 ≥ 1 年时，eGFR 正常者的死亡率为 24%，而 GFR 轻度降低及中重度降低者的死亡率分别为 38% 和 51% ［校正风险比（HR）分别为 1.6 和 2.3］。BUN 升高也与死亡率增加有关，这一作用可能部分程度上独立于 eGFR。

多项研究表明，BUN/Cr 是心力衰竭患者的独立预测因子。在 BUN/Cr 升高的患者中，肾功能不全（eGFR ≤ 45 ml/min/1.73 m²）与死亡风险增加显著相关。BUN/Cr 与 eGFR 存在交互作用。在一项 5 年随访的回顾性研究中，射血分数降低的心力衰竭患者比射血分数保留的心力衰竭患者长期预后更差。

参考文献

［1］储毓舜，梁静，张梅. 非酒精性脂肪性肝病与心脏疾病的关系. 山东医药，2015，55（18）：102-104.

［2］顾立飞，汪余勤，范建高. 非酒精性脂肪性肝病对心脏结构及功能影响的研究进展. 中华肝脏病杂志，2016，24（6）：461-464.

［3］Allen LA, Felker GM, Pocock S, et al. Liver function abnormalities and outcome in patients with chronic heart failure: data from the Candesartan in Heart Failure: Assessment of Reduction in Mortality and Morbidity（CHARM）program. Eur J Heart Fail，2009，11（2）：170-177.

［4］Guleria A, Duseja A, Kalra N, et al. Patients with non-alcoholic fatty liver disease（NAFLD）have an increased risk of atherosclerosis and cardiovascular disease. Trop Gastroenterol，2013，34（2）：74-82.

［5］Kontogeorgos S, Thunström E, Johansson MC, et al. Heart failure with preserved ejection fraction has a better long-term prognosis than heart failure with reduced ejection fraction in old patients in a 5-year follow-up retrospective study. Int J Cardiol, 2017, 232: 86-92.

［6］Matsue Y, van der Meer P, Damman K, et al. Blood urea nitrogen-to-creatinine ratio in the general population and in patients with acute heart failure. Heart, 2017, 103（6）: 407-413.

［7］Núñez J, Miñana G, Santas E, et al. Cardiorenal syndrome in acute heart failure: revisiting paradigms. Rev Esp Cardiol（Engl Ed）, 2015, 68（5）: 426-435.

［8］Smith GL, Lichtman JH, Bracken MB, et al. Renal impairment and outcomes in heart failure: systematic review and meta-analysis. J Am Coll Cardiol, 2006, 47（10）: 1987-1996.

（刘孜卓　编　南勇　审校）

第6节　血脂与脂蛋白

一、血脂与脂蛋白的定义与来源

（一）血脂

1. 定义

血脂是血清中的胆固醇、甘油三酯（TG）和类脂（如磷脂）等的总称，与临床密切相关的血脂主要为胆固醇和TG。

2. 血脂的特性和功能

（1）人体内胆固醇主要以游离胆固醇及胆固醇酯的形式存在。

（2）TG由甘油分子中的3个羟基被脂肪酸酯化而形成。

（3）血脂不溶于水，必须与特殊的蛋白质（即载脂蛋白）结合形成脂蛋白才能溶于血液，被运输至组织进行代谢。

（4）TG的主要功能为能量储存、能量产生。

（5）胆固醇参与甾体激素、胆酸的合成，形成细胞膜。

（二）脂蛋白

1. 定义

脂蛋白能与脂质结合形成脂质-蛋白质复合物，其以疏水脂类为核心，围绕极性脂类及载脂蛋白。脂蛋白大致可分为4类：乳糜微粒（CM）、极低密度脂蛋白（VLDL）、低密度脂蛋白（LDL）和高密度脂蛋白（HDL）。

2. 脂蛋白的特性和功能（表3-6-1）

表 3-6-1 脂蛋白的特性及功能

分类	水合密度 (g/ml)	颗粒大小 (nm)	主要脂质	主要载脂蛋白	来源	功能
乳糜微粒 (CM)	< 0.950	80~500	TG	B_{48}、A1、A2	小肠合成	将食物中的甘油三酯和胆固醇从小肠转运至其他组织
极低密度脂蛋白 (VLDL)	0.950~1.006	30~80	TG	B_{100}、E、Cs	肝合成	转运甘油三酯至外周组织，经酯酶水解后释放游离脂肪酸
中间密度脂蛋白 (IDL)	1.006~1.019	27~30	TG、胆固醇	B_{100}、E	VLDL 中 TG 经酯酶水解后形成	为 LDL 前体，部分经肝摄取
低密度脂蛋白 (LDL)	1.019~1.063	20~27	胆固醇	B_{100}	VLDL 和 IDL 中 TG 经酯酶水解后形成	胆固醇的主要载体，经 LDL 受体介导摄取而被外周组织利用，与冠心病直接相关
高密度脂蛋白 (HDL)	1.063~1.210	8~10	磷脂、胆固醇	A1、A2、Cs	主要由肝和小肠合成	促进胆固醇从外周组织移除，转运胆固醇至肝或其他组织再分布，HDL 与冠心病呈负相关
脂蛋白 (a) [Lp (a)]	1.055~1.085	26	胆固醇	B_{100}	肝合成后与 LDL 形成复合物	可能与冠心病相关

二、血脂异常的分类

血脂异常按病因分类可分为继发性和原发性高脂血症。血脂异常基层诊疗指南（2019 版）指出，有效控制血脂异常对防控动脉粥样硬化性心血管疾病（ASCVD）具有重要意义。

血脂异常的临床分类包括高胆固醇血症、高甘油三酯血症、混合型高脂血症、低高密度脂蛋白血症（表 3-6-2 和表 3-6-3）。

表 3-6-2　血脂异常的 Fredrickson 分类

Frederickson 表型	脂蛋白异常	典型脂质水平
I	CM	甘油三酯＞第 99 个百分位数
IIa	LDL	总胆固醇＞第 90 个百分位数；根据类型，还可能出现载脂蛋白 B ≥第 90 个百分位数
IIb	LDL 和 VLDL	根据类型，总胆固醇和（或）甘油三酯≥第 90 个百分位数，载脂蛋白 B ≥第 90 个百分位数
III	VLDL 和 CM 残留	总胆固醇和甘油三酯＞第 90 个百分位数
IV	VLDL	总胆固醇＞第 90 个百分位数；根据类型，也可出现甘油三酯＞第 90 个百分位数或低 HDL
V	CM 和 VLDL	甘油三酯＞第 99 个百分位数

表 3-6-3　血脂异常的简易临床分类

临床分类	总胆固醇（TC）	甘油三酯（TG）	高密度脂蛋白胆固醇（HDL-C）	相当于 Frederickson 表型
高胆固醇血症	增高	—		IIa
高甘油三酯血症	—	增高		IV、I
混合型高脂血症	增高	增高		IIb、III、IV、V
低高密度脂蛋白血症	—	—	降低	—

三、血脂异常的临床意义

我国成人血清总胆固醇（TC）平均值为 4.50 mmol/L，高胆固醇血症的患病率约为 4.9%；TG 的平均值为 1.38 mmol/L，高甘油三酯血症的患病率约为 13.1%；高密度脂蛋白胆固醇（HDL-C）平均为 1.19 mmol/L，低 HDL-C 血症的患病率约为 33.9%。中国成人血脂异常的总患病率高达 40.40%。根据 ASCVD 的发病风险采取不同强度的干预措施是血脂异常防治的核心策略。脂蛋白代谢异常是动脉粥样硬化的主要易感因素。据估计，超过 70% 的早发性冠心病患者存在血脂异常。

四、血脂检测的临床应用

1. 适应证

（1）有 ASCVD 病史。

（2）皮肤或肌腱黄色瘤及跟腱增厚。

（3）存在多个 ASCVD 危险因素（如高血压、糖尿病、肥胖、吸烟）。

（4）有早发性心血管疾病家族史（指男性一级亲属在 55 岁前或女性一级亲属在 65 岁前患缺血性心血管疾病）或有家族性高脂血症。

2. 血脂检测频率

建议 20 ～ 40 岁成人至少每 5 年进行 1 次血脂检测（包括 TC、LDL-C、HDL-C 和 TG）；建议 40 岁以上男性和绝经后女性每年进行 1 次血脂检测；ASCVD 患者及其高危人群应每 3 ～ 6 个月进行 1 次血脂检测。因 ASCVD 住院的患者应在入院时或入院 24 h 内检测血脂。

3. 血脂检测指标的临床意义及分层（表 3-6-4 和表 3-6-5）

4. 血脂与心血管风险分层

2019 ESC/EAS 血脂指南提出，应根据心血管风险分层建立降脂目标（表 3-6-6）。2019 中国胆固醇教育计划（CCEP）专家建议指出，LDL 及其他含有载脂蛋白 B（ApoB）脂蛋白胆固醇在动脉壁内的蓄积可诱发复杂的炎症反应，是导致动脉粥样硬化斑块形成的始动环节（表 3-6-7）。

表 3-6-4 血脂检测指标及其临床意义

指标	临床意义
TC	对疾病的预测不及 LDL-C 精准
TG	变异度大；空腹 TG ≥ 5.7 mmol/L（500 mg/dl）常伴发急性胰腺炎
LDL-C	LDL-C 升高是动脉粥样硬化的主要危险因素，是 ASCVD 风险的首要评估指标
HDL-C	HDL 与 ASCVD 发病风险呈负相关
ApoA1	血清 ApoA1 可反映 HDL 水平
ApoB	血清 ApoB 主要反映 LDL 水平；ApoB 水平升高而 LDL-C 浓度正常时，提示血液中存在较多小而密的 LDL（SLDL）
Lp（a）	在排除各种应激性升高的情况下，Lp（a）被认为是 ASCVD 的独立危险因素

TC，总胆固醇；TG，甘油三酯；LDL-C，低密度脂蛋白；HDL-C，高密度脂蛋白；ApoA1，载脂蛋白 A1；ApoB，载脂蛋白 B；Lp（a），脂蛋白（a）

表 3-6-5 血脂检测指标的分层

血脂异常基层诊疗指南（2019 版）分层	血脂指标 [mmol/L（mg/dl）]			
	TC	LDL-C	HDL-C	TG
理想水平		< 2.6（100）		
合适范围	< 5.2（200）	< 3.4（130）		< 1.70（150）
边缘升高	5.2 ～ 6.2（200 ～ 239）	3.4 ～ 4.1（130 ～ 159）		1.70 ～ 2.3（150 ～ 199）
升高	≥ 6.2（240）	≥ 4.1（160）		≥ 2.3（200）
降低			< 1.0（40）	
中国成人血脂异常防治指南（2007 版）分层	血脂指标 [mmol/L（mg/dl）]			
	TC	LDL-C	HDL-C	TG
合适范围	< 5.18（200）	< 3.37（130）	≥ 1.04（40）	< 1.70（150）
边缘升高	5.18 ～ 6.19（200 ～ 239）	3.47 ～ 4.12（130 ～ 159）		1.70 ～ 2.25（150 ～ 199）
升高	≥ 6.22（240）	≥ 4.14（160）	≥ 1.55（60）	≥ 2.26（200）
降低			< 1.0（40）	

表 3-6-6 2019 ESC/EAS 血脂指南心血管风险分层

风险分层	临床疾病和（或）危险因素
极高危	确诊的 ASCVD（临床 / 影像） 糖尿病合并靶器官损害（微量白蛋白尿、视网膜病变或肾病） 或合并至少 3 种主要危险因素或 1 型糖尿病病程 > 20 年 重度慢性肾脏病［eGFR < 30 ml/（min·1.73 m²）］ 10 年致死性心血管事件风险 SCORE 评分 ≥ 10% 家族性高胆固醇血症合并 ASCVD 或伴有其他主要危险因素
高危	胆固醇 > 8.0 mmol/L、LDL-C > 4.9 mmol/L 或血压 ≥ 180/110 mmHg 无其他危险因素的家族性高胆固醇血症 无靶器官损害但糖尿病病程 > 10 年或伴有其他危险因素 eGFR 为 30 ～ 59 ml/（min·1.73 m²）的中度慢性肾脏病 10 年致死性心血管风险 SCORE 评分为 5% ～ 10%
中危	年轻（1 型糖尿病 < 35 岁，2 型糖尿病 < 50 岁）、糖尿病病程 < 10 年、无其他危险因素 10 年致死性心血管风险 SCORE 评分为 1% ～ 5%
低危	10 年致死性心血管风险 SCORE 评分为 < 1%

表 3-6-7 CCEP 心血管风险分层

风险分层	临床疾病和（或）危险因素
超高危（首次提出）	ASCVD 患者并存在以下情况之一： （1）复发性 ASCVD 事件（下列事件发生两次或以上：ACS、缺血性卒中 /TIA、急性肢端缺血） （2）冠状动脉多支血管病变（两支或以上主要冠状动脉狭窄超过 50%） （3）近期 ACS（1 年内） （4）心脏、脑或外周多发动脉粥样硬化性血管疾病 （5）LDL-C ≥ 4.9 mmol/L（190 mg/dl） （6）糖尿病
极高危	ASCVD 糖尿病＋高血压 糖尿病＋1 项其他危险因素 ᵃ 且 LDL-C ≥ 3.4 mmol/L（130 mg/dl）
高危	糖尿病 慢性肾脏病（3 期或 4 期） 高血压＋2 项其他危险因素 ᵃ 且 LDL-C ≥ 2.6 mmol/L（100 mg/dl） LDL-C ≥ 4.9 mmol/L（190 mg/dl）

（续表）

风险分层	临床疾病和（或）危险因素
低危 / 中危	高血压或有 0 ～ 3 项其他危险因素 ᵃ

注：一般认为，在他汀类药物充分治疗的基础上未来 10 年心血管事件风险仍超过 30%
的 ASCVD 患者可列为"超高危"人群

ASCVD，动脉粥样硬化性心血管病；ACS，急性冠脉综合征；LDL-C，低密度脂蛋白胆
固醇

ᵃ 其他危险因素包括：年龄（男性≥ 45 岁或女性≥ 55 岁）、吸烟、高密度脂蛋白胆固醇
降低、BMI ≥ 28 kg/m²、早发缺血性心血管病家族史

5. 调脂目标

推荐将 LDL-C 作为调脂治疗的主要目标，将非 HDL-C 作为次
要目标。在保证 LDL-C 达标的前提下，力争将非 HDL-C 控制在目
标值范围内［尤其在 TG 为 2.3 ～ 5.6 mmol/L（200 ～ 500 mg/dl）时］。
TG ≥ 5.6 mmol/L（500 mg/dl）时，为降低急性胰腺炎的风险，应首
选降低 TG 的药物。

表 3-6-8　不同心血管疾病风险分层的患者调脂治疗的目标值

风险分层	LDL-C（主要目标）[mmol/L（mg/dl）]	非 HDL-C（次要目标）[mmol/L（mg/dl）]
超高危	< 1.4（55）或较基线水平降低≥ 50%	< 2.2（85）
极高危	< 1.8（70）或较基线水平降低≥ 50%	< 2.6（100）
高危	< 2.6（100）	< 3.4（130）
中危 / 低危	< 3.4（130）	< 4.2（160）

参考文献

［1］中国成人血脂异常防治指南制订联合委员会.中国成人血脂异常防治指
南.北京：人民卫生出版社，2007.

［2］中国胆固醇教育计划工作委员会，中国医疗保健国际交流促进会动脉粥
样硬化血栓疾病防治分会，中国老年学和老年医学学会心血管病分会，
等.中国胆固醇教育计划调脂治疗降低心血管事件专家建议（2019）.中
华内科杂志，2020，59（1）：18-22.

［3］中华医学会，中华医学会杂志社，中华医学会全科医学分会，等.血
脂异常基层诊疗指南（2019年）.中华全科医师杂志，2019，18（5）：

406-416.

[4] 诸骏仁，高润霖，赵水平，等 . 中国成人血脂异常防治指南（2016 年修订版）. 中国循环杂志，2016，31（10）：937-953.

[5] Rosenson RS，Brewer HB Jr，Ansell BJ，et al. Dysfunctional HDL and atherosclerotic cardiovascular disease. Nat Rev Cardiol，2016，13（1）：48-60.

[6] Rosenson RS，Davidson MH，Hirsh BJ，et al. Genetics and causality of triglyceride-rich lipoproteins in atherosclerotic cardiovascular disease. J Am Coll Cardiol，2014，64（23）：2525-2540.

[7] Silverman MG，Ference BA，Im K，et al. Association between lowering LDL-C and cardiovascular risk reduction among different therapeutic interventions：A systematic review and meta-analysis. JAMA，2016，316（12）：1289-1297.

（刘岗 吴文娟 编 南勇 审校）

第 7 节 血糖

一、血糖的正常值及临床意义

空腹血糖的正常值范围为 4.4 ～ 6.1 mmol/L，餐后 1 h 血糖为 6.7 ～ 8.3 mmol/L，餐后 2h 血糖为 5.0 ～ 7.2 mmol/L，餐后 3 h 血糖为 4.4 ～ 6.7 mmol/L。血糖升高常见于糖尿病或急性疾病所致的糖代谢异常。

二、血糖与心血管疾病的相关性

糖耐量试验中，糖负荷后 2 h 血糖异常是心血管疾病死亡的独立预测因子。识别糖尿病前期和糖尿病患者是心脑血管疾病危险因素评估的重要内容。

冠心病是 2 型糖尿病患者最常见的血管并发症，可使死亡率升高 2 ～ 4 倍。研究显示，早期严格血糖控制与长期随访中心肌梗死和死亡的发生风险下降相关。除年龄和 LVEF 外，糖尿病也是死亡和心力衰竭住院的强独立预测指标。此外，2 型糖尿病、胰岛素抵抗可能是女性冠心病的最强危险因素。2 型糖尿病可使冠心病风险提高 971%，胰岛素抵抗可使冠心病风险提高 540%。相比之下，低密度脂蛋白胆固醇升高仅使风险提高 38%。有关血糖水平与心血管疾病相关性的研究发现，血糖水平达糖尿病诊断标准后心血管疾病的患病风险增加 3.84 倍。这可能与高血糖导致心肌病变有关，其病理机制主要与线粒体功能异常、氧化应激等有关，其过程较为复杂，包括一些代谢途径（如胰岛素和葡萄糖通路）异常导致心肌细胞凋亡增加、纤维化等。血糖波动在其中的作用仍需进一步研究。

急性心肌梗死或急性失代偿性心力衰竭时，机体容易发生应激状态，从而出现应激性高血糖。有研究显示，血糖的适度增加可改善患者心肌组织的能量供应，有利于心肌组织的修复，因此应激性高血糖被认为是机体的一种自我保护性应激反应。也有研究发现持续应激性高血糖会对心肌产生损伤作用，血糖的持续升高会加重心肌缺血，扩大梗死面积，增加心肌缺血再灌注损伤的发生率，易引起心律失常、心力衰竭和猝死等不良反应，与预后呈负相关。我国相关研究证实，急性心肌梗死合并应激性高血糖导致患者并发症的发生率和病死率显著增加。应激性高血糖加重心肌损伤的机制尚未明确，有研究发现高血糖易引起严重炎症反应，导致体内凝血因子含量显著增加而抗凝物质的活性降低，易发生血栓；另外，心肌梗死时由于心肌细胞缺血缺氧导致无氧酵解加强，乳酸生成增多，而血糖升高进一步导致乳酸含量增高，导致血管通透性增加。应激性高血糖是影响心肌梗死近期预后的潜在危险因素，早期识别对治疗和判断预后均有重要意义。

参考文献

[1] 何耀，封康，王洁，等．老年人群代谢综合征的患病率及其与心脑血管病的关系．中华老年心脑血管病杂志，2011，8（9）：597-600.

[2] 中华医学会糖尿病学分会．中国 2 型糖尿病防治指南（2017 年版）．中国实用内科杂志，2018，38（4）：292-344.

[3] American Diabetes Association. 10 cardiovascular disease and risk management: Standards of medical care in diabetes-2019. Diabetes Care, 2019, 42 (Suppl 1): S103-S123.

[4] Baena-Díez JM, Pe afiel J, Subirana I, et al. Risk of cause-specific death in individuals with diabetes: A competing risks analysis. Diabetes Care, 2016, 39 (11): 1987-1995.

[5] Dugani SB, Moorthy MV, Li C, et al. Association of lipid, inflammatory, and metabolic biomarkers with age at onset for incident coronary heart disease in women. JAMA cardiology, 2021, 6 (4): 437-447.

[6] Khan MAB, Hashim MJ, King JK, et al. Epidemiology of type 2 diabetes-

global burden of disease and forecasted trends. J Epidemiol Glob Health，2020，10（1）：107-111.

［7］Løgstrup BB，Høfsten DE，Christophersen TB，et al. Persistent abnormal coronary flow reserve in association with abnormal glucose metabolism affects prognosis in acute myocardial infarction. Echocardiography，2010，28（2）：210-218.

［8］Pocock SJ，Wang D，Pfeffer MA，et al. Predictors of mortality and morbidity in patients with chronic heart failure. Eur Heart J，2006，27（1）：65-75.

［9］Stranders I，Diamant M，van Gelder RE，et al. Admission blood glucose level as risk indicator of death after myocardial infarction in patients with and without diabetes mellitus. Arch Intern Med，2004，164（9）：982-988.

［10］Won KB，Hur SH，Cho YK，et al. Comparison of 2-year mortality according to obesity in stabilized patients with type 2 diabetes mellitus after acute myocardial infarction：results from the DIAMOND prospective cohort registry. Cardiovasc Diabetol，2015，14（1）：141.

（刘孜卓　编　南勇　审校）

第8节　血气分析

　　血气分析作为快捷且能精准指导抢救用药和抢救措施的检查项目，在危重症心血管疾病以及心肺疾病的抢救过程中十分重要，特别是在心力衰竭的呼吸机支持治疗（有创呼吸机、无创呼吸机辅助治疗）、心脏病围手术期的治疗、心力衰竭合并肾衰竭的血液净化过程，以及心肺复苏过程中发挥着不可替代的作用。

　　血气分析可快速检测患者的氧水平及动脉氧分压，以协助临床医生了解其气体交换的效率并判断呼吸衰竭的严重程度；帮助临床了解患者的通气状态、循环功能状态；指导抢救［如内环境平衡调节、水电解质平衡调节、呼吸机的参数调节、连续性肾脏替代治疗（CRRT）参数的设置，以及体外膜氧合（ECMO）治疗措施的调整等］。

一、酸碱度（pH 值）

　　pH 值是指患者血液样本的酸碱平衡程度，pH 值降低与酸中毒相关，pH 值升高与碱中毒相关。pH 值的参考范围为 7.35～7.45。常见的酸碱平衡紊乱见表3-8-1。

表 3-8-1 常见的酸碱平衡紊乱

酸碱平衡状态	pH 值	PCO_2	HCO_3^-
呼吸性酸中毒	↓	↑	正常
呼吸性碱中毒	↑	↓	正常
代谢性酸中毒	↓	正常	↓
代谢性碱中毒	↑	正常	↑

酸碱平衡紊乱对心血管系统的影响包括：①酸碱失衡（特别是酸中毒）会导致电解质紊乱，特别是引起高钾血症，降低心肌细胞的传导性、收缩性和自律性，导致心房颤动、心房扑动、心动过速等，严重高钾血症会导致心搏骤停。②酸中毒可使外周血管及心肌细胞对于儿茶酚胺的反应性降低，导致血管扩张，降低有效循环血容量，引起或加重休克。

二、氧分压（PO_2）

PO_2 是指血液中物理溶解的氧分子运动所产生的压力，正常值为 95 ～ 100 mmHg。PO_2 主要反映肺对 O_2 的摄取能力，可用于评估患者血液中氧合的充分度，监测辅助氧疗及辅助通气的效果。

1. 低氧血症

低氧血症是指由任何原因导致的机体缺氧状态，以及诱发的缺氧症状和组织细胞死亡（表 3-8-2）。

2. 缺氧对心血管系统的影响

轻中度缺氧可导致心动过速、轻度高血压、末梢循环收缩。严重缺氧可导致心动过速，最终出现心动过缓、心律不齐、心搏骤停等事件。同样，PO_2 下降会导致不同程度的酸碱失衡。特别是在急性心力衰竭患者的救治过程中，有效供氧是治疗的关键。

表 3-8-2 低氧血症的分级

分级	PO_2（mmHg）
轻度	＜ 80
中度	＜ 60
重度	＜ 40

任何年龄段 PO_2 ＜ 40 mmHg 均属于重度低氧血症。PO_2 的影响因素包括：肺泡通气状态、肺的状态及环境中的氧含量

三、二氧化碳分压（PCO_2）

CO_2 是一种酸性气体，其在血液中的含量受呼吸和通气的影响和控制。CO_2 在血液中的溶解决定血液的 pH 值。成年男性 PCO_2 的正常参考值范围为 35 ～ 48 mmHg，成年女性为 32 ～ 35 mmHg。

PCO_2 升高早期会出现呼吸兴奋，导致呼吸增快，当 PCO_2 > 80 mmHg 时可出现呼吸抑制，由于呼吸系统和循环系统的交互作用，心脏的代谢功能会增强，进而诱发肺心病。

PCO_2 降低多见于心力衰竭患者，因患者心功能不全导致通气血流比例失调，呼吸频率增快导致其 CO_2 呼出过多，应积极治疗原发病，同时进行对症治疗，必要时给予患者面罩吸氧。

四、乳酸（Lac）

Lac 是葡萄糖的细胞内代谢产物。正常参考值范围为 0.5 ～ 1.8 mmol/L。高乳酸血症是指血液中的乳酸水平 > 2.0 mmol/L，乳酸 > 5 mmol/L 且 pH 值下降即为乳酸性酸中毒。

Lac 升高常见的心血管原因包括：休克、心肌梗死、心搏呼吸骤停、充血性心力衰竭等。Lac 升高和堆积会刺激心脏自主神经，通过神经传导导致或加重疼痛，临床多表现为心前区或胸骨后疼痛，部分患者疼痛会延伸到左侧肩部、背部，多出现在劳累、饱餐、寒冷或情绪波动时，甚至会导致心肌梗死的发生。

五、血氧饱和度（SO_2）

SO_2 是氧合血红蛋白与氧合血红蛋白＋去氧血红蛋白的比值。反应机体当前状态下血氧运输的利用效果。成人／儿童的 SO_2 正常参考值范围为 94% ～ 98%，新生儿为 40% ～ 90%。成人 SO_2 < 80% 被认为是危及生命的缺氧。监测 SO_2 可用于评估患者血氧混合利用的状态，指导辅助氧疗。

SO_2 下降的常见心血管原因包括发绀型先天性心脏病、急性左心衰竭、全心衰竭等。当出现心律失常时，心率增快会导致心肺功能下降，SO_2 下降。同样，SO_2 下降会引发心律失常的发生。

六、剩余碱（BE）

BE 的正常参考值范围为 － 3 ～ ＋ 3 mmol/L。

　　BE 负值常见的心血管原因包括心源性休克、心搏骤停等。BE正值主要是由于 HCO$_3^-$ 补入过量。BE 水平改变会导致患者酸碱失衡，诱发心血管症状。

七、碳酸氢根（HCO$_3^-$）

　　HCO$_3^-$ 是血液中的缓冲剂，正常参考值范围为 21 ～ 27 mmol/L。

　　HCO$_3^-$ 降低是由于机体为缓冲过量的乳酸、酮酸而消耗大量的HCO$_3^-$（如心源性休克、心搏骤停、脓毒症等）或体内丢失 HCO$_3^-$ 过多（如消化道丢失、肾产生 HCO$_3^-$ 的能力下降）。

参考文献

［1］中国医师协会心血管内科医师分会心力衰竭学组，中国心力衰竭患者高钾血症管理专家共识工作组．中国心力衰竭患者高钾血症管理专家共识．中华医学杂志，2021，101（42）：3451-3458.

［2］Chauhan K，Pattharanitima P，Patel N，et al. Rate of correction of hypernatremia and health outcomes in critically ill patients. Clin J Am Soc Nephrol，2019，14（5）：656-663.

［3］Kovesdy CP. Updates in hyperkalemia：outcomes and therapeutic strategies. Rev Endocr Metab Disord，2017，18（1）：41-47.

［4］Sircar K，Clower J，Shin MK，et al. Carbon monoxide poisoning deaths in the United States，1999 to 2012. Am J Emerg Med，2015，33（9）：1140-1145.

（付茂亮　刘紫微　编　张骅　耿希华　审校）

第 9 节　感染相关指标

一、降钙素原（PCT）

　　PCT 是血清降钙素（CT）的前肽物质，正常浓度＜ 0.05 ng/ml。PCT 诊断细菌感染（特别是脓毒症）的敏感性和特异性均高于 95%，尤其是严重脓毒症和脓毒症休克，诊断特异性高达 100%。PCT 浓度升高早于 CRP 及其他炎症因子，感染后 2 h 即可检测到，6 h 急剧上升，8 ～ 24 h 维持高水平。

　　研究发现，急性心肌梗死患者血清 PCT 水平明显高于健康者，且随着 PCT 水平的升高，心脏性死亡和主要心脏不良事件（MACE）

的发生风险增加。此外，心源性休克患者 PCT 水平对其 30 天病死率有较高的预测价值。

二、C 反应蛋白（CRP）

CRP 可与肺炎链球菌的荚膜 C 多糖结合，是由 5 个相同的亚单位（23 KD）以非共价键聚集形成的环状五聚体蛋白，正常人血清中的 CRP 含量极少。CRP 是急性时相反应蛋白之一，在感染发生后 6 ～ 8 h 开始升高，24 ～ 48 h 达到高峰，可高于正常值数百倍，升高幅度与感染的程度呈正相关。病毒感染时，CRP 不升高［除感染严重侵袭导致组织损伤的病毒（如腺病毒、疱疹病毒等）］。CRP 对全身感染的敏感性较高，但对诊断局部轻微感染的作用有限。

CRP 在冠心病的发生发展中具有以下作用：①调节巨噬细胞摄LDL-C，有助于泡沫细胞的形成。②刺激巨噬细胞产生血栓前组织因子。③激活粥样硬化斑块内的补体系统，导致斑块不稳定，增强不稳定斑块的血管活性。④诱导粘连分子表达，如血管细胞粘连因子 -1、胞内粘连因子 -1 和人类冠状动脉内皮细胞上的 E-selection。⑤致敏内皮细胞，产生 CD4 T 细胞介导的细胞毒性作用。CRP 水平升高与内皮细胞功能衰竭和动脉粥样硬化的进程相关。对于动脉粥样硬化性心血管疾病患者，血清 CRP 升高与结局较差相关。此外，血清 CRP ＞ 3 mg/L 是心力衰竭患者心血管死亡的独立预测指标（HR = 1.78）。

参考文献

［1］段永强，李振龙，吴继权，等 . 降钙素原和高敏 C 反应蛋白对急性心肌梗死的预后评估 . 标记免疫分析与临床，2016，23（3）：284-287.

［2］王超权，徐雅，任品芳，等 . 老年急性心肌梗死患者血清降钙素原水平变化与预后的相关性 . 中华老年心脑血管病杂志，2014，16（9）：916-919.

［3］Anand IS，Latini R，Florea VG，et al. C-reactive protein in heart failure：prognostic value and the effect of valsartan. Circulation，2005，112（10）：1428-1434.

［4］Andrié RP，Becher UM，Frommold R，et al. Interleukin-6 is the strongest predictor of 30-day mortality in patients with cardiogenic shock due to myocardial infarction. Crit Care，2012，16（4）：R152.

［5］Lamblin N，Mouquet F，Hennache B，et al. High-sensitivity C-reactive protein：potential adjunct for risk stratification in patients with stable congestive heart failure. Eur Heart J，2005，26（21）：2245-2250.

[6] Mueller C，Laule-Kilian K，Christ A，et al. Inflammation and long-term mortality in acute congestive heart failure. Am Heart J，2006，151（4）：845-850.

（刘孜卓　编　南勇　审校）

第 10 节　凝血功能

凝血功能检测指标主要包括凝血酶原时间（PT）、活化部分凝血活酶时间（APTT）、国际标准化比值（INR）、凝血酶时间（TT）、纤维蛋白原（FIB）等。

一、正常值及临床意义

1. PT

PT 是针对外源性凝血系统较为敏感和最常用的筛选试验。不同方法、不同试剂检测的结果有较大差异，因此必须设定正常对照值。PT 测定值超过正常对照值 3 s 以上为异常。PT 延长见于先天性凝血因子 Ⅰ、Ⅱ、Ⅴ、Ⅶ、Ⅹ 缺乏；获得性凝血因子缺乏，如严重肝病、维生素 K 缺乏、纤溶亢进、弥散性血管内凝血（DIC）、使用抗凝药等。PT 缩短见于高凝状态，如早期 DIC、心肌梗死、脑血栓形成、深静脉血栓形成、多发性骨髓瘤等，但敏感性和特异性差。

2. INR

INR 是 PT 值与正常对照 PT 值之比的 ISI 次方（ISI 是指国际灵敏度指数）。使用不同试剂测得的 PT 值结果差异大，但 INR 值基本一致，从而提高结果的可比性，INR 是监测口服抗凝剂的首选指标。

3. APTT

APTT 是针对内源性凝血系统较为敏感和最常用的筛选试验，也是监测普通肝素和诊断狼疮抗凝物质的常用试验。测定值超过正常对照值 10 s 以上为异常。APTT 延长见于先天性凝血因子 Ⅻ、Ⅺ、Ⅸ、Ⅷ、Ⅹ、Ⅴ、Ⅱ 缺乏，以及蛋白激酶（PK）、高分子量激肽原（HMWK）和纤维蛋白原缺乏。APTT 缩短见于血栓性疾病和血栓前状态等，但敏感性和特异性差。

4. TT

TT 是测定在受检血浆中加入"标准化"凝血酶溶液至开始出现

纤维蛋白丝的时间。超过正常对照值 3 s 以上为异常。TT 延长多见于低（无）纤维蛋白原血症和异常纤维蛋白原血症、血中纤维蛋白原降解产物增多、血中有肝素或类肝素物质（如肝素治疗、系统性红斑狼疮和肝病等）。TT 缩短见于血液中有钙离子或血液呈酸性等，无临床意义。

5. FIB

FIB 即凝血因子 I，是血液中含量最高的凝血因子，既是凝血酶作用的底物又是高浓度纤维溶酶的靶物质，在凝血系统和纤溶系统中均发挥重要作用。FIB 作为底物，在凝血酶的作用下可转变为纤维蛋白。FIB 升高见于糖尿病、急性心肌梗死、风湿病、急性肾小球肾炎、肾病综合征、多发性骨髓瘤、恶性肿瘤、急性感染、休克、妊娠高血压综合征、血栓前状态、部分老年人等。FIB 减低见于 DIC、原发性纤维蛋白溶解症、重型肝炎、肝硬化、低（无）纤维蛋白原血症等。

二、凝血功能指标与心血管疾病的相关性

（1）慢性心力衰竭患者呈血液高凝状态，血小板活化和血管内皮细胞损伤是血栓形成的关键因素。可溶性 P 选择素、血小板聚集体、血小板 4 因子、β - 血小板球蛋白、血小板表面选择素等反映血小板被激活的标志物在慢性心力衰竭患者体内呈不同程度的升高，可直接增加血栓事件的发生及死亡率。此外，慢性心力衰竭患者中血清 D- 二聚体水平较正常人显著升高。

（2）血浆 FIB 水平可能是冠心病的独立危险因素，目前尚不清楚血浆纤维蛋白原水平升高与冠心病的进展是否存在因果关系。纳入 31 项前瞻性研究共 150 000 余例健康中年人的 meta 分析发现，血浆 FIB 与冠心病、脑卒中和其他心血管事件导致的死亡之间呈近似对数线性关系。然而，另一项包含了 28 项全基因组关联分析共 90 000 余例受试者的 meta 分析发现，与循环中 FIB 水平变化相关的基因多态性均与冠心病或脑卒中风险增加无关。

（3）研究发现，心血管疾病发病后，机体凝血功能指标升高明显者后期预后较差，随访半年后病残、病死患者多数为入院检测凝血功能指标变化较大者，且预后良好者 D- 二聚体、AT Ⅲ、FIB、TT、PT 均低于病残者。

参考文献

［1］Pommerening MJ，Goodman MD，Farley DL，et al. Early diagnosis of clinically significant hyperfibrinolysis using thrombelastography velocity curves. J Am Coll Surg，2014，219（6）：1157-1166.

［2］Ruzicka J，Stengl M，Bolek L，et al. Hypothermic anticoagulation：testing individual responses to graded severe hypothermia with thromboelastography. Blood Coagul Fibrinolysis，2012，23（4）：285-289.

［3］Danesh J，Whincup P，Walker M，et al. Fibrin D-dimer and coronary heart disease：prospective study and meta-analysis. Circulation，2001，103（19）：2323-2327.

［4］Fibrinogen Studies Collaboration，Danesh J，Lewington S，et al. Plasma fibrinogen level and the risk of major cardiovascular diseases and nonvascular mortality：an individual participant meta-analysis. JAMA，2005，294（14）：1799-809.

［5］Sahli SD，Rössler J，Tscholl DW，et al. Point-of-Care Diagnostics in Coagulation Management. Sensors（Basel），2020，20（15）：4254.

［6］Machlus KR，Cardenas JC，Church FC，et al. Causal relationship between hyperfibrinogenemia，thrombosis，and resistance to thrombolysis in mice. Blood，2011，117（18）：4953-4963.

［7］Sabater-Lleal M，Huang J，Chasman D，et al. Multiethnic meta-analysis of genome-wide association studies in ＞100 000 subjects identifies 23 fibrinogen associated Loci but no strong evidence of a causal association between circulating fibrinogen and cardiovascular disease. Circulation，2013，128（12）：1310-1324.

［8］Smith GD，Harbord R，Milton J，et al. Does elevated plasma fibrinogen increase the risk of coronary heart disease? Evidence from a meta-analysis of genetic association studies. Arterioscler Thromb Vasc Biol，2005，25（10）：2228-2233.

［9］Carmine I，Albino C，Antonia A，et al. The impact of aging on cardio and cerebrovascular diseases. Int J Mol Sci，2018，19（2）：481-485.

（刘孜卓　编　南勇　审校）

第 11 节　甲状腺功能

甲状腺是人体最大的内分泌腺，甲状腺素在心肌、外周循环系统和交感神经系统中均发挥重要作用。甲状腺素通过三碘甲腺氨酸（T_3）与核受体的结合来发挥作用。心脏是甲状腺素作用的主要靶器官之一。T_3［而非甲状腺素（T_4）］被运输至心肌细胞，随后 T_3 受体复合物与 DNA 结合，从而调节多种基因的表达（尤其是调节心肌细胞内钙循环的基因）。T_3 作用于心脏产生的部分临床表现与 β 肾上腺素能刺激所致的表现相似。

一、甲状腺功能检查常用指标及其临床意义（表 3-11-1）

1. 总 T_4（TT_4）和游离 T_4（FT_4）的临床意义

（1）TT_4：受甲状腺素结合球蛋白（TBG）水平的影响，TBG 水平升高可使 TT_4 升高。TT_4 升高主要见于甲状腺功能亢进、先天性甲状腺素结合球蛋白增多症、原发性胆汁性肝硬化、甲状腺激素抵抗综合征、妊娠、口服避孕药、严重感染、心功能不全等。TT_4 减低主要见于甲状腺功能减退、心力衰竭、缺碘性甲状腺肿、慢性淋巴细胞性甲状腺炎、低甲状腺素结合球蛋白血症糖尿病酮症酸中毒、恶性肿瘤等。

（2）FT_4：不受血浆 TBG 的影响。FT_4 对诊断甲状腺功能亢进的敏感性显著高于 TT_4。FT_4 升高可见于甲状腺危象、甲状腺激素抵抗综合征、多结节性甲状腺肿等。FT_4 减低主要见于甲状腺功能减退、应用部分药物（如抗甲状腺药物、糖皮质激素、苯妥英钠、多巴胺）、肾病综合征等。

2. 总 T_3（TT_3）和游离 T_3（FT_3）的临床意义

（1）TT_3：是诊断甲状腺功能亢进最敏感的指标，可作为甲状腺功能亢进复发的前兆。TT_3 升高而 T_4 不升高是 T_3 型甲状腺功能亢进的特点，见于功能亢进型甲状腺腺瘤、多发性甲状腺结节性肿大。TT_3 减低可见于甲状腺功能减退，但由于甲状腺仍具有产生 T_3 的能力，故 T_3 减低不明显，有时甚至轻度升高，因此 T_3 不是诊断甲状腺功能减退的敏感性指标。TT_3 减低也可见于肢端肥大症、肝硬化、肾病综合征和使用雌激素等。

表 3-11-1　常用甲状腺功能检查指标及其参考范围

甲状腺功能检查指标	参考范围
总 T_4（TT_4）	65 ~ 155 nmol/L
游离 T_4（FT_4）	10.3 ~ 25.7 pmol/L
总 T_3（TT_3）	1.6 ~ 3.0 nmol/L
游离 T_3（FT_3）	6.0 ~ 11.4 pmol/L
促甲状腺激素（TSH）	2 ~ 10 mU/L

（2）FT_3：FT_3 对诊断甲状腺功能亢进非常敏感，早期或具有复发前兆的 Graves 病患者血清 FT_4 处于临界值，而 FT_3 已明显升高。FT_3 升高还可见于甲状腺危象、甲状腺激素抵抗综合征等。FT_3 减低见于低 T_3 综合征、晚期慢性淋巴细胞性甲状腺炎、应用糖皮质激素等。

3. TSH 的临床意义

TSH 是诊断原发性和继发性甲状腺功能减退最重要的指标。TSH 升高常见于原发性甲状腺功能减退、异源性 TSH 分泌综合征、垂体 TSH 分泌不当综合征、单纯性甲状腺肿、腺垂体功能亢进、甲状腺炎等，应用多巴胺拮抗剂、含碘药物等也可使 TSH 升高。TSH 减低常见于甲状腺功能亢进、继发性甲状腺功能减退［促甲状腺激素释放激素（TRH）分泌不足］、腺垂体功能减退、皮质醇增多症、肢端肥大症等。过量应用糖皮质激素和抗甲状腺药物也可使 TSH 减低。

二、诊断思路

1. 甲状腺功能亢进

甲状腺功能亢进患者的心血管血流动力学改变主要包括心率加快、心肌收缩力增强、收缩压和平均肺动脉压升高、心输出量增加、舒张期松弛功能以及心肌耗氧量增加；全身血管阻力和舒张压降低。甲状腺功能亢进还可增加心房颤动、心力衰竭、肺动脉高压及心绞痛的风险。

正常心率的甲状腺功能亢进患者可出现室上性期前收缩、非持续性室上性心动过速、心率加快、心率变异性减小。这些心电诱因可能会造成阵发性房性心动过速、心房颤动和心房扑动。

亚临床甲状腺功能亢进患者的心脏表现较轻微，包括心率和心肌收缩力增加、心脏轻度肥大，以及心房颤动风险增加。

2. 甲状腺功能减退

甲状腺功能减退患者心血管功能障碍的症状和体征不常见或不突出。心血管症状常包括劳力性呼吸困难和运动不耐受、心率缓慢、心音低弱、心脏呈普遍性扩大，常伴有心包积液，也有疾病后心肌纤维肿胀、黏液性糖蛋白（PAS 染色阳性）沉积以及间质纤维化（即甲状腺功能减退性心肌病变）。

参考文献

［1］陈灏珠.实用心脏病学.5 版.上海：上海科技出版社，2016.

［2］葛均波，徐永健，王辰，等.内科学.9版.北京：人民卫生出版社，2018.

［3］万学红，卢雪峰.诊断学.9版.北京：人民卫生出版社，2018.

（张丕芝 编 付茂亮 楚亚南 审校）

第 12 节 血液分析

一、定义与正常值

1. 定义

血液分析又称全血细胞计数，是指对血液成分的基础指标进行测定和形态学描述的实验室检查。

2. 常用指标及正常值（表 3-12-1）

表 3-12-1 血液分析的常用指标及正常值

指标	分类	正常值
血红蛋白		男：120～160 g/L
		女：110～150 g/L
红细胞		男：（4.5～5.5）×10^{12}/L
		女：（3.5～5.0）×10^{12}/L
	平均红细胞容积（MCV）	80～100 fl
	平均红细胞血红蛋白含量（MCH）	27～34 pg
	平均红细胞血红蛋白浓度（MCHC）	320～360 g/L（32%～36%）
	红细胞体积分布宽度（RDW-CV）	11.5%～14.5%
血细胞比容		男：0.40～0.50（40～50 vol%）；平均 0.45
		女：0.37～0.48（37～48 vol%）；平均 0.40
白细胞		（4～10）×10^9/L
		百分比（%） 绝对值（×10^9/L）
	中性粒细胞（N）杆状核	0～5 0.04～0.5

（续表）

指标	分类	正常值	
	中性粒细胞（N）分叶核	50～70	2～7
	嗜酸性粒细胞（E）	0～0.5	0.05～0.5
	嗜碱性粒细胞（B）	0～1	0～0.1
	淋巴细胞（L）	20～40	0.8～4
	单核细胞（M）	3～8	0.12～0.8
血小板	计数	（100～300）×10^9/L	
	平均容积（MPV）	7～11 fl	
	分布宽度（PDW）	15%～17%	

二、血液分析的临床意义（表 3-12-2）

表 3-12-2　血液分析指标的临床意义

名称	分类	临床意义	
		增高	减少
血红蛋白		严重呕吐、腹泻、大量出汗、大面积烧伤、甲状腺危象、糖尿病酮症酸中毒等	生理性：婴幼儿及15岁以下的儿童比正常成人低10%～20%；妊娠中晚期也可出现
红细胞		①胎儿及新生儿、高原地区居民可出现生理性增加；②严重的慢性心、肺部疾病以及携氧能力低的异常血红蛋白病；③真性红细胞增多症	各种贫血
白细胞	中性粒细胞	生理性：妊娠后期及分娩时、剧烈运动或劳动后等均可使其暂时性升高 病理性：①急性感染，特别是化脓性球菌；②严重的组织损伤及大量血细胞破坏；③急性大出血；④急性中毒；⑤白血病、骨髓增殖性肿瘤及一些恶性实体瘤	①感染：特别是革兰氏阴性杆菌感染及某些病毒、病原虫感染；②血液系统疾病，如再生障碍性贫血等；③物理、化学因素以及化学药物等；④单核-巨噬细胞系统功能亢进；⑤自身免疫性疾病，如系统性红斑狼疮等

（续表）

名称	分类	临床意义	
		增高	减少
	嗜酸性粒细胞	①过敏性疾病；②寄生虫病；③皮肤病；④血液病；⑤部分恶性肿瘤；⑥某些传染病；⑦风湿性疾病、肾上腺皮质功能减低等其他疾病	常见于伤寒、副伤寒初期，大手术、烧伤等应激状态
	嗜碱性粒细胞	①过敏性疾病；②血液病；③恶性肿瘤；④如糖尿病、传染病等其他疾病	无临床意义
	淋巴细胞	①感染性疾病；②成熟淋巴细胞肿瘤；③急性传染病恢复期；④移植排斥反应；⑤淋巴细胞比值相对增高的疾病	主要见于应用肾上腺皮质激素等的治疗以及辐射损伤、T淋巴细胞免疫缺陷病等
	单核细胞	①感染，如感染性心内膜炎、痢疾等；②血液病，如单核细胞白血病、粒细胞缺乏症恢复期等	一般无临床意义，毛细胞白血病时单核细胞减少
血小板	计数	原发性增多：见于骨髓增殖性肿瘤，如真性红细胞增多症、原发性血小板增多症等；反应性增多：见于急性感染急性溶血、部分癌症（轻度增多，多在 500×10^9/L 以下）	①血小板生成障碍：见于再生障碍性贫血、放射性损伤等；②血小板破坏或消耗增多：见于免疫性血小板减少症（ITP）等；③血小板分布异常：如脾大（肝硬化、Banti综合征）等
	平均容积（MPV）	①血小板破坏增加而骨髓代偿功能良好者；②造血功能抑制解除后，MPV增加是造血功能恢复的前兆	①骨髓造血功能不良，血小板生成减少；② 1/2 白血病患者MPV减低；③MPV随血小板数而持续下降
	分布宽度（PDW）	血小板大小悬殊，见于急慢性髓系白血病、巨幼细胞贫血、脾切除、巨大血小板综合征、血栓性疾病等	血小板的均一性高

三、血常规检查在心血管疾病中的应用

1. 血红蛋白

血红蛋白作为人体一种携氧及运送废物的一种蛋白质，在心血管多种疾病中都具有一定意义。血红蛋白降低时会引起机体携氧量下降，严重失代偿时会出现缺氧，引起心肌缺血、心绞痛、心力衰竭等情况。

研究表明，血红蛋白浓度与高血压患病率和动脉粥样硬化呈正相关。过高的血红蛋白会影响血管收缩，继而改变机体血压，从而导致靶器官损伤。此外，血红蛋白浓度可影响冠心病甚至 PCI 术后患者的冠状动脉情况。血红蛋白减少时，可影响血管内的氧含量，缺氧又会增加心肌收缩，提高心肌血供。长期缺氧会影响心脏结构，引起心脏扩大。同时，血红蛋白水平的改变可影响血液黏度和外周血管阻力，降低心脏搏出量，也会影响血小板功能，促进动脉粥样硬化及血栓形成，增加心血管疾病发生的风险。

2. 红细胞

红细胞分布宽度（RDW）是反映红细胞体积异质性的重要参数。有研究提出，高 RDW 患者接受 PCI 时，严重出血和血管并发症的发生率较高；在 ACS 患者中，结合 TnI 可提高急性心肌梗死诊断的灵敏度。因此，RDW 对于冠心病等相关疾病具有临床意义。此外，高血压患者 RDW 明显高于正常人。

3. 白细胞

研究表明，白细胞总数升高是心血管疾病的独立危险因素。高血压、高脂血症等患者通常伴有白细胞计数、中性粒细胞计数等指标的升高。中性粒细胞激活可释放多种细胞因子，从而导致内皮损伤，引起毛细血管阻塞和缺血。单核细胞可自损伤的内皮进入血管壁，形成动脉粥样硬化斑块中的泡沫细胞。此外，嗜酸性粒细胞、单核细胞、中性粒细胞升高和淋巴细胞降低与冠心病风险增加相关。

参考文献

［1］葛均波、徐永健，王辰 . 内科学 .9 版 . 北京：人民卫生出版社，2018.

［2］郭闯 . 红细胞分布宽度在心血管疾病中的研究进展 . 继续医学教育，2019，33（3）：81-83.

［3］李嘉颖，韩清华 . 血红蛋白量与心血管疾病的研究进展 . 中西医结合心脑血管病杂志，2018，16（24）：3633-3635.

［4］罗晓娟，曾智．全血细胞及分类计数在冠心病发生和预后预测中的作用研究进展．中国医刊，2018，53（3）：261-269.

［5］孙钊，杨树森，樊瑛．贫血对急性心肌梗死患者预后独立预测的价值．国际心血管病杂志，2012，39（1）：41-43.

［6］万永伦．红细胞分布宽度与心血管疾病之间的病理生理联系．心血管病学进展，2016，37（4）：387-390.

［7］杨超，崔炜，刘凡，等．白细胞计数和心血管病危险因素的关系．河北医科大学学报，2009，30（5）：436-438.

［8］杨冀衡，陆泽元，罗国辉，等．白细胞总数与心血管病主要危险因素的关系．中国动脉硬化杂志，2004，3（5）：571-573.

［9］Anand I，McMurray JJ，Whitmore J，et al. Anemia and its relationship to clinical outcome in heart failure. Circulation，2004，110（2）：149-154.

［10］Atsma F，Veldhuizen I，de Kort W，et al. Hemoglobin level is positively associated with blood presure in a large cohort of healthy individuals. Hypertension，2012，60（4）：936-941.

［11］Ensrud K，Grimm RH Jr. The white blood cell count and risk for coronary heart disease. Am Heart J，1992，124（1）：207-213.

［12］Kannel WB，Anderson K，Wilson PW. White blood cell count and cardiovascular disease. Insights from the Framingham study. JAMA，1992，267（9）：1253-1256.

（安荣成　编　南勇　审校）

第13节　电解质

一、电解质检测常用指标及正常值范围

1. 血钠

（1）正常值范围为 135 ～ 145 mmol/L。血钠＜ 135 mmol/L 为低钠血症；血钠＞ 145 mmol/L 为高钠血症。

（2）低钠血症的分类：①根据严重程度分为轻度（血钠 130 ～ 134 mmol/L）、中度（血钠 125 ～ 129 mmol/L）、重度（血钠＜ 125 mmol/L）。②根据血浆渗透压分为低渗性（血浆渗透压＜ 280 mmol/L）、等渗性（血浆渗透压 280 ～ 295 mmol/L）、高渗性（血浆渗透压＞ 295 mmol/L）。低钠血症的基本形式包括缺钠性低钠血症、稀释性低钠血症和混合型低钠血症，后两种情况较为多见。

2. 血钾

正常值范围为 3.5～5.5 mmol/L。血钾 < 3.5 mmol/L 为低钾血症；血钾 > 5.5 mmol/L 为高钾血症。诊断高钾血症时，应排除因实验室检查误差或溶血等造成的假性高钾血症。

3. 血镁

血镁的正常值范围为 0.75～1.25 mmol/L。血镁 < 0.75 mmol/L 为低镁血症；血镁 > 1.25 mmol/L 为高镁血症。血镁 < 2.0 mmol/L 时临床症状和体征均不明显，血镁 > 3.0 mmol/L 时会出现镁过多或镁中毒症状。

二、心力衰竭时电解质紊乱的原因及机制

心血管疾病患者的电解质紊乱主要涉及心力衰竭和使用利尿剂导致的电解质紊乱和电解质紊乱引起的心律失常（表 3-13-1）。

表 3-13-1　心力衰竭导致电解质紊乱的原因及机制

原因	机制
吸收障碍	主要为右心衰竭导致消化道淤血，使钾和镁吸收障碍
神经内分泌系统激活	心力衰竭时，多种神经内分泌激素（如抗利尿激素）被激活，引起低钠血症，抗利尿激素增加也可使肾对镁离子的排泄增加；交感神经系统和肾素-血管紧张素-醛固酮系统激活导致水钠潴留（水潴留更明显），出现稀释性低钠血症，同时镁经肾排泄增加并向细胞内转移，引起低镁血症
合并症因素	心力衰竭患者合并肾功能不全、糖尿病肾病等会减少钾的排泄，引起血钾升高
药物因素	利尿剂可直接引起肾内钾、钠和镁的丢失，袢利尿剂或精氨酸血管升压素受体拮抗剂可引起血钠升高；血管紧张素转化酶抑制剂 / 血管紧张素受体拮抗剂及醛固酮受体拮抗剂可引起肾排钾减少而导致血钾升高；地高辛可引起细胞内钾外移、限制肾小管对镁的重吸收等
负氮平衡	白蛋白浓度降低使血浆渗透压减低，细胞内的水分外流而钠入细胞内使细胞外液中的钠进一步降低
丢失过多	心力衰竭患者血醛固酮及抗利尿激素水平增高、袢利尿剂的使用、碱中毒、呕吐等均会增加肾排钾和细胞内钾的丢失；镁缺乏也会导致肾钾丢失

（续表）

原因	机制
细胞内外转移	向细胞内转移：①心力衰竭患者交感神经兴奋性增强，儿茶酚胺激活细胞膜上的 Na^+-K^+-ATP 酶，增加细胞外的钾离子进入细胞内；②心力衰竭患者易出现代谢性碱中毒，使钾离子移入细胞内增多；③其他因素，如长期使用胰岛素、肾上腺皮质激素可促进钾离子由细胞外向细胞内转移
低镁血症	镁可激活 Na^+-K^+-ATP 酶而阻止钾由细胞内外流，因此低镁血症会加重细胞内失钾。低钾血症患者中约42%合并低镁血症

三、电解质紊乱在心血管疾病诊断中的作用

1. 低钠血症

在心血管疾病中，低钠血症合并水肿常提示心力衰竭，低钠血症加重可能提示心力衰竭加重、利尿不当或治疗不当，仅因心力衰竭导致血钠＜125 mmol/L 常提示接近终末期。

2. 高钠血症

高钠血症在心血管疾病中常提示袢利尿剂或精氨酸血管升压素受体拮抗剂使用所导致的自由水清除增加或容量管理不当，如因自身渴觉中枢功能减退、不能自主进食水、未补充适量清水或输注过多含钠液体等。高钠血症在心血管疾病中较为少见。

3. 低钾血症

低钾血症对心血管的影响包括：①增加室性心律失常的发生风险；②易诱发洋地黄中毒；③严重低钾血症导致的心肌功能和结构的改变以及心律失常可直接诱发或加重心肌无力，特别是基础心功能较差的患者；④可导致自主神经功能紊乱，使血管扩张。

低钾血症可能提示存在室性心律失常、洋地黄中毒、心力衰竭加重的风险。

4. 高钾血症

急性严重高钾血症可引起恶性心律失常，高钾血症持续时间延长，血钾≥6.5 mmol/L 时心律失常的风险显著升高，但高钾血症的心电图变化可能不完全与血钾水平平行，少数患者无心电图的前驱表现而直接猝死。

高钾血症可能提示存在恶性心律失常、心搏骤停的风险。

5. 低镁血症

低镁血症对心脏的影响与低钾血症相似，主要导致动作电位时间延长和不应期延长，易出现各种异位性快速性心律失常及房室传导阻滞。当血浆镁浓度下降≥ 0.08 mmol/L 时，复杂性室早或频发室早（≥ 30 次 / 小时）的发生风险增加。

低镁血症可能提示存在室性心律失常的风险。

6. 高镁血症

严重时可出现房室传导阻滞和室内传导阻滞、心动过缓、心脏停搏。

参考文献

［1］中国医师协会心力衰竭专业委员会，国家心血管病专家委员会心力衰竭专业委员会，中华心力衰竭和心肌病杂志编辑委员会 . 中国心力衰竭患者离子管理专家共识 . 中华心力衰竭和心肌病杂志，2020，4（1）：16-31.

［2］朱蕾 . 体液代谢的平衡与紊乱 . 2 版 . 上海：上海科学技术出版社，2021.

［3］Barber J，McKeever TM，McDowell SE，et al. A systematic review and meta-analysis of thiazide-induced hyponatraemia：time to reconsider electrolyte monitoring regimens after thiazide initiation? Br J Clin Pharmacol，2015，79（4）：566-577.

［4］Chiuve SE，Sun Q，Curhan GC，et al. Dietary and plasma magnesium and risk of coronary heart disease among women. J Am Heart Assoc，2013，2：e000114.

［5］Fang X，Wang K，Han D，et al. Dietary magnesium intake and the risk of cardiovascular disease，type 2 diabetes，and all-cause mortality：a dose-response meta-analysis of prospective cohort studies. BMC Med，2016，14（1）：210.

［6］Filippone EJ，Ruzieh M，Foy A. Thiazide-associated hyponatremia：clinical manifestations and pathophysiology. Am J Kidney Dis，2020，75（2）：256-264.

［7］Kieboom BC，Niemeijer MN，Leening MJ，et al. Serum magnesium and the risk of death from coronary heart disease and sudden cardiac death. J Am Heart Assoc，5（1）：e002707.

［8］Leonard CE，Razzaghi H，Freeman CP，et al. Empiric potassium supplementation and increased survival in users of loop diuretics. PLoS One，2014，9（7）：e102279.

［9］Lutsey PL，Alonso A，Michos ED，et al. Serum magnesium，phosphorus，and calcium are associated with risk of incident heart failure：the

Atherosclerosis Risk in Communities（ARIC）Study. Am J Clin Nutr，2014，100（3）：756-764.

［10］Sato N，Gheorghiade M，Kajimoto K，et al. Hyponatremia and in-hospital mortality in patients admitted for heart failure（from the ATTEND registry）. Am J Cardiol，2013，111（7）：1019-1025.

［11］Sidhu K，Sanjanwala R，Zieroth S. Hyperkalemia in heart failure. Curr Opin Cardiol，2020，35（2）：150-155.

［12］Taylor RS，Ashton KE，Moxham T，et al. Reduced dietary salt for the prevention of cardiovascular disease：a meta-analysis of randomized controlled trials（Cochrane review）. Am J Hypertens，2011，24（8）：843-853.

［13］Verbrugge FH，Steels P，Grieten L，et al. Hyponatremia in acute decompensated heart failure：depletion versus dilution. J Am Coll Cardiol，2015，65（5）：480-492.

［14］Ware JS，Wain LV，Channavajjhala SK，et al. Phenotypic and pharmacogenetic evaluation of patients with thiazide-induced hyponatremia. J Clin Invest，2017，127（9）：3367-3374.

（刘岗 吴文娟 编 张骅 董亚男 审校）

第四章 心血管疾病诊断常用的 辅助检查

第1节 心电图

一、定义及参数

（一）定义

心电图（ECG）是利用心电图机从体表记录心脏每个心动周期所产生的电活动变化的曲线图形。1842年法国科学家Mattencci首先发现了心脏的电活动；1872年Muirhead记录到心脏搏动的电信号。1885年荷兰生理学家W.Einthoven首次从体表记录到心电波形，当时采用毛细静电计，1910年改进为弦线电流计。随着心电图机的不断改良发展，心电图已成为记录清楚、抗干扰能力强、便携且支持自动分析的临床诊断工具（图4-1-1）。

（二）心电图参数

1. 心率

心率的定义为每分钟心脏搏动的次数，正常心率为60～100次/分。若心律规则，可通过测定两次搏动间P-P间距或R-R间距来计算心率。例如，R-R间距为5个大格（1个大格＝0.2 s）和2小格（1

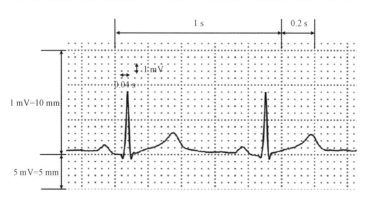

图4-1-1　心电图记录纸

个小格＝0.04 s），则每次心搏的时间约为（5×0.2）+ 2×0.04 = 1.08 s，心率为60（每分钟60 s）/1.08 = 55.56次/分。当心律不规则时，可测定6 s的心搏数，然后乘以10来粗略计算心率（图4-1-2）。目前大部分心电图机可自动分析出患者心率。

2. 心律

正常人心脏搏动的节律大致匀齐。正常心脏搏动由窦房结控制，窦房结受两种机制的调节：①自主神经调节：交感神经兴奋，心率增快；迷走神经兴奋，心率减慢。②体液调节：肾上腺素类激素增多，心率增快；乙酰胆碱类激素增多，心率减慢。

正常情况下，所有心脏活动均由窦房结发起，无论心率快慢，均为窦性心律。同时，心电图上心率大致匀齐，可见P波、QRS波、T波。当心律的起源部位、频率、传导通路等任何一个环节出现异常，即发生心律失常。按照发生部位，心律失常可分为室上性（包括窦性、房性、房室交界性）和室性心律失常；按照心率快慢可分为快速型和缓慢型心律失常；按照发生机制分为冲动形成异常和冲动传导异常。

3. 波形（图 4-1-3 和表 4-1-1）

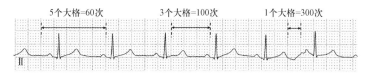

图 4-1-2 粗略测算心率的方法

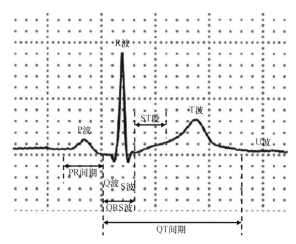

图 4-1-3 心电图波形示意图。注：此心电图中无明显 U 波

表 4-1-1 心电图各波形的形态及各项正常值

波形	代表	形态	时间	振幅
P波	心房肌除极	Ⅰ、Ⅱ、aVF、V₅导联直立，aVR导联倒置	T_p < 0.12 s	肢体导联 < 0.25 mV；胸导联 < 0.2 mV
PR间期	心房开始除极至心室开始除极的时间		0.12～0.20 s	
QRS波	心室肌除极	肢体导联：Ⅰ、Ⅱ导联主波向上；Ⅲ导联主波方向多变；aVR导联主波向下，可呈QS、rS、rSr'或Qr型；aVL和aVF导联可呈qR、Rs或R型；胸导联：V₁～V₂导联可呈rS型；V₅～V₆导联呈qR、qRs、Rs或R型	T_{QRS} < 0.11 s 多数为0.06～0.10 s	振幅高低与心室肌厚度有关；可反映有无心室肥大；肢体导联R波振幅通常 ≥ 0.5 mV；胸导联振幅通常 ≥ 0.8 mV
J点		位于等电线上		
ST段	心室缓慢复极	位于等电位线，可有轻微偏移，但下移不超过0.05 mV。多以J点后80 ms处为测量点		
T波	心室快速复极	前半部平缓，后半部陡斜；方向与主波QRS波方向一致，Ⅰ、Ⅱ、V₄～V₆导联向上，aVR导联向下，Ⅲ、aVL、aVF、V₁～V₃导联可向上、向下或呈双向		振幅一般不低于同导联R波的1/10；胸导联有时可达1.2～1.5 mV
QT间期	心室肌除极和复极的全过程	QT间期长短与心率快慢密切相关，心率越快，QT间期越短，反之则越长	心率为60～100次/分时，QT间期为0.32～0.44 s；QT间期延长的标准为男性QTc间期 ≥ 0.45 s，女性 ≥ 0.46 s	
U波	可能为心室肌舒张的机械作用	方向与T波一致；胸导联易观察到，V₂～V₃导联明显		与心率快慢有关；心率增快时振幅减低或消失

（三）心电图参数异常的临床意义

1. P 波

P 波为心房除极波，反映左、右心房激动。窦房结通常位于右心房心内膜下，因此窦房结先发出激动传至右心房，而后至左心房。通常情况下，P 波前部代表右心房激动，后部代表左心房激动。

（1）P 波时限异常：

1）P 波时限延长：①左心房增大或双心房扩大：多见于扩张型心肌病或风湿性心脏病等。②不完全性心房内传导阻滞：多见于洋地黄过量、冠心病、高钾血症等。

2）P 波时限缩短：多见于房内传导阻滞、房性融合波等。

（2）P 波振幅异常：

1）P 波振幅增大可见于以下情况：①右心房增大：多见于先天性心脏病、扩张型心肌病、肺心病等。②P 波高尖可见于房性期前收缩或房性心动过速、心房压力增高。③心肌梗死时可出现 P 波增高，并出现切迹。④低钾血症或甲状腺功能亢进。

2）P 波振幅缩小可见于以下情况：①高钾血症。②气胸或大量心包积液。③甲状腺功能减退。④激动位置位于窦房结尾部。

2. PR 间期

（1）PR 间期延长：见于一度房室传导阻滞。

（2）PR 间期缩短：见于预激综合征。

3. QRS 波

（1）QRS 波电压改变：

1）电压增高可见于以下情况：①胸壁较薄的成人或儿童。②室性期前收缩（可见宽大畸形的 QRS 波）。③心室肥大。④束支传导阻滞。

2）电压降低可见于以下情况：①心包积液、胸腔积液、全身性水肿等。②心肌梗死、电解质紊乱、甲状腺功能低下等。③少数正常人。

（2）QRS 波时限延长可见于以下情况：①心室肥大、室性期前收缩等。②预激综合征、束支传导阻滞。③洋地黄、奎尼丁等药物中毒。

4. ST 段

（1）ST 段振幅改变：

1）ST 段抬高可见于以下情况：①心肌梗死超急性期或急性期、变异型心绞痛、室壁瘤。②急性心包炎、急性心肌炎、肥厚型心肌病等。③左束支传导阻滞、左心室肥大。④心脏手术后心肌损伤引起可逆性改变。

2）ST段压低可见于以下情况：①冠状动脉狭窄引起的慢性心肌缺血、典型心绞痛。②心肌病、心肌炎。③部分束支传导阻滞、预激综合征。④洋地黄作用、部分自主神经功能紊乱。

（2）ST段时限改变：

1）ST段延长可见于以下情况：①低钙血症：多见于慢性肾功能不全、重症胰腺炎等。②冠心病早期或急性心肌梗死演变期。③长QT综合征。

2）ST段缩短可见于以下情况：①高钙血症：多见于肾功能不全、甲状旁腺功能亢进等。②洋地黄作用。③短QT综合征。

5. T 波

（1）T波低平或倒置可见于以下情况：①心肌缺血、心肌梗死等。②心包炎、心肌炎。③心室肥大。④低钾血症。

（2）T波高尖可见于以下情况：①心肌梗死超急性期、急性后壁心肌梗死、心内膜下心肌缺血。②急性心包炎、风湿性心脏病二尖瓣狭窄或狭窄合并关闭不全。③高钾血症、束支传导阻滞或左心室舒张期超负荷。

（3）T波双峰可见于以下情况：①右束支传导阻滞。②心肌缺血或伴左心室肥大。③甲状腺功能亢进或酒精中毒等。

二、心电图在心血管疾病诊断中的应用

1. 正常心电图（窦性心电图）表现（图4-1-4）

（1）频率为60～100次/分，基本规则。

（2）P波规律出现，Ⅰ、Ⅱ、Ⅲ、aVF、V_5 导联P波直立，aVR导联P波倒置。

（3）PR间期0.12～0.20 s。

（4）同一导联上PR间期＜0.12 s。

2. 心肌缺血（表4-1-2）

当存在心肌缺血时，影响心室复极，可使缺血区相关导联发生异常ST-T改变。

（1）ST段抬高心肌梗死（STEMI）：

1）STEMI的心电图特点：①在心肌损伤区的相应导联，ST段抬高呈弓背向上。②面向透壁心肌坏死区对应的导联上出现宽而深的Q波（病理性Q波）。③在面向透壁心肌坏死区对应的导联上出现T波倒置。

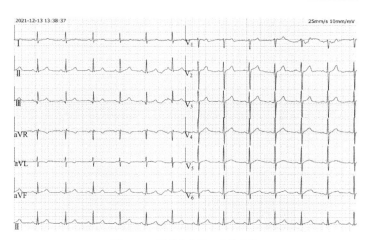

图 4-1-4 正常心电图。窦性心律

表 4-1-2 心肌梗死的心电图定位诊断

心肌梗死部位	导联	供血冠状动脉
前间壁	V_1、V_2、V_3	左前降支
前壁	V_3、V_4、V_5	左前降支
广泛前壁	V_1、V_2、V_3、V_4、V_5	左前降支
下壁	II、III、aVF	右冠状动脉或左回旋支
正后壁	V_7、V_8、V_9	左回旋支或右冠状动脉
高侧壁	I、aVL	左冠状动脉旋支
右心室	V_3R、V_4R	右冠状动脉

2）STEMI 的心电图动态改变：①超急性期——起病数小时，可无异常或出现异常高大两肢不对称 T 波。②急性期——数小时后，ST 段明显抬高，呈弓背向上，与直立 T 波相连；数小时至两天内，出现病理性 Q 波，同时 R 波降低。③亚急性期——未予以治疗者，ST 段抬高数日至两周，逐渐回落至基线水平；T 波变为平坦或倒置。④慢性期——数周至数月后，T 波呈 V 型倒置，两肢对称，波谷尖锐，可持续呈倒置状态，亦可逐渐恢复（图 4-1-5）。

（2）非 ST 段抬高心肌梗死（NSTEMI）：NSTEMI 的心电图无特征性改变，当患者出现胸痛症状时，应立即行心电图检查，同时与既往或无症状时的心电图进行对比。大多数患者胸痛发作时可出现一过性 ST 段改变（抬高或压低）和 T 波改变（低平或倒置）

（图 4-1-6）。少数患者心电图可出现 U 波倒置。约 50% 被诊断为 NSTEMI 的患者的心电图正常。部分胸痛患者心电图可呈左束支传导阻滞，掩盖了急性心肌梗死的 Q 波，应注意进行鉴别。若患者为新发左束支传导阻滞，同时出现胸痛症状，结合心肌酶学情况，应考虑心肌梗死。

3. 心律失常

（1）期前收缩：

1）房性期前收缩：①提前出现异常 P' 波，形态与 P 波不同。②P'R 间期 > 0.12 s。③不完全代偿间歇（图 4-1-7）。

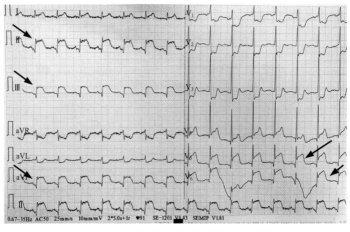

图 4-1-5　心肌梗死。箭头所指为 ST 段抬高

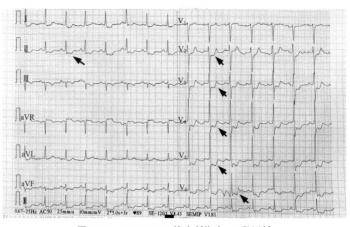

图 4-1-6　NSTEMI。箭头所指为 ST 段压低

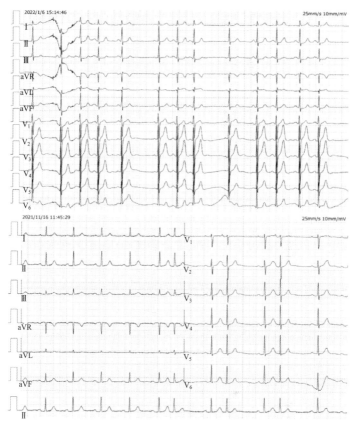

图 4-1-7　房性期前收缩

2）室性期前收缩：①QRS 波前无 P 波或无相关 P 波。②提前出现的 QRS 波宽大畸形，时限＞0.12 s。③T 波方向多与 QRS 主波方向相反。④存在代偿间歇，即期前收缩前后两个 P 波间距等于两倍的 PP 间距（图 4-1-8）。

（2）心动过速：

1）室上性心动过速：①突发突止，心率为 160～250 次 / 分。②节律快而规整。③QRS 波一般正常，伴有束支传导阻滞或室内差异性传导时，可出现宽 QRS 波（图 4-1-9）。

2）室性心动过速：①心率为 140～200 次 / 分，节律略有不齐。②宽大畸形的 QRS 波，时限＞0.12 s。③如有 P 波，可见 P 波频率慢于 QRS 波，PR 无固定关系。④偶可见心房夺获或室性融合波（图 4-1-10）。

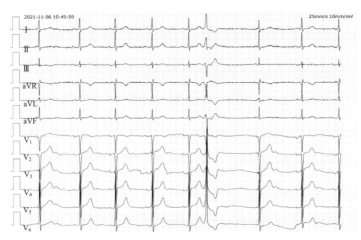

图 4-1-8　室性期前收缩

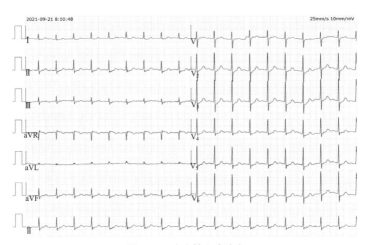

图 4-1-9　室上性心动过速

（3）扑动与颤动：

1）心房颤动：①P波消失，代之以颤动波（f波），f波频率为350～600次/分。②R-R间期绝对不齐，QRS波形一般正常（图4-1-11）。

2）心房扑动：①P波消失，代之以扑动波（F波），多出现在Ⅱ、Ⅲ、aVF导联。②F波无等电位线，波幅大小一致，频率为240～350次/分。③F波通常不能全部下传，常以2：1（图4-1-12）或4：1下传，心室律规整。④QRS波不增宽。

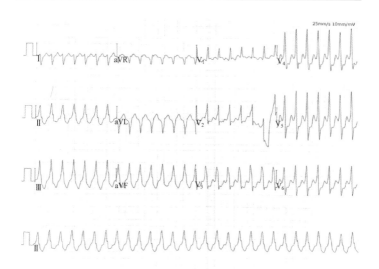

图 4-1-10　室性心动过速

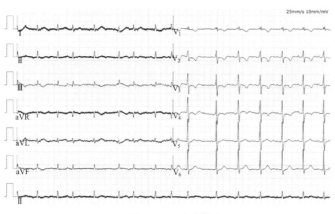

图 4-1-11　心房颤动

3）心室颤动：①频率为 200 ～ 500 次 / 分。②QRS-T 波完全消失（图 4-1-13）。

4）心室扑动：①频率为 200 ～ 250 次 / 分。②无正常 QRS-T 波，代之以连续、快速、相对规整的大振幅波动。③很快转为心室颤动。

（4）传导阻滞：

1）房室传导阻滞：①一度房室传导阻滞：心率多无改变，PR 间期延长（＞ 0.20 s）（图 4-1-14）。②二度房室传导阻滞：心率可减

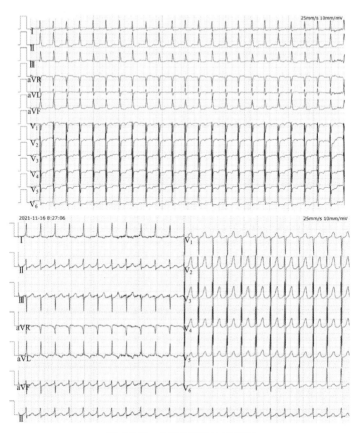

图 4-1-12　心房扑动以 2∶1 传导

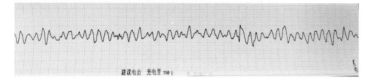

图 4-1-13　心室颤动

慢或无明显改变；PR 间期逐渐延长，直到脱落一个 QRS 波（文氏现象）（图 4-1-15）；PR 间期恒定，部分 QRS 波脱落（莫氏现象）（图 4-1-16）。③三度房室传导阻滞：心率较慢，P 波与 QRS 波无关（图 4-1-17）。

　　2）室内传导阻滞：①左束支传导阻滞：心率通常无明显异常；

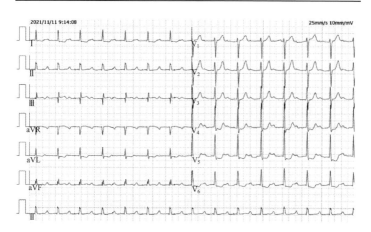

图 4-1-14　一度房室传导阻滞

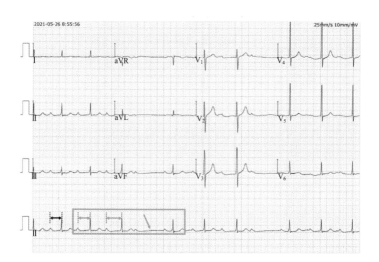

图 4-1-15　一度房室传导阻滞和二度 I 型房室传导阻滞。一度房室传导阻滞：黑色箭头 PR 间期 > 0.2 s。二度 I 型房室传导阻滞：灰色方框中 PR 间期逐渐延长，灰色箭头处为脱落的 QRS 波

QRS 波时限 ≥ 0.12 s；V_1 或 V_2 导联呈 rS 或深而宽的 QS 波；I、aVL、V_5、V_6 导联 R 波增宽，顶峰粗钝有切迹；I、V_5、V_6 导联 q 波消失；V_5、V_6 导联 R 峰时间 > 0.06 s；ST-T 方向与 QRS 波主波方向相反；心电轴可在正常范围或向左上偏移，也可出现电轴右偏（图 4-1-18）。②右束支传导阻滞：心率通常无明显异常；QRS 波时

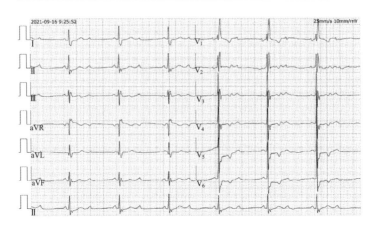

图 4-1-16 2:1 房室传导阻滞

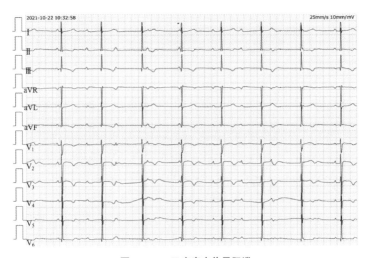

图 4-1-17 三度房室传导阻滞

限≥0.12 s；V₁ 或 V₂ 导联 QRS 波呈 rsR' 或 M 型；Ⅰ、V₅、V₆ 导联 S 波增宽有切迹，时限≥0.04 s；aVR 导联呈现 QR 型，R 波增宽有切迹；V₁ 导联 R 峰时间＞0.05 s；V₁、V₂ 导联 ST 段压低，T 波倒置；Ⅰ、V₅、V₆ 导联 T 波与终末 S 波方向相反，但仍直立；心电轴一般正常（图 4-1-19）。

（5）经典型预激综合征（WPW 综合征）：①PR 间期＜0.12 s。②QRS 波起始部有预激波（delta 波），波形增宽，时限≥0.12 s。③P-J 间期一般正常。④出现继发性 ST-T 改变（图 4-1-20）。

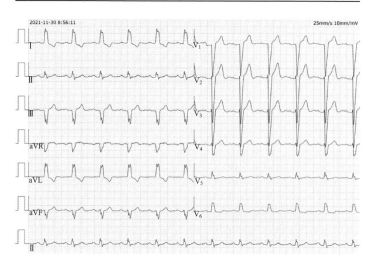

图 4-1-18　完全性左束支传导阻滞

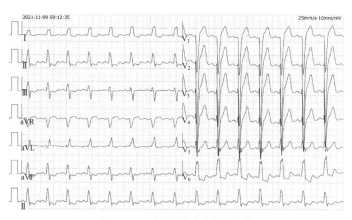

图 4-1-19　完全性右束支传导阻滞

4. 心室肥大

（1）左心室肥大：①心率无明显改变。②QRS 波电压增高：胸导联 R_{V5} 或 $R_{V6} > 2.5$ mV；$R_{V5} + S_{V1} > 4.0$ mV（男性）或 > 3.5 mV（女性）；肢体导联 $R_I > 1.5$ mV；$R_{aVL} > 1.2$ mV；$R_{aVF} > 2.0$ mV；$R_I + S_{III} > 2.5$ mV；Cornell 标准为 $R_{aVL} + S_{V3} > 2.8$ mV（男性）或 > 2.0 mV（女性）。③QRS 波时限延长至 $0.10 \sim 0.11$ s。④在以 R 波为主的导联中，ST 段可出现下斜式压低 > 0.05 mV，T 波低平、双向或倒置。⑤电轴左偏。

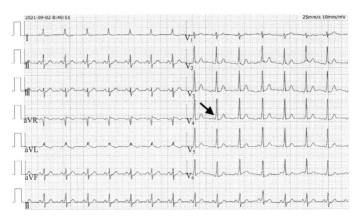

图 4-1-20　预激综合征。箭头所指为预激波（delta 波）

（2）右心室肥大：①心率可无异常改变。②V_1 导联 R/S ≥ 1，呈 R 型或 Rs 型，重度时可呈 qR 型；V_5 导联 R/S ≤ 1 或 S 波加深；aVR 导联以 R 波为主，R/q 或 R/S ≥ 1。③常伴有右胸导联（V_1、V_2）ST 段压低或 T 波倒置。④心电轴右偏 ≥ + 90°，甚至 > + 110°。

（3）双心室肥大：并非单纯的叠加表现，心电图可能正常或表现为某一侧心室肥大时的心电图表现，而另一侧改变被掩盖，也可能同时出现左心室肥大和右心室肥大的表现。

5. 电解质紊乱及药物影响

（1）血钾变化：

1）高钾血症：①血钾 > 5.5 mmol/L 时，QT 间期缩短，T 波高尖，基底部变窄。②血钾 > 6.5 mmol/L 时，QRS 波增宽，PR 间期及 QT 间期延长，R 波低电压及 S 波加深，ST 段压低。③血钾 > 7.0 mmol/L 时，QRS 波进一步增宽，PR 间期及 QT 间期进一步延长，P 波增宽，振幅减低，甚至消失。④高钾血症可引起室性心动过速、心室扑动或颤动，甚至心脏停搏。

2）低钾血症：典型改变为 ST 段压低，T 波低平或倒置及 U 波增高（U 波 > 0.1 mV 或 U/T > 1 或 T-U 融合、双峰），QT 间期一般正常或轻度延长，表现为 QT-U 间期延长。低钾血症可引起房性心动过速、室性异位搏动和室性心动过速、室内传导阻滞、房室传导阻滞等心律失常。

（2）应用洋地黄：

1）洋地黄效应：①ST 段下垂型压低。②T 波低平、双向或倒置，双向 T 波常于初始部分倒置，终末部分直立变窄，ST-T 呈"鱼钩型"。③ QT 间期缩短。

2）洋地黄中毒：可出现各种心律失常，如频发室早及多源性室性期前收缩，严重时可出现室性心动过速，甚至心室颤动；当出现二度或三度房室阻滞时，即为洋地黄严重中毒表现。

6.儿童心电图

（1）心率较快。

（2）PR 间期较成人短，7 岁后趋于恒定（0.01 ～ 0.17 s）。

（3）P 波时限较短（儿童＜ 0.09 s）。

（4）QRS 波呈右心室优势。

（5）T 波变异较大，肢体导联及右胸导联常出现 T 波低平、倒置。

参考文献

［1］陈新 . 黄宛临床心电图学 . 6 版 . 北京：人民卫生出版社，2009.

［2］葛均波，徐永健，王辰 . 内科学 . 9 版 . 北京：人民卫生出版社，2018.

［3］万学红，卢雪峰 . 诊断学 . 9 版 . 北京：人民卫生出版社，2018.

［4］王建枝，钱睿哲 . 病理生理学 . 9 版 . 北京：人民卫生出版社，2018.

［5］Marschall S.Runge，E.Magnus Ohman. 奈特心脏病学彩色图谱 . 胡大一，王青云，译 . 北京：人民卫生出版社，2007.

（安荣成　编　李恒杰　审校）

第 2 节　动态心电图

一、定义

动态心电图（DCG）是指采用 holter 技术利用随身携带的记录仪连续监测患者 24 h 或更长时程的心电变化，经信息处理分析和记录的长程心电图。因具备无创伤性、可长时间连续动态记录、病变检出率较高的特点，DCG 的应用较为广泛。但是，由于其对 p 波的识别能力较弱以及其基线漂移、干扰过大时图像易失真，故临床应用稍有局限。

目前针对正常的 DCG 尚无统一标准，个体差异较大，应结合临床症状综合分析。通常情况下，成人 24 h 的平均心率为 60 ～ 87 次 / 分，最高心率是在活动时（可达 180 次 / 分），随年龄增加而降低；最低心率是在睡眠中（通常＞40次/分），运动员可更低（约38次/分）。正常人也可出现一过性窦性心动过缓（特定时间内心率＜60次/分）、窦性心动过速（特定时间内心率＞100次/分），以及各种心律失常。正常年轻人中，窦性心律不齐约占50%，窦性心动过缓、窦性心动过速、散发室性期前收缩、室上性期前收缩占60%～98%；一度、二度Ⅰ型房室传导阻滞占6%；窦性停搏达5.7%。老年人群中，室上性期前收缩及室性期前收缩较年轻人多见，特点是以散发多见，偶有短阵性室上性心动过速。正常人群中心律失常的变异范围较大，以结合临床资料综合判断为宜。

二、DCG 的结果解读

（一）心律失常

DCG 可对心律失常进行定性和定量分析，并了解心律失常发生与日常活动的关系，了解其发生机制、判断程度和危险性、推测预后，同时也可发现其他心电改变，协助心律失常的病因诊断。此外，也可通过 DCG 评价抗心律失常药物的疗效、毒性、致心律失常作用，以及协助诊断病态窦房结综合征。

1. 期前收缩（图 4-2-1）

期前收缩可见于正常人、心脏病患者或其他疾病患者，包括房性、室上性、室性期前收缩。其中，室性期前收缩的临床意义最为重要，老年人、器质性心脏病患者室性期前收缩的发生率明显升高，且死亡率更高，尤其是猝死率。

DCG 对室性期前收缩类型的确定采用 Lown 分级法（表 4-2-1），当出现 Lown 3 级、4A 级（多源、连发）室性期前收缩/室性心动过速时，应尽早进行专科治疗。

2. 心动过速

心动过速包括窦性心动过速、室上性心动过速、心房扑动、心房颤动、室性心动过速等。DCG 对持续性窦性心动过速的诊断标准为 24 h 总心搏数＞140 000 次；阵发性室上性心动过速是指 3 个或 3 个以上快速、节律规则的 QRS 波，频率 150～250 次/分，突发突止，常由 1 个房性期前收缩或室性期前收缩诱发，QRS 波形态、时限大多正常；心房颤动心电图表现为 P 波消失，代之以大小不等的 f 波，频率 350～600 次/分，心室律极不规则，大多数 QRS 波正常，若出现宽大畸形则考虑为室内差异性传导；心房扑动心电图表现为窦

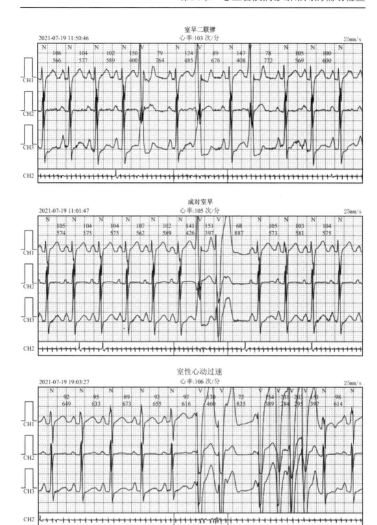

图 4-2-1　动态心电图。提示窦性心律、频发室早、短暂性室性心动过速

性 P 波消失，代之以振幅、间期恒定的扑动波，频率为 250 ～ 350 次/分。当出现短阵性及一过性或持续性心房颤动、心房扑动、阵发性室上性心动过速时，结合患者临床表现（如心悸、气短等），应尽早至急诊室或心内科专科进行诊治。

3. 心动过缓（图 4-2-2）

持续性窦性心动过缓是指 24 h 总心搏数＜ 80 000 次，当患者出现此类结果或平均心率≤ 40 次 / 分时，应结合临床表现，尽早进行相关病因治疗或起搏治疗。

4. 传导阻滞

DCG 对心房波的识别缺陷导致其无法正确统计房室传导阻滞，

表 4-2-1　室性期前收缩的 Lown 分级

Lown 分级	DCG 特点
0 级	无室性期前收缩
1 级	单发、偶发，< 30 次 / 小时
2 级	单发、频发，≥ 30 次 / 小时
3 级	频发、多形
4A 级	成对室性期前收缩
4B 级	≥ 3 次连发室性期前收缩（短阵室性心动过速）
5 级	R on T

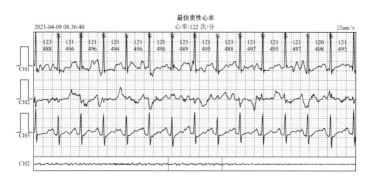

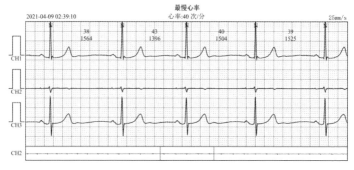

图 4-2-2　动态心电图。窦性心律、窦性心动过缓，最慢 40 次 / 分

对持续性传导阻滞的诊断主要依靠常规心电图。DCG 可发现的传导阻滞主要为左束支传导阻滞和右束支传导阻滞，通常伴有其他心律失常表现。

5. 病态窦房结综合征

当窦性心律下 R-R 间期延长＞ 2.0 s，心房颤动时＞ 3.0 s 时，应考虑病态窦房结综合征。当 DCG 出现以下变化时应高度怀疑病态窦房结综合征：① 24 h 总心搏＜ 80 000 次。②平均心率＜ 55 次 / 分。③最大心率＜ 100 次 / 分（1 min）。④最小心率＜ 40 次 / 分。⑤窦性停搏（图 4-2-3）或频发窦房传导阻滞。⑥慢－快综合征。

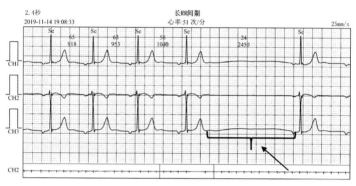

图 4-2-3　动态心电图。频发窦性停搏，最长 2.4 s

（二）心肌缺血

DCG 对于无症状心肌缺血、不典型心绞痛、变异型心绞痛等的诊断价值较大，其诊断标准为：① ST 段呈水平或下斜型压低≥ 0.1 mV，持续≥ 1 min，发作间隔时间≥ 1 min。②心率对 ST 段的影响和校正：心率正常时 ST 段位于 J 点后 60 ～ 80 ms，心率＞ 120 次 / 分时 ST 段位于 J 点后 50 ms。

（三）起搏器相关检测

DCG 适用于评估缓慢或快速性心律失常患者是否有安装心脏起搏器的指征，同时可评价起搏器功能。DCG 可发现短暂及间歇发作的起搏器功能障碍，并对起搏器功能障碍、起搏及自身心搏的比例、各类心律失常及其严重程度作出定量诊断。但其也有一定的局限性，如不能识别 AAI 起搏模式伴房室传导阻滞、假性融合波、不能自动识别频响较高的伪差等，且阴性结果不能完全排除起搏器功能障碍。当使用 DCG 对患者进行起搏器监测时，需结合病史、常规心电图、起搏部位、起搏方式、植入时间、电极导管的类型、程控设定的各种起搏参数等进行综合分析（图 4-2-4）。

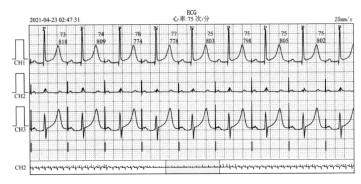

图 4-2-4　动态心电图监测。双腔起搏器起搏功能正常

三、DCG 的临床应用

DCG 的功能主要包括：①心律失常分析；②心肌缺血分析；③起搏器、ICD 功能分析；④心脏事件的风险评估。目前应用最为广泛的是 12 导联，连续监测 24 h 模式，后续可利用软件对心率、节律、ST 段、起搏通道等进行分析。

DCG 的临床应用范围较广，以下情况可进行 DCG 监测（图 4-2-5）：

（1）不明原因的心悸、气短、头晕、晕厥、胸痛等症状。可对病因进行判断。

（2）心律失常。可进行定性和定量诊断。

（3）心肌缺血，尤其是无症状性心肌缺血。

（4）治疗心肌缺血及心律失常药物的疗效评价。

（5）心脏病患者的预后评价，通过观察复杂心律失常等指标判断预后。

（6）评估有无植入起搏器的指征，以及植入起搏器后对起搏器功能的评估，检测与起搏器有关的心律失常。

（7）医学科学研究和流行病学调查（如正常人心率变化范围、特殊人群心脏功能等）。

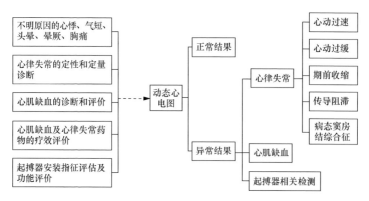

图 4-2-5 动态心电图的临床应用

参考文献

[1] 陈尔佳，李晓枫，方丕华. 2017 动态心电图国际指南和专家共识更新. 中国心血管杂志，2018，23（6）：437-440.

[2] 刘凡. 动态心电图手册. 武汉：华中科技大学出版社，2016.

（欧英炜 编 陈环 审校）

第3节 超声心动图

一、概述

1. M 型超声心动图

M 型超声心动图是将心脏各层的解剖结构回声以运动曲线的形式给予显示。将探头固定于某点，声束方向不变，可观察心脏某一径线上各个界面活动的规律。目前主要用于观察室壁厚度、室壁运动幅度、心腔大小、主动脉根部、二尖瓣及左心室的功能活动等（图 4-3-1）。

2. 二维超声心动图

二维超声心动图是临床应用最广泛的超声心动图检查方法，其空间方位性能良好，能够直观显示心脏结构及其运动状态。二维图像可快速连续的刷新显示，每秒刷新显示的帧数或图像数量即为帧频，帧频越高，图像的实时效果越好（图 4-3-2）。

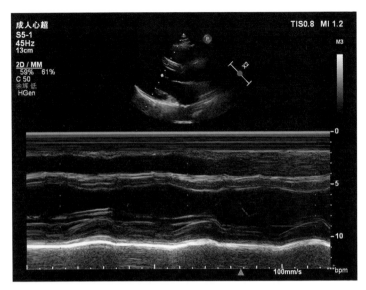

图 4-3-1　M 型超声心动图胸骨旁长轴切面。显示舒张末期和收缩末期室间隔厚度

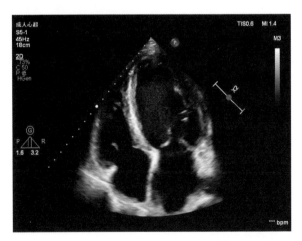

图 4-3-2　二维超声心动图。心尖四腔心切面显示舒张末期各心腔的大小

3. 实时三维超声心动图

三维超声心动图可将连续多个二维切面叠加在一起，重建出心脏及大血管的三维立体结构，同时实时显示心血管内血流的动

态变化，从而更好地观察心脏大小、结构及功能，尤其是用于术前病变部位的定位（如二尖瓣脱垂或腱索断裂区域、肿瘤位置、房间隔缺损大小及方位类型）。此外，心脏介入微创手术的开展［如经导管主动脉瓣置入术（TAVI）、MitraClip等］使三维超声心动图的应用日益广泛。但此技术建立在二维超声的基础上，有赖于清晰的二维断面、检查者的空间思维能力及检查技巧（图4-3-3和图4-3-4）。

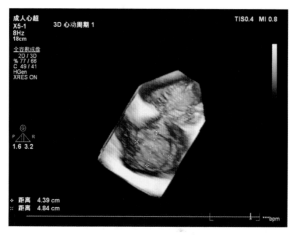

图4-3-3　三维超声心动图。显示房间隔缺损的方位、大小和形态

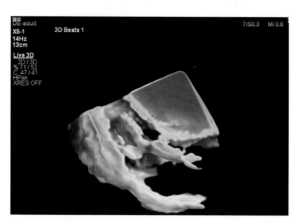

图4-3-4　实时三维超声心动图TrueVue成像。显示左心室流出道赘生物

4. 心脏超声造影

心脏超声造影是在常规超声心动图检查的基础上，使超声造影剂通过各种途径进入心血管相应部位产生造影效果，从而进行诊断的一种检查技术。根据研究部位可分为右心声学造影、左心声学造影及心肌声学造影等。右心声学造影在卵圆孔未闭、发绀型先天性心脏病的鉴别诊断中具有重要价值（图 4-3-5）；左心声学造影主要用于观察左心腔内的结构，包括附壁血栓的鉴别、左心占位类型的鉴别、致密化不全、心尖肥厚型心肌病等；心肌声学造影主要用于观察冠状动脉灌注范围的心肌显影情况。

5. 多普勒超声心动图

包括彩色多普勒和频谱多普勒，频谱多普勒又分为脉冲多普勒（PW）和连续多普勒（CW），可观察血流发生的时相、方向、速度及性质。联合二维超声心动图可较好地观察瓣膜功能和心内分流情况等。此外，组织多普勒技术在左心室舒张功能、右心功能评估等方面发挥重要作用（图 4-3-6）。

6. 经食管超声心动图

由于食管位置贴近心脏，因此经食管超声心动图可提高对许多心脏结构（尤其是后方心脏结构）的显示能力，是经胸超声心动图的补充。主要适用于经胸超声心动图显像困难者（肥胖、肺气肿、胸廓畸形及正在应用呼吸机辅助呼吸等）；显示经胸超声心动图难以显示的部位，包括左心耳、肺静脉（图 4-3-7）、上腔静脉、胸主

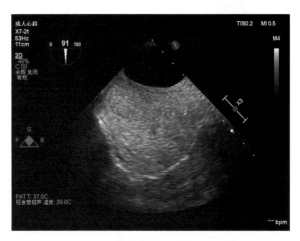

图 4-3-5　经食管超声心动图右心声学造影

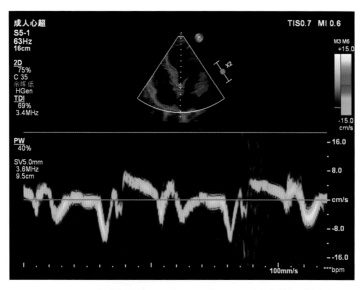

图 4-3-6　组织多普勒显像。心尖四腔心切面显示室间隔侧二尖瓣环

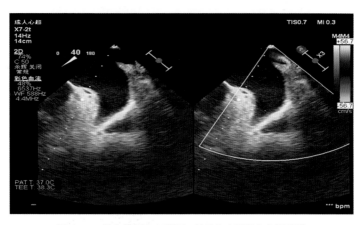

图 4-3-7　经食管超声心动图。显示左心耳及左上肺静脉

动脉（图 4-3-8 和图 4-3-9）等；心房颤动射频消融术前；心脏瓣膜疾病、先天性心脏病、左心耳封堵等微创手术、介入治疗围手术期；可全程监测心脏手术，纠正补充术前诊断、评价心功能及即刻手术效果、指导术中排气等。

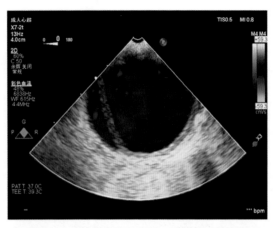

图 4-3-8　经食管超声心动图。显示胸主动脉夹层

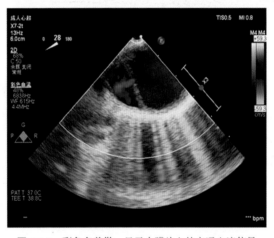

图 4-3-9　彩色多普勒。显示内膜片上的交通血流信号

二、超声心动图在心血管疾病诊断中的应用

（一）心脏瓣膜疾病

1. 二尖瓣狭窄

（1）二维超声心动图：①二尖瓣增厚，以瓣尖为著，交界粘连，开放活动受限，开口减小。②二尖瓣舒张期圆顶样运动，前叶呈"曲棍球杆"样改变。③胸骨旁左心室短轴切面见二尖瓣于舒张期开口减小，呈"鱼嘴"样改变（图 4-3-10）。④左心室长轴切面与四腔

心切面可见左心房增大。部分患者左心房内可见云雾影，少数二尖瓣狭窄患者可发生左心房血栓。

（2）多普勒超声心动图：①心尖四腔心切面彩色血流多普勒示舒张期二尖瓣口左心室侧可见以红色为主的五彩镶嵌血流信号。②连续多普勒探测二尖瓣口血流频谱可见血流速度加快，根据二尖瓣口血流平均压差和 E 峰下降的压力减半时间（PHT）可判断狭窄程度。③通过测定三尖瓣口反流峰值压差估测肺动脉收缩压。

（3）二尖瓣狭窄的超声心动图分级标准见表 4-3-1。

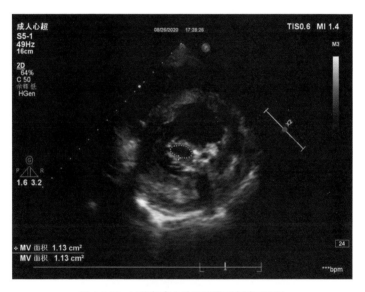

图 4-3-10　二维超声心动图测量二尖瓣口面积

表 4-3-1　二尖瓣狭窄的超声心动图分级标准

参数	轻度狭窄	中度狭窄	重度狭窄
二尖瓣口面积（cm^2）	1.5 ~ 2.0	1.0 ~ 1.5	< 1.0
平均跨瓣压差（mmHg）	< 5	5 ~ 10	> 10
肺动脉收缩压（mmHg）	< 30	30 ~ 50	> 50

2. 主动脉瓣狭窄

（1）M 型超声心动图：主动脉瓣增厚，回声增强，开放幅度减小。

（2）二维超声心动图：①左心长轴切面：主动脉瓣回声明显增强（钙化），开口减小，左心室壁增厚。②心底短轴切面：主动脉瓣叶有不同程度的增厚，舒张期关闭时失去正常的"Y"字形态，开口面积变小、变形，呈不对称的"梅花"状。③心尖三腔、四腔、五腔心切面：主动脉瓣叶病变和室壁增厚。

（3）多普勒超声心动图：心尖五腔心切面显示主动脉瓣口近端加速形成五彩镶嵌的射流束。连续多普勒能够测取收缩期跨主动脉瓣最大血流速度及最大跨瓣压力（图 4-3-11）。

（4）主动脉瓣狭窄的超声心动图分级标准见表 4-3-2。

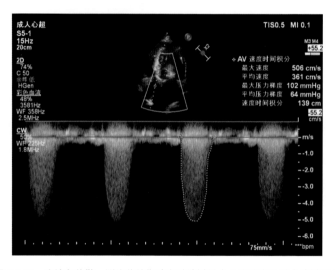

图 4-3-11　连续多普勒。测取收缩期跨主动脉瓣最大血流速度及最大跨瓣压力

表 4-3-2　主动脉瓣狭窄的超声心动图分级标准

参数	轻度狭窄	中度狭窄	重度狭窄
峰值流速（m/s）	$2.6 \sim 2.9$	$3.0 \sim 4.0$	$\geqslant 4.0$
平均跨瓣压差（mmHg）	< 20	$20 \sim 40$	$\geqslant 40$
主动脉瓣口面积（cm^2）	> 1.5	$1.0 \sim 1.5$	< 1.0
主动脉瓣口面积指数（cm^2/m^2）	> 0.85	$0.60 \sim 0.85$	< 0.6
速度比值	> 0.50	$0.25 \sim 0.50$	< 0.25

3. 三尖瓣狭窄

（1）M 型超声心动图：EF 斜率减慢，呈"城墙样"改变。

（2）二维超声心动图：①瓣叶增厚、回声增强，瓣尖明显，开放受限，开口减小，与同一切面的三尖瓣瓣环直径相比，瓣口直径缩小。②重度三尖瓣狭窄可出现右心房扩大、下腔静脉增宽。

（3）多普勒超声心动图：①正常三尖瓣血流速度通常≤ 0.7 m/s，吸气时有加速。②三尖瓣狭窄时，峰值流速＞ 1.0 m/s，吸气时可能＞ 2.0 m/s。③严重三尖瓣狭窄可根据平均跨瓣压差≥ 5 mmHg，速度时间积分＞ 60 cm，PHT ≥ 190 ms，连续方程测量的瓣口面积≤ 1.0 cm^2 进行判断。

（4）三尖瓣狭窄的超声心动图分级标准见表 4-3-3。

4. 二尖瓣反流

（1）二维超声心动图：①风湿性二尖瓣病变的特点是瓣膜增厚、僵硬，以瓣尖为著，舒张期瓣下腱索与瓣叶呈"曲棍球杆"形态。②腱索断裂和脱垂引起的二尖瓣反流可见瓣叶与腱索连续中断，腱索断裂引起二尖瓣脱垂，收缩期瓣叶脱向左心房，超过瓣环连线 2 mm 以上，断裂腱索随瓣叶呈"挥鞭"样运动。③感染性心内膜炎引起的二尖瓣反流可见赘生物，这是感染性心内膜炎的特征性表现，赘生物常分布在瓣尖，位于瓣叶对合点的心房面，外形不规则，多数有蒂。

（2）多普勒超声心动图：左心长轴切面及心尖四腔心、二腔心和三腔心切面显示二尖瓣心房侧五彩镶嵌的血流信号（图 4-3-12）。

（3）二尖瓣反流的超声心动图分级标准见表 4-3-4。

5. 主动脉瓣反流

（1）二维超声心动图：左心长轴切面可见主动脉瓣增厚，回声

表 4-3-3　三尖瓣狭窄的超声心动图分级标准

参数	轻度狭窄	中度狭窄	重度狭窄
瓣口面积（cm^2）	＞ 3.0	1.8 ～ 3.0	＜ 1.7
峰值速度（m/s）	1 ～ 1.3	1.3 ～ 1.7	＞ 1.7
平均速度（m/s）	＜ 1	1 ～ 1.2	＞ 1.2
最大压差（mmHg）	4 ～ 6	7 ～ 12	＞ 12
平均压差（mmHg）	2 ～ 3	3 ～ 5	＞ 5

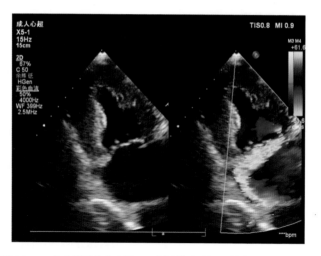

图 4-3-12　多普勒超声心动图。二尖瓣脱垂引起二尖瓣大量偏心性反流

表 4-3-4　二尖瓣反流的超声心动图分级标准

参数	轻度反流	中度反流	重度反流
半定量参数			
缩流颈宽度（cm）	＜ 0.3	0.3 ～ 0.7	≥ 0.7
肺静脉频谱	收缩期为主	正常或收缩期减弱	几乎无收缩期波或收缩期逆流
二尖瓣前向频谱	A 峰为主	不定	E 峰为主（＞ 1.2 m/s）
定量参数			
有效反流口面积（EROA）（cm²）	＜ 0.20	0.20 ～ 0.39	≥ 0.40
反流容积（ml）	＜ 30	30 ～ 59	≥ 60
反流分数	＜ 30	30 ～ 49	≥ 50

增强，瓣叶对合处存在缝隙；慢性重度主动脉瓣反流患者伴有左心室扩大。心底短轴切面显示舒张期可见主动脉瓣瓣缘对合不良，存在缝隙。

（2）多普勒超声心动图：左心室流出道（LVOT）内出现舒张期起源于主动脉瓣环的反流信号。

（3）主动脉瓣反流的超声心动图分级标准见表4-3-5。

6.三尖瓣反流

（1）二维超声心动图：①瓣叶增厚、回声增强。瓣叶关闭时见裂隙。②风湿性三尖瓣疾病可导致腱索断裂，二尖瓣一般会同时受累。

（2）多普勒超声心动图：右心房内可见收缩期起源于三尖瓣口的反流信号。

（3）三尖瓣反流的超声心动图分级标准见表4-3-6。

（二）冠心病

超声心动图是常用的无创检查冠心病的方法，其可根据节段分布的异常进行梗死的定位，并推测冠状动脉阻塞的部位。

表 4-3-5 主动脉瓣反流的超声心动图分级标准

参数	轻度反流	中度反流	重度反流
半定量参数			
缩流颈宽度（cm）	＜ 0.30	0.30 ～ 0.60	＞ 0.60
反流束宽度 /LVOT 宽度（%）	＜ 25	25 ～ 64	≥ 65
反流束 /LVOT 横截面积（%）	＜ 5	5 ～ 59	≥ 60
定量参数			
反流容积（ml）	＜ 30	30 ～ 59	≥ 60
反流分数（%）	＜ 30	30 ～ 49	≥ 50
EROA（cm^2）	＜ 0.10	0.10 ～ 0.29	≥ 0.30

表 4-3-6 三尖瓣反流的超声心动图分级标准

参数	轻度反流	中度反流	重度反流
半定量参数			
缩流颈宽度（cm）	＜ 0.30	0.30 ～ 0.69	≥ 0.70
肝静脉血流频谱	收缩期为主	收缩期减低	收缩期反向
三尖瓣血流	A 峰为主	变化较多	E ＞ 1.0 m/s
等速球面至缩流颈半径（cm）	≤ 0.5	0.6 ～ 0.9	＞ 0.9
定量参数			
定量法 EROA（cm^2）	无数据支持	无数据支持	≥ 0.4
二维 PISA 测量反流量（ml）	无数据支持	无数据支持	≥ 45

1. 节段性室壁运动异常

（1）超声心动图：①梗死区室壁变薄，运动减弱、无运动或反常运动，收缩期增厚率减低或消失，非梗死区心肌运动代偿性增强。②梗死节段室壁薄、回声增强。③心肌梗死时心腔有不同程度的扩大，严重者可有室壁瘤形成。④心肌梗死患者可伴有收缩功能减低，射血分数下降，严重时舒张功能减低。

（2）心肌梗死并发症：①乳头肌断裂或乳头肌功能不全：二维超声心动图可见断裂的乳头肌和二尖瓣脱垂；多普勒超声心动图可见二尖瓣反流信号。②真性室壁瘤形成：急性透壁性心肌梗死患者常于左心室心尖部形成室壁瘤。室壁瘤组织心肌变薄，收缩期和舒张期可膨出，瘤颈较宽。③血栓形成：室壁瘤或左心室心尖部可见不规则团块状回声附着，边缘多不规则。血栓边界与心内膜之间分界清晰（图4-3-13）。④室间隔穿孔：多见于老年或累及左前降支和右冠状动脉者，多发于后室间隔及左心室心尖部。彩色多普勒血流成像对于确定左向右分流的部位十分重要。⑤左心室游离壁破裂：多数患者因急性心脏压塞而立即死亡。少数患者可因心包的包裹形成假性室壁瘤而得以存活。⑥假性室壁瘤形成：为心室游离壁破裂后血液破入心包腔，瘤壁由心包或血栓等组织构成。瘤径较小，瘤径与最大囊腔径比值＜0.5。彩色多普勒可见血流在破口处往返于心室腔与瘤腔之间。

（三）心肌病

超声心动图是诊断及评估心肌病最常用的检查方法，也是随访

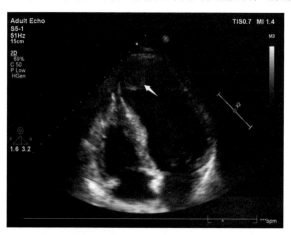

图 4-3-13　心肌梗死后左心室心尖部室壁瘤内血栓形成

及评价疗效的重要工具。

1. 扩张型心肌病

超声心动图表现：①全心扩大，以左心室扩大为主，呈"大心腔，小开口"改变，呈"球型"改变（图 4-3-14）。②室壁活动幅度普遍减低。③瓣膜开放幅度减小而瓣膜本身无病变。④心腔内可有血栓形成。⑤常伴有二尖瓣、三尖瓣反流。

2. 肥厚型心肌病

超声心动图表现：①左心室壁肥厚，非对称性室间隔肥厚，主要以室间隔和左心室前壁肥厚为主，心腔通常正常或缩小。室间隔与左心室后壁厚度的比值＞ 1.3 ～ 1.5。心尖肥厚表现为仅心尖部室壁肥厚，收缩期时左心室腔酷似"黑桃"。②室间隔心肌呈斑点样回声增强。③梗阻性肥厚型心肌病伴 LVOT 狭窄时，LVOT 直径＜ 20 mm；SAM 征阳性，即收缩期二尖瓣叶或腱索向 LVOT 运动。④梗阻性肥厚型心肌病彩色多普勒于收缩期 LVOT 出现五彩镶嵌的花色血流信号（图 4-3-15）。

3. 限制性心肌病

超声心动图表现：①心内膜增厚，回声增强，室壁活动僵硬。②双心房增大，双心室缩小。③心脏舒张功能不全，呈限制性充盈障碍。④心尖部常见血栓形成。⑤二尖瓣、三尖瓣关闭不全。

（四）心包疾病

1. 心包积液

（1）超声心动图表现为心包积液表现为心包脏、壁层分离，其

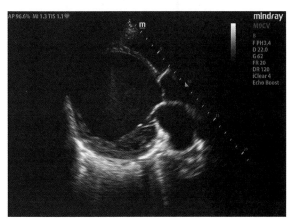

图 4-3-14　左心扩大，呈"球型"改变

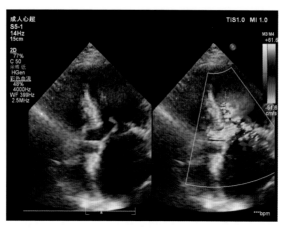

图 4-3-15 梗阻性肥厚型心肌病的多普勒超声心动图。收缩期左心室流出道出现五彩镶嵌的花色血流信号；SAM 征阳性

间见无回声液性暗区，暗区均匀分布于心包腔，包裹性积液可仅于某一部位出现液性暗区（图 4-3-16）。

（2）心包积液的超声心动图半定量分级见表 4-3-7。

2. 心脏压塞

超声心动图表现为心包腔内大量心包积液，可见心脏摆动征。舒张期右心室、右心房塌陷，下腔静脉内径增宽，吸气时塌陷消失。

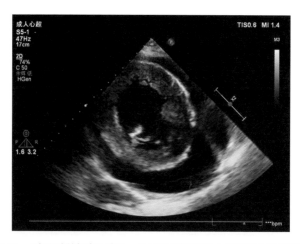

图 4-3-16 心包积液的超声心动图。左心室短轴切面见心包腔无回声区环绕心脏

表 4-3-7　心包积液的超声心动图半定量分级

心包积液	心包腔无回声区宽度（mm）	估计液量（ml）
少量	3～5	50～100
中量	5～10	100～300
大量	10～20	300～1000
极大量	＞20	＞1000

（五）主动脉疾病

主动脉夹层的超声心动图表现：①主动脉腔内见可活动的、细长线状撕裂的主动脉内膜回声，撕裂的内膜将主动脉分为真腔和假腔。②收缩期真腔扩张，血流速度较快；收缩期假腔受压，血流速度较慢，可有云雾影和血栓形成。③破口处内膜回声带连续性中断。④主动脉内径多增大。⑤可有主动脉瓣脱垂、主动脉瓣反流、左心室扩大等征象。

（六）心脏肿块

1. 左心房血栓

风湿性心脏瓣膜疾病为最常见病因，心房颤动亦是重要病因。超声心动图可见左心房内异常团块状回声，附着于左心房壁或左心耳内。多数为椭圆形或不规则形。基底部常较宽，无蒂，游离面较大。

2. 左心房黏液瘤

多有蒂附着于卵圆窝附近，活动度一般较大。舒张期可通过二尖瓣口进入，收缩期返回左心房。左心房黏液瘤可导致房室瓣口不同程度的梗阻，有时合并关闭不全。瘤体形态可改变（图 4-3-17）。

（七）先天性心脏病

1. 房间隔缺损（ASD）

ASD 是最常见的先天性心脏病之一，发病率占所有先天性心脏病的 10%～15%。女性多见，女性与男性的比例为（2～4）：1。ASD 可单独存在，也可与结构性心脏病变并存。超声心动图是临床诊断 ASD 的首选方法，大多数患者可通过经胸超声心动图明确诊断，少数患者由于解剖特征或声窗状况差等因素需要选择经食管超声心动图或结合声学造影等进一步确诊。

（1）ASD 的解剖学分型：①继发孔型 ASD：最常见，约占 70%，占所有心脏畸形的 6%～10%。原因包括原发隔发育不良、继发隔吸收过多或继发隔发育不良等。②原发孔型 ASD：占

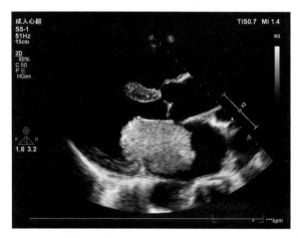

图 4-3-17　左心房黏液瘤的超声心动图。左心室长轴切面见左心房内中等强度回声的团块，堵塞二尖瓣口

10% ～ 25%，由原发隔下缘与心内膜垫未能融合所致。③静脉窦型 ASD：分为上腔静脉型和下腔静脉型。④冠状静脉窦型 ASD：由胚胎期左侧心房皱襞发育不良造成冠状静脉窦顶部与相对应的左心房后壁之间的间隔缺损所致。

（2）二维超声心动图表现为房间隔连续性中断，可探及回声脱失。其他继发性改变包括右心增大、肺动脉增宽等。主要检查切面包括大动脉短轴切面、胸骨旁斜四腔心切面、心尖四腔心切面、剑突下四腔心切面、剑突下双心房切面等。

（3）多普勒超声心动图（图 4-3-18）可探及心房水平分流，多为左向右分流；缺损较大、病程较长出现严重肺动脉高压时可导致右向左分流。筛孔样缺损可显示多束分流信号。

2. 室间隔缺损（VSD）

VSD 在存活新生儿中的发病率为 1.3% ～ 2.4%。可单独存在，亦可作为复合心脏畸形中的一部分。超声心动图是诊断 VSD 的首选无创检查方法，随着经食管超声心动图及三维超声心动图的发展，临床对 VSD 及其合并畸形的诊断更为准确、全面。

（1）VSD 的分型：①膜周部 VSD：最常见，约占 80%。有时可探及室间隔膜部向右心室侧呈囊袋样膨出，囊壁上可无或有交通孔。有时还可见较为罕见的左心室-右心房通道。②肌部 VSD：不累及膜部，缺损周边为肌性组织。③双大动脉下 VSD：缺损位置较高，直接位于主

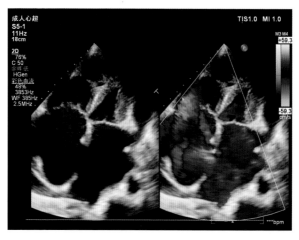

图 4-3-18 房间隔缺损的多普勒超声心动图。胸骨旁四腔心切面显示房间隔中部回声脱失，彩色多普勒显示心房水平左向右分流信号

动脉及肺动脉的瓣环下，缺损上缘由主动脉瓣环与肺动脉瓣环的纤维连接构成。④混合型 VSD：同时存在两种或两种以上类型的 VSD。

（2）二维超声心动图：可探及室间隔连续性中断，缺损断端回声可增强、粗糙；有时室间隔膜部可探及瘤样膨出凸向右心室侧，囊壁上可探及回声脱失；肌部 VSD 时，左、右心室面的缺损直径可不同，且可在室间隔内弯曲走行，左心增大、肺动脉高压时可出现右心增大等继发性改变。

（3）多普勒超声心动图（图 4-3-19）：可探及心室水平分流信号，多为左向右分流；缺损较大、病程较长而出现严重肺动脉高压可导致右向左分流。

3. 心内膜垫缺损（ECD）

（1）病理解剖分型：①部分型 ECD：主要由原发孔型 ASD 和部分房室瓣畸形组成。②完全型 ECD：由原发孔型 ASD、膜周部 VSD 和共同房室瓣组成。

（2）超声心动图表现：

1）部分型 ECD：四腔心切面可见房间隔近十字交叉处回声脱失，十字交叉上端无残留房间隔组织。合并二尖瓣前叶裂时，可见二尖瓣前叶瓣体连续性中断，三尖瓣隔叶可发育不全或缺如。彩色多普勒可见房间隔下端十字交叉处心房水平左向右分流信号，合并肺动脉高压时可出现右向左分流。存在二尖瓣前叶裂时，收缩期可探及源于二尖瓣前叶瓣体裂隙处的反流信号（图 4-3-20）。

2）完全型 ECD：四腔心切面显示十字交叉结构消失，四个心腔交通，房室可显著增大。可见活动幅度较大的共同房室瓣。彩色多普勒可见房室水平的双向分流信号，亦可见左心室向右心房的分流信号。可观察到源于共同房室瓣口的高速反流信号。

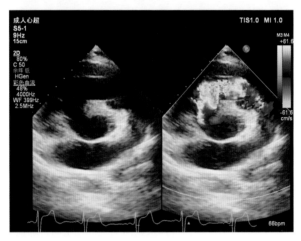

图 4-3-19　室间隔缺损的多普勒超声心动图。大动脉短轴水平室间隔探及回声脱失，彩色多普勒探及左向右高速分流信号

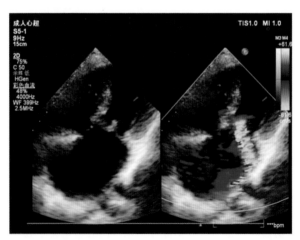

图 4-3-20　心内膜垫缺损的多普勒超声心动图。心尖四腔心切面显示十字交叉上部房间隔组织完全缺如（单心房），彩色多普勒显示源自二尖瓣前叶瓣体裂隙处的反流信号

4. 动脉导管未闭（PDA）

PDA 是最常见的心外分流性先天性心脏病，占先天性心脏病的 8%～15%。动脉导管是胎儿时期肺动脉与主动脉间正常连接的生理性通道。出生后 10～15 h 可发生功能性闭合，如果 1 年内仍未闭合，可形成血液异常分流，即 PDA。按其形态可分为管型、漏斗型、窗型、动脉瘤样及哑铃型。

超声心动图表现：①左心增大。②大动脉短轴切面可探及降主动脉与肺动脉之间异常管道连接，肺动脉常增宽。③胸骨上窝主动脉弓长轴切面可探及降主动脉与肺动脉间有异常通道连接。④彩色多普勒于大动脉短轴切面及主动脉弓长轴切面可见降主动脉与肺动脉间异常分流血流信号（图 4-3-21）。频谱多普勒可探及连续性分流信号。

5. 肺静脉异位引流（APVC）

APVC 是因胚胎发育导致部分或全部肺静脉未正常回流至左心房，而是直接或间接通过体静脉回流入右心房。分为部分型和完全型 APVC。

超声心动图表现：①直接征象：左心房肺静脉正常开口的部分或全部位置未探及肺静脉开口。在右心房壁、上下腔静脉附近、肝静脉附近等可探及肺静脉异位引流部位。②间接征象：右心扩大、肺动脉高压等，常合并 ASD、法洛四联症等。③根据其引流部位可分为心内型异位引流（图 4-3-22）、心上型异位引流、心下型异位引流，彩超多普勒在相应引流部位可探及异常血流信号。

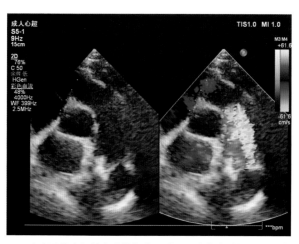

图 4-3-21　动脉导管未闭的多普勒超声心动图。彩色多普勒于大动脉短轴切面可见降主动脉与肺动脉间异常分流血流信号

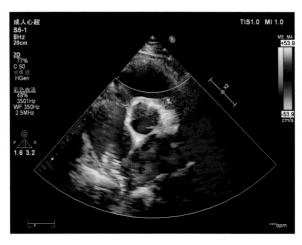

图 4-3-22　肺静脉异位引流。彩色多普勒大动脉短轴切面提示右肺静脉通过房间隔缺损汇入右心房

6. 冠状动脉瘘（CAF）

CAF 是指冠状动脉与心腔或其他血管之间存在异常交通。超声心动图为诊断 CAF 最可靠的无创性检查方法。二维超声心动图可显示 CAF 相应冠状动脉的近端扩张或附壁血栓形成（图 4-3-23）。彩色多普勒可辅助观察冠状动脉近端起源、走行、远端瘘口位置及引流血量等（图 4-3-24）。连续多普勒可辅助测量引流口速度、压差等。同时可观察心脏的继发性改变，如相应心腔扩大、室壁节段性运动异常等。

7. 法洛四联症（TOF）

TOF 是常见的发绀型先天性心脏病，其基本病理特征为 VSD、主动脉骑跨、肺动脉狭窄及右心室肥大，TOF 在儿童发绀型心脏病中居于首位。

二维超声心动图可探及 VSD、主动脉骑跨及骑跨率、肺动脉瓣或右心室流出道狭窄、右心室心肌代偿性肥大等；彩色多普勒可见收缩期左、右心室血液同时流入主动脉，心室水平可探及双向低速分流信号。大动脉短轴切面可于右心室流出道和肺动脉内探及五彩镶嵌的高速血流信号（图 4-3-25 和图 4-3-26）。狭窄程度较重或肺动脉近闭锁时血流信号可不明显；连续多普勒于狭窄处可测得较高的流速及压差，但当狭窄过于严重时则不易测得。

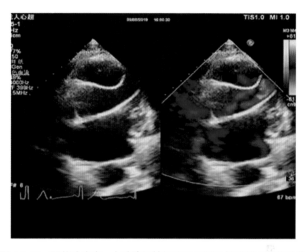

图 4-3-23 冠状动脉瘘。大动脉短轴切面显示明显扩张的左冠状动脉

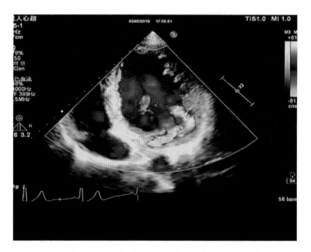

图 4-3-24 冠状动脉瘘。彩色多普勒显示左冠状动脉回旋支瘘入左心室

8. 大动脉转位（TGA）

TGA 是指大动脉与解剖学心室的连接关系不一致，大动脉相互位置关系异常的一种先天性心脏病。包括完全型 TGA 和矫正型 TGA。

超声心动图表现：①完全型 TGA：房室连接一致，但心室与大

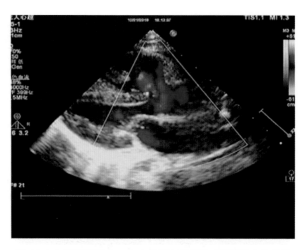

图 4-3-25　法洛四联症。右心室流出道探及五彩高速血流信号

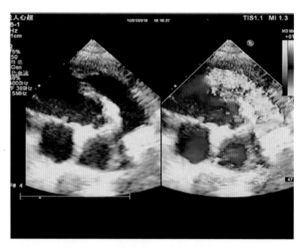

图 4-3-26　法洛四联症。室间隔缺损、主动脉骑跨及室水平双向分流信号

动脉的连接异常，大动脉关系异常。合并 ASD、VSD、PDA 时彩色
多普勒可探及相应的分流信号。②矫正型 TGA：房室连接不一致且
心室与大动脉连接关系不一致，即左心房-解剖右心室-主动脉、右
心房-解剖左心室-肺动脉的连接关系，使血流动力学在功能上基本
矫正（图 4-3-27）。可合并 VSD、三尖瓣反流等。

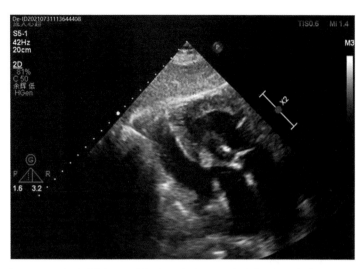

图 4-3-27 大动脉转位。二维超声心动图显示两大动脉基本呈并列关系：肺动脉起自右侧解剖左心室，主动脉起自左侧解剖右心室

参考文献

［1］葛均波，徐永健，王辰．内科学．9版．北京：人民卫生出版社，2018.

［2］瑞威·瑞泽林格姆．华盛顿超声心动图手册．张军，译．天津：天津科技翻译出版有限公司，2016.

［3］王新房，谢明星．超声心动图学．5版．北京：人民卫生出版社，2017.

［4］杨娅，房芳，李嵘娟，等．超声掌中宝心血管系统．2版．北京：科学技术文献出版社，2009.

［5］中华医学会超声医学分会超声心动图学组．中国心血管超声造影增强检查专家共识．中国医学超声杂志（电子版），2015，12（9）：667-680.

［6］中华医学会心血管分会心血管影像学组，北京医学会心血管病学会影像学组．中国成人心脏瓣膜病超声心动图规范化检查专家共识．中国循环杂志，2021，36（2）：109-125.

［7］朱天刚，霍勇，张运．超声心动图规范化培训教材．北京：人民卫生出版社，2012.

（刘玲玲　付佳　韩磊　编　南勇　付茂亮　审校）

第4节　运动平板试验

一、定义

运动平板试验（TET）是通过分级运动增加心脏负荷，通过观察心率、心电、血压、运动时间、伴随症状/体征等综合临床情况来判断临床意义。在进行 TET 前，应全面采集病史、体格检查，严格审查适应证与禁忌证，并准备好相应的心肺复苏设备与药物。建议试验前停用 β 受体阻滞剂 48 h 并禁食 2 h 以上，避免药物及精神因素影响试验结果。

二、TET 的常见结果解读

1. TET 阳性

TET 阳性通常表现为心电图 ST 段和临床指标的变化，具有以下改变之一者可诊断为阳性：

（1）心电图改变：①运动中或运动后，以 R 波为主的导联上 ST 段出现水平型或下斜型压低＞ 0.1 mV（J 点后 60 ～ 80 ms），持续时间＞ 2 min。运动前 ST 段压低者应在原有基础上再压低＞ 0.1 mV，持续时间＞ 2 min。②运动中或运动后出现 ST 段水平型或弓背向上型抬高＞ 0.2 mV，持续时间＞ 1 min。③ST 段上斜型下降＞ 0.2 mV，同时 aVR 导联 ST 段抬高＞ 0.1 mV。④出现一过性异常高耸 T 波伴对应导联 T 波倒置。

（2）临床指标改变：①运动中出现典型心绞痛；中度以上心绞痛伴缺血型 ST-T 改变。②运动中血压下降（排除伪差等干扰因素）＞ 10 mmHg 并伴全身反应，如低血压休克。肥厚型心肌病患者运动期间的血压反应异常（血压升高＜ 20 mmHg 或继续运动下降＞ 20 mmHg）可作为其心脏性猝死风险分层的一部分。③心率较运动前或前一级运动下降＞ 20 次 / 分，并伴随其他心肌缺血的征象。

2. TET 可疑阳性

具有以下改变者为 TET 可疑阳性：①运动中或运动后 ST 段在原基础上水平型或下斜型压低≥ 0.05 mV，但＜ 0.1 mV。②运动中或运动后出现 U 波倒置。③低负荷运动量［＜ 5 个代谢当量（MET）］时，出现频发室早、室早二联律或室性心动过速、房室传导阻滞、窦房传导阻滞、心房颤动、心房扑动。④运动后延迟的收缩压反应：恢复期第 3 分钟的收缩压与第 1 分钟的收缩压比值＞ 1，运动中收缩压较安静时或前一级运动时下降＞10 mmHg。⑤异常心率恢复：指从运动峰值心率到 2 min 后心率变化≤12 次 / 分。

三、TET 的临床应用

TET 对于协助确诊冠心病、无症状患者的冠心病筛查有重要作用。此外，TET 可用于了解运动相关症状（如头晕、心悸、胸闷等）的原因，早期检出不确定的高血压，判断窦房结变时功能，了解运动相关心律失常，协助诊断儿茶酚胺敏感性室性心动过速。

在进行 TET 的过程中，运动会增加心脏前、后负荷，可能导致病情加重，有心脏性猝死、严重心律失常、晕厥、心肌梗死等风险。因此，对于诊断已较为明确或有运动高风险的患者，不适合行 TET。

1. TET 的绝对禁忌证

（1）急性心肌梗死（3～5 天内）。

（2）高危不稳定型心绞痛。

（3）未控制的伴有临床症状或血流动力学紊乱的心律失常。

（4）急性心肌炎及心包炎。

（5）严重高血压（静息时＞180/110 mmHg）或显著低血压（＜85/50 mmHg）。

（6）主动脉夹层、严重主动脉瓣狭窄、梗阻性肥厚型心肌病（中高危者）或其他严重的流出道梗阻性心脏病。

（7）未控制的症状性心力衰竭。

（8）急性肺栓塞或肺梗死。

（9）下肢栓塞。

（10）患者拒绝。

2. TET 的相对禁忌证

（1）冠状动脉左主干中重度病变。

（2）频发、多源性室早。

（3）中度心脏瓣膜狭窄。

（4）未能控制的高血压或肺动脉高压。

（5）严重贫血。

（6）电解质紊乱及洋地黄等药物中毒。

（7）心脏扩大及心功能不全。

（8）缓慢性心律失常（＜45 次 / 分）或快速性心律失常（＞125 次 / 分）。

（9）精神或体力障碍而不能进行运动试验者。

3. 运动终止指标

（1）运动心率≥最大心率或达到阳性标准。

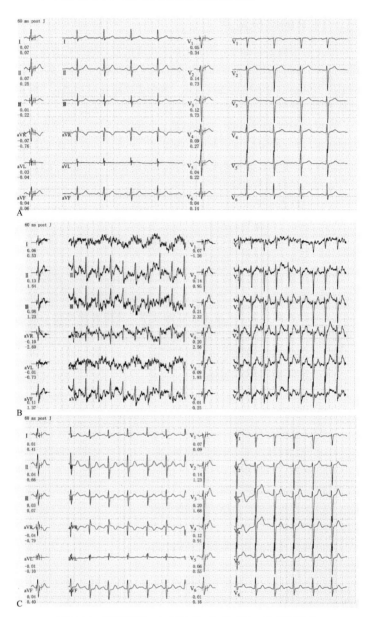

图 4-4-1　TET 阴性。A. 运动前。B. 运动时。C. 恢复状态

（2）运动负荷增加但收缩压下降≥20 mmHg或收缩压低于运动前。

（3）收缩压＞230 mmHg，舒张压＞115 mmHg。

（4）胸部不适加重或出现心绞痛症状。

（5）严重心律失常，如频发室早（多形性）、室性心动过速、二度或三度房室传导阻滞等，运动引起心室内传导阻滞。

（6）严重末梢循环灌注不足，如发绀、喘息、面色苍白、恶心等。

（7）出现神经系统症状，如运动失调、眩晕等。

（8）心率对于运动反应不良。

（9）受试者要求。

参考文献

［1］汤亚明，郭涛，刘健.心脏负荷试验.昆明：云南科技出版社，2005.

［2］浙江省医学会心电生理与起搏分会无创心电学组.浙江省心电图平板运动试验操作与诊断规范（试用版）.心电与循环，2016，35（3）：153-155.

（欧英炜　编　李声琴　审校）

第5节　动态血压监测

一、定义

动态血压监测（ABPM）是指通过仪器自动、间断、定时测量日常生活状态下的血压，可客观真实地反映血压的实际水平与波动状况。与偶测血压相比，ABPM具有避免偶然性、获取更多血压数据、实际反映血压在全天内的变化规律、提高早期无症状轻度高血压或临界高血压患者的检出率等优势。

进行ABPM时，将袖带固定于肘窝上方2.5 cm，袖带与上臂紧贴，不得过松或过紧，压力感知探头应准确地固定在上肢动脉明显搏动处。通常在06：00～22：00每15～30 min记录1次，在22：00～06：00每30～60 min记录1次，24 h记录读数必须达到应得数的70%以上。

监测结束后，对记录的血压数据进行分析后报告的具体内容包括：① 24 h 血压随时间波动的曲线图，白天和夜间时段的曲线应根据患者监测当天的作息时间予以标记。②原始血压、心率数据。③计算各时段平均收缩压、舒张压和心率，以及测量次数、有效率。④计算夜间收缩压 / 舒张压下降率。⑤计算各时段收缩压、舒张压、心率的标准差（SD）、变异系数（CV）、最大值与最小值等。

ABPM 的正常结果尚无统一标准，结果应根据患者的年龄、性别进行综合分析。通常认为，24 h 平均血压 < 125/80 mmHg，白天均值 < 135/85 mmHg，夜间均值 < 125/75 mmHg 为正常范围，且大多数血压昼夜变化具有节律性，呈杓型曲线规律（自 18:00 起血压逐渐下降，至 02:00 ～ 03:00 时处于波谷，凌晨血压开始升高，清晨后急剧升高，即曲线下降支呈缓慢斜坡样，下降支呈陡峭样）。

二、ABPM 的常见结果解读

1. 血压均值变化

ABPM 诊断高血压的标准：24 h 血压 ≥ 130/80 mmHg，或白天血压 ≥ 135/85 mmHg，或夜间血压 ≥ 120/70 mmHg。无论是否接受降压药物治疗，若血压均值发生改变，均可诊断为相应类型的高血压（表 4-5-1）。

2. 血压节律变化

当昼夜节律减弱或消失时（非杓型），可能存在伴有心脏、脑、肾等器官功能不全的高血压、内分泌性高血压、重度失眠或睡眠呼吸暂停综合征；当夜间血压升高时（反杓型，夜间血压持续升高，高于白天），可能存在明显的动脉粥样硬化或严重的自主神经功能障碍；当结果提示反复发作性血压升高或直立性低血压时，可能存在嗜铬细胞瘤型高血压。

表 4-5-1　ABPM 诊断的不同高血压类型

类型	定义
清晨高血压	清晨血压 ≥ 135/85 mmHg
白大衣性高血压	诊室血压 ≥ 140/90 mmHg，24 h 白天、夜间血压均正常
隐匿性高血压	诊室血压 < 140/90 mmHg，24 h 或白天或夜间血压升高

三、ABPM 的临床应用

ABPM 的临床应用主要包括：①诊断高血压，提高高血压诊断的准确性，包括白大衣性高血压、隐匿性高血压。②评估心脑血管疾病发生风险，提高风险评估水平。③评估降压治疗效果。④指导高血压个体化治疗，提高降压治疗质量，实现 24 h 血压控制，充分发挥降压治疗预防心脑血管并发症的作用。⑤评估难治性高血压的原因。⑥评估血压升高程度、血压晨峰、短时血压变异和昼夜节律（图 4-5-1）。

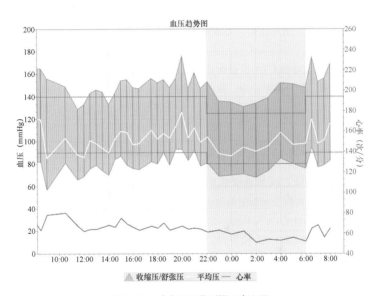

图 4-5-1　动态血压监测提示高血压

参考文献

［1］王吉耀.内科学.2 版.北京：人民卫生出版社，2010.

［2］中国高血压联盟《动态血压监测指南》委员会.2020 中国动态血压监测指南.心脑血管病防治，2021，21（1）：1-12.

（欧英炜　编　南勇　审校）

第 6 节　冠状动脉 CT 血管造影

一、定义

冠状动脉 CT 血管造影（CTA）是指经外周静脉快速团注含碘造影剂，在靶血管造影剂浓度达到峰值时，利用多层螺旋 CT（MSCT）进行连续容积数据采集，经二维、三维等后处理技术重建冠状动脉血管的解剖图像，从而明确血管病变。目前，CTA 所提供的冠状动脉解剖及左心室功能情况可用来评估疑诊或已确诊的冠心病患者。因其具有无创、费用较低、无需住院的特点，冠状动脉 CTA 的应用越来越广泛。

行冠状动脉 CTA 检查前必须做好充分的患者准备，包括检查前禁食 4 h、静坐稳定心率、排除药物过敏史等。检查时的适宜心率为 65 ～ 70 次 / 分，如心率过快可予以 β 受体阻滞剂（如美托洛尔 25 mg）控制心率。

二、冠状动脉 CTA 的常见结果解读

冠状动脉 CTA 检查结果通常是基于多个层面的各个冠状动脉节段变化，分析其病变解剖结构和组织成分，评估其狭窄程度（表 4-6-1）。

冠状动脉 CTA 报告提示的信息应具备参考价值。例如，门诊首次进行冠状动脉 CTA 检查时，需明确冠状动脉有无斑块及狭窄；如果狭窄估测 ≥ 50%，即可初步诊断冠心病，如果狭窄 50% ～ 70%，则可根据临床情况选择保守治疗或进行同位素心肌灌注检查；如果狭窄 ≥ 70%，则建议行进一步检查，包括冠状动脉造影。

表 4-6-1　冠状动脉狭窄程度的分级

分级	特点
正常	无斑块和狭窄
轻微	可见斑块，狭窄 < 25%
轻度	25% ～ 49% 狭窄，但没有血流动力学意义（图 4-6-1）
中度	50% ～ 69%，狭窄可能造成血流受阻
重度	70% ～ 99%，狭窄造成血流受阻
闭塞	100% 狭窄

三、冠状动脉 CTA 的临床应用

1. 冠状动脉 CTA 的适应证

（1）冠心病的高危人群，如有高血压、糖尿病、高血脂、有冠心病家族史及吸烟等危险因素者。

（2）运动心电图检查结果异常。

（3）不明原因胸痛。

（4）不愿意或不适宜行传统冠状动脉血管造影的冠心病定期随访患者。

（5）随访评估冠状动脉旁路移植术后血管的畅通程度。

2. 冠状动脉 CTA 的禁忌证

（1）心率过快且禁用 β 受体阻滞剂者。

（2）心律不齐、瓣膜关闭。

（3）不能自主呼吸者。

（4）碘剂过敏。

（5）肾功能不全。

（6）植入双腔起搏器。

（7）妊娠期女性。

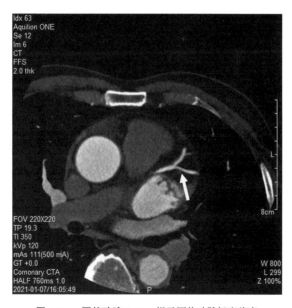

图 4-6-1　冠状动脉 CTA。提示冠状动脉轻度狭窄

对于病态窦房结综合征、高度房室传导阻滞、失代偿性心力衰竭、窦性心动过缓、低血压（收缩压＜100 mmHg）的患者，若需行冠状动脉 CTA，在检查前应完善心电图检查，确保其有清晰的 QRS 波，且神志清楚，自主呼吸良好（可进行 6 ～ 10 s 的屏气），能够配合扫描，同时在检查时应常规进行心电监护，确保采集图像可以进行冠状动脉重建。

参考文献

［1］中华放射学杂志心脏冠状动脉多排 CT 临床应用协作组 . 心脏冠状动脉多排 CT 临床应用专家共识 . 中华放射学杂志，2011，45（1）：9-17.

［2］Raff GL，Abidov A，Achenbach S. SCCT guidelines for the interpretation and reporting of coronary computed tomographic angiography. J of Cardiovas Comput Tomogr，2009，3（2）：122-136.

（欧英炜　编　南勇　审校）

第 7 节　冠状动脉造影

一、定义

冠状动脉造影是利用血管造影剂并通过特制的心导管经皮穿刺桡动脉或股动脉，沿降主动脉逆行至升主动脉根部，然后将造影剂选择性注入左、右冠状动脉，使冠状动脉显影，从而显示整个左冠状动脉或右冠状动脉的主干及其分支血管腔的技术。

冠状动脉造影是诊断冠心病的传统"金标准"。在冠状动脉造影过程中可同时进行腔内影像学检查及冠状动脉功能测定，包括血管内超声成像（IVUS）、光学相干断层扫描（OCT）、多普勒血流测定和压力测定等，从而提供更多的形态学和功能方面的信息。

二、冠状动脉及其分支

（一）冠状动脉

冠状动脉是供给心脏血液的动脉，起于主动脉根部主动脉窦内，分左右两支，走行于心脏表面。采用 Schlesinger 等的分类原则，将冠状动脉的分布分为 3 型：①右优势型：右冠状动脉在膈面除发出后降支外，还有分支分布于左心室膈面的部分或全部。②均衡型：两侧心室的膈面分别由同侧的冠状动脉供血，它们的分布区域不越过房室交界点和后室间沟，后降支为左或右冠状动脉末梢，或同时来自两侧冠状动脉。③左优势型：左冠状动脉除发出左前降支外，还发出分支供应右心室膈面的一部分。我国调查显示，右优势型约占 65%，均衡型约占 29%，左优势型约占 6%。

上述分型方法主要依据冠状动脉的解剖学分布，但绝大多数心脏的左心室厚度远超过右心室，因此从血液供应量来看，左冠状动脉永远是优势动脉。

（二）供血关系

根据冠状动脉分支的走向及分布的位置，可推测其营养心脏的部位。

（1）右心房、右心室：由右冠状动脉供血。

（2）左心室：50% 的血液供应来自左前降支，主要供应左心室前壁和室间隔，30% 来自回旋支，主要供应左心室侧壁和后壁，20% 来自右冠状动脉（右优势型），供应范围包括左心室下壁（膈面）、后壁和室间隔。左优势型上述部位由左旋支供血，均衡型左、右冠状动脉同时供血。

（3）室间隔：前上 2/3 由前降支供血，后下 1/3 由后降支供血。

（4）传导系统：60% 的窦房结血液由右冠状动脉供给，40% 由左旋支供给；90% 的房室结血液由右冠状动脉供给，10% 由左旋支供给；右束支及左前分支由前降支供血，左后分支由左旋支和右冠状动脉双重供血。因此，临床上左后分支阻滞较少见。左束支主干由前降支和右冠状动脉供血。

三、冠状动脉造影的临床应用

（一）适应证

应注意，适应证和禁忌证是相对的，若检查风险在可接受的范围内，任何需要了解冠状动脉情况以解决临床问题的患者均有行冠状动脉造影的指征。

1. 以诊断冠心病为目的时的适应证

（1）不典型胸痛，如胸痛综合征、上腹部症状（如胃、食管及胆囊症状），临床上难以与心绞痛进行鉴别。

（2）有典型的缺血性心绞痛症状，无创性检查（如运动平板试验、心肌核素显像）提示心肌缺血。

（3）无临床症状，无创性检查（如动态心电图、运动平板试验及心肌核素显像）提示心肌缺血。

（4）不明原因的心律失常，如恶性室性心律失常或新发传导阻滞。

（5）不明原因的左心功能不全，主要见于扩张型心肌病或缺血性心肌病，为进行鉴别。

（6）冠状动脉腔内成形术［激光、旋切、旋磨或经皮冠状动脉介入治疗（PCI）等］或冠状动脉旁路移植术（CABG）后反复发作的难以控制的心绞痛。

（7）高危职业者（如飞行员、汽车司机、警察、运动员及消防员）无症状但疑有冠心病。

（8）非冠状动脉病变（如先天性心脏病和心脏瓣膜疾病等）重大手术前，易合并冠状动脉畸形或动脉粥样硬化，可在手术的同时进行干预。

2. 以治疗冠心病或评价治疗效果为目的时的适应证

（1）稳定型心绞痛，内科治疗效果不佳，影响学习、工作及生活。

（2）不稳定型心绞痛。

（3）原发性心搏骤停复苏成功，左主干病变或前降支近端病变的可能性较大，属高危组，需评估冠状动脉。

（4）发作6 h以内的急性心肌梗死或发病6 h以上且仍有持续性胸痛，拟行急诊PCI，（图4-7-1至图4-7-4）；急性心肌梗死早期合并室间隔穿孔、乳头肌断裂，导致心源性休克或急性泵衰竭，经积极内科治疗无好转，需行急诊手术治疗；梗死后心绞痛，经积极内科治疗不能控制；冠状动脉内溶栓治疗；静脉溶栓失败，胸痛症状持续不缓解；溶栓治疗有禁忌证；静脉溶栓成功后再闭塞或心肌梗死后早期（2周内）症状复发。

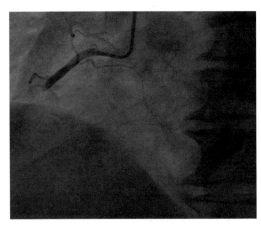

图4-7-1　冠状动脉造影。右冠中段闭塞

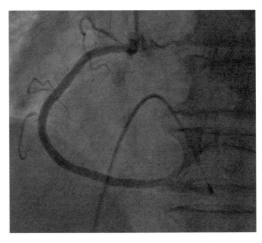

图 4-7-2　冠状动脉造影。右冠中段急性闭塞行急诊支架置入术后

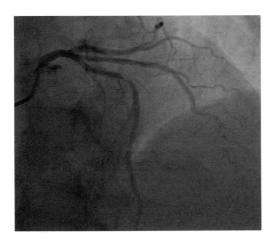

图 4-7-3　冠状动脉造影。前降支狭窄 95%

（5）陈旧性心肌梗死（OMI）伴新发心绞痛，经内科保守治疗无效；OMI 伴心功能不全，临床和辅助检查（如心电图、超声心动图）提示室壁瘤形成；OMI 伴乳头肌功能障碍；无创性检查提示 OMI 与原梗死部位无关；OMI 为进一步明确冠状动脉病变性质（如范围、部位及程度）。

（6）其他：高危患者（如原发性心肌病、高血压性心脏病、风湿性心脏病及糖尿病），为明确是否合并冠心病及选择治疗方案时。

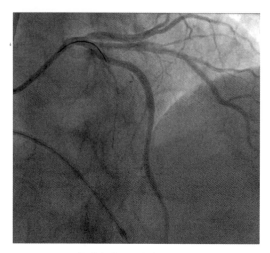

图 4-7-4　冠状动脉造影。前降支近段支架置入术后

（二）禁忌证

冠状动脉造影无绝对禁忌证，相对禁忌证包括：不明原因的发热；未控制的感染；严重贫血，血红蛋白＜ 80 g/L；严重电解质紊乱；严重活动性出血；未控制的高血压；洋地黄中毒；造影剂过敏史但未预防性使用皮质激素治疗；脑卒中急性期；急性肾衰竭；失代偿性心力衰竭；严重凝血功能障碍［国际标准化比值（INR）＞ 2.0］；活动性心内膜炎等。

目前，经过充分的术前准备，碘过敏试验阳性、心律失常等患者也可行冠状动脉造影。由于心脏原因而危及生命急需行冠状动脉造影时，无须考虑其禁忌证。

（三）并发症

冠状动脉造影是比较安全的有创性诊断技术，随着器械的改进，严重并发症的发生率较低（通常认为＜ 1.0%），主要包括心脏并发症、其他器官并发症（如脑卒中）、血管穿刺入路并发症、造影剂相关并发症（过敏、造影剂相关不良反应和造影剂肾损害）和出血并发症（如消化道出血），严重者可发生心肌梗死、死亡。

（1）死亡：如果患者存在冠状动脉开口病变、LVEF 明显降低（＜ 30%）或心功能Ⅳ级，则造影过程中发生死亡的风险升高。

（2）空气栓塞：不常见，通常可以预防，需注意在注射造影剂之前将造影管中的空气排净。一旦发生冠状动脉内空气栓塞，应予以吸入纯氧，可在 2～4 min 内促进微小气泡的吸收，患者用力咳嗽有助于升高血压和心率，大量冠状动脉内空气栓塞抢救不及时可导致死亡。

（3）脑卒中：发生率为 0.07%～0.14%，可由动脉粥样硬化斑块碎片脱落或导管上血栓脱落引起栓塞，尤其是升主动脉有病变且既往接受过 CABG 的患者。栓塞引起的脑卒中通常可逆。造影前后使用的抗凝药物和抗血小板药物可增加脑出血的风险。

（4）穿刺部位血管并发症：包括穿刺部位血肿、假性动脉瘤、动静脉瘘等，尤其是经股动脉入路时。穿刺部位血肿较常见，但易被发现。假性动脉瘤可采用超声定位下压迫局部注射凝血酶等方法治疗，个别需要外科修补。动静脉瘘通常需要外科修补。腹膜后血肿可见于穿刺部位过高的患者，出血量常较大，临床表现隐匿，血压和血红蛋白下降但无显性出血的患者需注意腹膜后血肿，B 超和 CT 有助于确诊。经桡动脉入路的穿刺部位出血并发症明显减少，但严重出血可导致肌筋膜室综合征，使神经和血管受压，损伤肢体功能。桡动脉易发生血管痉挛。

（5）造影剂过敏：不常见（0.23%），但可致命。造影剂还可导致其他不良反应，包括低血压、心律失常等。造影剂引起的肾功能不全大多为暂时性和可逆性，对治疗反应良好，但也可能进展为无尿性肾衰竭、电解质和酸碱平衡紊乱及尿毒症。影响因素包括造影剂用量、造影剂的渗透压、黏度、患者因素［包括糖尿病、基础肾功能不全（基础血肌酐＞ 132.6 μmol/L 或肌酐清除率＜ 60 ml/min）、低血容量和左心室功能受损等］。造影剂肾损伤的定义为使用造影剂后 48 h 内血清肌酐升高超过 25% 或绝对值升高 44.2 μmol/L。术前、术后充分补充液体，维持正常的血容量和尿量是最重要的预防和治疗手段。

（6）出血：造影前后使用抗凝药物和抗血小板药物可增加出血风险。消化道出血可能与阿司匹林对胃黏膜的损害有关。

（7）皮肤放射损伤：可见于 X 线暴露时间明显延长的患者。

（四）操作方法

1. 冠状动脉造影的术前准备

（1）导管室应具备相关设备、药品及工作人员。

（2）患者及家属签署手术知情同意书。

（3）术前完善超声心动图、胸部 X 线检查、血生化、血常规、尿常规、粪常规、凝血功能等检查。

（4）备皮。

（5）碘过敏试验。

（6）留置针穿刺。

2. 冠状动脉造影的血管入路

（1）股动脉穿刺：优点是操作方便、穿刺成功率高，由于血管较粗，故适用于放置较大的动脉鞘和进行较复杂的冠状动脉介入术。缺点是术后穿刺侧下肢须制动且卧床时间较长，穿刺血管发生出血、血肿、假性动脉瘤和动静脉瘘的概率较高，住院时间长。

（2）桡动脉穿刺：是目前常用的冠状动脉造影或介入治疗的动脉入路之一。优点是动脉表浅，没有伴行静脉，易于止血，术后即可拔除鞘管，局部出血并发症少，患者无须卧床，因此住院时间明显缩短，并可用于门诊患者的诊断性造影。术后桡动脉闭塞的发生率约为5%，反复多次穿刺的桡动脉闭塞发生率升高。通常使用≤6 F的动脉鞘，桡动脉直径较粗者（如部分男性）可使用7 F动脉鞘。

参考文献

［1］陈灏珠.实用心脏病学.5版.上海：上海科技出版社，2016.

［2］丁文龙，刘学政.系统解剖学.9版.北京：人民卫生出版社，2018.

［3］葛均波，徐永健，王辰.内科学.9版.北京：人民卫生出版社，2018.

［4］万学红，卢雪峰.诊断学.9版.北京：人民卫生出版社，2018.

［5］Frank H.Netter.奈特人体解剖彩色图谱.3版.王怀经，译.北京：人民卫生出版社，2005.

（张玉芝　编　李杰　付茂亮　审校）

第8节　心脏磁共振成像

一、定义

心脏磁共振成像（CMR）是利用原子核在强磁场内发生共振所产生的信号重建图像的一种成像技术，目前已成为心脏大血管病变的重要检查技术之一。

二、成像特点

1. 多参数成像

具有一定 T1、T2 或 PD 差异的各种器官组织，或正常与病变组织，在 MRI 上呈不同灰度的黑白影。MRI 可在清晰的解剖影像背景下显示出病变影像，使病变同正常组织解剖结构关系明确。

2. 流动效应

在 SE 序列中，对一个层面施加 190° 脉冲时，该层面内的质子均受到脉冲的激发。终止脉冲后，血管内血液被激发的质子已流动离开受检层面，无法接收到信号，这一现象称为流空现象（flow void）。血液的流空现象使血管腔不使用造影剂即可显影，流空的管腔呈黑影。

3. 质子弛豫增强效应与对比增强

一些顺磁性和超顺磁性物质可使局部产生小磁场，缩短周围质子弛豫时间，此现象为质子弛豫增强效应。这一效应使 MRI 也可行对比增强检查。

三、CMR 的常用技术

（1）自旋回波成像：自旋回波成像中，心脏组织结构明亮，血池较暗（黑血方法）。主要用于解剖学成像及识别致心律失常性右心室心肌病（ARVC）中常见的右心室游离壁脂肪浸润。

（2）稳态自由进动（SSFP）成像：SSFP 成像中血池明亮，心肌层较暗，与梯度回波技术类似。该技术用于评估左、右心室大小和功能、心室质量、心内分流、瓣膜功能，还可检测心内肿块。SSFP 只需屏气 8 ~ 12 s 即可产生高时间分辨率（< 30 ms）和高空间分辨率（2 mm 平面内）的电影图像。

（3）流速编码：又称相位对比，是一种直接测量血流量的技术，用于定量检测瓣膜反流和狭窄的严重程度、心内分流大小和动脉血管狭窄的严重程度。

（4）其他：可以使用射频标记来精确评估心肌动力学。磁共振波谱成像可用于评估心肌代谢。最常用的方法是使用磷-31（天然丰富的心肌磷酸盐）来评估高能磷酸盐变化，这是最直接的心肌缺血检测方法，高能磷酸盐包括 ATP 和磷酸肌酸（PCr），结果通常以 PCr/ATP 比值呈现。可以通过无机磷酸盐来评估细胞内 pH 值。

四、CMR 在心脏病中的应用

1. 心包疾病

CMR 可直接观察心包，其由纤维组织构成，在 CMR 自旋回波成像中呈低信号强度。正常心包的厚度 < 3 mm。虽然心包液也呈低信号强度，但在 SSFP CMR 图像中可区分心包液与心包区，心包漏

出液呈非常明亮的信号，与心包暗线形成对比。

CMR 是检测部分心包疾病的首选诊断方法，如非钙化性缩窄性心包炎、心包肿瘤和先天性心包缺失。实时电影成像可直接显示呼吸对心室充盈和间隔结构的影响，有助于诊断心包缩窄。心包信号强化提示存在炎症。

2. 心肌病

CMR 能够确定多种心肌病的特征（包括缺血性、炎症性等），由于空间分辨率较高，CMR 可准确评估心室容积、心室收缩功能（射血分数）、心肌质量和壁厚度。钆增强技术可检出心肌瘢痕和纤维化。

（1）缺血性心肌病：CMR 可用于评估疑诊或确诊缺血性心肌病的患者。由于 CMR 可提供精确的心脏三维透视图，因此被认为是测量左心室和右心室射血分数、容积和心肌质量的"金标准"。患者多可见心肌延迟强化（LGE）（81% ～ 100%）（图 4-8-1），而无明显阻塞性冠状动脉疾病的患者仅有 12% ～ 41% 可见 LGE。虽然缺血性和非缺血性心肌病均可出现 LGE，但两者的 LGE 模式常有所不同。缺血性心肌病的特征为心内膜下和（或）透壁性 LGE。孤立的中壁或心外膜增强则强烈提示非缺血性心肌病。缺血性心肌病的中壁受累与显示心内膜下 LGE 的心肌节段不同。LGE 也见于肥厚型心肌病、心肌炎、结节病和浸润性心肌病（如淀粉样变性）。

（2）肥厚型心肌病：CMR 易发现肥厚型心肌病（图 4-8-2）中室间隔不对称性增厚和其他形式的左心室肥大。特别是经胸超声心动图（TTE）未发现的肥厚型心肌病类型，包括心尖部和侧壁肥厚。CMR 还可显示梗阻性肥厚型心肌病动态梗阻引起的二尖瓣收缩期前

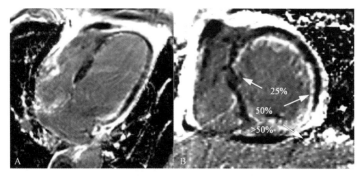

图 4-8-1 心肌梗死的磁共振成像。心肌梗死从心内膜下向外膜侧呈波面状（同心圆）推展，LGE 的高空间分辨率可清晰判定病变的透壁程度

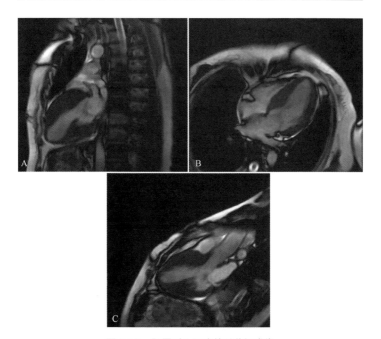

图 4-8-2　肥厚型心肌病的磁共振成像

向运动和左心室流出道湍流。

（3）限制型心肌病：CMR 可有效区分限制型心肌病与缩窄性心包炎。CMR 易检出淀粉样变性所致限制型心肌病中的心肌层浸润；心室和心房壁有均匀增厚，包括房间隔和右心房游离壁。特发性限制型心肌病无这些异常。LGE 成像常表现为环形心内膜下增强或弥漫性透壁性增强。

（4）急性心肌炎：CMR 可用于排查心肌炎（图 4-8-3）患者的心肌水肿和心肌细胞损伤。可观察炎症性充血和水肿、提示心肌细胞坏死和瘢痕形成的 LGE、心室大小和结构变化、节段性和室壁运动异常（包括量化 LVEF），以及识别伴随的心包积液。至少满足以下 2 项 CMR 标准时可诊断为心肌炎：① T2 加权像有心肌水肿表现伴节段性或全心肌信号增强。② T1 加权像早期钆增强（提示充血和毛细血管渗漏），心肌与骨骼肌信号强度比增大。③ LGE：指注射钆造影剂后至少 5 min 获得的反转恢复序列钆增强 T1 加权像上，至少一个节段性分布的非缺血性局灶性病变，通常累及心外膜下或心肌中层，较少累及心内膜下，常为多灶性。提示心肌炎、心肌损伤或瘢痕形成的 LGE 一般不同于缺血性心肌病。缺血性心肌病时，LGE 反映心肌梗死的分布，心肌梗死通常累及心内膜，并不同程度地延伸至中层心肌和心外膜。如果符合≤ 1 项标准但临床高度怀疑心肌炎，且初始 CMR 在症状发生后不久进行，则应在 1 ～ 2 周后复查 CMR。

3. 主动脉疾病

CMR 可用于诊断和评估主动脉疾病。自旋回波和电影 SSFP CMR 可精确评估复杂主动脉瘤、假性动脉瘤、夹层皮瓣、主动脉周围脓肿（如心内膜炎）、主动脉弓异常和缩窄的尺寸和范围。此外，CMR 可用于监测胸主动脉瘤、腹主动脉瘤患者和有主动脉瘤或夹层风险的患者。在纯合子家族性高胆固醇血症患者中，CMR 可检测动脉粥样硬化斑块和主动脉瓣上狭窄。

在诊断和评估主动脉夹层时，CMR 可提供真腔和假腔内不同流速的信息，并能识别从冠状动脉到股动脉的任何分支动脉受累情况。由于该技术固有的三维特性，很容易将主动脉及其病变图像重建为主动脉及其分支的三维图像，从而便于手术修复的规划。血流动力学不稳定限制了 CMR 在部分主动脉夹层患者中的应用。CMR 检查时间、患者处于磁体孔中时难以触及以及磁场导致心电图失真会增加成像难度。

4. 心脏瓣膜疾病

由瓣膜狭窄和关闭不全引起的湍流易在电影梯度回波 CMR 中显现。但是，采集参数的变化（如回声时间较短、使用 SSFP 序列）会明显改变这种效应，因此定性评估瓣膜病变必须谨慎，评估人员必须熟悉相关参数的特点。此外，CMR 测定的射血分数和心室容积有助于确定瓣膜手术的时机。

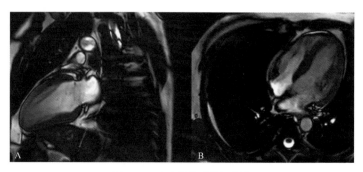

图 4-8-3　心肌炎的磁共振成像

（1）反流性心脏瓣膜疾病：在 CMR 和超声心动图上，反流性心脏瓣膜疾病会在与反流方向相反的瓣膜侧产生近端等速表面积（PISA）区域。PISA 的量与反流量直接相关。相速度标测能够定量检测主动脉瓣的反流量。在梯度回波图像中可以清楚地观察到由心内膜炎引起的瓣膜反流，偶可见赘生物。

（2）狭窄性心脏瓣膜疾病：主动脉瓣 CMR 直接测面积法与经食管超声心动图（TEE）直接测面积法具有良好的相关性。与超声心动图和心导管检查相比，CMR 可能高估二尖瓣面积（分别高估 8% 和 5%）。因此，CMR 直接测量的二尖瓣面积 < 1.65 cm^2 提示二尖瓣狭窄，对应的心导管测量值为 < 1.5 cm^2。

5. 腔内血栓

心室血栓的临床检测一般采用 TTE，心房血栓的评估一般采用 TEE。但是，CMR 检测心肌梗死患者左心室血栓的敏感性显著更高（88%），而 TTE 和 TEE 的敏感性分别为 23% 和 40%，三者的特异性分别为 99%、96% 和 96%。

6. 先天性心脏病

复杂的先天性心脏病优选无电离辐射的 CMR。相速度标测技术可准确测量肺血流和全身血流，并确定与心内分流相关的比值。三维 SSFP CMR 可简化图像采集，并将同一组图像调整为期望的投影平面。LGE 可检测已修复法洛四联症患者的纤维化区域，这可能是晚期不良结局的标志。

7. 其他

（1）微血管阻塞：定义为在注射造影剂后 1 ~ 2 min（早期）行 CMR 成像，在反转恢复序列中观察到中心暗区。心肌梗死后 48 h 内，微血管阻塞和梗死大小明显增加。此外，直接 PCI 后 24 h 内梗死区的 LGE 是收缩期左心室增厚和重塑受损的独立预测因子。

（2）心肌活力：LGE 可用于评估心肌活力，实际上是评估非存活心肌或心肌梗死。动物研究发现，独立于室壁运动或梗死时间，输注钆造影剂后至少 10 min 出现钆对比增强的区域与心肌坏死和不可逆心肌损伤的区域一致，而未增强的心肌区域具有活力。功能失调但有活力的心肌层表现为正常的 LGE 模式，并且在输注低剂量 [5 ~ 10 μg/（kg·min）] 多巴酚丁胺后收缩功能改善，而中心区域有增强的透壁性梗死在输注多巴酚丁胺后没有收缩活动。非透壁性坏死区域在输注多巴酚丁胺后收缩减弱。LGE 作为瘢痕标志与 PET 心肌活力扫描中匹配缺陷的表现高度一致。心肌梗死后早期 LGE 范围减少与血流早期恢复和收缩功能改善有关。

LGE CMR 也可用于排查冬眠心肌层。给予造影剂后 3 ～ 15 min 出现 LGE 与静息分布钆成像和多巴酚丁胺超声心动图确定的心肌无活力相关。LGE 增强程度可以预测血运重建后左心室收缩功能的恢复情况。血运重建后，无 LGE 的功能障碍节段更有可能得到改善（78%），而超过 75% 的组织强化时改善率为 17%。血运重建后局部收缩功能改善的可能性随 LGE 透壁范围增加而逐渐降低。左心室功能不全且未增强的百分比与 LVEF 改善程度显著相关。

CMR 可用于评估梗死边缘区相对于核心梗死的大小，并作为心肌梗死后死亡率的预测指标。据推测，梗死边缘区同时存在存活心肌和瘢痕心肌层，这一异质性区域可能是室性心律失常的病理基础。因此，梗死边缘区的大小可预测未来心律失常的风险。CMR 也可用于证实心脏 X 综合征伴胸痛和正常心外膜冠状动脉患者的心内膜下灌注异常。

参考文献

［1］陈灏珠 . 实用心脏病学 . 5 版 . 上海：上海科技出版社，2016.

［2］葛均波，徐永健，王辰 . 内科学 . 9 版 . 北京：人民卫生出版社，2018.

［3］万学红，卢雪峰 . 诊断学 . 9 版 . 北京：人民卫生出版社，2018.

（张丕芝　编　付茂亮　耿苗　审校）

下　篇

第五章　冠脉综合征

第1节　稳定型心绞痛

一、病例内容

【现病史】患者女，75 岁，入院前 6 年开始出现胸闷、气短，多于活动后或餐后出现，持续约 10 min，经休息可缓解。症状反复发作，未正规治疗。后因症状加重于我院诊断为急性非 ST 段抬高心肌梗死，行冠状动脉造影及支架置入术。入院前 4 天患者活动后再次出现胸闷伴胸痛，休息后症状自行缓解，为系统治疗，来院就诊。

【既往史】高血压病史 6 年。

【体格检查】BP 186/104 mmHg。神清语明，腹型肥胖，双肺呼吸音清，无明显干、湿啰音；心界向左下扩大，心尖搏动位于第 5 肋间左锁骨中线外 0.5 cm 处，心音低钝；双下肢无水肿，病理征阴性。

【辅助检查】心电图示 ST 段下移，T 波倒置（图 5-1-1）；胸部 X 线检查示靴形心，双肺纹理增粗（图 5-1-2）。

二、定义

稳定型心绞痛是指心肌供氧和耗氧之间暂时失去平衡，从而引

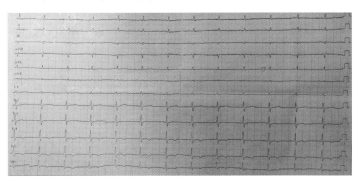

图 5-1-1　心电图

231

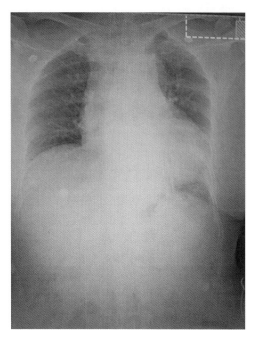

图 5-1-2　胸部 X 线

起可逆性心肌缺血，可伴有心功能不全，但没有心肌坏死。稳定型心绞痛的临床特点是前胸阵发性、压榨性窒息感，主要位于胸骨后，可放射至心前区和左上肢尺侧面，达无名指，也可放射至右臂和两臂外侧面或颈与下颌部。心绞痛发作的性质基本稳定，疼痛发作次数大致相同，诱发疼痛的劳累和情绪激动程度相同，每次疼痛发作的性质和部位无改变、疼痛时限相似（3～5 min），使用硝酸甘油的起效时间相近，休息或舌下含服硝酸甘油后迅速消失。

三、病因及发病机制

　　稳定型心绞痛的病因是冠状动脉粥样硬化。当冠状动脉狭窄或部分闭塞时，其血流量减少，休息时尚能维持供需平衡而无症状，但在劳力、情绪激动、饱食、受寒等情况下，心脏负荷突然增加，心率增快、心肌张力和心肌收缩力增加，导致心肌耗氧量增加，而狭窄的冠状动脉供血不能相应增加以满足心肌需求，即可引起心绞痛。

最常见的诱发因素是体力负荷或情绪激动，如快走、上楼梯或上坡时，且症状常在停止活动后很快消失。逆风行走、寒冷或饱餐后行走时心绞痛常加重。若休息时心绞痛明显，则应考虑由冠状动脉痉挛引起。

四、诊断思路

【病史】

（1）发病缓急，既往有无类似发作，与体力活动或情绪有无关系。

（2）既往有无心悸、乏力、疲劳、心前区不适或疼痛。

（3）既往有无心前区压迫、胸闷或烧灼感。

（4）既往休息后有无缓解。

（5）有无心脏病史。

了解病史后，可通过胸痛性质、性别、年龄来综合推断稳定型心绞痛的验前概率（PTP），即罹患稳定型心绞痛的临床可能性。PTP可用于合理规划稳定型心绞痛的诊断路径。对于LVEF＜50%的典型胸痛者，建议直接行冠状动脉造影，必要时行血运重建。LVEF≥50%者，可根据PTP决定后续诊断路径：PTP＜15%（低概率）基本可排除心绞痛；15%≤PTP≤65%（中低概率）建议行运动负荷心电图作为初步检查，若条件允许，则首选影像学检查；65%＜PTP≤85%（中高概率）建议行影像学检查以确诊稳定型心绞痛；PTP＞85%（高概率）可确诊稳定型心绞痛。

【体格检查】

稳定型心绞痛发作时通常无特异性体征。胸痛发作时最常见心率加快、血压升高、焦虑、皮肤冷或出汗，可能出现一过性第三心音、第四心音和二尖瓣关闭不全。体格检查应注意以下几点：

（1）患者体位、精神状态和神态。

（2）心率、心音和脉搏。

（3）疼痛的部位。

【辅助检查】

（1）血清心肌损伤标志物：胸痛明显者需检测血清心肌损伤标志物，包括心肌TnI或TnT、CK及CK-MB。

（2）心电图检查：

1）静息心电图：约 1/2 患者的静息心电图正常，也可能存在陈旧性心肌梗死或非特异性 ST 段和 T 波异常，有时可出现房室或束支传导阻滞或室性、房性期前收缩等心律失常。

2）心绞痛发作时的心电图：绝大多数患者可出现短暂性心肌缺血引起的 ST 段移位。因心内膜下心肌更易缺血，故常见反映心内膜下心肌缺血的 ST 段压低（≥ 0.1 mV），发作缓解后恢复。有时可出现 T 波倒置（图 5-1-3）。日常 T 波持续倒置的患者发作时 T 波可变为直立（"假性正常化"）。虽然 T 波改变对反映心肌缺血的特异性不如 ST 段压低，但如与日常心电图比较有明显差别，也有助于诊断。

【问诊要点】

（1）心绞痛的性质，如有无压迫感、压榨感、窒息感、缩窄感、胀破感和烧灼感等。

（2）心绞痛的部位，如位于胸骨后、左胸前区或上腹至咽部之间。

（3）诱因，如体力劳动过多或情绪激动。

（4）持续时间，如 3 ～ 5 min、10 ～ 20 min 或 30 min 以上。

（5）心绞痛的缓解方法，如停止运动数分钟即可缓解等。

（6）伴随症状，是否伴有胸闷、气短、疲劳及衰弱等症状。

【伴随症状】

稳定型心绞痛可伴随心悸、呼吸困难（患者常在运动或劳累后出现呼吸急促）、乏力、头晕、出汗、恶心等症状。

五、诊断及鉴别诊断

1. 诊断

本例患者诊断为劳力性心绞痛；陈旧性心肌梗死；冠心病；高

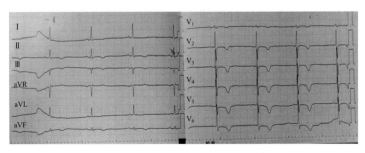

图 5-1-3　心绞痛发作时的心电图。可见 T 波倒置

血压 3 级。诊断依据包括：①患者为老年女性，反复出现活动后胸闷、气短，休息后症状可缓解。②既往有心肌梗死、高血压病史。③入院前 4 天患者活动后再次出现胸闷伴胸痛，休息后症状自行缓解。⑤心电图检查示 ST 段下移，T 波倒置。

根据典型心绞痛的发作特点，结合年龄和冠心病危险因素，除外其他原因所致的心绞痛，一般可建立诊断。心绞痛发作时心电图检查可见 ST-T 改变，症状消失后心电图 ST-T 改变亦逐渐恢复，支持心绞痛诊断。未捕捉到发作时心电图者可行心电图负荷试验。冠状动脉 CTA 有助于评价冠状动脉管腔狭窄程度及管壁病变性质和分布，冠状动脉造影可明确冠状动脉病变的严重程度，有助于诊断和制订进一步治疗。加拿大心血管病学会（CCS）将心绞痛分为 4 级（表 5-1-1）。

2. 鉴别诊断（图 5-1-4）

（1）食管疾病。①反流性食管炎：由于食管下端括约肌松弛，酸性胃液反流，引起食管炎症、痉挛，表现为胸骨后或中上腹烧灼痛，有时可向背部放射而疑似心绞痛。但本病常于餐后平卧时发生，服抗酸药可缓解。②食管裂孔疝：常伴胃酸反流，其症状类似食管炎，常于饱餐后弯腰或平卧时发作，胃肠造影可明确诊断。③弥漫性食管痉挛：根据患者有反酸和厌食的病史、症状常于进食（尤其冷饮）时或进食后发生、与劳累无关、发作时有吞咽困难可与心绞痛相区别。食管镜和食管测压法可明确诊断。

（2）肺部疾病和纵隔疾病。①肺栓塞：疼痛突发并在休息时出现，见于有高危因素（如心力衰竭、静脉病变、手术后等）的患者，常伴有咯血和呼吸急促。其疼痛性质为胸部紧压感伴有或随后发生胸膜炎性胸痛，即患侧胸部呈锐痛，呼吸或咳嗽加重。

表 5-1-1 CCS 心绞痛分级

分级	主要表现
Ⅰ级	一般日常活动不引起心绞痛，费力、速度快、长时间的体力活动可引起发作
Ⅱ级	日常体力活动稍受限，饭后、寒冷、情绪激动时受限更明显
Ⅲ级	日常体力活动明显受限，以一般速度在一般条件下平地步行 1000 m 或上一层楼即可引起心绞痛发作
Ⅳ级	轻微活动可引起心绞痛，甚至休息时也可发作

胸部 X 线检查、肺动脉造影、肺核素扫描可明确诊断。②自发性气胸及纵隔气肿：均为突发胸痛，前者胸痛位于胸部侧面，后者位于胸部中央，均伴有急性呼吸困难。胸部 X 线检查可明确诊断。

（3）胆绞痛。疼痛以右上腹为著，常有恶心、呕吐，但疼痛与进餐的关系不确定；常有消化不良、腹部胀气、不能耐受脂肪类食物等病史。超声可准确诊断胆石症，并了解胆囊大小、胆囊壁厚度以及是否有胆管扩张。

（4）神经、肌肉和骨骼疾病。①带状疱疹：出疹前期可出现胸痛，严重时可类似心肌梗死。根据疼痛的持久性、局限于皮肤感觉神经纤维分布区、皮肤对触摸的极度敏感及特异性疱疹可作出诊断。②肋软骨炎：又称 Tietze 病，疼痛局限在肋软骨和肋胸骨关节肿胀处，有压痛。肋软骨连接处压痛是常见体征。

（5）功能性或精神性胸痛。是心脏神经症焦虑状态的一种表现。

（6）非冠状动脉粥样硬化性心血管疾病。①急性心包炎：患者发病年龄小。常先有病毒性上呼吸道感染史。疼痛呈持续性且与劳累无关，呼吸、吞咽及扭动身体可加重，当患者坐位前倾时疼痛减轻。听诊有心包摩擦音。心电图可明确诊断。②主动脉疾病：当高血压患者突然发生持续而严重的疼痛且放射到背部和腰部时，提示主动脉夹层分离的可能；胸主动脉瘤不断扩张可侵蚀脊椎体引起局限而严重的钻孔样疼痛，夜间尤甚。重度主动脉瓣狭窄可出现心绞痛，主动脉瓣区收缩期杂音及超声心动图可鉴别。③重度右心室高压：二尖瓣狭窄、原发性肺动脉高压和肺心病等可出现疼痛，其可自行缓解，多持续数分钟。许多肺动脉高压的患者在运动时或运动后可出现 ST 段移位。④冠状动脉造影结果正常的胸痛：冠状动脉造影正常的心绞痛或类似心绞痛常被称为特纳综合征，需与冠心病引起的典型缺血性心脏病鉴别。有胸痛而冠状动脉造影正常也可见于绝经前女性，大多数胸痛症状不典型，胸痛可由劳累诱发，部分患者存在心肌缺血，表现为运动或快速起搏时心肌产生乳酸盐增多。

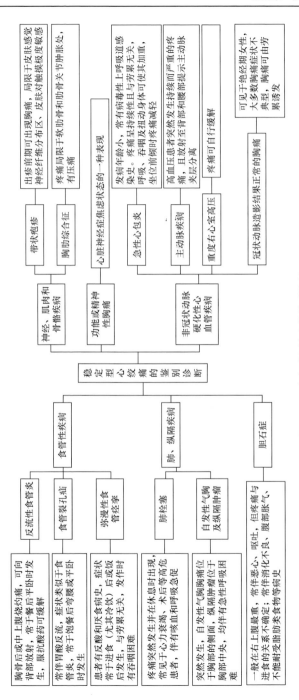

图 5-1-4 稳定型心绞痛的鉴别诊断

237

参考文献

［1］葛均波，徐永健，王辰.内科学.9版.北京：人民卫生出版社，2018.

［2］李东泽，刘伯夫，周法庭，等.《2021年AHA/ACC/ASE/CHEST/SAEM/SCCT/SCMR胸痛评估与诊断指南》解读.华西医学，2021，36（11）：1488-1496.

［3］中华医学会，中华医学会杂志社，中华医学会全科医学分会，等.稳定性冠心病基层诊疗指南（2020年）.中华全科医师杂志，2021，20（3）：265-273.

［4］中华医学会心血管病学分会，中国医师协会心血管内科医师分会，血栓防治专业委员会，等.稳定性冠心病诊断与治疗指南.中华心血管病杂志.2018，46（9）：680-694.

（周蕾　张策　编　郦孝叶　审校）

第2节　急性冠脉综合征

一、病例内容

【现病史】患者男，75岁，4 h前无明显诱因出现胸痛，疼痛呈压榨性、较剧烈，休息后无缓解，逐渐加重，心电图提示广泛前壁心肌梗死，肌钙蛋白升高。于2022年3月8日入院。

【既往史】高血压史20年，服用缬沙坦，收缩压160 mmHg。入院前10年因急性冠脉综合征行冠状动脉支架置入术。

【体格检查】T 36.9℃，P 68次/分，R 15次/分，BP 147/87 mmHg。血压偏高，心肺检查、神经系统检查结果均正常。

【辅助检查】急诊查血钾3.05 mmol/L，TnI 0.134 μg/L，BNP 12.7 pg/ml，入院后检查结果见表5-2-1。心电图示窦性心律，心率68次/分，$V_2 \sim V_6$导联ST段抬高＞2 mm，ST抬高与T波高尖形成墓碑样改变（图5-2-1）。动态心电图见图5-2-2。超声心动图提示左心室壁节段性运动异常（前壁、前间隔）；二尖瓣轻中度反流；主动脉瓣、三尖瓣轻度反流；左心室舒张、收缩功能减低（图5-2-3）。冠状动脉造影示前降支支架内全闭（图5-2-4）。心肌灌注显像见图5-2-5。颈动脉超声示左侧颈动脉窦部附壁斑块形成（图5-2-6）。胸部CT示双肺少许微小结节，Lung-RADS2类；双肺少许含气囊腔；双肺散在纤维灶、节段性不张；

冠状动脉致密影；左侧第 8 肋、右侧第 9 肋骨骨折（图 5-2-7）。

二、定义

急性冠脉综合征（ACS）是指冠状动脉粥样硬化斑块破裂、表面破损或裂纹（不稳定），伴有血小板聚集、血栓形成，引起冠状动脉不完全或完全阻塞，使心肌发生缺血或不同程度坏死而出现的一组临床综合征。临床表现为不稳定型心绞痛、急性心肌梗死［非 ST 段抬高心肌梗死（NSTEMI）和 ST 段抬高心肌梗死（STEMI）］。

表 5-2-1　TnI 和 BNP 结果

日期	项目	结果	参考值范围	实验方法
03-08	TnI	138.012 μg/L ↑↑	≤ 0.050	化学发光法
03-09	TnI	48.104 μg/L ↑↑	≤ 0.050	雅培化学发光
03-09	BNP	170.6 pg/ml	≤ 254.0	雅培化学发光
03-09	TnI	48.104 μg/L	≤ 0.050	化学发光法
03-11	TnI	36.384 μg/L ↑↑	≤ 0.050	雅培化学发光
03-12	TnI	27.990 μg/L ↑↑	≤ 0.050	雅培化学发光
03-14	TnI	4.201 μg/L ↑↑	≤ 0.050	雅培化学发光

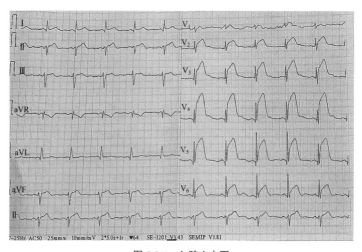

图 5-2-1　入院心电图

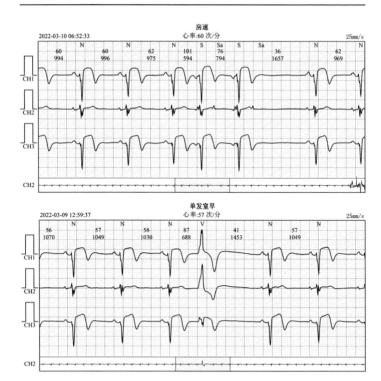

图 5-2-2　24 h 动态心电图（记录数据时长 21 时 32 分 12 秒）。 窦性心律，平均心率为 63 次 / 分。其中心动过速事件（心率＞ 100 次 / 分）持续时间占总时间的 0%，心动过缓事件（心率＜ 60 次 / 分）持续时间占总时间的 23.2%。房性期前收缩 95 次，其中成对 2 次，短阵房性心动过速 3 次，部分未下传。室性期前收缩 1 次。CH1、CH3 导联异常 Q 波伴 ST 段弓背型抬高、T 波倒置，符合急性心肌梗死表现

急性心肌梗死是指持续急性缺血引起的心肌坏死，即急性心肌损害（肌钙蛋白动态变化）＋急性缺血（急性心肌缺血的临床证据）＝心肌梗死

三、病因及发病机制

ACS 共同的病理基础为不稳定的粥样斑块（图 5-2-8）伴发不同程度的继发性病理改变（图 5-2-9）。

（1）损伤较轻：斑块内出血、斑块纤维帽破裂，血小板在局部激活聚集形成以血小板为主的白色血栓，此时为非闭塞性血栓，冠状动脉血流没有完全中断，表现为不稳定型心绞痛、NSTEMI。

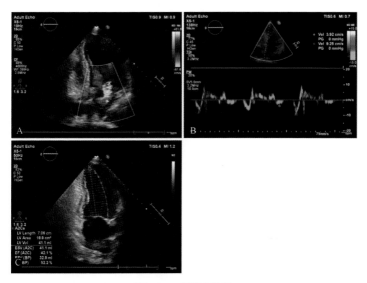

图 5-2-3　超声心动图

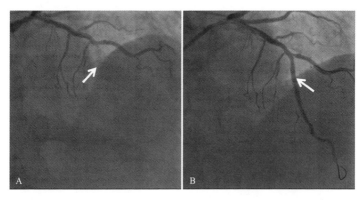

图 5-2-4　冠状动脉造影。A. 左主干未见明显狭窄，前降支支架内全闭（箭头），回旋支轻中度狭窄，右冠轻中度狭窄。**B.** 行前降支经皮冠状动脉介入治疗（PCI），成功置入吉威 Excrossal 药物支架 1 枚＋贝朗药物球囊扩张后血流恢复（箭头）

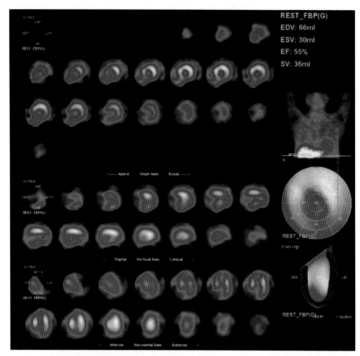

图 5-2-5　心肌灌注显像（静息）。左心室心尖段、前壁心尖段、间隔壁心尖段、下壁心尖段、侧壁心尖段中等范围心肌血流灌注重度减低，其中左心室心尖段、下壁心尖段、侧壁心尖段局部心肌无血流灌注；左心室下壁基底段及中段、下侧壁基底段及中段小范围心肌血流灌注轻度减低；左心室腔大小正常，心尖部及前壁室壁运动减低。左心室舒张末期容积（EDV）66 ml，收缩末期容积（ESV）30 ml，射血分数（EF）55%

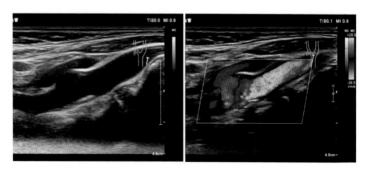

图 5-2-6　颈动脉超声。左侧颈动脉窦部附壁斑块形成

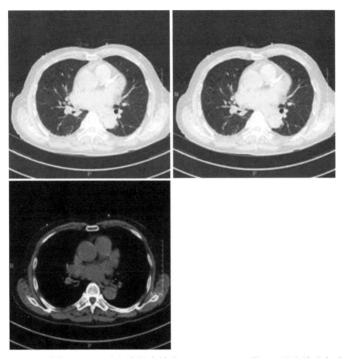

图 5-2-7　胸部 CT。双肺少许微小结节，Lung-RADS2 类。双肺少许含气囊腔。双肺散在纤维灶、节段性不张。冠状动脉致密影。左侧第 8 肋、右侧第 9 肋骨骨折

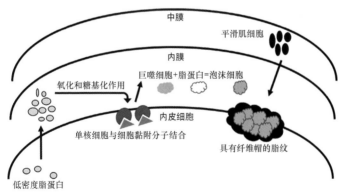

图 5-2-8　动脉粥样硬化斑块的形成。低密度脂蛋白颗粒聚集在动脉内膜，之后发生氧化和糖基化，触发细胞黏附分子的释放，促进单核细胞和内皮细胞的结合。进入内膜后，单核细胞转变为巨噬细胞。储存脂蛋白的巨噬细胞被称为泡沫细胞，泡沫细胞聚集形成脂纹。平滑肌细胞由中膜迁移到内膜，负责在成熟动脉粥样硬化斑块周围形成纤维帽

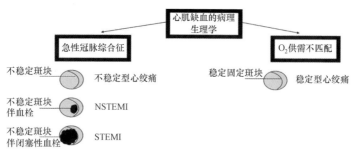

图 5-2-9　ACS 的病理基础

（2）损伤严重：继续发展形成以纤维蛋白和红细胞为主的闭塞性血栓，即红色血栓，并有血管痉挛。冠状动脉血流完全中断，心电图表现为 STEMI。

四、诊断思路

【病史】

胸部不适或呼吸困难的患者均有 ACS 的可能。有 ACS 或其他心血管疾病的既往史或家族史、年龄较大、糖尿病、血脂异常、吸烟、高血压或可卡因滥用均会增加 ACS 的可能性。

【体格检查】

（1）气道反应性、呼吸和循环情况。若患者呼吸骤停或心搏骤停时，应采取恰当的复苏流程。

（2）全身灌注不足的证据。如低血压、心动过速、认知损害、皮肤湿冷及苍白等。

（3）心力衰竭的证据。如颈静脉充盈、新发或加重的肺湿啰音、低血压、心动过速、新发第三心音奔马律、新发或加重的二尖瓣关闭不全杂音。

（4）神经系统检查。评估有无可能影响溶栓治疗安全性的局灶性病变或认知缺陷。

【辅助检查】

（1）心肌损伤标志物。①肌钙蛋白：3～4 h 后 cTnT 和 cTnI 可升高，为特异性指标。由于发病数小时后可能无法检出肌钙蛋白升高，故初始评估时常无法区分不稳定型心绞痛和 NSTEMI。②肌红蛋白：起病后 2 h 内升高，12 h 内达高峰，特异性较低。③CK：起病 6 h 内升高，12 h 达高峰。④CK-MB：起病 4 h 内升高。

（2）血常规及血生化。①起病 24 ～ 48 h 后白细胞可升高，中性粒细胞增多。②红细胞沉降率增快。③C 反应蛋白升高。④谷丙转氨酶（AST）在起病 6 ～ 10 h 后升高。

（3）心电图。ST 段和（或）T 波改变常在 NSTEMI 中持续存在，而在不稳定型心绞痛中多为短暂性。无论何种类型，ST 段改变均提示高风险。ACS 可能有典型的心电图异常，但并非所有缺血或梗死患者都会出现异常，心电图仅能提示急性期或进展期心肌梗死。2018 年"心肌梗死全球统一定义"中关于心肌梗死（无左心室肥大和束支阻滞时）心电图诊断的重点内容如下：

1）ST 段抬高：连续两个导联 ST 段 J 点抬高，且 V_2 ～ V_3 导联抬高＞2 mm（≥40 岁男性）；＞2.5 mm（＜40 岁男性）；＞1.5 mm（女性），其余导联＞1 mm。如果有既往心电图参考，V_2 ～ V_3 导联 J 点较之前心电图抬高＞1 mm 也可考虑心肌缺血。

2）ST 段压低和 T 波改变：连续两个导联 ST 段新发水平型或下斜型压低＞0.5 mm 和（或）在以 R 波为主或 R/S ＞1 的两个连续导联上 T 波倒置＞1 mm。

3）孤立性 V_1 ～ V_3 导联 ST 段压低≥0.5 mm 可能提示回旋支闭塞，应加做 V_7 ～ V_9 导联，V_7 ～ V_9 导联 ST 段抬高截断值为 0.5 mm，所有年龄人群 ST 段抬高＞1 mm 时特异性均升高。

4）下壁心肌梗死或可疑右心室心肌梗死患者 aVR 导联或 V_1 导联 ST 段可抬高＞1 mm。V_3R ～ V_4R 导联 ST 段抬高＞0.5 mm（＜30 岁男性为＞1 mm）提示右心室心肌梗死。右胸导联心电图变化可能为一过性，V_3R ～ V_4R 导联无异常不能排除右心室心肌梗死。

5）陈旧性心肌梗死（无左心室肥厚和左束支阻滞时）的心电图表现：①V_2 ～ V_3 导联存在 Q 波，时限＞0.02 s 或 V_2 ～ V_3 导联存在 QS 复合波。②Ⅰ、Ⅱ、Ⅲ、aVL、aVF 导联或 V_1 ～ V_9 导联中的同一导联组中任意两个连续导联存在 Q 波≥0.03 s 且深度＞1 mm 或存在 QS 复合波。③在没有传导障碍的情况下，V_1 ～ V_2 导联 R 波＞0.04 s 伴 R/S ＞1，且存在与主波方向一致的正向 T 波（提示正后壁心肌梗死）。

6）易于与心肌梗死混淆的心电图表现：①正常情况下 V_1 导联可出现 QS 波。②如果额面 QRS 波电轴为－30°～0°，Q 波＜0.03 s 且＜R 波振幅 1/4，属正常。③如果额面 QRS 波电轴为 60°～90°，aVL 导联可出现 Q 波。④Ⅰ、aVL、aVF、V_4 ～ V_6 导联出现 Q 波＜0.03 s 且＜R 波振幅 1/4，属正常。

7）存在 Q 波或 QS 波但与心肌梗死无关的疾病：预激综合征、

心肌病、应激性心肌病、心肌淀粉样变、左束支／左前分支阻滞、左心室／右心室肥大、心肌炎、急性肺心病、高钾血症。

（4）冠状动脉造影。可发现冠状动脉阻塞的直接证据，有助于鉴别诊断。①左冠状动脉前降支狭窄：最多见，可引起左心室前壁、心尖部、下侧壁、前间隔和二尖瓣前乳头肌梗死。②左冠状动脉回旋支狭窄：引起左心室高侧壁、膈面及左心房梗死。③右冠状动脉狭窄：引起左心室、后间隔及右心室梗死。④左冠状动脉主干狭窄：引起左心室广泛梗死。

（5）心肌灌注显像：利用正常或有功能的心肌细胞选择性摄取某些碱性离子或核素标记化合物的作用，通过核素显像可使正常或有功能的心肌显影，而坏死及缺血心肌则不显影或影像变淡，从而诊断心肌疾病和了解心肌供血情况。

（6）超声心动图：可观察心肌回声、室壁厚度、室壁运动（是否室壁运动减低或矛盾运动）、心腔大小、是否有室壁瘤（真性、假性、心室憩室）、附壁血栓、室间隔穿孔、乳头肌断裂，有助于与主动脉夹层（主动脉内可见真假腔）和急性肺栓塞（肺动脉内血栓回声）相鉴别。

【问诊要点】

问诊时应注意以下几点：①进行增加需氧量的活动是否诱发胸痛，疼痛是否随呼吸或体位而改变。②当前疼痛是否能回忆起既往发生的心肌梗死或心绞痛。③是否有出汗、恶心、呕吐。④疼痛是否放射。⑤疼痛的特点是否更多地表现为不适而非疼痛，性质是否难以描述。是否有压榨感、压迫、烧灼、胸闷、束缚感、胸部正中紧缩感、哽咽、重物压胸及牙痛（放射至下颌）等。⑥是否有"Levine征"（即不能形容不适的性质，只是握拳置于胸部中央）。⑦采用治疗性干预（如硝酸甘油）后症状是否缓解。⑧有无 ACS 或其他心血管疾病、糖尿病、血脂异常、吸烟、高血压的个人史或家族史。⑨有无可卡因滥用。

【伴随症状】

最常见的伴随症状是呼吸急促，可能是由于缺血导致舒张功能不全引起轻度肺淤血。可能出现暧气、恶心、消化不良、呕吐、出汗、头晕、湿冷和乏力。

五、诊断及鉴别诊断

1. 诊断

本例患者诊断为急性广泛前壁心肌梗死，Killip Ⅰ 级；冠心病；

冠状动脉支架置入术后；原发性高血压；外周动脉粥样硬化。诊断依据包括：①患者为老年男性，有高血压、血脂异常及冠状动脉支架置入史。②入院前 4 h 无明显诱因出现胸痛，呈压榨性、较剧烈，休息后无缓解，逐渐加重。③ TnI 和心肌酶谱升高。④心电图示窦性心律，心率 68 次 / 分、$V_2 \sim V_6$ 导联 ST 段抬高均 > 2 mm，ST 段抬高与 T 波高尖形成墓碑样改变。超声心动图示左心室壁节段性运动异常（前壁、前间隔）、二尖瓣轻中度反流、主动脉瓣、三尖瓣轻度反流、左心室舒张及收缩功能减低。心肌灌注显像示左心室心尖段、前壁心尖段、间隔壁心尖段、下壁心尖段、侧壁心尖段中等范围心肌血流灌注重度减低，其中左心室心尖段、下壁心尖段、侧壁心尖段局部心肌无血流灌注；左心室下壁基底段及中段、下侧壁基底段及中段小范围心肌血流灌注轻度减低；心尖部及前壁室壁运动减低。冠状动脉造影示前降支支架内全闭，回旋支轻中度狭窄，右冠状动脉轻中度狭窄。

2. 鉴别诊断（图 5-2-10）

ACS 占急性胸痛病因的 30% ～ 40%（其中 STEMI 占 5% ～ 10%，NSTEMI 占 15% ～ 20%，不稳定型心绞痛占 10%），15% 为其他心血管情况，50% 为非心血管原因（表 5-2-2）。此外，应注意鉴别其他导致胸痛的严重疾病，包括急性主动脉夹层、肺栓塞、张力性气胸、心肌炎、消化性溃疡穿孔和食管破裂等（表 5-2-3），以避免治疗中的危险错误，如对主动脉夹层患者行抗血小板、抗凝或溶栓治疗。

表 5-2-2　胸痛的主要非心源性病因及特征

疾病	疼痛持续时间	疼痛特征
胃食管反流	5 ～ 60 min	内脏痛，胸骨后疼痛，躺卧时加重，无放射，进食后减轻，抗酸剂治疗
食管痉挛	5 ～ 60 min	内脏痛，自发性疼痛，胸骨后疼痛，饮用冷液体可诱发，硝酸甘油可缓解
消化性溃疡	数小时	内脏痛，灼热感，上腹痛，进食后减轻，抗酸剂治疗，心电图正常
胆道疾病	数小时	内脏痛，上腹痛，肩胛间绞痛，餐后痛
颈椎间盘疾病	不定	浅表痛，与体位有关，手臂痛，颈部痛
肌肉骨骼疾病	不定	浅表痛，与体位有关，活动时加重，局部触痛
过度换气	2 ～ 3 min	内脏痛，胸骨后疼痛，呼吸急促，焦虑
甲状腺炎	持续	吞咽加重，颈部、咽喉压痛

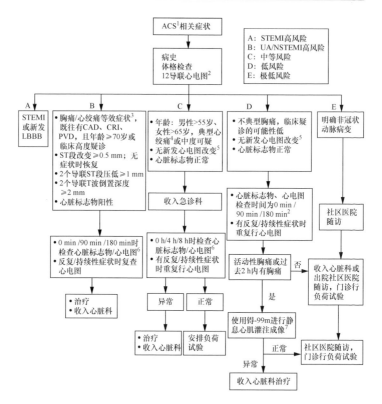

图 5-2-10 ACS 患者的评估。 CAD，冠心病；CRI，慢性肾功能不全；LBBB，左束支传导阻滞；NSTEMI，非 ST 段抬高心肌梗死；PVD，周围血管疾病；STEMI，ST 段抬高心肌梗死；UA，不稳定型心绞痛

[1] ACS：①STE-ACS（ST 段抬高型急性冠脉综合征）：两个导联 ST 段抬高 1 mm。②NSTE-ACS（非 ST 段抬高型急性冠脉综合征）：NSTEMI 为心脏生物标志物阳性；UA 为缺血伴生物标志物阴性

[2] 心电图正常的定义：无明显 ST 段压低 /T 波倒置、束支传导阻滞、左心室肥大伴复极化、传导异常、地高辛效应等

[3] 心绞痛等效症状：①医生认为可能提示 ACS 的任何症状。②劳力性呼吸困难是最常见的心绞痛等效症状

[4] 典型心绞痛：①胸骨后或胸痛不适。②由劳累或情绪紧张引起。③休息和（或）使用硝酸甘油后缓解

[5] 新发明显心电图变化：①ST 段改变 ≥ 0.5 mm；无症状时 ST 段改变消失。②两个导联 ST 段压低 ≥ 1 mm。③两个导联 T 波倒置深度 ≥ 2 mm

[6] 心脏标志物的检查时机：自症状发作开始计算时间；不确定症状发作时间时，则按到达急诊科时症状发作的时间开始计算

[7] 瑞加德松是核放射同位素药物负荷试验的首选药物。锝 -99m 替曲膦是首选的示踪剂

表 5-2-3　ACS 与其他可导致胸痛的严重疾病的鉴别诊断

诊断	病史特征	体格检查	心电图	胸部 X 线	其他检查	其他
ACS	①常见胸背下 / 左侧胸部压迫感或胸闷 ②逐渐发生 ③疼痛放射至肩部或用力时疼痛的患者相对风险增加 ④"非典型"症状（如呼吸困难、乏力）在老年人、女性、糖尿病患者中更常见 ⑤老年人可表现为呼吸困难、无力、晕厥或单纯精神状态改变 ⑥肥胖的青年男性 ACS 发病率升高	①无特异性 ②可能有 HF 的征象 ③可有意识丧失，但极少出现肢体活动障碍	①ST 段抬高、Q 波、新发左束支传导阻滞是 AMI 的证据 ②单次心电图对 ACS 不敏感 ③V₁ 和 V₂ 导联 ST 段压低、R 波高尖强烈提示后壁 AMI	①无特异性 ②可能存在 HF 的征象	①肌钙蛋白（若无法检测肌钙蛋白，可检测 CK-MB）升高可诊断 AMI ②单套生物标志物对排除 AMI 不敏感 ③D-二聚体：NSTE-ACS 患者一般不升高；约 5% 的 STE-ACS 患者 D-二聚体升高（> 0.5 mg/L），一般为轻度升高，很少超过 3 mg/L，极少超过 5 mg/L（除非血栓自溶或溶栓治疗后） ④超声心动图：EF 值下降，左心室心肌节段性运动异常；有并发症时，可有相应异常，如瓣膜脱垂、心脏壁裂、室壁瘤、心包积液、附壁血栓等	若 PCI 或 CABG 后数天或数周内出现 ACS 症状，则病变来自闭塞的动脉或移植物

（续表）

诊断	病史特征	体格检查	心电图	胸部 X 线	其他检查	其他
主动脉夹层	①突发尖锐、撕裂或撕脱性疼痛，胸背痛，伴有下肢放射至上肢肌力下降 ②发病时疼痛最严重 ③疼痛最常从胸部开始，也可从背部开始 ④可能类似卒中、ACS、肠系膜缺血、肾结石发作的症状	①上肢或颈动脉搏动消失有提示作用 ②右上肢和左上肢收缩压差≥20 mmHg有提示作用 ③约30%的患者有神经系统异常，如意识丧失、肢体活动障碍等	①多数患者心电图大致正常，当累及冠状动脉开口时，根据其对冠状动脉供血的影响程度，心电图可出现心肌缺血、损伤，甚至梗死的相应表现 ②缺血性改变占15%，非特异性ST段和T波改变占30%。所有导联存在ST段改变应高度警惕	①常见纵隔增宽或正常主动脉轮廓缺失（约76%） ②约10%的患者无异常表现	①D-二聚体正常基本可排除典型的有破口的主动脉夹层，但不能排除动脉壁内血肿 ②超声：升主动脉扩张>40 mm，有时可见真假腔及撕裂的内膜。累及主动脉瓣时，可出现主动脉瓣关闭不全	①类似AMI、卒中等，取决于受累的分支动脉 ②对于ST段抬高在短时间内自行恢复正常但胸痛未缓解者，尤其应考虑主动脉夹层
肺栓塞	①可表现为胸膜和无胸痛性呼吸困难、先兆晕厥、晕厥或咯血 ②通常为突发 ③呼吸困难通常为主要表现	①无敏感性或特异性结果 ②四肢检查基本正常 ③肺部检查一般无特异性，可能存在右心杂音、呼吸急促、心率加快、血压下降、发绀、肺动脉高压表现	①无特异性 ②可出现提示右心应力增加的异常（如RAD、RBBB、RAE）；V₁～V₂导联可有ST段抬高，Ⅲ、V₁～V₃导联T波倒置（多为对称性	①绝大多数正常 ②可出现肺不张、横膈抬高、胸腔积液	①低风险患者且D-二聚体阴性时，有助于排除肺栓塞 ②大面积或次大面积肺栓塞患者床旁心脏超声可显示右心、肺动脉内血栓；肺动脉高压和右心室扩张	①肺栓塞Wells简化评分：0～1分肺栓塞可能性低，≥2分肺栓塞可能性高 ②肺栓塞Geneva简化评

（续表）

诊断	病史特征	体格检查	心电图	胸部X线	其他检查	其他
		现（P2＞A2）及颈静脉怒张；④可有意识丧失，但极少出现肢体活动障碍	倒置；③心率增快的敏感性最高，T波倒置的特异性最高；④心电图 Daniel 评分：＞5分为阳性，≥10分提示存在严重度肺动脉高压		右心室壁运动减低；③下肢深静脉超声可见深静脉血栓；④可能仅有 TnI 升高，但峰值水平明显低于心肌梗死	分：0～2分肺栓塞可能性低，≥3分肺栓塞可能性高；③动脉血气分析缺乏特异性，但肺泡动脉氧分压差正常具有一定的阴性排除价值
张力性气胸	①常突然发作；②初始疼痛常为锐痛和胸膜疼痛；③呼吸困难通常是主要特征	①同侧呼吸音减弱或消失；②皮下气肿不常见	①严重气胸时，心脏向对侧移位，纵隔随呼吸左右摆动可导致同侧导联心电改变；②左侧气胸的特征性心电图改变包括侧壁导联电压降低甚至低电压；胸振幅由 V5/V6 至 V5/V6 递减，胸导联 QRS 波电压随呼吸发生规律变化；顺钟向转位，心率增加	显示胸膜腔内有空气，心脏向对侧移位，纵隔随呼吸左摆动	肌钙蛋白可能升高	

251

（续表）

诊断	病史特征	体格检查	心电图	胸部X线	其他检查	其他
			快或变性心动过速③右侧气胸的特征性心电图改变包括心动过速、右心室导联（V_1、V_2、V_3R、V_4R）QRS波电压降低、$V_1 \sim V_2$导联QRS波电压随呼吸规律改变			
心脏压塞	①心包炎引起的疼痛通常为剧烈的前胸痛，可因吸气或仰卧位而加重。前倾坐位可减轻②呼吸困难很常见③胸痛伴休克、补液升压效果不佳	①严重时可造成梗阻性休克，引起颈静脉扩张、奇脉②心包积液可引起摩擦音	①明显积液可出现电压降低和电交替②弥漫性PR段压低和（或）ST段抬高，可伴随急性心包炎出现	可显示心脏扩大	超声可显示心包积液伴心脏压塞	
纵隔炎（食管破裂）	①用力呕吐常先于食管破裂②近期行上消化道内镜检查或使用器械会增加穿孔风险	①病态面容、休克、发热②可闻及Hamman征		绝大多数存在纵隔气肿、胸腔积液、气胸		

252

（续表）

诊断	病史特征	体格检查	心电图	胸部 X 线	其他检查	其他
	③牙源性感染是可能的原因，可能有拔牙史④主诉可能包括肠道和胃肠道症状					
孤立性右心室心肌缺血	典型胸骨后疼痛	①急性期无颈静脉怒张，右心衰竭后才出现②心脏三尖瓣区出现 S_3 或 S_4 奔马律	$V_1 \sim V_2$ 导联 ST 段抬高		心肌酶升高	
心肌炎	①有病毒感染前驱病史②轻者无症状，重者出现心律失常、心源性休克③炎症累及心包膜及胸膜时，可出现胸闷、胸膜性胸痛	①以心律失常为主要表现者可出现心悸，严重者可有黑矇和晕厥②以心力衰竭为主要表现的者可出现心力衰竭的各种症状，如呼吸困难	少数表现为胸导联 ST 段抬高		心肌酶升高	①肺动脉造影及冠状动脉造影均无血管闭塞②无创性检查的金标准是 CMR ③确诊的金标准是心内膜心肌组织活检

ACS，急性冠脉综合征；AMI，急性心肌梗死；CABG，冠状动脉旁路移植术；CK-MB，肌酸激酶同工酶；HF，心力衰竭；PCI，经皮冠状动脉介入治疗；RAD，电轴右偏；RAE，右心房扩大；RBBB，右束支传导阻滞

参考文献

［1］中国医师协会急诊医师分会，国家卫健委能力建设与继续教育中心急诊学专家委员会，中国医疗保健国际交流促进会急诊急救分会.急性冠脉综合征急诊快速诊治指南.临床急诊杂志，2019，20（4）：253-262.

［2］中华医学会心血管病学分会，中华心血管病杂志编辑委员会.急性ST段抬高型心肌梗死诊断和治疗指南（2019）.中华心血管病杂志，2019，47（10）：766-783.

［3］Anderson JL，Morrow DA. Acute Myocardial Infarction. N Engl J Med，2017，376（21）：2053-2064.

［4］Collet JP，Thiele H，Barbato E，et al. 2020 ESC Guidelines for the management of acute coronary syndromes in patients presenting without persistent ST-segment elevation. Eur Heart J，2021，42（14）：1289-1367.

［5］Fanaroff AC，Rymer JA，Goldstein SA，et al. Does this patient with chest pain have acute coronary syndrome：The rational clinical examination systematic review. JAMA，2015，314（18）：1955-1965.

［6］Fred F. Ferri. Ferri临床诊疗指南——心血管系统疾病诊疗速查手册.孙思庆，刘娅妮，张骅，译.北京：北京大学医学出版社，2021.

［7］Mnatzaganian G，Hiller JE，Braitberg G，et al. Sex disparities in the assessment and outcomes of chest pain presentations in emergency departments. Heart，2020，106（2）：111-118.

［8］Thygesen K，Alpert JS，Jaffe AS，et al. Fourth Universal Definition of Myocardial Infarction（2018）. J Am Coll Cardiol，2018，72（18）：2231-2264.

（刘岗 吴文娟 编 李茜 审校）

第六章 心力衰竭

一、定义

心力衰竭（HF）是指由多种原因导致的心脏结构和（或）功能的异常改变，使心室收缩和（或）舒张功能不全，不能将静脉回心血量充分排出心脏，导致静脉系统血液淤积，动脉系统血液灌注不足，从而引发的一组临床综合征，其主要临床表现为呼吸困难、体力活动受限和体液潴留（肺循环淤血、体循环淤血及外周水肿）等。HF 不是独立的疾病，而是具有不同病因和病理生理特点的慢性、进展性综合征。

二、HF 的分类

临床上将左心室代偿功能不全且以肺循环淤血为特征的 HF 称为左心衰竭，是最多见的 HF 类型；将以体循环淤血为主要表现的 HF 称为右心衰竭。右心衰竭主要见于肺心病及某些先天性心脏病，也可继发于左心衰竭后的肺动脉压增高，此时左、右心功能相继衰竭，表现为全心衰竭。当心肌炎、心肌病患者左、右心同时受损时，也可出现全心衰竭。

2021 年由美国心力衰竭协会（HFSA）、欧洲心力衰竭协会（HFA）、日本心力衰竭学会（JHFS）共同发布的《心力衰竭的通用定义和分类共识》中，根据左心室射血分数（LVEF）可对 HF 进行以下分型：①射血分数降低的心力衰竭（HFrEF），其 EF ≤ 40%，即传统概念中的收缩性 HF。②射血分数轻度降低的心力衰竭（HFmrEF）：EF 为 41% ~ 49%，通常以轻度收缩功能不全为主，同时伴有舒张功能不全。③射血分数保留的心力衰竭（HFpEF）：EF ≥ 50%，通常存在左心室肥大或左心房增大等充盈压升高、舒张功能受损的表现，既往被称为舒张性 HF。④射血分数改善的心力衰竭（HFimpEF）：基线 EF ≤ 40%，治疗后 EF 较基线水平增加 > 10% 或 EF > 40%。新增的 HFimpEF 是指在采用指南导向的药物治疗使 EF 改善到正常范围的患者中，停止药物治疗后 EF 可再次下降，无法被归入 HFmrEF 或 HFpEF，患者的心脏结构和功能尚未完全恢复，停止治疗会导致较差的结局。

根据 HF 发生的时间、速度，可分为急性心力衰竭（AHF）和慢性心力衰竭（CHF）。多数 AHF 患者经住院治疗后症状可部分缓解，而转为 CHF；CHF 患者常因各种诱因急性加重而需要住院治疗。

根据 HF 的发生发展过程，可分为 4 个阶段（表 6-1-1），旨在强调 HF 重在预防。纽约心脏协会（NYHA）心功能分级是临床常用的心功能评估方法（表 6-1-2），常用于评价患者的症状随病程或治疗而发生的变化。当患者因急性心肌梗死发生 HF 时，常使用 Killip 分级来评价 HF 的严重程度（表 6-1-3）。

三、病因及发病机制

原发性心肌损害是引起心力衰竭最主要的病因（表 6-1-4），除心

表 6-1-1　心力衰竭 4 个阶段与 NYHA 心功能分级的比较

心力衰竭阶段	定义	患者人群	对应的 NYHA 心功能分级
阶段 A（前心力衰竭阶段）	患者为心力衰竭的高危人群，无心脏结构或功能异常，无心力衰竭症状和（或）体征	高血压、冠心病、糖尿病、肥胖、代谢综合征、心肌毒性药物使用史、酗酒史、风湿热史、心肌病家族史等	无
阶段 B（前临床心力衰竭阶段）	患者已发展为器质性心脏病，但无心力衰竭的症状和（或）体征	左心室肥大、陈旧性心肌梗死、无症状性心脏瓣膜疾病等	I
阶段 C（临床心力衰竭阶段）	患者有器质性心脏病，既往或目前有心力衰竭症状和（或）体征	器质性心脏病患者伴运动耐量下降（呼吸困难、疲劳）和体液潴留	II～IV
阶段 D（难治性终末期心力衰竭阶段）	患者有器质性心脏病，经积极内科治疗后休息时仍有症状，且需要特殊干预	因心力衰竭反复住院，且不能安全出院者；需要长期静脉用药者；等待心脏移植者；使用心脏机械辅助装置者	IV

表 6-1-2　纽约心脏协会（NYHA）心功能分级

分级	症状
I	活动不受限。日常体力活动不引起明显气促、疲劳或心悸
II	活动轻度受限。休息时无症状，日常活动可引起明显的气促、疲劳或心悸
III	活动明显受限。休息时可无症状，轻于日常活动即可引起明显的气促、疲劳或心悸
IV	休息时有症状，任何体力活动均会引起不适。如无须静脉给药，可在室内或床边活动者为IVa级；不能下床需要静脉给药支持者为IVb级

表 6-1-3　Killip 分级

分级	症状
I	无心力衰竭的临床症状与体征
II	有心力衰竭的临床症状与体征。肺部 50% 以下肺野有湿啰音，心脏第三心音奔马律
III	严重的心力衰竭临床症状与体征。严重肺水肿，肺部 50% 以上肺野有湿啰音
IV	心源性休克

表 6-1-4　HF 的常见病因

病因分类	具体病因或疾病
心肌病变	
缺血性心脏病	心肌梗死（心肌瘢痕、心肌顿抑或冬眠心肌）、冠状动脉病变、冠状动脉微循环异常、内皮功能障碍
心脏毒性损伤	
心脏毒性药物	抗肿瘤药（如蒽环类、曲妥珠单抗）、抗抑郁药、抗心律失常药、非甾体抗炎药、麻醉药
药物滥用	酒精、可卡因、安非他命、合成代谢类固醇等
重金属中毒	铜、铁、铅、钴等
免疫及炎症介导的心肌损害	
感染性疾病	细菌感染、病毒感染、真菌感染、寄生虫病、螺旋体感染、立克次体感染

（续表）

病因分类	具体病因或疾病
自身免疫性疾病	巨细胞性心肌炎、自身免疫病（如系统性红斑狼疮）、嗜酸性粒细胞性心肌炎（Chung-Strauss 综合征）
心肌浸润性病变	
非恶性肿瘤相关	系统性浸润性疾病（心肌淀粉样变、结节病）、贮积性疾病（血色病、糖原贮积病）
恶性肿瘤相关	肿瘤转移或浸润
代谢性疾病	
激素相关	糖尿病、甲状腺疾病、甲状旁腺疾病、肢端肥大症、生长激素缺乏、皮质醇增多症、肾上腺皮质功能减退症、代谢综合征、嗜铬细胞瘤、妊娠期及围产期相关疾病
营养相关	肥胖、缺乏营养素（如维生素 B_1、L- 肉毒碱、硒、铁、磷、钙）、营养不良
遗传异常	遗传因素相关的肥厚型心肌病、扩张型心肌病及限制型心肌病、致心律失常型右心室心肌病、左心室致密化不全、核纤层蛋白病、肌营养不良
应激	应激性心肌病
心脏负荷异常	
高血压	原发性高血压、继发性高血压
瓣膜和心脏结构异常	二尖瓣、三尖瓣、主动脉瓣、肺动脉瓣狭窄或关闭不全、先天性心脏病（先天性心内或心外分流）
心包及心内膜疾病	缩窄性心包炎、心包积液、嗜酸性粒细胞增多症、心内膜纤维化
高心输出量状态	动静脉瘘、慢性贫血、甲状腺功能亢进
容量负荷过重	肾衰竭、输液过多过快
肺部疾病	肺源性心脏病、肺血管疾病
心律失常	
心动过速	房性心动过速、房室结折返性心动过速、房室折返性心动过速、心房颤动、室性心律失常
心动过缓	窦房结功能异常、传导系统异常

血管疾病外，非心血管疾病也可导致 HF。识别这些病因是诊断 HF 的重要部分，从而能尽早采取特异性治疗。目前认为 HF 是慢性、自发进展性疾病，神经内分泌系统激活导致心肌重构是引起 HF 发生和发展的关键因素。心肌重构最初可以对心功能产生部分代偿，但随着心肌重构的加剧，心功能逐渐由代偿向失代偿转变，出现明显的症状和体征。

四、HF 的诊断思路

HF 的诊断和评估应结合病史、体格检查、实验室检查、心脏影像学检查和功能检查。全面、准确的诊断是患者有效治疗的前提和基础。通常可按照以下步骤进行诊断：

（1）根据病史、体格检查、心电图、胸部 X 线判断 HF 的可能性。

（2）通过检测脑钠肽（BNP 和 NT-proBNP）和超声心动图明确是否存在 HF（诊断标准见表 6-1-5），并进一步确定 HF 的病因和诱因。

（3）评估病情的严重程度及预后，以及是否存在并发症及合并症。

表 6-1-5　不同 HF 类型的诊断标准

项目	HFrEF	HFmrEF	HFpEF	HFimpEF
临床表现	患者具有 HF 的临床症状或体征，如呼吸困难、体力活动受限、体液潴留等			
超声心动图	至少有以下 1 项：①左心室肥大和（或）左心房扩大；②心脏舒张功能异常			
EF	≤ 40%	41% ~ 49%	≥ 50%	≤ 40%，治疗后 EF 较基线水平增加 > 10% 或 EF > 40%，停药再次下降
脑钠肽	BNP > 35 ng/L 和（或）NT-proBNP > 125 ng/L			

第 1 节　急性心力衰竭

一、病例内容

【现病史】患者男，72 岁，因"突发呼吸困难伴咳嗽、咳痰 2 h"入院。患者于入院前 2 h 大便时突发呼吸困难，伴有咳嗽、咳痰，痰液呈粉红色泡沫样，无法平卧休息，端坐呼吸，口唇青紫，家属急送入急诊。

【既往史】高血压 30 年，冠心病 18 年，入院前 2 年行冠状动脉支架置入术。

【体格检查】P 132 次 / 分，BP 205/116 mmHg，R 38 次 / 分，指测血氧饱和度 88%。神清，端坐呼吸，口唇发绀，大汗淋漓，双肺满布细湿啰音及哮鸣音。心率 132 次 / 分，律齐，无明显杂音，心界向左侧扩大。腹部查体无特殊。神经系统查体阴性。双下肢无水肿。

【辅助检查】床旁胸部 X 线检查示心界扩大，两肺可见云雾状渗出影，少量胸腔积液。胸部 CT 提示心影增大，两侧肺门处有片状模糊影，考虑肺水肿。心电图示窦性心动过速，轻度 ST-T 改变。超声心动图示双心房增大，左心室壁增厚，二、三尖瓣轻度反流，左心室收缩及舒张功能减退，EF 45%；NT-proBNP 2100 ng/L。肺部超声可见双肺弥漫 B 线分布。血气分析：pH 值 7.34，PO_2 64 mmHg，PCO_2 28 mmHg。血常规、肝肾功能、肌钙蛋白无明显异常。

二、定义

AHF 是指 HF 急性发作和（或）加重的临床综合征，可表现为 HF 症状和体征迅速发生或急性加重，伴有血浆利钠肽水平升高，常危及生命，需立即干预。AHF 分为急性左心衰竭和急性右心衰竭，前者较常见。

（1）急性左心衰竭：急性发作或加重的左心室心肌收缩力明显降低、心脏负荷加重，导致急性心输出量骤降、肺循环压力突然升高、周围循环阻力增加，出现急性肺淤血、肺水肿并可伴组织器官灌注不足和心源性休克的临床综合征。

（2）急性右心衰竭：右心室心肌收缩力急剧下降或右心室前、后负荷突然加重引起右心输出量减低的临床综合征。

三、病因和诱因

新发 AHF 的常见病因为急性心肌坏死和（或）损伤（如急性冠脉综合征、重症心肌炎等）、急性血流动力学障碍（如急性瓣膜关闭不全、高血压危象、心脏压塞）。CHF 急性失代偿的诱因包括血压显著升高、急性冠脉综合征、心律失常、感染、治疗依从性差、急性肺栓塞、贫血、慢性阻塞性肺疾病急性加重、围手术期、肾功能恶化、甲状腺功能异常、药物（如非甾体抗炎药、激素、负性肌力药物）等。

四、诊断思路

【病史】

患者以突发呼吸困难、咳嗽、咳痰为主诉入院，病史采集过程中重点排查可引起呼吸困难、咳嗽、咳痰的疾病。

（1）肺源性呼吸困难：①上呼吸道疾病：喉或气管内异物、喉头水肿、喉癌。②下呼吸道疾病：感染性（如肺炎、支气管炎）、变态反应性（如支气管哮喘）、间质性肺病（如肺尘埃沉着病、结节病、变应性肉芽肿性血管炎、特发性间质性肺炎、肺泡蛋白沉积症）、阻塞性（慢性阻塞性肺疾病、阻塞性肺不张）、其他（如急性肺损伤、急性呼吸窘迫综合征）。③胸膜疾病：自发性气胸、大量胸腔积液、广泛胸膜增厚。④纵隔疾病：急、慢性纵隔炎、纵隔气肿、纵隔肿瘤。⑤呼吸肌功能障碍：呼吸肌、膈肌神经损伤、膈高位。⑥胸廓疾病：胸廓畸形、严重脊柱侧弯、胸廓外伤等。⑦肺血管病：肺血栓栓塞、脂肪栓塞、羊水栓塞。

（2）心源性呼吸困难：各种原因引起的左心衰竭和（或）右心衰竭、严重心脏瓣膜疾病、心脏压塞等。

（3）血源性呼吸困难：重度贫血、高铁血红蛋白血症、硫化血红蛋白血症。

（4）神经精神性与肌病性呼吸困难：严重脑部疾病累及呼吸中枢、癔症、格林-巴利综合征、高位脊髓病变、重症肌无力。

（5）中毒性呼吸困难：药物过量、化学毒物中毒、一氧化碳中毒、糖尿病酮症酸中毒等。

【体格检查】

应注意呼吸系统、循环系统的急性改变，急性右心衰竭需注意体循环淤血体征。

（1）呼吸系统：呼吸困难是 AHF 发作时的主要临床表现，发生急性肺水肿时呼吸频率可达 30～50 次 / 分，患者可出现频繁咳嗽并咳粉红色泡沫痰，口唇发绀、大汗，可伴有血氧饱和度下降，听诊两肺满布湿啰音和哮鸣音。

（2）循环系统：大多数患者发病时心率加快，查体可发现心脏增大，有时可闻及舒张早期或中期奔马律、第一心音减弱、肺动脉瓣第二心音亢进（心脏听诊易被肺部水泡音掩盖）。发病初期可有一过性血压升高，随着病情进展，心输出量可持续降低，引起心源性休克，出现组织低灌注表现（皮肤湿冷、苍白和发绀、尿量减少、意识障碍、代谢性酸中毒）。

（3）体循环淤血体征：颈静脉充盈、肝颈静脉回流征阳性、下肢和骶部水肿、肝大、腹水。

【辅助检查】

（1）肺部影像学检查：肺水肿时，胸部 X 线可见典型蝴蝶形大片阴影由肺门向周围扩展（图 6-1-1），AHF 早期可无上述典型的 X 线表现，仅可见上肺静脉充盈、肺门血管模糊不清、肺纹理增粗和肺小叶间隔增厚表现。胸部 CT 可见心影增大，肺淤血，肺水肿以间质性肺水肿为著，部分患者可有胸腔积液（图 6-1-2）。

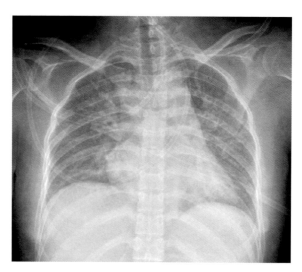

图 6-1-1　胸部 X 线。急性肺水肿时可见两肺斑片状高密度影

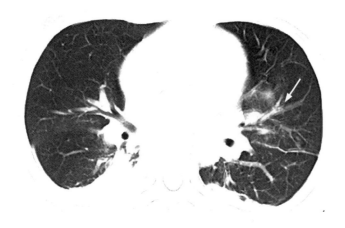

图 6-1-2　胸部 CT。箭头所指两侧肺门处可见片状模糊影

（2）心电图：心力衰竭时心电图无特异性表现，其主要用于排查可导致 AHF 的心脏病，如心肌梗死、严重心律失常等。

（3）超声心动图：对于疑诊 AHF 的患者，建议尽快完善超声心动图检查，以观察有无心脏结构、功能异常，协助明确病因，并通过测量 LVEF 对 HF 进行分类以指导治疗（图 6-1-3）。

（4）肺部超声：可见肺间质水肿的征象（图 6-1-4）。

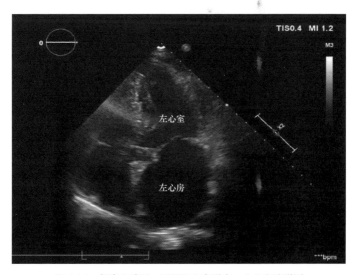

图 6-1-3　超声心动图。可见双心房增大，左心室壁增厚

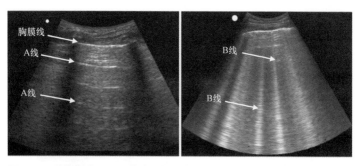

图 6-1-4　肺部超声。AHF 发生急性肺水肿时可见 A 线消失，双肺均匀、弥漫的 B 线分布

（5）BNP 或 NT-proBNP 测定：可用于 HF 的筛查、诊断和鉴别诊断。BNP < 100 ng/L、NT-proBNP < 300 ng/L 时通常可排除 AHF，BNP > 400 ng/L 时 HF 可能性大。由于 NT-proBNP 只能通过肾排泄清除，其参考值范围需根据年龄和肾功能进行调整：50 岁以下的患者 NT-proBNP > 450 ng/L，50 岁以上 > 900 ng/L，75 岁以上 > 1800 ng/L，肾功能不全（肾小球滤过率 < 60 ml/min）患者 > 1200 ng/L 时，应考虑存在 AHF。需注意，急性冠脉综合征、左心室肥大、心脏瓣膜疾病、心包疾病、心房颤动、心肌炎、心脏手术、电复律、心肌毒性损伤等和非心血管疾病（高龄、贫血、肾功能不全、睡眠呼吸暂停、重症肺炎、肺动脉高压、肺栓塞、脓毒症、严重烧伤和卒中等）均会导致 BNP 或 NT-proBNP 水平升高，尤其是心房颤动、高龄和肾功能不全。临床工作中需结合患者的病史、查体、辅助检查综合判断。

（6）心脏肌钙蛋白：可用于评估 AHF 的病因（如急性心肌梗死、心肌炎）和预后评估。

（7）动脉血气分析：可协助判断患者的缺氧程度，乳酸水平升高提示心源性休克的早期征象（血乳酸水平 > 6.5 mmol/L 是心源性休克患者死亡率升高的独立预测因子）。此外，血气分析可用于鉴别其他引起急性呼吸困难的疾病（如急性哮喘发作、慢性阻塞性肺病急性加重等）。

【问诊要点】

（1）呼吸困难突然发生或逐渐发生。

（2）吸气性、呼气性或混合性呼吸困难。

（3）年龄、症状缓解和恶化的特点。

（4）呼吸困难于休息时还是活动时出现，出现呼吸困难症状时的活动程度如何。临床上常用改良的呼吸困难分级量表（mMRC）评估呼吸困难程度。

【伴随症状】

（1）肺水肿：AHF 最常出现的伴随症状，典型发作表现为突然出现的严重呼吸困难，呼吸频率可达 30 ～ 50 次 / 分，强迫端坐体位、口唇发绀、大汗淋漓，并有咳嗽，严重者口鼻腔内涌出大量粉红色泡沫液，两肺可闻及广泛湿啰音及哮鸣音。

（2）休克：AHF 可出现心输出量显著降低，发生心源性休克。

（3）急性肾损伤：心输出量降低，肾血流减少加之机体缺氧，患者可出现少尿，肌酐升高，如休克及缺氧持续存在可诱发急性肾衰竭。

（4）晕厥：心输出量明显减少引起脑供血不足而导致意识丧失，持续的低心输出量可出现四肢抽搐、呼吸暂停，严重时可发生猝死。

五、诊断及鉴别诊断

1. 诊断

本例患者诊断为急性左心衰竭；高血压病 3 级 很高危；冠心病冠状动脉支架置入术后。诊断依据包括：①患者为老年男性，有高血压及冠心病病史多年，大便时突发呼吸困难伴咳嗽、咳痰。②痰液呈粉红色泡沫样。③心率加快，血压升高，血氧饱和度降低，端坐呼吸，双肺广泛湿啰音。④胸部 X 线检查可见两肺门云雾状渗出影，心脏超声提示左心室肥大，EF 40%，NT-proBNP 2100 ng/L。

2. 鉴别诊断

急性左心衰竭鉴别诊断的要点是迅速鉴别其他危及生命的严重疾病，通常按照 CHAMP 方法进行鉴别诊断：即急性冠脉综合征（Acute Coronary Syndrome）、高血压急症（Hypertension）、心律失常（Arrthymia）、急性机械并发症（acute Mechanical cause）、急性肺栓塞（Pulmonary embolism）。此外，还需要与支气管哮喘及哮喘持续状态、肺炎、严重慢性阻塞性肺病伴感染、其他原因所致的非心源性肺水肿（如急性呼吸窘迫综合征）及非心源克等相鉴别（图6-1-5 和图 6-1-6）。

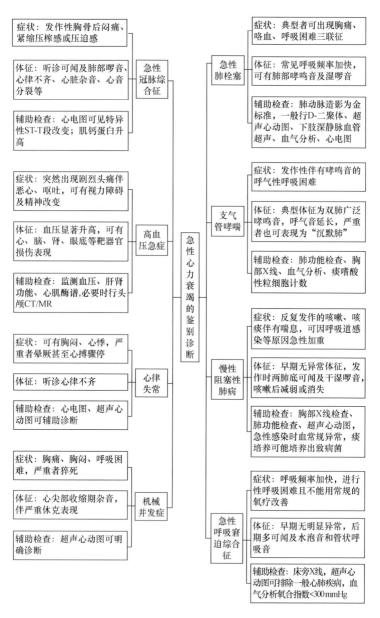

症状：发作性胸骨后闷痛、紧缩压榨感或压迫感

体征：听诊可闻及肺部啰音、心律不齐、心脏杂音、心音分裂等

辅助检查：心电图可见特异性ST-T段改变；肌钙蛋白升高

急性冠脉综合征

症状：突然出现剧烈头痛伴恶心、呕吐，可有视力障碍及精神改变

体征：血压显著升高，可有心、脑、肾、眼底等靶器官损伤表现

辅助检查：监测血压、肝肾功能、心肌酶谱，必要时行头颅CT/MR

高血压急症

症状：可有胸闷、心悸，严重者晕厥甚至心搏骤停

体征：听诊心律不齐

辅助检查：心电图、超声心动图可辅助诊断

心律失常

症状：胸痛、胸闷、呼吸困难，严重者猝死

体征：心尖部收缩期杂音，伴严重休克表现

辅助检查：超声心动图可明确诊断

机械并发症

急性心力衰竭的鉴别诊断

症状：典型者可出现胸痛、咯血、呼吸困难三联征

体征：常见呼吸频率加快，可有肺部哮鸣音及湿啰音

辅助检查：肺动脉造影为金标准，一般行D-二聚体、超声心动图、下肢深静脉血管超声、血气分析、心电图

急性肺栓塞

症状：发作性伴有哮鸣音的呼气性呼吸困难

体征：典型体征为双肺广泛哮鸣音，呼气音延长，严重者也可表现为"沉默肺"

辅助检查：肺功能检查、胸部X线、血气分析、痰嗜酸性粒细胞计数

支气管哮喘

症状：反复发作的咳嗽、咳痰伴有喘息，可因呼吸道感染等原因急性加重

体征：早期无异常体征，发作时两肺底可闻及干湿啰音，咳嗽后减弱或消失

辅助检查：胸部X线检查、肺功能检查、超声心动图，急性感染时血常规异常，痰培养可能培养出致病菌

慢性阻塞性肺病

症状：呼吸频率加快，进行性呼吸困难且不能用常规的氧疗改善

体征：早期无明显异常，后期多可闻及水泡音和管状呼吸音

辅助检查：床旁X线，超声心动图可排除一般心肺疾病，血气分析氧合指数<300mmHg

急性呼吸窘迫综合征

图 6-1-5 AHF 的鉴别诊断

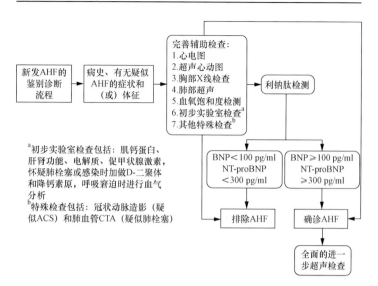

图 6-1-6 **AHF 的诊断流程**

（阮志强 编 秦亚录 审校）

第 2 节 慢性心力衰竭

一、病例内容

【现病史】患者男，68 岁，因"反复胸闷、气促伴双下肢水肿 5 年，加重 1 个月"入院。患者于入院前 5 年开始反复出现活动后胸闷、气促、夜间阵发性呼吸困难，间断双踝水肿，长期服用利尿剂治疗。入院前近 1 个月来患者症状较前加重，持续端坐入睡，体重增加 5 kg，夜尿较多，双下肢水肿较前加重，为进一步治疗来院就诊。

【既往史】高血压 20 年，最高血压 195/110 mmHg，服用美托洛尔联合氢氯噻嗪治疗，血压控制欠佳。

【体格检查】P 102 次/分，BP 168/100 mmHg，R 28 次/分，指测血氧饱和度 92%。神清，端坐呼吸，口唇发绀，颈静脉怒张，双下肺湿啰音。心界扩大，律不齐，心尖部可闻及 Ⅱ 级收缩期杂音。腹部平软，肝肋下 4 指，脾肋下 2 指，肝区无压痛，肝颈静脉回流征阳性，移动性浊音阳性，双下肢凹陷性水肿。

【辅助检查】胸部 X 线检查示心影增大，肺淤血，双侧少量胸腔积液，两肺渗出性改变。心电图示窦性心律，偶发房性期前收缩。超声心动图示全心增大，EF 40%，二尖瓣、三尖瓣中度反流。腹部超声示肝淤血肿大，少量腹腔积液。血常规无明显异常。生化：ALT 185 U/L，AST 96 U/L，尿素氮 24 mmol/L，肌酐 116 μmol/L，尿酸 420 mmol/L，钠 133 mmol/L，钾 3.2 mmol/L；NT-proBNP 8900 ng/L。血气分析：pH 值 7.34，PO_2 76 mmHg，PCO_2 35 mmHg。

二、定义

慢性心功能不全出现症状时称 CHF，CHF 是多种病因所致心脏病的终末阶段，是心脏结构性或功能性疾病损伤心室充盈和（或）射血能力而造成组织淤血和（或）缺血的临床综合征。CHF 按部位可分为慢性左心衰竭、慢性右心衰竭和慢性全心衰竭。

三、病因及发病机制

成人 CHF 最常见的病因是冠心病、高血压、心脏瓣膜疾病和扩张型心肌病。较常见的病因包括心肌炎和先天性心脏病。较少见的病因包括心包疾病、甲状腺功能亢进或减退、贫血、维生素 B_1 缺乏、动静脉瘘、心房黏液瘤和其他心脏肿瘤、结缔组织疾病、高原病及少数内分泌系统疾病等。

在 CHF 的发生和发展过程中，为适应增加的心脏负荷，心肌及其间质的细胞结构、功能、数量以及遗传表型等会发生适应性，导致心脏的大小、形状和功能发生改变：①由于心脏前负荷增加，心室舒张末期容积增加，心腔扩大拉长了心肌纤维，在一定范围内可使心肌收缩功能加强，每搏量增加，起到代偿作用，早期可能改善心力衰竭的血流动力学。②当心脏后负荷增加时，心肌肥厚是主要的代偿机制，心肌肥厚时心肌细胞数量不增加，以心肌纤维增多为主，细胞核及线粒体增大和增多，但程度和速度均低于心肌纤维，心肌整体能源不足，最终发展至心肌细胞坏死。

四、诊断思路

【病史】
病史采集时应注意区分发生淤血的部位。

1. 慢性左心衰竭

心力衰竭开始或主要发生在左侧心脏并以肺淤血为主要表现。当肺淤血时肺组织水肿，气道阻力增加，肺泡弹性降低，吸入少量气体即可使肺泡壁张力增高到引起反射性启动呼气的水平，导致呼吸困难，其特点是呼吸浅而快。

（1）呼吸系统表现：根据病情严重程度可表现为劳力性呼吸困难、夜间阵发性呼吸困难、端坐呼吸，在感染、过度体力活动、情绪激动、合并心律失常、大量快速输液及妊娠和分娩等诱因下可发生急性肺水肿，甚至心源性休克。

（2）肺外系统表现：可有乏力、运动耐量减低、头晕、心悸等表现，系由组织灌注不足及代偿性心率加快所致。严重慢性左心衰竭可导致心输出量降低，肾血流减少，可有少尿症状。

2. 慢性右心衰竭

心力衰竭开始或主要发生在右心并以体循环淤血为主要表现。从临床和病理生理学角度可大致分为三类：①右心室压力负荷和（或）容量负荷过度，如肺动脉高压、三尖瓣反流、复杂先天性心脏病等。②右心室心肌病变，如右心室心肌梗死、右心室心肌病等。③心包疾病和体循环回流受阻，如缩窄性心包炎、三尖瓣狭窄等。

体循环淤血的表现包括胃肠道淤血引起的食欲减退、恶心、呕吐等；肝淤血引起的上腹饱胀，甚至剧烈腹痛，长期肝淤血可导致转氨酶升高、黄疸；肾淤血可引起尿量减少，夜尿增多。

3. 慢性全心衰竭

左心衰竭可继发右心衰竭而形成全心衰竭，因右心衰竭时右心排血量减少，因此阵发性呼吸困难等肺淤血症状反而有所减轻。扩张型心肌病等合并左、右心室衰竭者，肺淤血症状常不严重，主要表现为左心衰竭心排血量减少的相关症状和体征。

【体格检查】

（1）呼吸系统：慢性左心衰竭重要的肺部体征是双肺底可闻及细湿啰音，阵发性呼吸困难或急性肺水肿时可有粗大湿啰音满布两肺，可伴有哮鸣音。由于肺淤血，肺静脉系统静水压增高，约25%的左心衰竭患者有胸腔积液。胸腔积液可局限于肺叶间，或呈单侧或双侧胸腔积液。

（2）循环系统：①心脏杂音：左心室增大时，心尖搏动向左下移位，心率增快，心尖区有舒张期奔马律（诊断价值最大，在患者心率增快或左侧卧位并深呼气时更易闻及，肺动脉瓣区第二心音亢进），还可闻及心尖区收缩期杂音。以右心室增大为主者可伴有心前区抬举性搏动，心率增快，部分患者可在胸骨左缘闻及舒张早期奔马律。右心室明显扩大可致功能性三尖瓣关闭不全，产生三尖瓣区收缩期杂音，吸气时杂音增强。②交替脉。③静脉充盈或搏动：颈外静脉充盈为右心衰竭的早期表现。半卧位或坐位时在锁骨上方可出现颈外静脉充盈，严重右心衰竭时手背静脉和其他浅表静脉充盈，合并三尖瓣关闭不全时可见静脉搏动。④肝大：在剑突下较易触及，质地较软，具有充实饱满感，叩诊剑突下有浊音区，且有压痛。压迫肝（或剑突下浊音区）时可见颈静脉充盈加剧（肝颈静脉回流征阳性）。当右心衰竭突然加重时，可伴有右上腹与剑突下剧痛和明显压痛、黄疸。长期慢性右心衰竭可导致心源性肝硬化，常伴有黄疸、腹水。⑤水肿：早期水肿常不明显，多在颈静脉充盈和肝大较明显后出现。水肿最早出现在身体的低垂部位，以足、踝内侧和胫前较明显，仰卧时可有骶部水肿；侧卧时可有卧侧肢体水肿。晚期病情严重者可发展到全身水肿。⑥第三间隙积液：右心衰竭时静脉压增高，可出现双侧或单侧胸腔积液。双侧胸腔积液时以右侧积液为主，单侧胸腔积液以右侧多见。当合并三尖瓣关闭不全、三尖瓣下移、缩窄性心包炎或晚期心力衰竭时，可出现大量腹水。右心衰竭或慢性全心衰竭可出现心包积液，但量不多，一般不会导致心脏压塞。⑦体貌改变：慢性右心衰竭患者多有发绀，可表现为面部毛细血管扩张、青紫和色素沉着，部分患者可有杵状指。

【辅助检查】

（1）心电图：可用于明确心律、心率、QRS 波形态、QRS 波宽度等。HF 患者一般有心电图异常。怀疑存在心律失常或无症状性心肌缺血时应行 24 h 动态心电图。

（2）胸部 X 线检查：用于识别/排除肺部疾病或其他引起呼吸困难的疾病，观察肺淤血/水肿和心脏增大等改变（图 6-2-1）。

（3）生物标志物：①利钠肽测定：BNP ＜ 35 ng/L 且 NT-proBNP ＜ 125 ng/L 时通常可排除 CHF，但其敏感性和特异性较 AHF 低。出院前检测利钠肽有助于评估出院后的心血管事件风险。②反映心肌纤维化、炎症、氧化应激的标志物：如可溶性生长刺激表达基因 2 蛋白（ST2）、半乳糖凝集素 3 及生长分化因子 15 有助于 HF 患者的风险分层和预后评估。

（4）经胸超声心动图：是评估心脏结构和功能的首选方法，可提供心房容量、心室收缩和舒张功能、室壁厚度、瓣膜功能和肺动脉高压的信息。LVEF可反映左心室收缩功能，推荐改良双平面Simpson法。在图像质量差时，建议使用声学造影剂以清晰显示心内膜轮廓（图6-2-2）。

（5）实验室检查：初始常规检查包括血常规、血生化、血清铁、

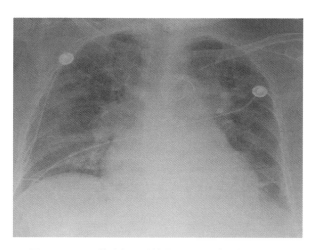

图6-2-1 CHF的胸部X线检查。可见心脏增大，肺淤血

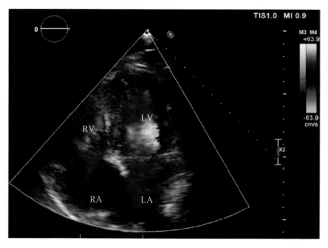

图6-2-2 CHF的经胸超声心动图。可见全心扩大，二尖瓣、三尖瓣轻度反流

铁蛋白、总铁结合力、糖化血红蛋白、促甲状腺激素。临床怀疑特殊病因导致的 CHF（如心肌淀粉样变性、嗜铬细胞瘤等）时，应进行相应的实验室检查。

（6）心脏磁共振（CMR）：是测量心室容量、质量和射血分数的"金标准"，当超声心动图未能做出诊断时，CMR 是最佳替代影像学检查。

（7）负荷超声心动图：对存在劳力性呼吸困难、LVEF 正常但静息舒张功能参数未能做出诊断的患者，负荷超声心动图有一定辅助诊断作用。

（8）心肺运动试验：可量化运动能力，用于心脏移植和（或）机械循环支持的临床评估，指导运动处方，以及原因不明呼吸困难的鉴别诊断。心肺运动试验适用于临床症状稳定 2 周以上的 CHF 患者。

（9）6 min 步行试验：用于评估患者的运动耐力。6 min 步行距离＜ 150 m 为重度 HF，150 ～ 450 m 为中度 HF，＞ 450 m 为轻度 HF。

（10）有创性血流动力学检查：在 CHF 患者中，右心导管和肺动脉导管检查适用于以下情况：①考虑心脏移植或机械循环支持的重症 HF 患者的术前评估。②超声心动图提示肺动脉高压，在治疗心脏瓣膜疾病或结构性心脏病前评估肺动脉高压及其可逆性。③经规范治疗后仍存在严重症状或血流动力学状态不明确，需调整治疗方案。

五、诊断及鉴别诊断

1. 诊断（图 6-2-3）

本例患者诊断为高血压病 3 级 很高危；高血压性心脏病；全心衰竭，心功能 Ⅲ 级；偶发房性期前收缩；肾功能不全；淤血性肝损伤；胸腔积液，腹水；低钠血症，低钾血症。诊断依据包括：①患者为老年男性，反复胸闷、气促伴双下肢水肿 5 年，加重 1 个月。②高血压 20 年，最高血压 195/110 mmHg，服用美托洛尔联合氢氯噻嗪治疗，血压控制欠佳。③胸闷、气促，活动耐量下降，夜间阵发性呼吸困难，双下肢水肿。④口唇发绀，颈静脉怒张，双肺湿啰音，心脏扩大，可闻及杂音，肝脾大，肝颈静脉回流征阳性。⑤胸部 X 线检查示心影增大，肺淤血，双侧少量胸腔积液；超声心动图示全心增大，EF 40%，二尖瓣、三尖瓣中度反流；

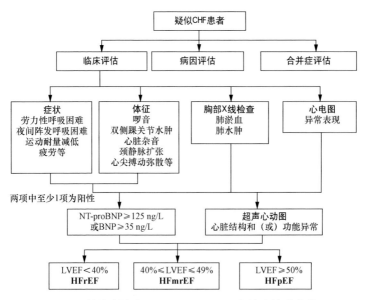

图 6-2-3　CHF 的诊断流程。NT-proBNP，N- 末端脑钠肽前体；BNP，脑钠肽；LVEF，左心室射血分数；HfrEF，射血分数降低的心力衰竭；HfmrEF，射血分数轻度降低的心力衰竭；HfpEF，射血分数保留的心力衰竭

肝淤血，少量腹水；ALT 185 U/L，AST 96 U/L，尿素氮 24 mmol/L，肌酐 116 μmol/L，尿酸 420 mmol/L，钠 133 mmol/L，钾 3.2 mmol/L；NT-proBNP 8900 ng/L。

2. 鉴别诊断（图 6-2-4）

（1）慢性左心衰竭：呼吸困难应与呼吸系统疾病（如阻塞性肺气肿、肺功能不全）、肥胖或身体虚弱等鉴别。肺底湿啰音应与慢性支气管炎、支气管扩张或肺炎鉴别。

（2）慢性右心衰竭：下肢水肿应与静脉曲张、静脉炎、肾病或肝病、淋巴水肿和药物所致等鉴别，这些疾病通常不伴有颈静脉充盈。肝大应与血吸虫病、肝炎等鉴别。少数情况下，颈静脉充盈可由肺气肿或纵隔肿瘤压迫上腔静脉引起。胸腔积液可由胸膜结核、肿瘤和肺梗死引起，腹水可由肝硬化、低蛋白血症、腹膜结核、肿瘤引起。

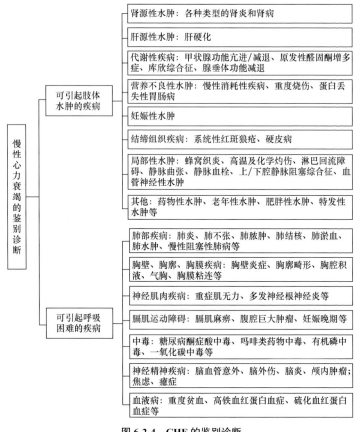

图 6-2-4　CHF 的鉴别诊断

参考文献

［1］胡品津 . 内科疾病鉴别诊断学 . 6 版 . 北京：人民卫生出版社，2014.

［2］林果为，王吉耀，葛均波 . 实用内科学 . 15 版 . 北京：人民卫生出版社，2017.

［3］中华医学会，中华医学会杂志社，中华医学会全科医学分会，等 . 慢性心力衰竭基层诊疗指南（2019 年）. 中华全科医师杂志，2019，18（10）：936-947.

［4］中华医学会老年医学分会，心血管疾病学组，《老年慢性心力衰竭诊治中国专家共识》编写组 . 老年慢性心力衰竭诊治中国专家共识 2021. 中华老年医学杂志，2021，40（5）：550-561.

［5］中华医学会心血管病学分会心力衰竭学组，中国医师协会心力衰竭专业

委员会，中华心血管病杂志编辑委员会，等 . 中国心力衰竭诊断和治疗指南 2018. 中华心血管病杂志，2018，46（10）：760-789.

[6] Bozkurt B，Coats AJS，Tsutsui H，et al. Universal definition and classification of heart failure：a report of the Heart Failure Society of America，Heart Failure Association of the European Society of Cardiology，Japanese Heart Failure Society and Writing Committee of the Universal Definition of Heart Failure：Endorsed by the Canadian Heart Failure Society，Heart Failure Association of India，Cardiac Society of Australia and New Zealand，and Chinese Heart Failure Association. Eur J Heart Fail，2021，23（3）：352-380.

（阮志强　编　秦亚录　审校）

第 1 节　窦性心律失常

一、窦性心动过速

（一）病例内容

【现病史】患者男，63 岁，因"寒战发热伴尿痛 1 天"入院。

【既往史】糖尿病病史。

【体格检查】T 38.6℃，BP 88/59 mmHg。神志清，精神差。右肾区叩击痛。

【辅助检查】血常规：WBC 17.6×10^9/L，中性粒细胞百分比 91%；CRP 105 mg/L；PCT 15 ng/ml；乳酸 4.2 mmol/L。超声心动图示下腔静脉直径 1.2 cm，中心静脉压 3 mmHg。心功能未见明显异常。泌尿系统 CT：右肾周渗出。尿培养：大肠埃希菌。血培养：大肠埃希菌。心电图示窦性心动过速，心率 124 次 / 分（图 7-1-1）。

（二）定义

正常窦性节律是指心率在 60 ～ 100 次 / 分，心电图 P 波向量正常且频率大致规整（图 7-1-2）。正常窦性 P 波在 Ⅰ、Ⅱ、aVL 导联为直立 P 波，在 aVR 导联为负性 P 波。窦性心动过速是指窦性频率（体表心电图上 P 波电轴正常）超过 100 次 / 分（图 7-1-3）。

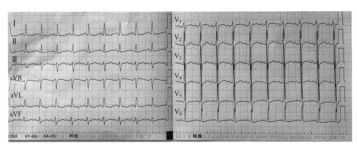

图 7-1-1　患者心电图

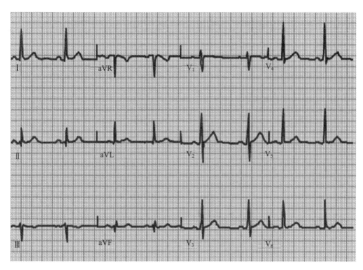

图 **7-1-2**　**正常窦性心律**。心率 71 次 / 分，P 波电轴为 45°，PR 间期为 0.15 s

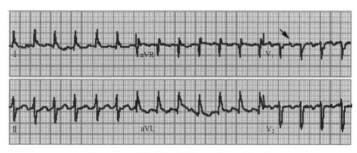

图 **7-1-3**　**窦性心动过速**。心率 150 次 / 分

（三）病因及发病机制

　　窦性心动过速通常是一种生理反应，如运动时，也可为病理性。窦性心动过速的常见病因见图 7-1-4。

（四）诊断思路

　　【病史】

　　（1）有无感染、发热、贫血、失血、低血压、甲状腺功能亢进、呼吸功能不全、心力衰竭、心肌炎和心肌缺血等。

　　（2）是否服用儿茶酚胺类药物、阿托品、氨茶碱和甲状腺素等。

　　（3）有无吸烟、饮酒、喝茶和咖啡等习惯。

　　（4）发病前有无体力活动或情绪激动。

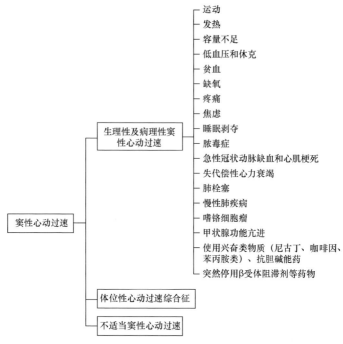

图 7-1-4　窦性心动过速的常见病因

【体格检查】

（1）患者体位、神态及精神状态。

（2）听诊心律、心音。

（3）有无心脏病病史。

【辅助检查】

（1）心电图：窦性心动过速一般可于查体发现脉搏过快后行心电图检查确诊，根据体表心电图易做出诊断。Ⅰ、Ⅱ导联 P 波直立表示心动过速为窦性起源。当心率＞ 140 次 / 分时，P 波常与前面的 T 波重叠而不易辨认或与另一室上性心动过速混淆。

（2）迷走神经刺激动作（如按摩颈动脉窦、Valsalva 动作）或静脉用房室结阻滞剂（如腺苷、维拉帕米）可诱发以下 1 种或多种情况：①减缓窦性频率以明确辨认窦性 P 波。②暂时阻断房室结，使伴 2∶1 传导阻滞的心房扑动或房性心动过速变得明显。③终止阵发性室上性心动过速（房室结或房室折返性心动过速），从而帮助鉴别窦性心动过速与另一室上性心动过速。

【问诊要点】

（1）发作诱因、时间、频率、病程。

（2）有无发热、头晕、心悸、头痛、晕厥等。

（3）发病前有无运动、喝咖啡或茶、情绪激动或服用药物。

（4）近期是否进行心脏相关手术。

（5）是否接受过治疗及治疗效果如何。

【伴随症状】

（1）肺水肿：可严重影响呼吸功能，是临床上较常见的急性呼吸衰竭的病因。主要临床表现为极度呼吸困难、端坐呼吸、发绀、大汗、阵发性咳嗽伴大量白色或粉红色泡沫痰，双肺布满对称性湿啰音。

（2）心力衰竭：主要表现为疲劳、乏力、呼吸困难，最初为劳力性呼吸困难，最终演变为休息时呼吸困难和端坐呼吸。

（3）心源性休克：是指由于心脏功能极度减退，导致心排血量显著减少，并引起严重的急性周围循环衰竭的一种综合征。临床上主要表现为持续性低血压、少尿、意识障碍、青紫等。

（五）诊断及鉴别诊断

1. 诊断

本例患者诊断为窦性心动过速（病因为发热、低血压）；脓毒症休克；菌血症；泌尿系感染；低血容量性休克；糖尿病。诊断依据包括：①窦性心律，频率 124 次 / 分；Ⅰ、Ⅱ、aVL 导联为直立 P 波，在 aVR 导联为负性 P 波。②T 38.6℃，BP 88/59 mmHg，下腔静脉直径 1.2 cm，中心静脉压 3 mmHg。乳酸 4.2 mmol/L。超声心动图示心功能未见明显异常。③经抗感染、降温、补液治疗后心率下降。

2. 鉴别诊断

（1）体位性心动过速综合征（POTS）：主要发生于无结构性心脏病的年轻女性。患者常在直立位时出现症状，包括心悸、乏力、头晕或运动不耐受。POTS 的定义为体位转为直立位时心率增加 ≥ 30 次 / 分（12 ～ 19 岁者增加 ≥ 40 次 / 分）而无体位性低血压（收缩压下降 ≥ 20 mmHg）。窦性心动过速是 POTS 的表现之一。

（2）不适当窦性心动过速：又称慢性非阵发性窦性心动过速，发生于无明显心脏病和其他窦性心动过速原因（如甲状腺功能亢进或发热）的个体，多见于年轻女性，一般为排除性诊断。诊断不适当窦性心动过速的标准包括：①P 波电轴和形态与窦性心律相近或相同。②静息心率 ≥ 100 次 / 分（24 h 平均心率 > 90 次 / 分）或活动时心率≥ 100 次 / 分但超过该活动量对应的心率。此外，不适当窦性心动过速患者通常在睡眠期间心率下降，可出现与心动过速相关的心悸和（或）先兆晕厥，但极少发生晕厥。

（3）房性心动过速：局灶性房性心动过速是起自窦房结以外、频率固定＞ 100 次 / 分的规则房性心律（图 7-1-5）。如果房性心动过速的激动点靠近窦房结（如起自界嵴上端），则 P 波形态接近窦性 P 波。房性心动过速的 P 波通常与窦性 P 波有细微差别，建议与已知有窦性 P 波的心电图对比。V₁ 和 Ⅱ 导联对于评估 P 波形态最有用。持续观察多个导联数分钟对于鉴别局灶性房性心动过速与窦性心动过速非常有意义。虽然局灶性房性心动过速的节律规整，但其最初几次心搏的频率可能加快［"温醒现象（warm up）"］，而最后几次心搏的频率可能减慢。突发或突止（如持续 3 ～ 4 次心搏）提示局灶性房性心动过速。在窦性心动过速时，心率的加快或减慢需 30 s 至数分钟。

（4）窦房结折返性心动过速（图 7-1-6）：是一种突发突止的阵发性折返性心律失常。窦房结折返性心动过速与窦性心动过速的鉴别常需进行电生理检查（图 7-1-7）。

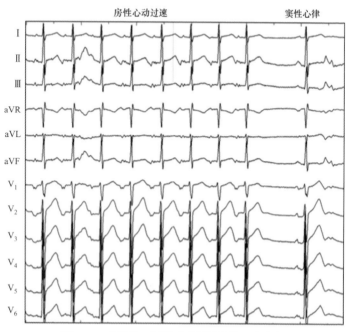

图 7-1-5　起源于三尖瓣环的局灶性房性心动过速

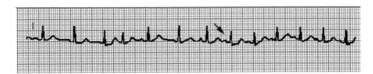

图 7-1-6　窦房结折返性心动过速。前 3 次是正常的窦性心律（约 107 次 / 分），第 4 次为房性期前收缩，随后恢复窦性心律。第 8 次（箭头）表示窦房结折返性心动过速的突然发作，频率约为 145 次 / 分。由于 P 波与窦性心律时相似，只有突然发作的心动过速才提示诊断

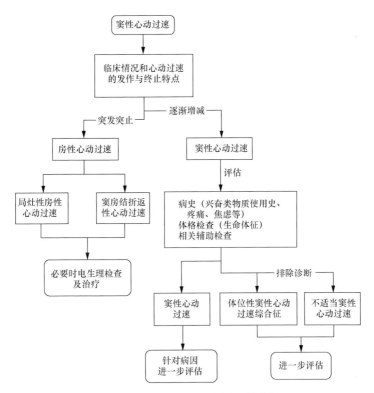

图 7-1-7　窦性心动过速的诊断评估流程

二、窦性心动过缓

（一）病例内容

【现病史】患者女，76 岁，因"反复黑矇 3 个月，加重 1 周"入院。患者反复黑矇，无明显诱因，每月发作 2 ～ 3 次，近 1 周发作 2

次，每次发作持续 5～20 s，可自行恢复，无意识障碍，无大小便失禁，无四肢麻木，无抽搐，无胸痛。

【既往史】高血压病史，长期服用氨氯地平 5 mg 1 次 / 日控制血压（自诉血压控制可），否认糖尿病、冠心病等病史。

【体格检查】T 36.7 ℃，P 48 次 / 分，R 15 次 / 分，BP 122/76 mmHg。神清，精神可，对答清晰，颈静脉无怒张，肝颈静脉回流征阴性，双肺呼吸音粗，未闻及明显干、湿啰音，心界未见明显增大，心率 48 次 / 分，律齐，心脏各瓣膜区未闻及杂音，腹部无压痛、肌紧张及反跳痛，四肢温暖，双下肢无水肿，四肢肌力正常，神经系统查体无特殊。

【辅助检查】血常规、生化、凝血功能、血气分析均未见明显异常。常规心电图示窦性心动过缓，窦性停搏，ST-T 改变（图 7-1-8）。24 h 动态心电图示窦性心动过缓，平均心率 45 次 / 分，最慢心率 34 次 / 分，二度房室传导阻滞，可见窦性停搏伴室性逸搏心率，全程 ST-T 改变。超声心动图示二尖瓣、三尖瓣轻度反流，窦性心动过缓。

（二）定义

窦性心动过缓是指窦房结自律性降低所致的窦性心律失常，窦房结频率在 60 次 / 分以下（图 7-1-9）。

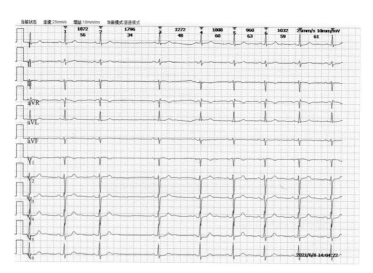

图 7-1-8 常规心电图。窦性心动过缓，窦性停搏

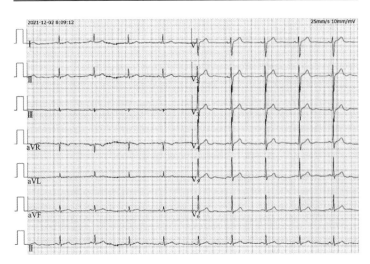

图 7-1-9　窦性心动过缓

（三）病因

窦性心动过缓常见于健康的青年人、运动员及夜间睡眠时。此外，也可继发于其他疾病，如神经系统疾病、严重缺氧、甲状腺功能减退等，服用胺碘酮、受体阻滞剂等药物也可引起窦性心动过缓。

（四）诊断思路

窦性心动过缓的诊断应基于患者的临床表现与辅助检查，多数患者无明显临床表现。当心率持续显著减慢，而心脏每搏量不能增加时，每分钟的心输出量减少，冠状动脉、脑动脉及肾动脉的血流量减少，可表现为气短、疲劳、头晕、胸闷等症状，严重时可出现晕厥，冠心病患者可出现心绞痛。心室率过于缓慢同时伴器质性心脏病基础时，可出现头晕、晕厥、心绞痛等并发症。

【病史】

（1）发病缓急，既往有无类似发作，与体力活动等有无关系。

（2）有无心悸、乏力、疲劳、心前区不适或疼痛。

（3）有无尿少、下肢水肿。

（4）既往有无心脏病、内分泌系统疾病、贫血等。

（5）发病前是否自行使用药物及药物类型。

（6）有无伴随症状，如眩晕、晕厥、低血压、阿-斯综合征等。

【体格检查】

（1）患者体位、神态及精神状态。

（2）心律、心率、心音和脉搏情况。

【辅助检查】

窦性心动过缓主要依靠心电图来诊断。窦性心动过缓的心电图特征包括：①P波具有窦性心律的特点。②PR间期＞0.12 s。③P波频率＜60次/分；＜45次/分为严重窦性心动过缓。④常伴有窦性心律不齐或出现逸搏、干扰性房室脱节。

（五）诊断及鉴别诊断

1. 诊断

本例患者诊断为病态窦房结综合征；窦性停搏；窦性心动过缓；房室传导阻滞；高血压。诊断依据包括：①患者为老年女性，因"反复黑矇3个月，加重1周"入院，既往有高血压病史。②心率48次/分，心脏未闻及明显杂音。③常规心电图示窦性心动过缓，二度房室传导阻滞，24 h动态心电图示窦性心动过缓，平均心率45次/分，最慢心率34次/分，二度房室传导阻滞，可见窦性停搏伴室性逸搏心率，全程ST-T改变。

2. 鉴别诊断

窦性心动过缓须与多种心律失常进行鉴别诊断（表7-1-1和图7-1-10）。

三、窦性停搏

（一）病例内容

【现病史】患者男，68岁，因"心悸3天"就诊。

【既往史】高血压史，无服用特殊药物史，无药物及食物过敏史。

【体格检查】T 37.1° C，R 18次/分，P 65次/分，BP 124/71 mmHg，SpO_2 99%。叩诊心界正常，听诊心率65次/分，心律齐，各瓣膜听诊区未闻及病理性杂音。

【辅助检查】常规心电图示窦性心律不齐。超声心动图、胸部CT、心肌酶谱未见明显异常。24 h动态心电图示最慢心率38次/分，最快84次/分，平均心率57次/分，房性逸搏心率，总计停搏次数268次，提示频发窦性停搏、房性逸搏（图7-1-11）。

表 7-1-1 窦性心动过缓的鉴别诊断

疾病	鉴别要点
二度窦房传导阻滞	注射阿托品或体力活动（可做蹲下、站起运动）后，窦性心动过缓者的窦性频率可逐渐加快，其增快的心率与原有心率不成倍数关系；而窦房传导阻滞者心率可突然增加一倍或成倍增加，窦房传导阻滞消失
未下传的房早二联律	房性期前收缩 P′ 混合波与其他 T 波的形态不同；可从 T 波低平的导联上寻找未下传的 P′ 波；心电图描记时可加大电压（增益）：走纸速度增至 50 ～ 100 ms，重叠于 T 波的 P′ 波可显露
2：1 房室传导阻滞	TP 混合波与其他 T 波的形态不同；心电图描记时可加大电压（增益），走纸速度增至 50 ～ 100 ms，重叠于 T 波的 P 波可显露；注射阿托品或改变心率后，重叠于 T 波中的 P 波可显露，并可与 U 波相区别
房性逸搏心律	房性逸搏心律通常持续时间较短，运动或注射阿托品可使窦性心率加快、房性逸搏心律消失。房性逸搏心律规则，而窦性心动过缓常伴有窦性心律不齐

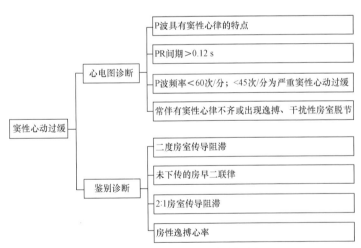

图 7-1-10 窦性心动过缓的诊断流程

（二）定义

窦性停搏是指窦房结在一定时间内停止发放激动，又称窦性静止等。根据原因可分为原发性和继发性窦性停搏。原发性窦性停搏

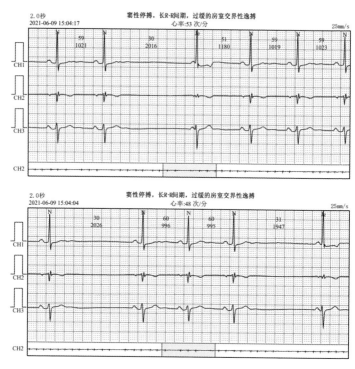

图 7-1-11　动态心电图

是指与快速性心律失常无关的停搏；继发性窦性停搏是指继发于快速性心律失常的停搏。根据窦性停搏的事件，可分为短暂停搏（每阵停搏不超过 2～4 s）、较久性停搏（每阵停搏超过 4 s，可达 8 s 以上）和永久性停搏（永久性丧失自律性）。

（三）病因及发病机制

迷走神经张力增高或颈动脉窦过敏均可发生窦性停搏。此外，急性心肌梗死、窦房结变性与纤维化、脑血管意外，以及应用洋地黄类药物、奎尼丁、钾盐、乙酰胆碱等亦可引起窦性停搏。青年人窦性停搏多由强烈的迷走神经反射所致，常见于咽部受刺激、气管插管和按压颈动脉窦或眼球。

（四）诊断思路

窦性停搏的诊断主要依靠心电图，同时也应注重病史采集和体格检查。

【病史】

（1）发病急缓，既往有无类似发作，此次发病是否有诱因（如体力活动、情绪激动）。

（2）心悸前有无乏力、疲劳、心前区不适或疼痛，心悸时是否伴有眩晕、黑蒙、晕厥等。

（3）既往有无心脏病史、内分泌系统疾病、贫血、神经症等。

（4）发病前后是否自行使用药物，具体药物种类及效果。

（5）有无伴随症状，如眩晕、晕厥、低血压等。

【体格检查】

应注意患者生命体征，关注心率、心律、心音和大动脉搏动情况、神态及精神状态。有无心力衰竭的体征。

【辅助检查】

窦性停搏的心电监护特点包括：①在正常窦性心律时，突然出现显著的长间歇。②长间歇中无 P-QRS-T 波群出现。③长间歇的 P-P 间期与正常的窦性 P-P 间期不成倍数。④在长 P-P 间期后，可出现逸搏或逸搏心律，以房室交界区性逸搏或逸搏心律较常见，室性或房性逸搏较少见。⑤出现逸搏心律时，应考虑持久性原发性窦性停搏的可能。

（五）诊断及鉴别诊断

1. 诊断

本例患者诊断为窦性停搏；房性期前收缩。诊断依据包括：①患者为老年男性，既往无心脏病病史，因"心悸 3 天"入院，伴有乏力、眩晕，无晕厥。未使用相关药物。②生命体征平稳，心律齐，余未见明显异常。③ 24 h 动态心电图提示频发房早，夜间窦性停搏。

2. 鉴别诊断

短暂窦性停搏和永久性窦性停搏应与多种心律失常进行鉴别诊断（表 7-1-2、表 7-1-3 和图 7-1-12）。

四、窦房传导阻滞

（一）病例内容

【现病史】患者女，69 岁，因"头晕、心悸 1 年，加重 2 天"就诊。患者于入院前 1 年夜间感恶心，呕吐 1 次，解大便后突然出现晕厥，患者自述持续时间 30 ～ 40 min，苏醒后有出汗，无明显胸闷、胸痛，予甲磺酸倍他司汀片治疗后好转，入院前 2 天患者感头晕较

表 7-1-2　短暂窦性停搏的鉴别诊断

疾病	鉴别要点
重度窦性心律不齐	窦性心律不齐时，P-P 间期呈逐渐缩短又逐渐延长的周期变化，且慢相的 P-P 间期不是快相 P-P 间期的整倍数，表现为 P-P 间期长短不一
未下传的房性期前收缩和房室交界区性期前收缩	可用加大电压或走纸速度使未下传的 P' 波显露；未下传的房室交界区性期前收缩引起的长 P-P 间期在心电图应相等或大致相等
二度 I 型窦房传导阻滞	在长 P-P 间期之后的 P-P 间期逐渐缩短，又突然出现长 P-P 间期，呈"渐短突长"的特点，上述现象反复出现
二度 II 型窦房传导阻滞	无窦性 P 波的长间歇是窦性心律 P-P 间期的整倍数，但若合并窦性心律不齐，则鉴别有一定困难

表 7-1-3　持久性或永久性窦性停搏的鉴别诊断

疾病	鉴别要点
三度窦房传导阻滞	持久性或永久性窦性停搏很少出现房性逸搏或房性逸搏心律，而三度窦房传导阻滞可伴有房性逸搏或房性逸搏性心律
房室交界区性逸搏心律和室性逸搏心律	伴有室房传导阻滞的房室交界区性逸搏和室性逸搏心律者，实际上并无窦性停搏，而是房室交界区激动的室房传导引起的窦性节律顺延；伴室房逆传阻滞后仍未见窦性 P 波，则窦性停搏可能性大
窦室传导阻滞	即弥漫性完全性心房传导阻滞，窦性激动沿房间束下传至房室交界区和心室肌，产生 QRS 波，但不能通过丧失传导性的心房肌传导，故无任何 P 波
显著的窦性心动过缓	当显著心动过缓的窦性频率低于房性逸搏心率或伴有房室交界区/室性逸搏心率时，窦性 P 波与房室交界区性逸搏心律形成干扰性房室脱节，容易误诊为窦性停搏；窦性心动过缓可能会转为窦性停搏

前加重、心悸明显，24 h 动态心电图示窦性心律，共发生 162 次停搏事件（停搏时间 ≥ 2.0 s），最长停搏时间为 2.4 s，共发生 1369 次房性期前收缩。

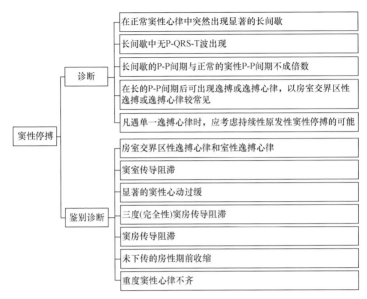

图 7-1-12 窦性停搏的诊断流程

【既往史】否认高血压、糖尿病、饮酒史等。

【体格检查】BP 130/90 mmHg，神清，气平。双肺呼吸音清，心率 62 次 / 分，律不齐，各瓣膜区无杂音，无心包摩擦音。

【辅助检查】心电图示二度Ⅱ型窦房传导阻滞（图 7-1-13）。

（二）定义

窦房传导阻滞是指窦房结发出的激动传至心房的时间延长或不能传出，导致心房、心室停搏。窦房传导阻滞可暂时出现，也可持续存在或反复发作。窦房阻滞患者常无症状，也可有轻度心悸、乏

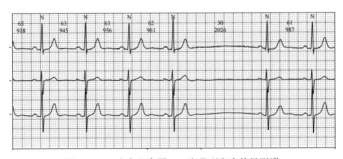

图 7-1-13 患者心电图。二度Ⅱ型窦房传导阻滞

力及"漏跳"感，心脏听诊可发现心律不齐、心动过缓、"漏跳"（长间歇）。

（三）病因及发病机制

（1）器质性心脏病。冠心病是最常见的病因（约占 40%），因心肌缺血导致窦房结周围器质性损害或继发于迷走神经张力增高、窦房结缺血或梗死。此外，也见于高血压性心脏损害、风湿性心脏病、心肌病、先天性心脏病、慢性炎症或缺血所致的窦房结及其周围组织病变等。

（2）高钾血症、高碳酸血症、白喉、流行性感冒等。

（3）窦房结周围区域的退行性硬化、纤维化、脂肪化或淀粉样变。

（4）大剂量使用药物及药物中毒。多为暂时性，如普罗帕酮、洋地黄、奎尼丁、维拉帕米、丙吡胺、胺碘酮、β 受体阻滞剂等。

（5）迷走神经张力增高或颈动脉窦过敏。可通过阿托品试验证实。

（6）静脉推注硫酸镁（注射速度过快）、低钾血症（血钾 < 2.6 mmol/L）。

（四）诊断思路

【病史】

（1）发病缓急，既往有无类似发作，与体力活动等有无关系。

（2）有无心悸、乏力、疲劳、心前区不适或疼痛。

（3）有无眩晕、晕厥。

（4）有无尿少、下肢水肿。

（5）既往有无心脏病史。

【体格检查】

（1）患者体位、神态及精神状态。

（2）心律、心音和脉搏。

（3）有无心脏病及心力衰竭的体征。

【辅助检查】

窦房传导阻滞主要依靠心电图诊断。可根据心电图特点分为一度、二度及三度窦房传导阻滞。

（1）一度窦房传导阻滞表现为窦房传导时间延长，在体表心电图上难以诊断。

（2）二度 I 型（文氏型）窦房传导阻滞的心电图特点包括：

①P-P 间期逐渐缩短，最后出现长 P-P 间期，此后又逐渐缩短，周而复始。②长 P-P 间期小于两个基本 P-P 间期之和。③长 P-P 间期后的第一个 P-P 间期长于其前一个 P-P 间期。以上 3 项是典型的文氏现象，但临床上大多属于非典型二度 Ⅰ 型窦房传导阻滞，表现为 P-P 间期逐渐缩短，但在 P 波脱漏前（即长 P-P 间期前）P-P 间期不继续缩短，即不变或稍延长，然后才出现长 P-P 间期；或 P-P 间期逐渐缩短，但长 P-P 间期不一定小于两个 P-P 间期之和。造成不典型文氏现象的原因包括窦性心律不齐、期前收缩等。

（3）二度 Ⅱ 型窦房传导阻滞的心电图特点包括：①传导比例规则：可呈 3:2、4:3、5:4 等传导比例，且保持不变，亦可呈 2:1 或 3:1。当传导阻滞比达 3:1～5:1 时，为高度窦房传导阻滞，此时心室率极为缓慢。②传导比例不规则：在一系列规则的窦性 P-P 间期中，突然出现 1 个 P-QRS-T 的长 P-P 间期，此间期恰是短 P-P 间期的整数倍，可间歇出现或存在时间较长。

（4）三度窦房传导阻滞的心电图表现为窦性 P 波消失，与窦性停搏鉴别困难。若存在房性逸搏及房性逸搏性心律，则有助于窦房传导阻滞的诊断，因为在窦性停搏时心房内激动点常同时受到抑制。

【问诊要点】

（1）发作诱因、时间、频率、病程。

（2）有无心前区痛、发热、头晕、头痛、晕厥、抽搐等。

（3）有无心脏病史、内分泌系统疾病、贫血、神经症等。

（4）有无吸烟及饮酒、咖啡、浓茶史，有无精神刺激史。

（5）是否自行使用药物、药物种类及使用后症状是否缓解。

【伴随症状】

有无晕厥、低血压、阿-斯综合征等。

（五）诊断及鉴别诊断

1. 诊断

本例患者诊断为二度 Ⅱ 型窦房传导阻滞。诊断依据包括：①患者为老年女性，否认高血压、糖尿病、饮酒史等。因"头晕、心悸 1 年，加重 2 天"就诊。② BP 130/90 mmHg，神清，气平，双肺呼吸音清，心率 62 次 / 分，律不齐，各瓣膜区无杂音，无心包摩擦音。③心电图示二度 Ⅱ 型窦房传导阻滞。

2. 鉴别诊断

（1）二度 Ⅰ 型窦房传导阻滞（图 7-1-14）与窦性心律不齐（图

7-1-15）的鉴别：①文氏周期周而复始，必须满足 2 个或以上文氏周期才可诊断。②窦性心律不齐时，P-P 间期与呼吸有关，呈逐渐缩短又逐渐延长的特点，而二度Ⅰ型窦房传导阻滞时 P-P 间期变化有一定规律，呈逐渐缩短，最后出现一次接近 2 倍短 P-P 间期的长间期。

（2）二度Ⅱ型窦房传导阻滞（图 7-1-16）与 3：2 二度Ⅰ型窦房传导阻滞（图 7-1-17）的鉴别：二者均可呈短 P-P 间期与长 P-P 间期交替出现，但 3：2 二度Ⅰ型窦房传导阻滞的长 P-P 间期小于短 P-P 间期的 2 倍；二度Ⅱ型窦房传导阻滞时，长 P-P 间期是短 P-P 间期的 2 的整倍数。

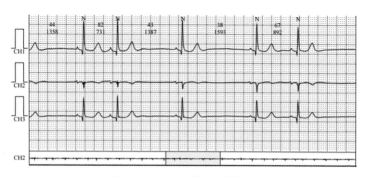

图 7-1-14　二度Ⅰ型窦房传导阻滞

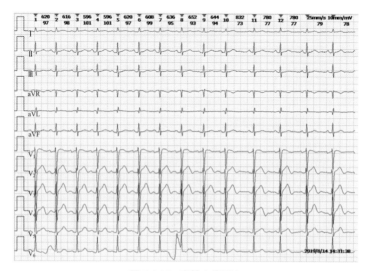

图 7-1-15　窦性心律不齐

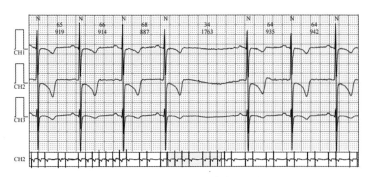

图 7-1-16　二度 Ⅱ 型窦房传导阻滞

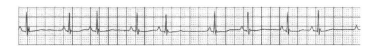

图 7-1-17　3∶2 二度 Ⅰ 型窦房传导阻滞

（3）二度 Ⅱ 型窦房传导阻滞与窦性期前收缩二联律的鉴别：窦性期前收缩二联律时，长 P-P 间期不是短 P-P 间期的 2 倍。3∶2 二度 Ⅱ 型窦房传导阻滞的长 P-P 间期恰为窦性 P-P 间期的 2 倍。

（4）三度窦房传导阻滞（图 7-1-18）与窦性停搏（图 7-1-19）的鉴别：窦性停搏一般无明显规律，长短 P-P 间期不存在整倍数关系，并且在一份心电图中很少见停搏间期相等的窦性停搏。三度窦房传导阻滞时，无论阻滞的程度如何，长 P-P 间期总是短的 P-P 间期的整倍数，且长度相等的长 P-P 间期可反复出现。窦性停搏时低位节律点通常也被抑制，不易出现逸搏，但在三度窦房传导阻滞时，心脏停搏过久，常出现房室交界性逸搏及逸搏心律或室性逸搏、室性逸搏心律。在动态心电图或心电监护中，如果在长时间无 P 波前曾出现短暂的或较久的窦性停搏，则可诊断为窦性停搏；如曾出现过一度、二度窦房传导阻滞，则可诊断为三度窦房传导阻滞。

Ⅱ导联

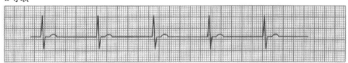

图 7-1-18　三度窦房传导阻滞

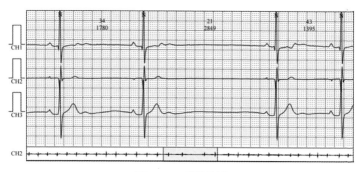

图 7-1-19　窦性停搏

（5）三度窦房传导阻滞与窦室传导（图7-1-20）的鉴别：①窦房传导阻滞可有房性逸搏心律，而窦室传导则无。②窦房传导阻滞多以房室交界性心律为基本心律，故 QRS 波多为室上性，而窦室传导时 QRS 波多宽大畸形。③窦室传导常伴有高钾血症所致的高尖 T 波，而三度窦房传导阻滞则无。④如有血钾升高或高钾血症，则常形成弥漫性完全性房内阻滞引起窦室传导，而对窦房结的影响较小。

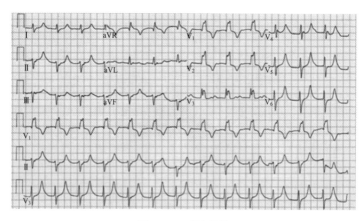

图 7-1-20　窦室传导

五、病态窦房结综合征

（一）病例内容

【现病史】患者男，65 岁，因"黑矇1次"来院就诊。入院前2天患者于静息状态下出现短暂黑矇，约 5 s，伴有头晕，未摔倒，休

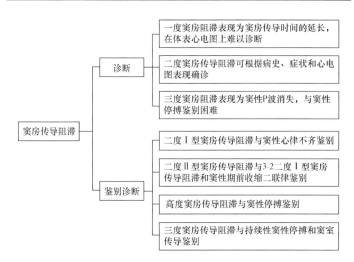

图 7-1-21 窦房传导阻滞的诊断流程

息后缓解，后无再发，无胸闷、胸痛等不适。

【既往史】否认高血压、糖尿病、饮酒史等。

【体格检查】BP 110/70 mmHg，神清，气平，双肺呼吸音清，心率 34 次/分，律齐，各瓣膜区无杂音，无心包摩擦音。

【辅助检查】心电图示窦性心动过缓（图 7-1-22）。

（二）定义

病态窦房结综合征（SSS）又称窦房结功能不全，是由窦房结及其邻近组织病变引起窦房结起搏功能和（或）窦房传导功能障碍，从而产生多种心律失常和临床症状的一组综合征。

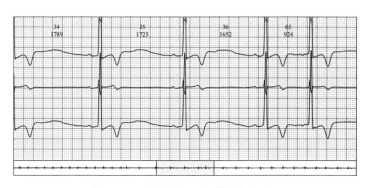

图 7-1-22 患者心电图。窦性心动过缓

（三）病因及发病机制

1. 病因

常见病因包括心肌病、冠心病、心肌炎，亦可见于结缔组织病、代谢性或浸润性疾病。除窦房结及其邻近组织外，心脏传导系统其余部分也可能受累，引起多处潜在起搏点和传导功能障碍。当合并房室交界区起搏或传导功能障碍时，又称双结病变。同时累及左、右束支时，称为全传导系统病变。

2. 发病机制

（1）组织器官病变：窦房结非特异性退行性纤维变性是导致 SSS 的重要因素。在心脏外科手术中，直接损伤窦房结或周围组织极易引起术后窦房结功能异常，引起心律失常。此外，冠心病等心脏病及免疫系统疾病引发的血管壁病变可导致窦房结动脉硬化缺血，窦房结细胞在缺血缺氧状态下逐渐凋亡，最终导致窦房结功能降低。

（2）分子改变：当窦房结组织受损或其他含超极化激活的环核苷酸阳离子通道（HCN）亚型的心脏组织发生病变时，HCN 亚型表达异常，进而影响形成的电流 I_h，最终导致心律失常。

（3）遗传因素：腺苷酸单磷酸活化蛋白激酶 γ_2 亚基（PRKAG2）基因突变可导致传导系统发育异常，从而影响窦房结功能。此外，HCN 是介导窦房结电生理活动的主要基因，HCN4 在心房肌及传导系统占有主导地位，HCN4 表达异常是导致心律失常的根本原因。

（四）诊断思路

【病史】

（1）发病缓急，既往有无类似发作，与体力活动等是否有关。

（2）有无心悸、乏力、疲劳、心前区不适或疼痛。

（3）有无失眠、记忆力差、反应迟钝或易激动。

（4）有无黑矇、眩晕、晕厥。

（5）有无尿少、下肢水肿、消化不良。

（6）有无心脏病、血栓栓塞史。

【体格检查】

（1）患者体位、神态及精神状态。

（2）心律、心音和脉搏。

（3）有无心脏病及心力衰竭的体征。

（4）有无脑、肺及四肢血管栓塞的体征。

【辅助检查】

（1）24 h 动态心电图：若平均心率＜50 次 / 分或长时间处于缓

慢心率状态（＜40次/分）并伴有窦房传导阻滞及停搏等，应高度怀疑SSS。

（2）阿托品试验：该检查方便易行，检出率较高。若注射阿托品后心率不能增快达90次/分，提示窦房结功能低下。阴性结果不能排除SSS。青光眼或严重前列腺肥大的患者慎用。

（3）踏车或平板运动试验：若运动后心率不能明显增加，提示窦房结功能不良。若患者一般状况较差，存在严重冠心病、心力衰竭或致命性心律失常，应慎重检查。

（4）窦房结电生理检查：主要通过人工心房内起搏（或经食管）测定窦房结恢复时间（SNRT ＜ 1400 ms）和窦房传导时间（SACT ＜ 120 ms），以及校正窦房结恢复时间（CSNRT ＜ 450 ms），以诊断窦房结是否存在功能异常。此外，当窦房结固有心率测定低于80次/分时，即可判定窦房结功能降低。阻断自主神经后重复测定SNRT和SACT，可提高其诊断的准确性和敏感性。

【问诊要点】

（1）发作诱因、时间、频率、病程。

（2）有无心前区痛、发热、头晕、头痛、黑矇、晕厥、抽搐等。

（3）有无心脏病史、内分泌系统疾病、贫血、神经症等。

（4）有无烟酒、咖啡、浓茶使用史，有无精神刺激史。

（5）是否自行使用药物及药物类型，用药后症状是否缓解。

【伴随症状】

除引起心悸外，严重心动过缓还可加重原有心脏病症状，引起心力衰竭或心绞痛。心排血量过低时可导致尿少、消化不良。慢-快综合征还可导致血管栓塞症状。

（五）诊断及鉴别诊断

1. 诊断

本例患者诊断为病态窦房结综合征。诊断依据包括：①患者为老年男性，否认高血压、糖尿病、饮酒史等。因"黑矇1次"就诊。② BP 110/70 mmHg，双肺呼吸音清，心率34次/分，律齐，各瓣膜区无杂音，无心包摩擦音。③心电图示窦性心动过缓。

2. 鉴别诊断

（1）药物引起的窦性心动过缓、窦性停搏、窦房传导阻滞：停用药物后，这3种窦性心律失常可以很快消失，而SSS治疗困难。

（2）变异性快-慢综合征：SSS中的心动过缓-心动过速综合征应与变异性快-慢综合征相鉴别。由房性期前收缩未下传导致的心动过缓与短阵心房颤动或心房扑动的组合在心电图上表现为快-慢综合征，它不同于窦房结功能衰竭所出现的快-慢综合征，故被称为变异性快-慢综合征。

（3）神经症：降低迷走神经张力，窦性心律失常可以很快消失。

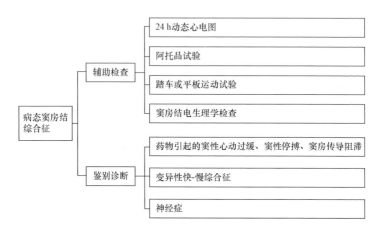

参考文献

［1］蔡伯林.实用心电图图谱.北京：人民军医出版社，2011.

［2］陈新.黄宛临床心电学.6版.北京：人民卫生出版社，2009.

［3］崔丽萍，李乐燕，帅莉，等.高龄老年高血钾致心电图窦室传导改变病例分析.中华保健医学杂志，2020，22（5）：546-547.

［4］菲利普·波德瑞德，拉吉夫·马尔霍特拉，拉胡尔·卡卡尔，等.波德瑞德（Podrid）临床心电图解析：（卷3）传导异常实例分析.谭琛，李俊峡，郭继鸿，译.天津：天津科技翻译出版有限公司，2017.

［5］景永明，向晋涛.二度房室或窦房传导阻滞的RR间期散点图特征及形成原理分析.中国心脏起搏与心电生理杂志，2014，28（4）：286-291.

［6］来春林.心律失常学.北京：科技文献出版社，2011.

［7］王吉耀.内科学.2版.北京：人民卫生出版社，2010.

［8］杨天伦，李传昶，蒲晓群，等.病态窦房结综合征的病因诊断与预后.中华心血管病杂志，2002，30（10）：3.

［9］张开滋，邢福泰，王红宇，等.临床心律失常学.天津：天津科学技术出版社，2009.

［10］Shabtaie SA，Witt CM，Asirvatham SJ. Natural history and clinical outcomes of inappropriate sinus tachycardia. J Cardiovasc Electrophysiol，2020，31（1）：137-143.

［11］Sheldon RS，Grubb BP，shansky B，et al. 2015 heart rhythm society expert consensus statement on the diagnosis and treatment of postural tachycardia syndrome，inappropriate sinus tachycardia，and vasovagal syncope. Heart Rhythm，2015，12（6）：e41-63.

（杨茂鹏　张策　欧英炜　陈義　编　李茜　杨小艳　审校）

第2节　房性心律失常

一、房性期前收缩（房性早搏或房早）

（一）病例内容

【现病史】患者女，21岁，因"反复心悸2个月，再发5天"于心内科门诊就诊。患者于入院前2个月出现心悸，偶伴胸闷，2个月来心悸反复发作，但无劳力性呼吸困难及双下肢水肿等。入院前5天再次出现心悸，无胸痛、气促，无发热、乏力等。

【既往史】无。

【体格检查】心界不大，律不齐，偶可闻及早搏，各瓣膜听诊区无杂音。肺部、腹部查体阴性。

【辅助检查】心电图示窦性心律，房性期前收缩（图7-2-1）。心肌损伤标志物未见异常；超声心动图示心脏结构未见明显异常，左心室收缩功能正常。

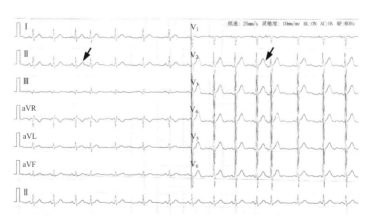

图 7-2-1　房性期前收缩。图中肢体导联第4个、胸导联第5个 P′ 波提前出现且 P′ 波形态与窦性 P 波形态不同

（二）定义

房性期前收缩起源于窦房结以外心房的任何部位。各种器质性心脏病患者均可发生房性期前收缩，且常为快速性房性心律失常的先兆。

（三）病因及发病机制

（1）器质性心脏病：器质性心脏病均可发生房性期前收缩，多见于冠心病、风湿性心脏病、肺心病（尤其是多源性房性期前收缩）、心肌炎、心肌病、高血压性心脏病、心力衰竭、急性心肌梗死、二尖瓣脱垂等。

（2）药物：洋地黄、奎尼丁、普鲁卡因胺、肾上腺素、异丙肾上腺素、锑剂及各种麻醉药等。

（3）酸碱失衡及电解质紊乱：低钾血症、低钙血症、低镁血症、酸碱中毒等。

（4）异常状态：房性期前收缩的出现可无明显诱因，但与精神紧张、情绪激动、血压突然升高、疲劳、过多饮酒、吸烟、喝浓茶、喝咖啡、饱餐、便秘、腹胀、消化不良、失眠、体位突然改变等因素有关。此类原因所致的房性期前收缩在睡眠前或静止时较易出现，在运动后或心率增快后减少或消失。心脏的直接机械性刺激（如心脏手术或心导管检查等）也可引起房性期前收缩。

（5）内分泌系统疾病：甲状腺功能亢进、肾上腺疾病等。

（四）诊断思路（图 7-2-2）

【病史】

（1）有无明显症状，如心悸、心脏"停跳"感、胸闷、心前区不适、头晕、乏力、脉搏间歇等。

（2）有无器质性心脏病史、症状及危险因素。有无电解质紊乱、内分泌相关疾病病史。

（3）有无致心律失常相关药物史。

（4）近期有无不良生活作息习惯改变。

【体格检查】

（1）可出现脉搏短绌。

（2）心脏听诊可有心律不齐。

【辅助检查】

房性期前收缩的心电图特征包括：①期前出现的 P′ 波。②P′ 波

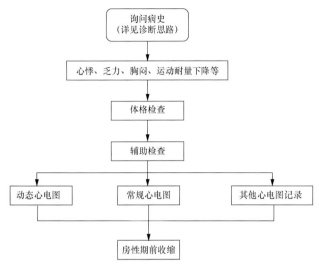

图 7-2-2 房性期前收缩的诊断流程

后的 QRS 波正常。③通常为不完全性代偿间歇，即期前收缩前后的两个窦性 P 波间距小于正常 P-P 间期的 2 倍。

（五）诊断及鉴别诊断

1. 诊断

本例患者诊断为频发房性期前收缩。诊断依据包括：①患者为年轻女性，反复心悸 2 个月。②入院前 2 个月出现心悸，偶伴胸闷，2 个月来心悸反复发作。入院前 5 天再次出现心悸。③体格检查示心界不大，律不齐，偶可闻及早搏，各瓣膜听诊区无杂音。肺部及腹部查体阴性。心电图示窦性心律，房性早期前收缩。心肌损伤标志物未见异常；超声心动图示心脏结构未见明显异常，左心室收缩功能正常。

2. 鉴别诊断

（1）房性期前收缩未下传：发生很早的房性期前收缩的 P′ 波可重叠于前面的 T 波上，且不能下传至心室（图 7-2-3），易被误诊为窦性停搏或窦房传导阻滞。通过对比 T 波形态，可见房性期前收缩 P′ 波可能在前一 T 波的上升支、顶点或下降支。有时需要与窦性停搏和二度 II 型房室传导阻滞鉴别。窦性停搏时长 P-P 间期中间无 P′ 波；二度 II 型房室传导阻滞（图 7-2-4）常可见 P-P 间期相等，但 P′ 波不会提前出现。

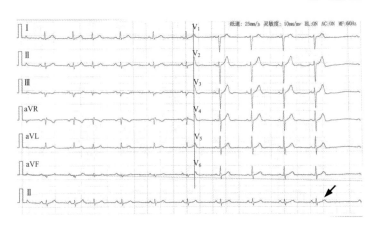

图 7-2-3　房性期前收缩未下传。 倒数第 2 个 P′ 波提前出现但未下传

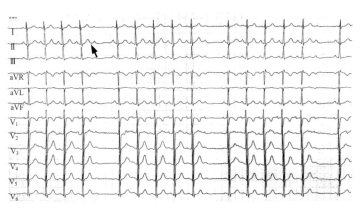

图 7-2-4　二度 Ⅱ 型房室传导阻滞。 箭头所示 P 波未下传心室

（2）房性期前收缩伴室内差异性传导：房性期前收缩后 QRS 波有时稍增宽或畸形，伴 ST 段及 T 波时需要与室性期前收缩鉴别，房性期前收缩伴室内差异性传导时畸形 QRS 波前可见提早畸形的 P′ 波（图 7-2-5）。主要鉴别点是宽 QRS 波前可见一明显提前的 P′ 波，差异性传导 QRS 波多呈右束支阻滞图形，而室性期前收缩的 QRS 波前无 P 波。

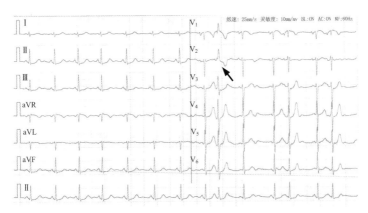

图 7-2-5　房性期前收缩伴室内差异性传导。图中第 9 个 P′ 波提前出现后出现宽大畸形的 QRS 波

二、房性心动过速

（一）病例内容

【现病史】患者男，58 岁，因"反复咳嗽、咳痰 10 余年，反复心悸 1 周"入院。患者于入院前 10 余年出现咳嗽、咳痰，痰呈黄白色，可咳出。入院前 1 周出现心悸，无明显突发突止，无胸闷、胸痛，无发热、夜间阵发性呼吸困难及双下肢水肿等。

【既往史】慢性支气管炎史。

【体格检查】桶状胸，双肺呼吸音低，可闻及湿啰音。心界不大，心率 118 次 / 分，第一心音减弱，心律齐，未闻及明显杂音。腹部查体阴性。

【辅助检查】胸部 CT 示慢性阻塞性肺病表现。心肌损伤标志物未见异常；超声心动图检查示三尖瓣轻度反流，左心室收缩功能正常。心电图示窦性心律，短阵房性心动过速（图 7-2-6）。

（二）定义及分类

房性心动过速是指起源于左心房或右心房，QRS 波前有可辨认的和（或）较一致的、规律的 P 波的心动过速。

根据发生和维持的机制可将房性心动过速分为以下 3 类：①房内折返性房性心动过速：在心房内形成折返环，临床表现多为阵发性，突发突止。②自律性房性心动过速：在心房内有自律性增加的异位起搏点，可表现为短阵发作、持续性或无休止性心动过速。③触发活动所致的房性心动过速。

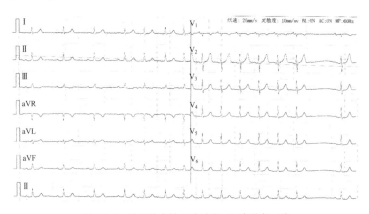

图 7-2-6　单源性房性心动过速。 P 波形态一致

　　根据心电图特征可将房性心动过速分为以下 3 类：①自律性房性心动过速：又称异位房性心动过速，发病机制不明，可能与体内儿茶酚胺增多有关。②折返性房性心动过速：心动过速的发生必须满足折返形成的条件，折返环内有一定的局限缓慢传导区或单向阻滞区，对于有心脏手术病史的患者，缓慢传导区位于手术瘢痕区和心房修补片处；无心脏病史者局部缓慢传导区的形成与心房肌的各向异性有关。③紊乱性房性心动过速：自律性与折返性房性心动过速常伴有房室传导阻滞，被称为伴有房室传导阻滞的阵发性房性心动过速。

　　根据发作时间可将房性心动过速分为以下两类：①短暂性或阵发性房性心动过速：房性心动过速持续数秒、数分钟或数小时。②无休止或持续性房性心动过速：在多次长程心电监护记录中至少占 50%，高者可达 90%。可由静脉滴注异丙肾上腺素诱发，发作和终止常有"温醒"现象。约 2/3 的无休止房性心动过速起源于右心房，大部分在左心耳附近，1/3 起源于左心房，大多在肺静脉附近。

　　根据起源部位可将房性心动过速分为以下两类：①单源性房性心动过速：由单个异位起搏点发放，P′ 波形态常一致（图 7-2-6）。②多源性房性心动过速：又称紊乱性房性心动过速（图 7-2-7），是自律心动过速的特殊类型，常由多源性房性期前收缩发展而来。约 1/2 的患者与其他房性心律失常之间有潜在联系，常为心房扑动及心房颤动的前兆，常见于慢性阻塞性肺病和肺心病患者。

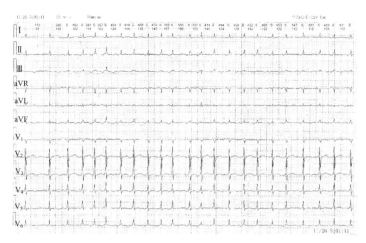

图 7-2-7　紊乱性房性心动过速。P 波具有 3 种或 3 种以上形态

（三）病因及发病机制

房性心动过速的常见病因包括慢性阻塞性肺病、急性心肌梗死及其他心脏病（如风湿性心脏病、心包疾病、心肌炎、心肌病、先天性心脏病）等。洋地黄中毒也是房性心动过速较常见的原因之一。在慢性充血性心力衰竭、病态窦房结综合征、低氧血症、低钾血症及甲状腺功能亢进、心脏或胸腔外科手术后等情况下也可发生房性心动过速。先天性巨大右心房或左心耳瘤是房性心动过速罕见的原因，手术切除左心耳瘤后房性心动过速可获得根治。

（四）诊断思路

【病史】

（1）有无器质性心脏病史、症状及危险因素。

（2）有无明显症状，有无阵发性心悸、胸闷、心前区不适、头晕、乏力等。

【体格检查】

（1）部分患者不易扪及脉搏，可出现脉搏短绌。

（2）心律一般较齐，也可出现心律不齐，心室率通常为 150 ～ 200 次 / 分。

（3）可出现第一心音强弱不等或第一心音减弱。

【辅助检查】

房性心动过速的心电图特征包括：①心房率通常为 150 ～ 200 次 / 分。②P 波形态与窦性心律时不同。③常出现二度 I 型或 II 型房室传导阻滞，亦常见 2∶1 房室传导，但心动过速不受影响。④P 波之间的等电位线仍存在（与心房扑动时等电位线消失不同）。⑤刺激迷走神经不能终止心动过速，仅加重房室传导阻滞。⑥发作开始时心率逐渐加速。

常见的 3 种房性心动过速的诊断如下：

（1）房内折返性心动过速：①心动过速呈阵发性，无"温醒现象"。②适时心房刺激可诱发和终止或重整心动过速。③兴奋迷走神经不一定能终止心动过速。

（2）自律性房性心动过速：①持续或缓慢持续性快速房性心律失常，心房率变化较大，有温醒现象（图 7-2-8）。②不能被房性期前刺激所诱发和终止，其发作和终止不依赖房内传导或房室结传导延迟。③兴奋迷走神经不能终止心动过速。④通常可被超速抑制所抑制。

（3）触发活动引起的房性心动过速：①房性期前刺激和心房起搏可诱发，不依赖房内传导或房室结传导延迟。②心房起搏周长、房性期前刺激的配对间期直接与房性心动过速开始时间和心动过速开始的周长有关。③兴奋迷走神经不能终止心动过速。④通常不被超速抑制所抑制。⑤自发终止前通常先有心率减慢。

体表心电图定位的异常 P 波与非折返性房性心动过速的异位起搏点位置密切相关，从 P′ 波形态可初步判断其起源部位。起源于窦房结附近的房性心动过速 P 波形态与窦性心动过速相似；起源于右心房上部的房性心动过速在 Ⅱ、Ⅲ、aVF 导联上 P 波直立；起源于

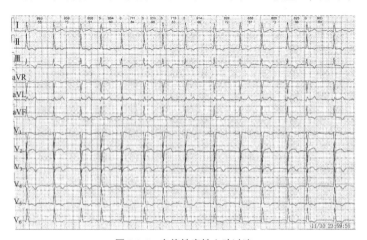

图 7-2-8　自律性房性心动过速

心房下部的房性心动过速在 Ⅱ、Ⅲ、aVF 导联 P 波倒置。Ⅰ、V₆ 导联 P 波倒置提示高位左心房节律。P 波额面电轴在 0°~90° 提示房性心动过速多起源于高位右心房；-90°~0° 起源于低位右心房；91°~180° 起源于左心房。由于左心房位于心脏后部正中，故 V₁ 导联正向 P 波对诊断左心房肺静脉口部房性心动过速的敏感性和特异性较高，且左、右上肺静脉口部房性心动过速的 P 波在 Ⅱ、Ⅲ 导联上为正向；右上肺静脉口部房性心动过速患者 aVL 导联 P 波为正向，左上肺静脉口部房性心动过速 aVL 导联 P 波为负向。根据 P 波形态和电轴判断起源位置的敏感性和特异性较低，准确定位依赖于心内标测（图 7-2-9）。

（五）诊断及鉴别诊断

1. 诊断（图 7-2-10）

本例患者诊断为房性心动过速。诊断依据包括：①患者为中年男性，入院前 10 余年出现咳嗽、咳痰，痰呈黄白色，可咳出。入院前 1 周出现心悸，无明显突发突止，无胸闷、胸痛，无发热、夜间阵发性呼吸困难及双下肢水肿等。②既往有慢性阻塞性肺病病史。③桶状胸，双肺呼吸音低，可闻及湿啰音。心界不大，第一心音减弱，心率 118 次 / 分，心律齐，未闻及明显杂音，腹部查体阴性。④胸部 CT 示慢性阻塞性肺病表现。心肌损伤标志物未见异常。超声心动图示三尖瓣轻度反流，左心室收缩功能正常。心电图示房性心动过速。

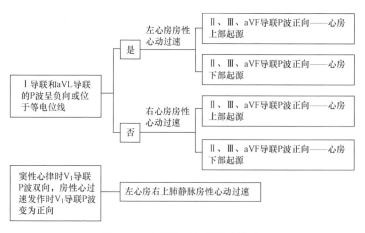

图 7-2-9　心电图 P 波判断起源部位

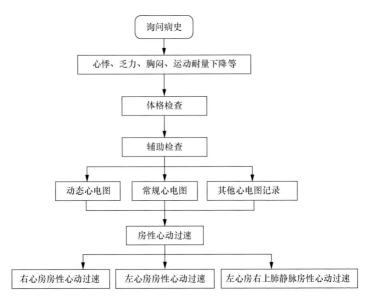

图 7-2-10 房性心动过速的诊断流程

2. 鉴别诊断

（1）慢-快型房室结折返性心动过速（AVNRT）：慢-快型 AVNRT 伴 2：1 希氏束内传导阻滞的 AVNRT 易被误认为右心房下部房性心动过速。房性心动过速伴有房室传导阻滞时心动过速仍持续存在。AVNRT 的特点见图 7-2-11。

（2）快-慢型 AVNRT：心动过速时 R-P/P′-R ＞ 1，与房性心动过速相似。主要鉴别点见图 7-2-11。

（3）慢-慢型 AVNRT：冠状窦口 A 波出现最早，易与冠状窦口附近发生的房性心动过速相混淆，但慢-慢型 AVNRT 心房刺激可检出房室结三路径或四路径。

（4）慢传导旁路介导的 AVRT（RJRT）：①心室刺激室房呈递减性传导。②后间隔旁路，A 波最早出现在冠状窦近端，与右心房下部房性心动过速相似。

（5）室性心动过速：室性心动过速常有房室分离现象，当室房呈 1：1 逆传时，给予比心动过速略快的心房 S1S1 刺激时，室上性激动夺获心室，QRS 波形态发生改变，而房性心动过速时 QRS 波形态不变。

（6）窦性心动过速：心率多在 140 次 / 分以下，很少超过

150 ～ 160 次 / 分。运动、站立、进食、情绪激动、呼吸、休息均对心率有影响；呈逐渐发生，逐渐终止；P-P 间期不规整；发作前无房性期前收缩，发作后无代偿间隙；物理刺激迷走神经后心率逐渐减慢，停止操作后逐渐增快，但不会终止。

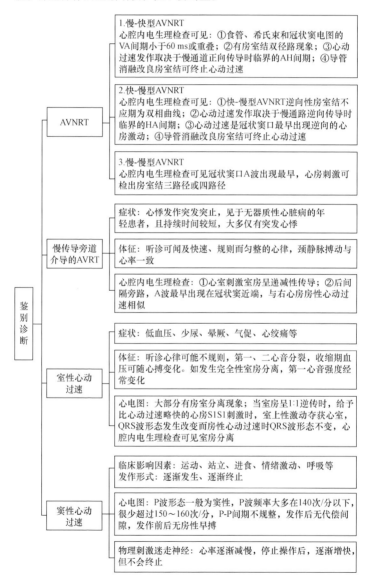

图 7-2-11　房性心动过速的鉴别诊断

三、心房扑动

（一）病例内容

【现病史】患者男，62岁，因"活动后心悸、气短5天，加重4 h"入院。患者于入院前5天受凉后出现心悸、气短，活动后加重，伴咳嗽、咳痰，痰为黄色浓痰，无发热、咽痛，无胸痛、腹痛，无晕厥、头晕，在家口服"感冒灵"治疗，效果不佳。于入院前4 h活动后心悸、气短症状较前明显加重，无胸痛，休息后无明显缓解，遂来院就诊。

【既往史】高血压3级、冠心病、主动脉瓣置换术后。

【体格检查】T 36.8℃，R 16次/分，BP 165/102 mmHg，神志清，喘憋貌、端坐呼吸。两肺呼吸音粗，双肺底可闻及湿啰音，心率110次/分，律齐，心底部和心尖部听诊区可闻及主动脉瓣金属瓣开闭音。双下肢轻度水肿。腹部查体阴性。

【辅助检查】心肌梗死三项无异常，NT-proBNP 4537 pg/ml，WBC $11.34×10^9$/L，中性粒细胞百分比74.4%，CRP 78 mg/L，INR 2.12。心电图示心房扑动及ST-T改变（图7-2-12）。

（二）定义

心房扑动是介于房性心动过速和心房颤动之间的快速型心律失常，特征是快速而规则的心房除极，典型的心房率约为300次/分，在未使用房室结阻滞剂的患者中规则的心室率约为150次/分，即经典的房室传导为2∶1。分为典型心房扑动和非典型心房扑动。健康者很少见，患者多伴有器质性心脏病。

据估计，心房扑动的发生率约为心房颤动的1/10，男性发病率为女性的2~5倍，并随年龄的增长而急剧升高。

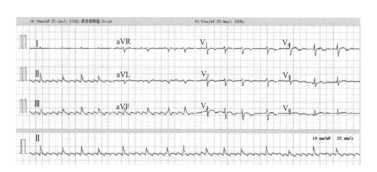

图7-2-12　患者心电图

（三）病因及发病机制

1. 病因

（1）基础心血管疾病：如风湿性心脏病、冠心病、心肌炎、心肌病、病毒性心内膜炎、肺心病、心力衰竭、部分先天性心脏病（尤其是房间隔缺损）、急性心包炎等。

（2）其他病因：如甲状腺功能亢进、急性缺氧、高碳酸血症、低血钾、低温、全身感染、血流动力学紊乱、肥胖、阻塞性睡眠呼吸暂停、肺栓塞、慢性肾脏病等。

（3）心脏手术：可为术后并发症或晚发性心律失常。部分患者在心房颤动消融术后会出现不典型心房扑动。

2. 发病机制

典型心房扑动的发病机制明确，即右心房内存在大型折返回路使左心房被动激动。在三尖瓣环和下腔静脉之间的关键下方转折点被称为三尖瓣峡部，典型心房扑动折返环下缘必须通过三尖瓣峡部。

非典型心房扑动具有更多变的心电图模式，与典型的心房扑动相比，非典型心房扑动更像心房颤动。非典型心房扑动不涉及三尖瓣峡部，推测其可能有多种发病机制，包括大折返、微折返、局部起源，部位可为左心房或右心房。

（四）诊断思路

【病史】

（1）有无心悸、乏力、头晕、轻度呼吸急促。

（2）有无显著呼吸困难、心绞痛、低血压、焦虑、先兆晕厥或晕厥。

（3）症状的发作频率和持续时间、诱发因素和终止方式。

（4）既往有无心血管疾病、先天性心脏病、糖尿病、高血压、慢性阻塞性肺病、阻塞性睡眠呼吸暂停、甲状腺功能亢进、慢性肾脏病等。

【体格检查】

（1）患者体位、神态及精神状态。

（2）是否存在低血压。

（3）是否存在充血性心力衰竭的体征，如心脏增大、颈静脉怒张、肝大、下肢水肿等。

（4）颈静脉是否可见扑动波，其频率是否与心房率一致。

（5）脉律是否规整。

（6）心音是否规则，心音强度是否一致，是否存在异常瓣膜音或奔马律。

（7）有无动脉栓塞的体征：肢体肌力减退、跛行等。

【辅助检查】

（1）实验室检查：血常规、血电解质、肝功能、肾功能、心肌酶谱、NT-proBNP、甲状腺功能等。

（2）其他检查：心电图、动态心电图、超声心动图、胸部 X 线、CMR、CT 或头颅 MRI、平板运动试验、心脏电生理检查、睡眠监测、肺功能等。

【问诊要点】

（1）起病缓急：心房扑动发作的频率和持续时间，判断其为阵发性发作或持续性发作，并根据持续时间和血压，决定下一步是否需要电复律。

（2）诱发因素：精神过度紧张、激动、过度疲劳等。

（3）有无心悸、胸闷及眩晕：心房扑动症状的轻重受心室率的影响，当房室传导为 3∶1 或 4∶1 时，心房扑动的心室率接近正常值，对血流动力学影响较小，可无症状或仅有轻微心悸、胸闷等；当房室传导为 2∶1 或 1∶1 时，心室率可超过 150 ～ 300 次 / 分，血流动力学明显受累，患者可出现心悸、胸闷、头晕和眩晕，严重者可出现呼吸困难、心绞痛、晕厥等。

（4）有无基础疾病 / 既往史：既往是否存在器质性心脏病，包括风湿性心脏病、冠心病、心肌病、病毒性心内膜炎等。是否接受过相关心脏手术及侵入性心脏检查。

（五）诊断及鉴别诊断

1. 诊断

本例患者诊断为冠心病；充血性心力衰竭（NYHA 心功能分级 Ⅳ级）；心房扑动；高血压 3 级（很高危）；肺部感染？主动脉瓣置换术后。诊断依据包括：①患者为老年男性，活动后心悸、气短。②既往有高血压 3 级、冠心病、主动脉瓣置换术后病史。③入院前 5 天受凉后出现心悸、气短，活动后加重，伴咳嗽、咳痰，痰为黄色浓痰，无发热、咽痛，入院前 4 h 活动后心悸、气短症状较前明显加重，无胸痛，休息后无明显缓解。④ BP 165/102 mmHg，神清，喘憋貌，端坐呼吸；两肺呼吸音粗，双肺底可闻及湿啰音，心率 110 次 / 分，律齐，心底部和心尖听诊区可闻及主动脉瓣金属瓣开闭音；双下肢轻度水肿；白细胞、中性粒细胞百分比、CRP、

NT-proBNP 明显升高；心电图示心房扑动。

心房扑动的诊断主要依靠心电图表现（图 7-2-13），根据心房扑动波通常可明确诊断，扑动波常在下壁导联和 V₁ 导联比较明显。典型心房扑动的心电图特征包括：①窦性 P 波消失，代之以振幅、间距相同的有规律的锯齿状扑动波，称为 F 波，扑动波之间的等电线消失，频率常为 250～350 次/分。②心室率是否规则取决于房室传导比例是否恒定，心房扑动波多以 2∶1 及 4∶1 交替下传。③ QRS 波形态正常，当出现室内差异性传导、原先有束支阻滞或经房室旁路下传时，QRS 波增宽、形态异常（图 7-2-14）。

2. 鉴别诊断

（1）心房颤动：在心房扑动呈等比例下传时 R-R 间期匀齐，较易与心房颤动鉴别。当心房扑动以非等比例下传时，R-R 间期不齐，但心房扑动有明显的扑动波，呈锯齿状，而心房颤动为小细颤波（图 7-2-15）。心房扑动的心房率为 250～350 次/分，而心房颤动为 350～600 次/分。

（2）房性心动过速：若未发现明显的锯齿波或心房颤动波，而部分导联或全部导联发现明确的 P 波，且在这些导联上 P-P 间期有回到基线的部分，应诊断为房性心动过速。鉴别困难时，可行静脉快速注射三磷酸腺苷（ATP）抑制房室结传导，通过一过性房室

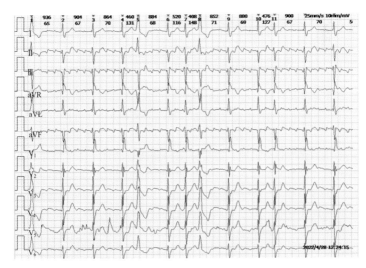

图 7-2-13　心房扑动的心电图。可见心房扑动、完全性右束支传导阻滞、左前分支阻滞和室性期前收缩

313

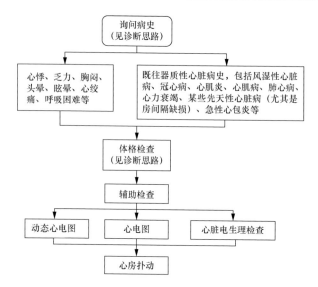

图 7-2-14　心房扑动的诊断流程

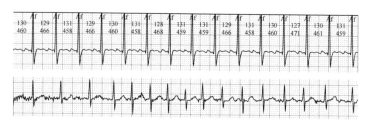

图 7-2-15　心房扑动 F 波与心房颤动 f 波的比较

结阻滞来观察 P 波形态。通常情况下，含房性心动过速的阵发性室上性心动过速可通过静脉注射 10 ～ 20 mg 腺苷来中止发作，而心房扑动不会停止，且扑动波在腺苷的房室结阻滞作用下更易观察。

（3）室性心动过速：心房扑动与室性心动过速的鉴别通常并不困难，以下两种情况应注意鉴别：①心房扑动合并室性心动过速：QRS 波增宽，心室率快，易将心房扑动的 F 波淹没而漏诊。应加做食管导联，普通导联不能鉴别。②心房扑动心室率快伴室内差异性传导：QRS 波增宽，易被误认为室性心动过速。如能减慢心室率（如压迫颈动脉窦），QRS 波变窄时才能加以区分。

（4）右束支传导阻滞：心房扑动时，V₁ 导联大多数情况下仍有等电位线，2∶1 房室传导的心房扑动（图 7-2-16）时，V₁ 导联 QRS

波终末部位由于重叠而出现 F 波且变形，此时易被诊断为右束支传导阻滞（图 7-2-17）。以下情况有助于排除右束支传导阻滞：①多导联同时观察发现典型的扑动波。② V_1 导联 QRS 波终末端伪 r' 波与 QRS 波前后心房波的间距一致。③其他导联 QRS 波终末部位不宽钝（图 7-2-18）。

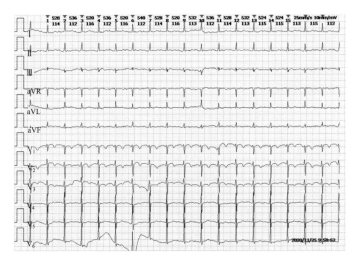

图 7-2-16　2∶1 房室传导的心房扑动

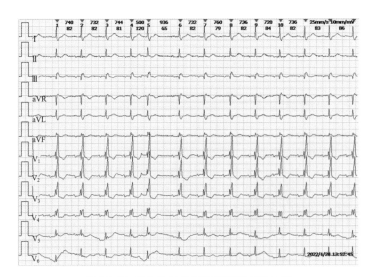

图 7-2-17　完全性右束支传导阻滞及房性早搏

315

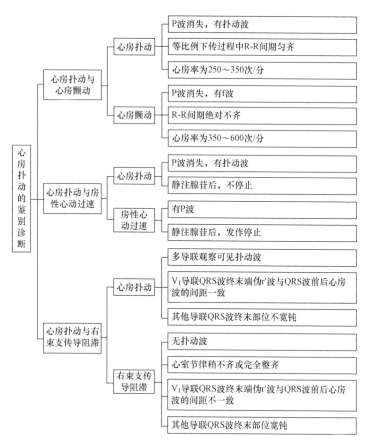

图 7-2-18　心房扑动的鉴别诊断

四、心房颤动

（一）病例内容

【现病史】患者女，78 岁，因"反复胸闷 7 年，加重伴喘憋 1 天"入院。患者于入院前 7 年因急性下壁非 ST 段抬高心肌梗死在我院给予药物保守治疗，院外服药不规律，后反复因胸闷症状来院治疗。入院前 1 天自觉受凉后再次出现胸闷，伴喘憋，呈进行性加重，无咳嗽、咳痰，无发热，无咯血，在家经观察无好转，遂来院就诊。

【既往史】冠心病、陈旧性心肌梗死、高血压 3 级。

【体格检查】BP 183/115 mmHg，神清，喘憋貌，端坐呼吸，颈静脉怒张。双肺听诊呼吸音粗，双下肺可闻及明显湿啰音，双下肢轻度水肿。腹部查体阴性。

【辅助检查】心肌梗死三项无异常。NT-proBNP 9813 pg/ml，CRP 64 mg/L。凝血功能无异常。心电图示 ST-T 改变、心房颤动。

（二）定义

心房颤动是最常见的心律失常之一，指规则有序的心房电活动丧失，代之以快速无序的颤动波，是严重的心房电活动紊乱。心房无序的颤动即失去了有效的收缩与舒张功能，心房泵血功能恶化或丧失，加之房室结对快速心房激动的递减传导，引起心室极不规则的反应。因此，心室律（率）紊乱、心功能受损和心房附壁血栓形成是心房颤动的主要病理生理特点。

研究显示，我国 13 个省和直辖市自然人群中 29 079 例 30～85 岁人群经年龄校正后的心房颤动患病率为 0.65%，其随年龄增长而升高，在 > 80 岁人群中高达 7.5%。

按照发作频率和持续时间可将心房颤动分为阵发性心房颤动、持续性心房颤动、长程持续性心房颤动和永久性心房颤动（表 7-2-1），该分类方法有助于指导心房颤动的临床管理。

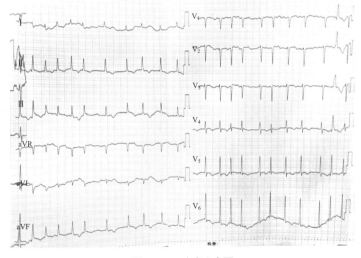

图 7-2-19　患者心电图

表 7-2-1　心房颤动的分类

分类	定义
阵发性心房颤动	发作后 7 天内自行终止或经干预后终止的心房颤动
持续性心房颤动	持续时间超过 7 天的心房颤动
长程持续性心房颤动	持续时间超过 1 年的心房颤动
永久性心房颤动	医生或患者共同决定放弃恢复或维持窦性心律的一种类型，反映了患者和医生对于心房颤动的治疗态度，而不是心房颤动自身的病理生理特征。若重新考虑节律控制，则按照长程持续性心房颤动处理

（三）病因及发病机制

1. 病因

心房颤动的风险随年龄的增长而增加，危险因素包括心力衰竭、过量饮酒、阻塞性睡眠呼吸暂停、肥胖、高血压、慢性肾脏病、心脏瓣膜疾病和甲状腺疾病。反复发作的心房颤动可由饮酒、压力或感染引发，其可自行消失或通过去除诱因而消失。

2. 发病机制

心房颤动的确切机制尚不清楚，但电生理机制是其复杂传导模式和快速心房率的基础。心房颤动的发生需要触发机制和维持机制。

（1）触发机制：肺静脉异常电活动触发被认为是心房颤动的重要发生机制。此外，心房颤动也可由肺静脉以外的快速冲动发放触发（如接近肺静脉的组织，包括马歇尔静脉、上腔静脉或冠状窦），还可由其他类型的室上性心律失常触发（包括房室结折返性心动过速、顺行性房室折返性心动过速和心房扑动）。

（2）维持机制：心房颤动一旦被触发，会被心房组织的一种或多种异常所维持，即使心房颤动的触发因子被消除，维持心房颤动的异常仍持续存在，这是心房颤动手术治疗后复发的原因。其可能的因素包括：①心房重构：涉及心房结构改变（如纤维化）或电改变（如不应期离散或传导异常），使患者易触发和维持心房颤动。②电重构：导致心房不应性进行性降低。除不应期缩短外，长期快速心房起搏诱导的心房颤动还可导致心房内其他变化，包括连接蛋白 43 的表达和分布增加，连接蛋白 40 的分布异质性增加，二者均为细胞间缝隙连接蛋白。③自主神经系统作用：副交感和交感神经系统均与心房颤动的发生有关。④其他：纤维化、炎症、氧化应激作用、折返机制等。

（四）诊断思路

【病史】

（1）有无心悸、乏力、胸闷、运动耐量下降。

（2）有无静息时呼吸困难、心绞痛、先兆晕厥。

（3）诱发因素：运动、情绪激动或饮酒。

（4）既往有无以下疾病：心血管或脑血管疾病、糖尿病、高血压、慢性阻塞性肺病、阻塞性睡眠呼吸暂停、甲状腺功能亢进、慢性肾脏病等。

【体格检查】

对于心房颤动患者，需进行全面的胸腹查体，尤其是心脏查体。

（1）患者体位、神态及精神状态。

（2）有无脉律不齐、脉搏短绌。

（3）有无颈静脉搏动不规则。

（4）有无第一心音强弱不等、节律绝对不齐。

（5）有无动脉栓塞的体征：肢体肌力减退、跛行等。

【辅助检查】

（1）实验室检查：血常规、血电解质、肝功能、肾功能、心肌酶谱、BNP、甲状腺功能。

（2）其他检查：心电图、动态心电图、超声心动图、胸部 X 线、CMR、CT 或头颅 MRI、具有心房起搏功能的起搏器或 ICD、心电事件记录仪、心脏电生理检查、睡眠监测。

【问诊要点】

（1）起病缓急。

（2）诱发因素：饮酒是心房颤动的危险因素；运动量过少及过多均会增加心房颤动发作的风险。

（3）症状：心室率超过 150 次 / 分时可发生心绞痛和充血性心力衰竭。心室率正常时可无症状。

（4）劳力活动：运动耐量降低多为持续性心房颤动的主要表现。

（5）基础疾病 / 既往史：高血压、糖尿病、心肌梗死、心脏瓣膜疾病、慢性阻塞性肺病、慢性肾脏病、甲状腺功能异常、睡眠呼吸暂停、肥胖等。

（五）诊断及鉴别诊断

1. 诊断

本例患者诊断为冠心病、陈旧性心肌梗死；充血性心力衰竭（NYHA 心功能分级Ⅳ级）；心房颤动；高血压 3 级。诊断依据包括：①患者为老年女性，反复胸闷。②既往有心肌梗死、高血压病史。③入院前 1 天自觉受凉后再次出现胸闷，伴喘憋，呈进行性加重。④入院后查体：BP 183/115 mmHg，喘憋貌，端坐呼吸，颈静脉怒张，双肺听诊呼吸音粗，双下肺可闻及明显湿啰音，双下肢轻度水肿。NT-proBNP 明显升高，心电图示心房颤动。

心房颤动的诊断仍需心电图检查来明确。每日重复心电图检查或动态心电图可提高无症状阵发性心房颤动的检出率。心电图表现包括：①正常 P 波消失，代之以连续、极不规则的、形态与振幅及时间间距不一致的颤动波（f 波）。②f 波的频率多为 350 ～ 600 次 / 分。③ QRS 波大致正常。④心室律绝对不规则，房室传导正常且未接受治疗者的心室率一般为 100 ～ 160 次 / 分（图 7-2-20）。

心房颤动伴室内差异性传导或旁路前传可致 QRS 波宽大畸形。心房颤动波的大小与房颤动类型、持续时间、病因、左心房大小等有关，左心房扩大不明显的阵发性心房颤动、瓣膜性心房颤动的心

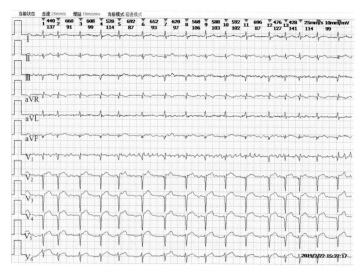

图 7-2-20　心房颤动伴快速心室率

房颤动波较为粗大，持续时间较长且左心房明显扩大的慢性心房颤动的心房颤动波较为细小（图 7-2-21）。

在临床实践中可应用 EHRA 症状评分以量化心房颤动相关症状（表 7-2-2）。

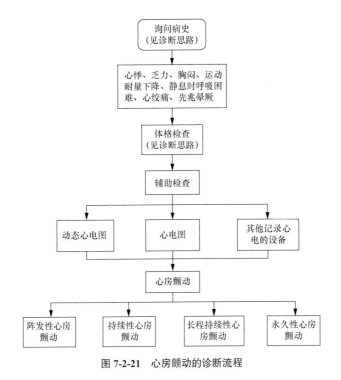

图 7-2-21　心房颤动的诊断流程

表 7-2-2　EHRA 症状评分

EHRA 评分	症状严重程度	描述
1	无	心房颤动不引起任何症状
2a	轻度	日常活动不受心房颤动相关症状的影响
2b	中度	日常活动不受心房颤动相关症状的影响，但受到症状困扰
3	严重	日常活动受到心房颤动相关症状的影响
4	致残	日常活动终止

2. 鉴别诊断

（1）心房颤动伴室内差异性传导（图 7-2-22）与心房颤动伴室性期前收缩鉴别（图 7-2-23 和表 7-2-3）。

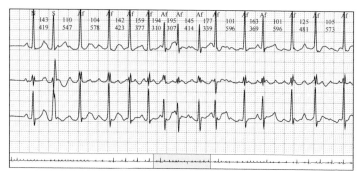

图 7-2-22　心房颤动伴室内差异性传导

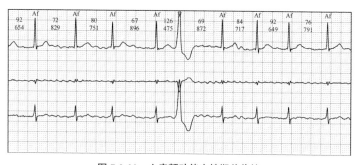

图 7-2-23　心房颤动伴室性期前收缩

表 7-2-3　心房颤动伴室内差异性传导与室性期前收缩的心电图鉴别

项目	鉴别要点	心房颤动伴室内差异性传导	心房颤动伴室性期前收缩
R-R 间期	期前收缩前 R-R 间期	大多数长	不一定长
	期前收缩前的联律间期	短而不固定	短而固定
	期前收缩后类代偿间期	不延长	长
QRS 波形态（V₁ 导联）	起始向量 r 波	较常见（＞50%）	极少见（5%）
	双相 QRS 波	较少见	92%
	三相 QRS 波	多见（70%）	较少见

（续表）

项目	鉴别要点	心房颤动伴室内差异性传导	心房颤动伴室性期前收缩
	QRS 波易变化	多见，常有不同程度的变化	少见（除多源性外）
QRS 波	提前程度	不提前	特别提前
QRS 波时限	增宽程度	多≤ 0.12 s	多≥ 0.14 s
QRS 波宽度	与窦性心律时室性期前收缩时的形态相比	不一致	一致
其他	整体心室率	较快	较慢
	洋地黄用量	没有服用或量不足	足量或过量

（2）心房颤动伴室内差异性传导与心房颤动伴室性心动过速（图 7-2-24）鉴别：①前者的节律大多绝对不规则，心率极快时基本规则，而后者节律规则（R-R 间期相差仅 0.02 ～ 0.04 s）或绝对规则。②前者 QRS 波时限多为 0.12 ～ 0.14 s，变异性大；而后者 QRS 波时限 > 0.14 s，若时限 > 0.16 s 则可确诊室性心动过速，且变异性小。③前者无联律间期也无代偿间歇，后者有联律间期并固定，发作终止后有代偿间歇。④前者无室性融合波而后者有。⑤ V_1 ～ V_6 导联 QRS 波方向一致且向上或均向下，高度提示室性心动过速。⑥出现连续畸形 QRS 波时，若电轴发生方向性改变，则多为室性心动过速（尖端扭转型室性心动过速）。

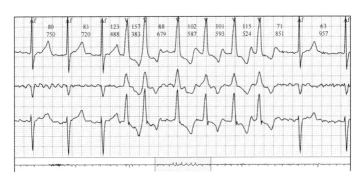

图 7-2-24　心房颤动伴室性心动过速

（3）预激综合征合并心房颤动（图 7-2-25）与室性心动过速的鉴别：预激综合征伴心房颤动的特点包括：①心室率多在 180 ～ 240 次 / 分。②心室节律绝不规则，R-R 间期相差可大于 0.03 ～ 0.10 s。③ QRS 波宽大畸形，但起始部可见到预激波。④无心室夺获故无室性融合波。⑤发作前后，心电图可见到预激综合征的图形。

室性心动过速的特点包括：①心室率在 140 ～ 200 次 / 分，大于 180 次 / 分者少见。②心室节律可稍有不齐或完全整齐，R-R 间期相差仅 0.02 ～ 0.04 s。③ QRS 波很少呈右束支传导阻滞图形，无预激波。④可有心室夺获，有室性融合波。⑤室性心动过速发作前后的心电图可呈现同一形态的室性期前收缩。

（4）心房颤动与房室交界区性心动过速鉴别：在某些情况下，心房颤动的 f 波非常细小，常规心电图不能显示，此时易误诊为房室交界区性心动过速。但心房颤动时心室律绝对不规则（伴三度房室传导阻滞时除外），而房室交界区性心律绝对匀齐。此外，如能加大增益，f 波可能会出现。如能在特殊导联（如食管导联）描记到 f 波，即可确诊心房颤动（图 7-2-26）。

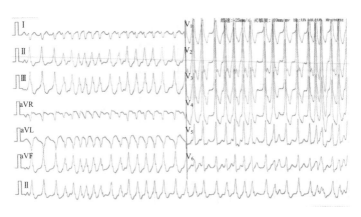

图 7-2-25　预激综合征合并心房颤动

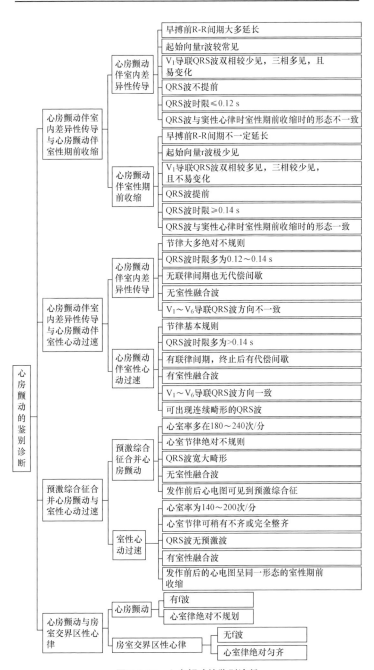

图 7-2-26 心房颤动的鉴别诊断

参考文献

［1］陈华梅，吕铁伟. 儿童心房扑动的临床研究进展. 儿科药学杂志，2021，3：62-65.

［2］陈新. 临床心律失常学. 2 版. 北京：人民卫生出版社，2009.

［3］葛均波，徐永健，王辰. 内科学. 9 版. 北京：人民卫生出版社，2018.

［4］郭伟. 常见急诊心脏病学. 西安：西安交通大学出版社，2012.

［5］黄从新，张澍，黄德嘉，等. 心房颤动：目前的认识和治疗的建议 -2018. 中国心脏起搏与心电生理杂志，2018，32（4）：315-368.

［6］黄岚. 现代心电图学. 北京：化学工业出版社，2011.

［7］江洪，吴书林. 房性心动过速：目前认识和治疗建议. 中华心律失常学杂志，2001，5（5）：261-274.

［8］蒋周田，周汉力，黄贤军，等. 心房扑动 1∶1 房室传导伴室内差异性传导 1 例. 临床医药实践，2016，25（11）：872-874.

［9］李晓霞，杨玲伶，蔡高军. 预激综合征并心房颤动的心电图分析. 实用心电学杂志，2015，5：338-340.

［10］廉洁，潘殿柱，刘仁光. 心房颤动伴室性心动过速临床心电图分析. 锦州医科大学学报，2017，38（5）：92-93.

［11］林果为，王吉耀，葛均波. 实用内科学. 15 版. 北京：人民卫生出版社，2017.

［12］秦凤菊，顾凤彩，邹建峰，等. 应用 Bix 法则诊断慢频率心房扑动 2∶1 传导一例. 实用心电学杂志，2019，28（6）：451-453.

［13］全国卫生专业技术资料考试专家委员会. 重症医学. 北京：人民卫生出版社，2019.

［14］任宏强，赵利，张永恒. 房性期前收缩与心房颤动相关性的研究进展. 心血管病学进展，2021，42（2）：4.

［15］孙海燕，于小林，高兰，等. 图解临床常见心房颤动伴宽 QRS 波的鉴别. 实用心电学杂志，2020，151（3）：157-164.

［16］王忠强. 房速静注 ATP 转复窦性心律出现一过性房颤 1 例报告. 心血管康复医学杂志，2003，12（4）：364-369.

［17］薛松维. 临床实用心电图入门——第二十六讲 心房扑动. 中国乡村医药，2013，1（21）：77-81.

［18］薛松维. 临床实用心电图入门——第三十二讲 室内传导阻滞. 中国乡村医药，2013，13：81-85.

［19］张贵生，石玉岚，张文玲，等. 心房颤动时室性早搏和室内差异性传导的鉴别及临床意义. 中华实用诊断与治疗杂志，2008，22（12）：932-933.

［20］张澍，黄从新，黄德嘉. 心电生理及心脏起搏专科医师培训教程. 北京：人民卫生出版社，2007.

［21］仲村健太郎，程云鹏. 房扑和房速——有鉴别的必要吗？日本医学介

绍，2005，26（7）：316-317.

［22］Chou CC，Chen PS. New concepts in atrial fibrillation：neural mechanisms and calcium dynamics. Cardiol Clin，2009，27（1）：35-43.

［23］Cosío FG. Atrial Flutter，Typical and Atypical：A Review. Arrhythm Electrophysiol Rev，2017，6（2）：55-62.

［24］Dhar S，Lidhoo P，Koul D，et al. Current concepts and management strategies in atrial flutter. South Med J，2009，102（9）：917-22.

［25］Elvan A，Huang XD，Pressler ML，et al. Radiofrequency catheter ablation of the atria eliminates pacing-induced sustained atrial fibrillation and reduces connexin 43 in dogs. Circulation，1997，96（5）：1675-1685.

［26］Lee KW，Yang Y，Scheinman MM. Atrial flutter：A review of its history，mechanisms，clinical features，and current therapy. Curr Probl Cardiol，2005，30（3）：121-167.

［27］Li Y，Pastori D，Guo Y，et al. Risk factors for new-onset atrial fibrillation：A focus on Asian populations. Int J Cardiol，2018，261：92-98.

［28］Ricard P，Imianitoff M，Yaïci K，et al. Atypical atrial flutters. Europace，2002，4（3）：229-239.

［29］Schotten U，Verheule S，Kirchhof P，et al. Pathophysiological mechanisms of atrial fibrillation：a translational appraisal. Physiol Rev，2011，91（1）：265-325.

［30］Shen MJ，Choi EK，Tan AY，et al. Neural mechanisms of atrial arrhythmias. Nat Rev Cardiol，2011，9（1）：30-39.

［31］Stahmer SA，Cowan R. Tachydysrhythmias. Emerg Med Clin North Am，2006，24（1）：11-40.

［32］Thijssen VL，Ausma J，Liu GS，et al. Structural changes of atrial myocardium during chronic atrial fibrillation. Cardiovasc Pathol，2000，9（1）：17-28.

［33］Thomas D，Eckardt L，Estner HL，et al. Typical atrial flutter：Diagnosis and therapy. Herzschrittmacherther Elektrophysiol，2016，27（1）：46-56.

［34］van der Velden HM，Ausma J，Rook MB，et al. Gap junctional remodeling in relation to stabilization of atrial fibrillation in the goat. Cardiovasc Res，2000，46（3）：476-486.

［35］Wynn GJ，Todd DM，Webber M，et al. The European Heart Rhythm Association symptom classification for atrial fibrillation：validation and improvement through a simple modification. Europace，2014，16（7）：965-972.

［36］Yamaguchi Y，Kumagai K，Nakashima H，et al. Long-term effects of box isolation on sympathovagal balance in atrial fibrillation. Circ J，2010，74（6）：1096-1103.

［37］Zimetbaum P. Atrial Fibrillation. Ann Intern Med，2017，166（5）：ITC33-ITC48.

（陈曾宇　秦亚录　白亚虎　编　付茂亮　李茜　审校）

第3节　房室交界区性心律失常

一、房室交界区逸搏与逸搏心律

（一）病例内容

【现病史】患者男，67岁，因"反复胸闷3年，加重1个月"来院就诊。患者于入院前3年无明显诱因感胸闷，活动后加重，无气促、胸痛、腹胀、畏寒、发热等不适。未重视及诊疗。入院前1个月患者活动后反复胸闷，遂至当地医院就诊，行冠状动脉造影示主动脉瓣重度狭窄，左主干至前降支近段弥漫性狭窄病变，最重处30%狭窄，右冠状动脉近段30%狭窄，中段20%狭窄，回旋支开口与右冠近段开口30%狭窄，远段80%狭窄。

【既往史】高血压病史，否认糖尿病、饮酒史等。

【体格检查】BP 145/90 mmHg，神清，呼吸平稳，双肺呼吸音清，心率45次/分，律齐，各瓣膜区无杂音，无心包摩擦音。

【辅助检查】心电图示过缓的房室交界性逸搏心律（图7-3-1）。

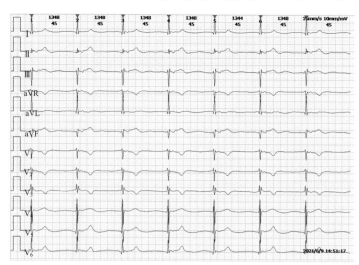

图7-3-1　患者心电图。过缓的房室交界性逸搏心律

（二）定义

当窦房结或心房内的激动不能按时传至房室交界区，其间歇超过交界区组织内潜在起搏点的自律周期的时限时，此潜在起搏点即发放冲动，由此引起的一次异位心搏即为房室交界区逸搏。连续3个或3个以上的交界区逸搏即构成交界区逸搏心律。

（三）病因及发病机制

1.病因

（1）房室交界区逸搏的常见病因：①窦房结功能低下：主要为窦性心动过缓。当窦性频率低于交界区时，即可出现交界区逸搏。部分急性心肌梗死（尤其是下壁梗死）患者在发病初期会发生交界区逸搏。心肌病、心肌炎等患者也可发生。②窦性停搏：在一个较长的窦性停搏后可出现交界区逸搏，见于心肌炎、电击复律后、某些药物作用等。③窦房传导阻滞：见于心肌炎、心肌梗死、洋地黄中毒等。④房室传导阻滞：主要见于三度及二度房室传导阻滞。⑤房性期前收缩后窦房结暂时受抑制。⑥室性期前收缩伴有向心房的逆行传导后：房室交界区逸搏及逸搏心律多见于中老年人，很少见于儿童。

（2）房室交界区逸搏心律的常见病因：交界区逸搏心律不常见，大多为暂时性。主要继发于窦房传导阻滞、窦性停搏、明显的窦性心动过缓及房室传导阻滞。洋地黄中毒、奎尼丁中毒、应用 β 受体阻滞剂、利血平等或阿托品作用早期也可引起此种心律。进行心脏外科手术、电解质紊乱等患者亦可能发生。较持久的交界性心律失常伴有明显的窦房结功能障碍。

2.发病机制

（1）房室交界区逸搏的发病机制：当窦房结或心房的激动不能按时到达房室交界区，且间隔超过交界区储备起搏器自主周期的时间限制时，储备起搏器会在此之后发出脉冲。如果引起异位心搏，则为交界区逃逸心搏。

（2）房室交界区逸搏心律的发病机制：经典的交界区逸搏心律是一种由心房和心室的冲动同时激发的节律。然而，更常见的是只有心室由连接组织控制，而心房由窦房结或心房起搏器控制。例如，在房室传导阻滞和干扰房室分离的情况下，有时心房可以完全不活动。

（四）诊断思路

【病史】

（1）房室交界性逸搏：多为基础心脏病及病态窦房结综合征、窦性心动过缓、窦房传导阻滞、窦性停搏、房室传导阻滞等所致的症状。逸搏本身无明显症状。

（2）房室交界性逸搏心律：交界性心律本身不发生明显的血流动力学障碍。多数患者出现的症状由原发性心脏病所致，如心悸、气短等。心率为 40～60 次/分时，第一心音强度无明显变化。过缓的交界区性心律（心率<40 次/分）可出现头晕、心悸、晕厥等症状。

【体格检查】

（1）患者体位、神态及精神状态。

（2）心律、心音和脉搏。

（3）有无心脏病及心力衰竭的体征。

（4）有无脑、肺及四肢血管栓塞的体征。

【辅助检查】

（1）心电图：房室交界区逸搏的心电图特点包括：①在较长间歇的心动周期之后出现的 QRS 波的形状、时限为室上性。②大多数交界区逸搏无 P 波，少数在 QRS 波前后可见逆行 P 波。Ⅱ、Ⅲ、aVF 导联 P 波倒置，aVR、V_1 导联 P 波直立。逆行 P 波可出现在 QRS 波之前（PR 间期<0.12 s）、QRS 波之后（RP 间期<0.20 s）或埋在 QRS 波中。③如果出现数次交界区逸搏，则每次逸搏周期固定。④有时 QRS 波前后可出现窦性 P 波，但 PR 间期<0.10 s。

房室交界区逸搏的特殊类型：①加速的交界区逸搏及交界区逸搏功能低下：加速的交界区逸搏是指房室交界区逸搏发生在与上述逸搏相同的条件下，但其出现的周期<1.0 s，甚至<0.7 s，提示心肌房室交界区组织自律性异常高。相反，亦有在窦性停搏达 4.0 s 以上才出现心肌房室间交界区逸搏，甚至停搏更长时间而无逸搏出现，提示房室交界区起搏功能异常弱或受抑制。②过缓的房室交界区逸搏：逸搏周期>1.50 s，频率<40 次/分。③逸搏-夺获二联律：又称伪反复心律，多见于窦房传导阻滞。指在每一个交界区逸搏之后，紧跟一个窦性搏动。此类激动夺获心室的 P-QRS-T 波，P 波为窦性。大多见于 P-P 间期太长，超过逸搏时间与逸搏后的不应期之和时。

（2）动态心电图：了解心律失常的起源、持续时间、频率、发生与终止规律，可与临床症状、日常活动同步分析其相互关系。

（3）超声心动图：检出心脏瓣膜或结构异常，如瓣膜狭窄、关闭不全、脱垂、腱索断裂、肥厚型心肌病、心包积液、先天性心脏病、心房黏液瘤、主动脉夹层、心肌梗死后室壁瘤等。

【问诊要点】

（1）发作诱因、时间、频率、病程。

（2）有无心前区疼痛、发热、头晕、头痛、黑矇、晕厥、抽搐等。

（3）有无心脏病史、内分泌系统疾病、贫血、神经症等。

（4）有无吸烟、饮酒、咖啡、浓茶史，有无精神刺激史。

（5）是否自行使用药物和药物类型，以及使用后症状是否有缓解。

【伴随症状】

（1）是否有心悸。

（2）原有心脏病症状是否加重，引起心力衰竭或心绞痛。

（3）是否有尿少、消化不良。

（五）诊断及鉴别诊断

1. 诊断

本例患者诊断为房室交界区逸搏。诊断依据包括：①患者为老年男性，因"反复胸闷 3 年，加重 1 个月"就诊。既往有高血压病史，否认糖尿病、饮酒史等。②BP 145/90 mmHg，神清，呼吸平稳，双肺呼吸音清，心率 45 次 / 分，律齐，各瓣膜区无杂音，无心包摩擦音。心电图示过缓的房室交界区逸搏。

2. 鉴别诊断

（1）交界区逸搏心律与房性逸搏心律的鉴别：交界区逸搏心律 PR 间期＜ 0.12 s，可发生于窦性停搏时，而房性逸搏心律 PR 间期＞ 0.12 s，一般不发生在窦性停搏时（图 7-3-2）。

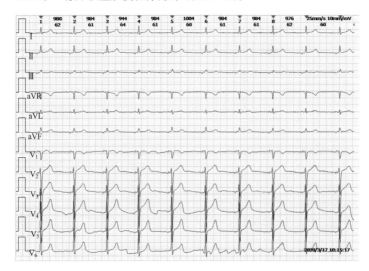

图 7-3-2　房性逸搏心律

（2）交界区逸搏心律伴室内差异性传导与室性逸搏心律的鉴别：交界区逸搏心律伴室内差异性传导时的心室率为 40～60 次 / 分，QRS 波轻度畸形，多呈右束支传导阻滞图形，时限＜ 0.11 s，多无室性融合波。室性逸搏心律时，心室率为 20～40 次 / 分，QRS 波宽大畸形，多呈单相或双相，时限＞ 0.12 s，可有室性融合波（图 7-3-3）。

（3）交界区逸搏心律与加速的交界区逸搏心律的鉴别：交界区逸搏心律的心室率为 40～60 次 / 分，是房室交界区的被动心律，而加速的交界区逸搏心律的心室率为 70～140 次 / 分，是房室交界区的主动心律（图 7-3-4）。

（4）交界区逸搏心律与交界性并行心律的鉴别：前者由于起搏点周围无保护性传入阻滞，易引起节律重整，而后者因其起搏点周围存在传入性保护机制，一般不出现节律重整，而且其交界区并行心律性期前收缩的长 R-R 间期是短 R-R 间期的整数倍。前者无此规律（图 7-3-5）。

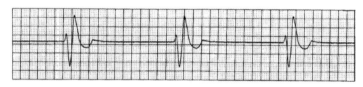

图 7-3-3　室性逸搏心律

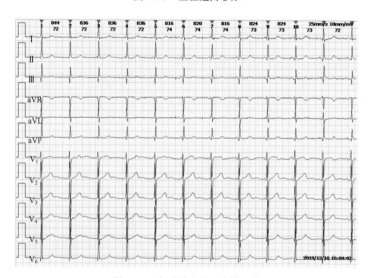

图 7-3-4　加速的交界区逸搏心律

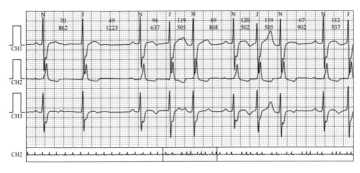

图 7-3-5　交界性并行心律

（5）伴有逆行 P′ 波的交界性逸搏与窦房结-交界区游走心律的鉴别：后者的节律特点是窦房结的起搏点逐渐移动到房室交界区，故 P 波形态是由窦性 P 波逐渐移行到逆行 P′ 波（图 7-3-6）。前者在一系列的窦性 P 波之后，突然出现 1 ～ 2 个逆行 P′ 波后又呈窦性 P 波，并非移行（图 7-3-7）。

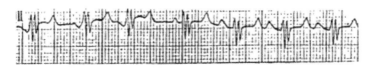

图 7-3-6　窦房结-交界区游走心律

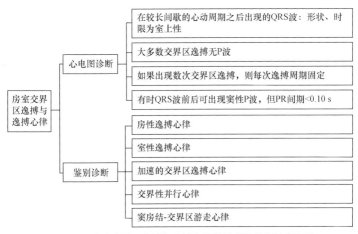

图 7-3-7　房室交界区逸搏与逸搏心律的诊断及鉴别诊断思路

二、非阵发性房室交界区性心动过速

（一）病例内容

【现病史】患者女，93 岁，因"反复胸闷 10 年，加重 2 天"就诊。

【既往史】有心力衰竭、冠心病、高血压病史，长期服用地高辛，否认糖尿病、饮酒史等。

【体格检查】BP 143/90 mmHg，神清，呼吸平稳，双肺呼吸音清，心率 74 次 / 分，律齐，各瓣膜区无杂音，无心包摩擦音。

【辅助检查】心电图示非阵发性房室交界区性心动过速（图 7-3-8）。

（二）定义

非阵发性房室交界区性心动过速是由房室交界区的自律性增加或形成触发活动而引起的一种呈短阵或持续发作的心动过速。

（三）病因及发病机制

非阵发性交界区性心动过速多见于病理状态，最常见的病因为急性心肌梗死、心肌炎和洋地黄中毒。1/3 的无房室分离的非阵发性交界区性心动过速者为健康人。自主神经系统张力变化可影响心率。若心房活动由窦房结或异位心房起搏点控制，可发生房室分离。因洋地黄过量引起者常合并房室交界区莫氏Ⅰ型房室传导阻滞，使心室律变得不规则。非阵发性交界区性心动过速的发病机制与房室交界区组织自律性增高或触发活动有关。

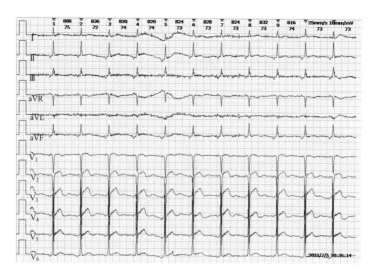

图 7-3-8　非阵发性房室交界区性心动过速

（四）诊断思路

【病史】

患者可表现为阵发性心悸、胸闷、头晕以及原有心脏病症状加重，但一般没有明显的血流动力学改变。洋地黄中毒者最早期可出现胃肠道反应，常见纳差、恶心、呕吐、腹泻、腹痛，同时可有头痛、失眠、抑郁、眩晕、复视等症状。

【体格检查】

（1）患者体位、神态及精神状态。

（2）心律、心音和脉搏。

（3）有无心脏病及心力衰竭的体征。

（4）有无脑、肺及四肢血管栓塞的体征。

【辅助检查】

（1）心电图特征包括：①连续 3 次以上的交界性 P 波与 QRS 波：频率为 70 ～ 130 次 / 分，通常节律匀齐，R-R 间期相等。②P 波为逆行性，若在 QRS 波之前，则 PR 间期＜ 0.12 s；在 QRS 波之后，则 RP 间期＜ 0.20 s；也可与 QRS 波重叠而无法被观察到。Ⅱ、Ⅲ、aVF 导联 P 波倒置，aVR、V_1 导联 P 波直立。③窦性激动夺获心室：形成不完全性房室脱节，心室夺获的 QRS 波提前出现，其前有窦性 P 波，PR 间期＞ 0.12 s。亦可形成间歇性干扰性房室脱节，即窦-交界区竞争现象。④逐渐发作、缓慢停止：压迫颈动脉窦时只能使心率暂时减慢。

不同于并行心律，交界区起搏点周围无保护阻滞，窦性激动增快时，可消除非阵发性交界性心动过速，重新控制整个心脏；窦性激动也可侵入交界区起搏点，重建周期。

（2）动态心电图。

（3）超声心动图。

【问诊要点】

（1）发作诱因、时间、频率、病程。

（2）有无心前区痛、发热、头晕、头痛、黑矇、晕厥、抽搐等。

（3）有无心脏病史、内分泌系统疾病、贫血、神经症等。

（4）有无吸烟、饮酒、咖啡、浓茶史，有无精神刺激史。

（5）是否自行使用药物（特别是洋地黄类药物）及药物类别，使用药物后症状是否得到缓解。

【伴随症状】

（1）是否有心悸。

（2）原有心脏病症状是否加重，引起心力衰竭或心绞痛。

（3）是否有尿少、消化不良。

（五）诊断及鉴别诊断（图7-3-9）

1. 诊断

本例患者诊断为非阵发性房室交界区性心动过速。诊断依据包括：①患者为老年女性，因"反复胸闷10年，加重2天"就诊。既往心力衰竭、冠心病、高血压病史，长期服用地高辛，否认糖尿病、饮酒史等。② BP 143/90 mmHg，神清，呼吸平稳，双肺呼吸音清，心率74次/分，律齐，各瓣膜区无杂音，无心包摩擦音。心电图示非阵发性房室交界区性心动过速。

2. 鉴别诊断

非阵发性房室交界区性心动过速与房室交界区逸搏心律的鉴别主要依靠心率。前者心室率为40～60次/分，是房室交界区的被动心律（图7-3-1），后者心室率≥70次/分而未达到140次/分，又称为加速的交界性心率。心房颤动患者服用洋地黄后可出现非阵发性交界性心动过速，f波仍然存在，但R-R间期规整，有时由于并发起搏点-交界区文氏传导阻滞，R-R间期可再次"渐短突长"或"短-长周期"，如不仔细分析，易误诊为心房颤动本身引起的R-R间期不规整。

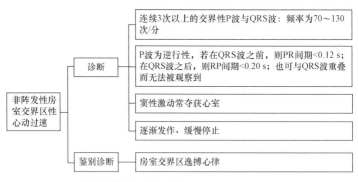

图 7-3-9　非阵发性房室交界区性心动过速的诊断及鉴别诊断思路

三、房室交界区性折返性心动过速

（一）病例内容

【现病史】患者男，68岁，因"反复心悸1年"入院。患者于入院前1年无明显诱因出现心悸，反复发作，持续数分钟至数小时，突发突止，伴胸口憋闷感。为求进一步治疗，门诊拟"室性心律失常"收住入院。患者目前精神尚可，体力正常，食欲正常，睡眠正常，体重无明显变化，大便正常，排尿正常。

【既往史】否认高血压、糖尿病、冠心病病史。

【辅助检查】总胆固醇 6.37 mmol/L↑，甘油三酯 1.48 mmol/L，高密度脂蛋白胆固醇 0.98 mmol/L↓，低密度脂蛋白胆固醇 4.28 mmol/L↑，非高密度脂蛋白胆固醇 5.39 mmol/L↑，载脂蛋白 A_1 1.10 mmol/L↓，载脂蛋白 B 1.20 g/L；心电图如图 7-3-10。

（二）定义

房室交界区的折返性心动过速主要包括房室结折返性心动过速（AVNRT）和房室折返性心动过速（AVRT），发生机制通常为折返，折返环路位于房室结内。AVNRT 是室上性心动过速的一种，也是最常见的类型之一。AVRT 是预激综合征最常伴发的快速型心律失常。

（三）病因及发病机制

可发生于健康年轻人和患有慢性心脏病的患者中。大多数患者表现为两条路径连接到房室结并辅助形成折返环的一部分。发作期间，顺行传导发生在慢路径上，逆行传导发生在快路径上。

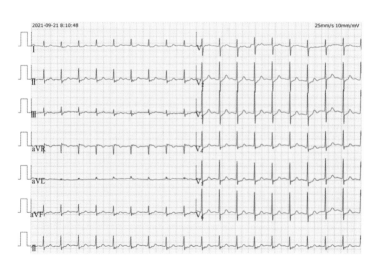

图 7-3-10　患者心电图

（四）诊断思路

【病史】

患者通常无器质性心脏病病史，通常多次出现心悸。通常可无伴随症状，严重情况下可出现血流动力学改变。

【体格检查】

（1）一般检查：心率较快（150～250次/分）；起初发生时可出现低血压，可伴有快速心室率和长时间发作。

（2）听诊心尖部第一心音强度恒定，心律绝对规则。

【辅助检查】

心电图特征：①心率150～250次/分，节律规则，可表现为突发突止，可由一期前收缩触发。②逆行性P波（Ⅱ、Ⅲ、aVF导联倒置），常埋藏于QRS波中。③QRS波时限和形态正常，但如果发生传导阻滞，可出现QRS波异常（图7-3-11）。

【问诊要点】

（1）有无基础心脏病史。

（2）是否有服用药物史。

（3）发病前是否存在刺激因素。

【伴随症状】

（1）部分无器质性心脏病患者可表现为心悸、呼吸困难等。

（2）器质性心脏病患者可出现胸闷、心悸；冠心病患者可出现心绞痛或心肌梗死；左心室功能不全患者可引起或加重心力衰竭。

（3）由于心率较快，心输出量减少，可引起低血压和脑灌注减

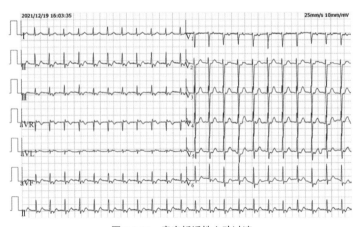

图 7-3-11　房室折返性心动过速

少，可能出现晕厥。此外，心动过速引起窦房结压迫，当心动过速停止时，也可导致晕厥。

（五）诊断及鉴别诊断

1. 诊断

本例患者诊断为室上性心动过速。诊断依据包括：①患者无既往基础疾病史。②表现为反复心悸，突发突止；发作时伴胸闷、胸痛。

2. 鉴别诊断

（1）窦性心动过速：可无临床表现，通常有刺激因素，可自行缓解；而非突发突止。心电图呈窦性，无逆行性 P 波，QRS 波正常；心率通常 > 100 次 / 分。

（2）心房颤动：可有心悸、头晕、呼吸困难等临床表现；严重者可出现血流动力学障碍。心电图示心室率不规则，QRS 波不规则，形态通常正常；无 P 波，代之为变化不定的 f 波，频率为 350 ~ 600 次 /分；心率通常在 110 ~ 140 次 / 分。

（3）心房扑动：心室率不快时，可无临床表现；心室率极快时，可诱发心绞痛和心力衰竭。心电图示 P 波消失，代之以 F 波，频率 250 ~ 350 次 / 分；心室率不规则，心房扑动波可以 2：1 或 4：1 下传；QRS 波形态正常。

四、预激综合征

（一）病例内容

【现病史】患者男，26 岁，因"反复发作性心悸 4 年，再发 2 h"入院。入院前 4 年患者无明显诱因出现心悸，突发突止，4 年来心悸发作频率明显增加，持续时间延长。入院前 2 h 无明显诱因再次突然出现心悸，无明确黑矇、晕厥及劳力性呼吸困难，来院时心悸突然中止。

【既往史】无。

【体格检查】神清，双肺呼吸音清，心界不大，心率 89 次 / 分，律齐，未闻及明显杂音。

【辅助检查】心电图：窦性心律，A 型预激（图 7-3-12）

（二）定义

预激综合征属传导途径异常，是指在正常的房室结传导途径之外，沿房室环周围存在附加的房室传导束（旁路）。

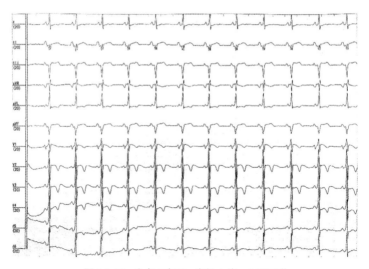

图 7-3-12　患者心电图。窦性心律，A 型预激

（三）病因及发病机制

　　旁路的形成是发育过程中所遗留的。在胚胎早期，房室心肌相连，发育过程中心内膜垫和房室沟组织形成中央纤维体和房室环，隔断了房室间心肌的联系而只能通过房室结联系，保证了正常的房室传导。但有时遗留一些散在的房室间相连的心肌，则成为异常房室旁路。旁路的传导速度较快（不典型旁路除外），其电生理特征不同于正常房室传导。多数旁路均有前向和逆向传导功能，10% 的旁路只有前向传导功能，而只有逆向传导功能的旁路 ≤ 50%。旁路有前向传导功能时，在窦性心律下可见预激，称为显性旁路；而只有逆向传导功能的旁路称为隐匿性旁路。隐匿性旁路只参与顺向性房室折返性心动过速，即激动经房室结和希氏束系统前传至心室，再经旁路逆传至心房，表现为窄 QRS 波的经典室上性心动过速。显性旁路可参与形成顺向和逆向性房室折返性心动过速，在后者激动经旁路前传至心室，再经希氏束和房室结或另外一条旁路逆传至心房，表现为宽 QRS 波心动过速，其心电图特征类似于室性心动过速，QRS 波增宽、畸形，具体形态特征取决于旁路的位置。

（四）诊断思路

　　【病史】

　　（1）有无发作性心悸病史，呈突发突止。

（2）发作频率逐渐增加，发病持续时间明显延长。

【体格检查】

（1）心律齐，心室率增快，一般在 160 次 / 分以上。

（2）兴奋迷走神经的措施大多能终止心动过速。

【辅助检查】

心电图特点包括：①正常 P 波时，PR 间期< 0.12 s。②QRS 波异常增宽，时限≥ 0.11 s。③QRS 波起始有钝挫，即 delta 波。④继发性 ST-T 改变。

（五）诊断及鉴别诊断

1.诊断

本例患者诊断为 A 型预激综合征。诊断依据包括：①患者为青年男性，反复心悸 4 年，发作呈突发突止。②近年来心悸发作频率明显增加，持续时间延长。③入院前 2 h 无明显诱因再次突然出现心悸，来院时心悸突然中止。④神清，双肺呼吸音清，心界不大，心率 89 次 / 分，律齐，未闻及明显杂音。⑤心电图示窦性心律，A 型预激。

预激综合征有以下类型：① WPW 综合征：又称经典型预激综合征，属显性房室旁路。解剖学基础为房室环存在直接连接心房与心室的纤维（Kent 束）。窦房结激动或心房激动可经传导很快的旁路纤维下传预先激动部分心室肌，同时经正常房室结途径下传激动其他部分心室肌，心电图特征为 PR 间期缩短< 0.12 s；QRS 波增宽≥ 0.12 s；QRS 波起始部有预激波（delta 波）；P-J 间期正常；出现继发性 ST-T 改变。心电图 delta 波的大小、QRS 波的宽度及 ST-T 改变的程度与预激成分的多少有关，少数预激患者 QRS 波时限< 0.12 s。根据 V_1 导联 delta 波极性及 QRS 波主波方向可对旁路进行初步定位，如 V_1 导联 delta 波正向且以 R 波为主，则一般为左侧旁路（图 7-3-13）；V_1 导联 delta 波负向或 QRS 波主波以负向波为主，则大多为右侧旁路（图 7-3-14）。部分患者的房室旁路没有前向传导功能，仅有逆向传导功能，心电图上 PR 间期正常，QRS 波起始部无预激波，但可反复发作房室折返性心动过速，此类旁路称之为隐匿性旁路。② LGL 综合征：又称短 PR 综合征。LGL 综合征存在绕过房室结传导的旁路纤维（James 束）；房室结较小而发育不全或房室结内存在一条传导异常快的通道引起房室结加速传导。心电图表现为 PR 间期< 0.12 s，但 QRS 波起始部无预激波。③ Mahaim 型预激综合征：Mahaim 纤维具有类房室结样特征，传导缓慢，呈递减性传导，是一种特殊的房

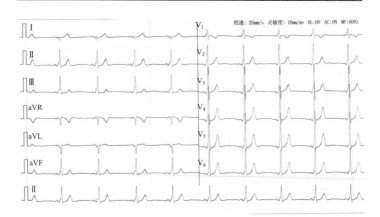

图 7-3-13　窦性心律，A 型预激综合征

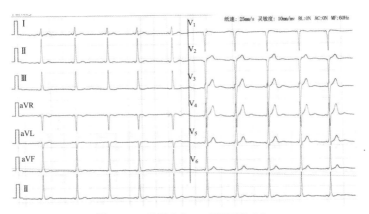

图 7-3-14　窦性心律，B 型预激综合征

室旁路。此类旁路只有前传功能，没有逆传功能。心电图表现为 PR 间期正常或大于正常值，QRS 波起始部可见预激波。Mahaim 型旁路可引发宽 QRS 波心动过速并呈左束支传导阻滞图形。

2. 鉴别诊断

部分患者 PR 间期＜ 0.12 s，但 QRS 波起始部不粗钝，无预激综合征相关的心律失常表现，可能为房室传导较快的正常变异，女性多见。表现为显性预激心电图特征的患者在行运动负荷试验时，常有假阳性 ST 段改变，不提示心肌缺血。

（1）束支传导阻滞与预激综合征的鉴别：①一般无典型症状；可能出现头晕、心悸、黑矇、晕厥和抽搐。②通常无典型体征。

③束支传导阻滞患者 PR 间期通常正常，心电图无典型预激波，且 QRS 波相对恒定，一般无典型心动过速发作。完全性左束支传导阻滞（图 7-3-15）需要与 B 型预激综合征鉴别，虽然心电图 $V_1 \sim V_3$ 的 QRS 波主波向下，但 PR 间期正常，QRS 波前无典型预激波。完全性右束支传导阻滞（图 7-3-16）需要与 A 型预激综合征鉴别，虽然 V_1 导联的 QRS 波呈 rsR' 型，但 PR 间期正常，QRS 波前无典型预激波。

（2）前壁心肌梗死与预激综合征的鉴别：部分心肌梗死负向预激波与 Q 波相似，如 B 型预激综合征的 $V_1 \sim V_3$ 导联呈 QS 型貌似前壁心肌梗死（图 7-3-17）。显性预激综合征可掩盖心肌梗死的心电图表现。当预激所致的 QRS 波向量指向左心室腔时，左心室壁心肌

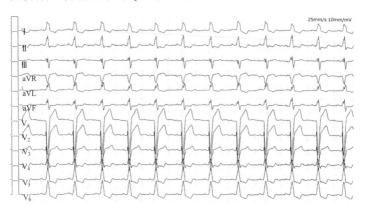

图 7-3-15　窦性心律，完全性左束支传导阻滞

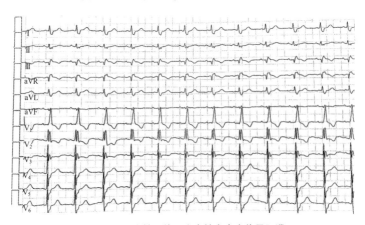

图 7-3-16　窦性心律，完全性右束支传导阻滞

梗死所致的 Q 波会被掩盖。可通过以下几点进行鉴别：①患者有活动后胸闷、胸痛、压迫感 / 濒死感伴心悸，夜间阵发性呼吸困难或端坐呼吸。②第一心音明显降低，可能出现奔马律；二尖瓣关闭不全，双肺可闻及细湿啰音。③心电图显示 ST-T 出现动态演变，$V_1 \sim V_4$ 导联有病理性 Q 波及镜像改变，但无预激波；超声心动图可见局部室壁运动障碍；若处于急性和亚急性期心肌梗死，心肌损伤标志物可能出现动态演变。

（3）右心室肥大与 A 型预激综合征鉴别：①出现右心衰竭者可出现纳差、腹胀、双下肢水肿、腹水、胸腔积液及心包积液等。②心界向右扩大，合并三尖瓣关闭不全时可在三尖瓣听诊区闻及收缩期吹风样杂音。③心电图呈右心室肥大心电图（图 7-3-18），aVR 导联及

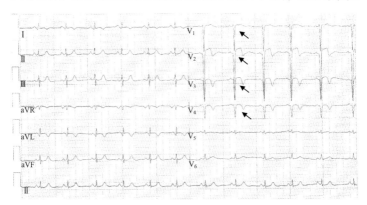

图 7-3-17 窦性心律，陈旧性前壁心肌梗死，$V_1 \sim V_4$ 导联病理性 Q 波伴 ST 段抬高，T 波倒置

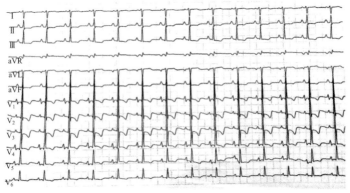

图 7-3-18 窦性心律，左心房增大，右心室肥大，ST-T 改变

V_1导联 QRS 波呈 R 波，QRS 波起始部无预激波，除观察 PR 间期、QRS 波时限和预激波特点外，应注意是否有电轴右偏、V_5 及 V_6 导联出现深 S 波等。超声心动图可显示右心室扩大，右心室壁厚度增加。

（4）心室舒张晚期的室性期前收缩与间歇性预激鉴别：可通过延长单个导联心电图记录时间、观察 P 波和室性期前收缩的关系、压迫颈动脉窦使窦性心率减慢观察 P 波和室性期前收缩的关系来鉴别。间歇性预激（图 7-3-19）患者常有心动过速病史。①主要表现为心悸，一般无心动过速病史。②心律不齐。③心室舒张晚期的室性期前收缩（图 7-3-20）心电图 PR 间期正常，通常代偿间期不完全，且 QRS 波起始部无预激波（图 7-3-21）。

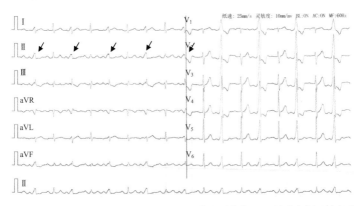

图 7-3-19　窦性心律，间歇性 A 型预激。箭头所指宽 QRS 波为左侧显性旁路前传，其余窄 QRS 波则为房室结下传

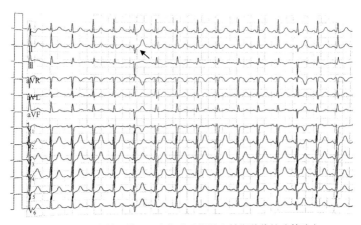

图 7-3-20　窦性心律，心室舒张晚期的室性期前收缩（箭头）

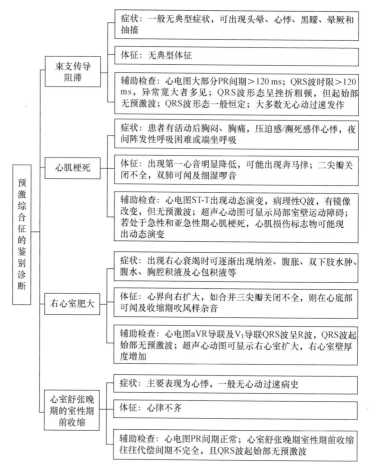

图 7-3-21 预激综合征的鉴别诊断

五、房室传导阻滞

（一）病例内容

【现病史】患者男，58 岁，主因"反复胸闷 10 余天"入院。患者于入院前 10 余天无明显诱因出现胸闷，程度轻，无气促，1 ～ 2 min 后自行缓解，无胸痛，无放射痛，无头痛、头晕、晕厥，无恶心、呕吐等。于当地医院就诊，未予治疗。回家后仍有胸闷症状，性质同前，遂来我院门诊就诊，为进一步诊治，收住入院。

【既往史】否认高血压、糖尿病、冠心病等病史。

【体格检查】T 36.4℃，R 18 次 / 分，P 85 次 / 分，BP 129/82 mmHg，神清，精神可，眼不突，口唇无发绀，颈静脉无怒张，甲状腺未及肿大，心率 85 次 / 分，律齐，未闻及明显病理性杂音，双肺呼吸音清，未闻及干、湿啰音。腹软，无压痛、反跳痛，肝脾肋下未触及，双肾区无叩痛，双下肢无水肿。

【辅助检查】心电图如图 7-3-22。动态心电图示窦性心律，房性期前收缩共发生 47 次，占总心搏数＜ 0.1%，包括 40 次单发房性期前收缩，2 次成对房性期前收缩和 1 次房性心动过速，房性期前收缩未下传 4 次；室性期前收缩共发生 590 次，占总心搏数的 0.6%，包括 588 次单发室性期前收缩，1 次成对室性期前收缩和 0 次室性心动过速；可见二度Ⅰ型房室传导阻滞、二度Ⅱ型房室传导阻滞；ST 段改变。超声心动图示左心房偏大，三尖瓣轻度反流。

（二）定义

房室传导阻滞是指房室交界区脱离生理不应期后，心房激动传导延迟或不能传导至心室。房室结、希氏束等任何部位的传导障碍均可引起房室传导阻滞。

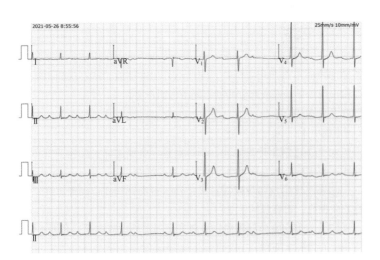

图 7-3-22　患者心电图

（三）病因及发病机制

1. 病因（表 7-3-1）

表 7-3-1　　房室传导阻滞的病因

分类	病因
心源性	● 急性心脏炎症改变：急性风湿性、细菌性和病毒性心肌炎；心内膜炎；心肌病等
	● 急性心肌缺血或坏死改变：急性心肌梗死、冠状动脉痉挛等
	● 损伤：心脏手术引起的传导系统损伤或周围组织水肿，如二尖瓣或主动脉瓣换瓣手术、巨大室间隔缺损修补术、法洛四联症根治术等
	● 先天性心脏病：先天性心血管病、室间隔或心内膜垫缺损、原发性高血压
	● 传导系统疾病：传导系统退行性改变，如 Lev 病等
	● 其他心脏病：心脏浸润性改变（如淀粉样变、结节病等）、心脏肿瘤
非心源性	● 电解质紊乱：高钾血症等
	● 药物不良反应：洋地黄类中毒；胺碘酮、普罗帕酮等抗心律失常药物作用等
	● 迷走神经功能亢进
	● 其他脏器功能异常：甲状腺功能亢进等

2. 发病机制

心脏传导系统由窦房结发出冲动，通过房室传导系统到房室结，进而向下传导至各心室。房室传导阻滞通常是由于房室传导系统中某个部位的不应期相应延长。窦房结发出冲动后，从心房到心室的过程出现传导缓慢或部分冲动不能下传而产生。

（四）诊断思路

【病史】

（1）一度房室传导阻滞：低钾血症、低镁血症；急性下壁心肌梗死；使用抗心律失常药物；房室结退行性变。

（2）二度房室传导阻滞：炎症性、浸润性病变；高钾血症；急性心肌梗死；瓣膜置换手术。

（3）三度房室传导阻滞：心肌炎；局部缺血或梗死；高钾血症；使用抗心律失常药物。

【体格检查】

（1）房室传导阻滞常规体格检查通常无表现。较严重者可能表现为心动过缓；部分患者可出现头晕、乏力、晕厥等症状。

（2）严重传导阻滞（如伴有结构性心脏病）时，可出现肺水肿、颈静脉怒张、心脏及脑供血不足，出现短暂的意识丧失甚至抽搐，即阿-斯综合征。心脏听诊可闻及心率减慢，第一心音强弱不等，有时可闻及"大炮音"。

【辅助检查】

房室传导阻滞的心电图特征如下：

（1）一度房室传导阻滞（图7-3-23）：①PR间期＞0.2 s。②QRS波形态与时限多正常。

（2）二度房室传导阻滞

1）二度Ⅰ型房室传导阻滞（文氏传导阻滞）：①P波规律出现。②PR间期逐渐延长，直到P波受阻，QRS波脱漏。③常见的房室传导比例为3∶2和5∶4（图7-3-24）。

2）二度Ⅱ型房室传导阻滞（莫氏传导阻滞）：①PR间期恒定。②部分P波后无QRS波。③呈3∶1或3∶1以上传递时，称为高度房室传导阻滞（图7-3-25）。

（3）三度房室传导阻滞（完全性）：①P波与QRS波互不相关，各自由独立起搏点控制。②P-P和R-R间期基本规律（图7-3-26）。

【问诊要点】

（1）是否存在呼吸急促、运动不耐受、头晕，甚至晕厥、胸痛等。

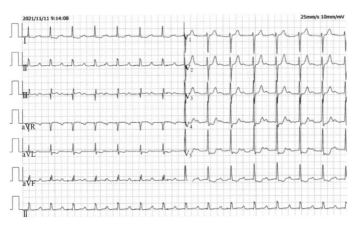

图 7-3-23　一度房室传导阻滞

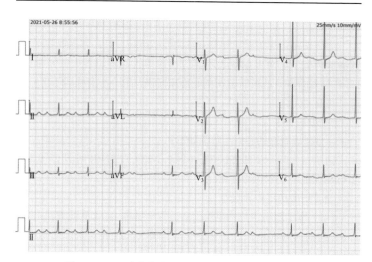

图 7-3-24　Ⅰ度房室传导阻滞；二度Ⅰ型房室传导阻滞

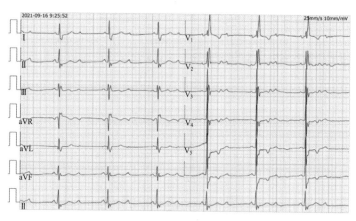

图 7-3-25　二度Ⅱ型房室传导阻滞

（2）是否长期口服抗心律失常药物，是否存在结构性心脏病。

【伴随症状】

轻度房室传导阻滞可无伴随症状，部分患者可有心悸症状；严重房室传导阻滞可能伴有胸痛、心悸、疲劳、乏力、头晕、晕厥、心绞痛，甚至心力衰竭。

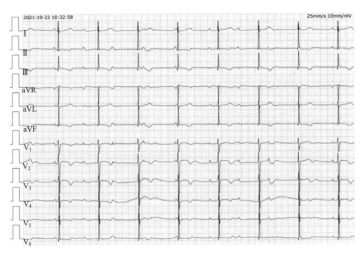

图 7-3-26 三度房室传导阻滞；交界区逸搏心律

（五）诊断及鉴别诊断

1. 诊断

本例患者诊断为二度房室传导阻滞。诊断依据包括：①患者无明显诱因出现胸闷，可自行缓解。②动态心电图示心动过缓、二度Ⅰ型房室传导阻滞、二度Ⅱ型房室传导阻滞。超声心动图可见左心房增大。

2. 鉴别诊断

（1）窦性心动过缓：需与二度、三度房室传导阻滞鉴别。窦性心动过缓的特点包括：①心率 < 60 次 / 分，呈窦性。②P 波、PR 间期、QRS 波无脱落或延长。

（2）房室分离：心房和心室各自独立，彼此独立跳动。三度房室传导阻滞可见房室分离，但房室分离不仅见于三度房室传导阻滞。

（3）2∶1 房性心动过速 / 心房扑动：是房室结不应期增加引起的生理影响，而非房室传导阻滞的形式。

参考文献

［1］蔡伯林 . 实用心电图图谱 . 北京：人民军医出版社，2011.

［2］陈新 . 黄宛临床心电图学 . 6 版 . 北京：人民卫生出版社，2009.

［3］陈新 . 临床心律失常学 . 北京：人民卫生出版社，2009.

［4］葛均波，徐永健，王辰 . 内科学 . 9 版 . 北京：人民卫生出版社，2018.

［5］郭继鸿，汪文娟．预激性心肌病．临床心电学杂志，2019，28（6）：471.

［6］来春林．心律失常学．北京：科学技术文献出版社，2011.

［7］林果为，王吉耀，葛均波．实用内科学．15 版．北京：人民卫生出版社，
　　2017.

［8］刘仁光，徐兆龙．预激综合征心电图学研究进展．岭南心血管病杂志，
　　2011，17（2）：89-91.

［9］万学红，卢雪峰．诊断学．9 版．北京：人民卫生出版社，2018.

［10］张新民．临床心电图分析与诊断．北京：人民卫生出版社，2018.

［11］中华医学会．预激综合征基层诊疗指南（2019 年）．中华全科医师杂志，
　　2020，19（6）：482-485.

［12］中华医学会心电生理和起搏分会，中国医师协会心律学专业委员会．心
　　动过缓和传导异常患者的评估与管理中国专家共识 2020．中华心律失常
　　学杂志，2021，25（3）：185-211.

［13］Di Biase L，Gianni C，Bagliani G，et al. Arrhythmias involving the
　　atrioventricular junction. Card Electrophysiol Clin，2017，9（3）：435-
　　452.

［14］Yusuf S，Camm AJ. The sinus tachycardias. Nat Clin Pract Cardiovasc
　　Med，2005，2（1）：44-52.

（陈羲　安荣成　秦亚录　陈曾宇　编

李茜　南勇　张骅　杨小艳　审校）

第 4 节　室性心律失常

一、室性期前收缩（室性早搏或室早）

（一）病例内容

【现病史】患者女，35 岁，因"反复心悸 3 周，加重 6 h"入院。患者于入院前 3 周无诱因出现心悸，有停顿感。入院前 6 h 出现心悸加重，无黑矇、晕厥及劳力性呼吸困难等。

【既往史】无。

【体格检查】心界不大，心率 78 次 / 分，律不齐，各瓣膜听诊区未闻及明显杂音。肺部、腹部查体阴性。

【辅助检查】心电图示窦性心律，频发室性期前收缩（图 7-4-1）。胸部 X 线检查未见明显异常。心肌损伤标志物未见异常。

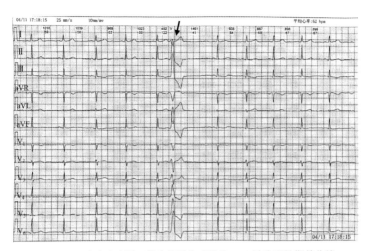

图 7-4-1 患者心电图。箭头处宽大畸形的 QRS 波为室性期前收缩

（二）定义

室性期前收缩是指希氏束及其分支以下心室肌的异位兴奋灶提前除极而产生的心室期前收缩。

（三）病因及发病机制

任何导致心室肌过早去极化的因素都可能是室性期前收缩的原因。

（1）不健康的生活方式（如精神压力、过度工作、过量摄入烟草、酒精和咖啡）。

（2）结构性心脏病（如冠心病、心肌病和心脏瓣膜疾病）。

（3）使用药物（如洋地黄、奎尼丁、三环类抗抑郁药中毒）、电解质紊乱（低钾、低镁）等。

室性期前收缩的主要机制是自主神经功能异常、触发活动和折返。对于单个室性期前收缩，通常很难准确鉴别其具体发病机制。各种原因导致的心室肌自律性增加（无论是早期或晚期去极化异常，以及心室肌局部微折返）均可能引起室性期前收缩。临床上长程心电图监测设备可有效记录和分析室性期前收缩，改善其治疗和预后。

（四）诊断思路

【病史】

（1）有无器质性心脏病史、症状及危险因素。

（2）有无心脏性猝死或器质性心脏病家族史。

（3）有无心悸、胸闷、心搏停止等，有无疲劳、气短、出汗、头晕等。

【体格检查】

应注意有无提示器质性心脏病的体征，包括心音改变、杂音、心律、心率等。

【辅助检查】

（1）常规心电图：除判断室性期前收缩的形态、数量和起源部位外，还有助于诊断陈旧性心肌梗死、心室肥大。室性期前收缩的心电图特征包括：①期前出现的 QRS-T 波前无 P 波或无相关的 P 波。②期前出现的 QRS 波宽大畸形，时限通常 > 0.12 s，T 波方向多与 QRS 波主波方向相反。③通常为完全性代偿间歇，即期前收缩前后的两个窦性 P 波间距等于正常 P-P 间期的两倍。

（2）24 h 动态心电图：有助于判断症状是否与室性期前收缩相关。若室性期前收缩 > 10 000 次 /24 小时或室性期前收缩负荷占总心搏数的 10% 以上，或有室性期前收缩诱发室性心动过速 / 心室颤动的记录，应建议导管射频消融。

（五）诊断及鉴别诊断

1. 诊断

本例患者诊断为频发室性期前收缩。诊断依据包括：①患者为青年女性，反复心悸 3 周，有停顿感。②入院前 6 h 出现心悸加重，无黑矇、晕厥及劳力性呼吸困难等。③心界不大，心率 78 次 / 分，律不齐，各瓣膜听诊区未闻及明显杂音。肺部、腹部查体阴性。④心电图示窦性心律，频发室性期前收缩；胸部 X 线检查及心肌损伤标志物未见异常。

2. 鉴别诊断

（1）房性期前收缩伴差异性传导：患者可有心悸，偶伴头晕及乏力。心电图特点为大多数宽大 QRS 波前有不同于窦性的 P' 波，多数房性期前收缩前的 R-R 间期较长（图 7-2-5）。

（2）心室预激波：部分患者有心悸病史，心动过速可出现突发突止。心电图一般有明确的 P 波，且 PR 间期通常缩短 < 120 ms，QRS 波起始部有典型的预激波，有继发性 ST-T 改变，一般无代偿间歇（图 7-4-2）。

（3）完全性左束支传导阻滞：大多数患者可无症状，无典型体征。心电图通常 PR 间期正常，QRS 波可增宽，但 QRS 波起始处无预激波，并伴有继发性 ST-T 改变。完全性左束支传导阻滞通常电轴左偏，在 I、aVL、V₅～V₆ 导联出现宽大畸形的 QRS 波，一般无代偿间歇（图 7-3-15）。

（4）室性逸搏：患者可出现黑矇、晕厥及不明原因的抽搐，部分患者有心悸病史，心动过速可突发突止。心电图表现为窦性心律，大多数室性逸搏的 QRS 波出现较晚，一般会在一个较长的 R-R 间期后较晚出现宽大畸形的 QRS 波，且无代偿间歇，基础心率一般较慢（图 7-4-3）。

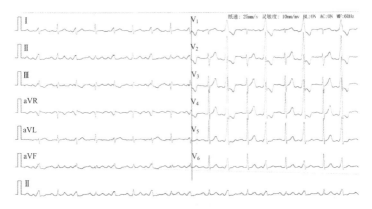

图 7-4-2　间歇性心室预激。 PR 间期长短交替，QRS 波宽窄交替，宽 QRS 波起始部可见粗、切迹顿挫的预激波，并伴有继发性 ST-T 改变

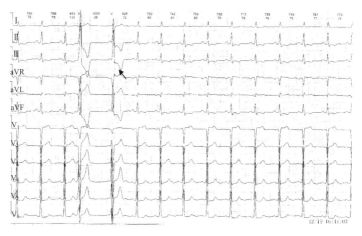

图 7-4-3　室性逸搏。 图中第 4 个室性期前收缩后紧跟 1 个室性逸搏（箭头）

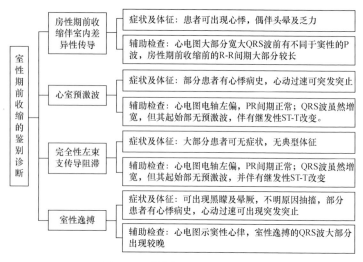

图 7-4-4　室性期前收缩的鉴别诊断

二、室性心动过速

（一）病例内容

【现病史】患者男，46 岁，因"反复活动后呼吸困难 6 年，突发心悸伴头晕 1 h"入院。患者于入院前 6 年出现活动后呼吸困难，偶伴双下肢水肿，既往多次因呼吸困难加重住院治疗。入院前 1 h 突发心悸伴头晕，无发热、气促、咯血等。

【既往史】扩张型心肌病病史。

【体格检查】BP 96/58 mmHg，颈静脉怒张，心界扩大，心率 170 次 / 分，第一心音减低，心尖部可闻及 2/6 级收缩期吹风样杂音向左腋下传导，三尖瓣听诊区可闻及 3/6 级收缩期吹风样杂音，双下肺可闻及细湿啰音，无哮鸣音，腹部查体阴性。

【辅助检查】胸部 X 线检查示心界向两侧扩大。超声心动图示全心弥漫性搏动减弱，收缩功能下降。心电图示窦性心律，短阵室性心动过速（图 7-4-5）。

（二）定义及分类

1. 定义

室性心动过速是指起源于心室且由自发、连续 3 个或 3 个以上、频率 > 100 次 / 分的期前搏动组成的心律。若由心脏电生理检查程序刺激所诱发，则必须有持续 6 个或 6 个以上连续的心室搏动。

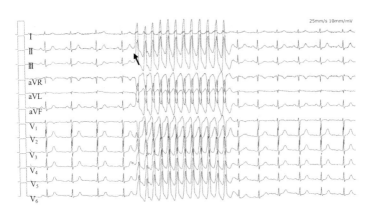

图 7-4-5 窦性心律，短阵室性心动过速

2. 分类

（1）根据持续时间分类：①持续性室性心动过速：指室性心动过速的持续时间 ≥ 30 s，或虽未持续 30 s 但出现严重的血流动力学改变。②非持续性室性心动过速：指室性心动过速的持续时间 < 30 s，在 30 s 内自行终止。

（2）根据发作形态分类：①单形性室性心动过速：指室性心动过速发作时，其 QRS 波形态稳定而单一，大部分室性心动过速为此类。根据 QRS 波形态又可分为右束支传导阻滞（RBBB）型室性心动过速和左束支传导阻滞（LBBB）型室性心动过速，RBBB 型室性心动过速病灶位于左心室，LBBB 型室性心动过速病灶多数位于右心室，少数位于左室间隔附近。②多形性室性心动过速：指室性心动过速发作时，其 QRS 波形态不同。一般认为，连续 5 个以上 QRS波形态不稳定且无明确的等电位线和在多个同时记录的导联上 QRS波不同步即为多形性室性心动过速，其中包括尖端扭转型室性心动过速。

（3）根据病因分类：分为冠心病性室性心动过速、药物性室性心动过速、再灌注性室性心动过速、心肌病室性心动过速、致心律失常型右心室心肌病引起的室性心动过速等。

（4）根据是否合并器质性心脏病分类：分为病理性室性心动过速和特发性室性心动过速。

（5）特殊类型的室性心动过速：如具有遗传特征的室性心动过速（长 QT 综合征、短 QT 综合征及 Brugada 综合征等）；具有特殊临床特征和心电图及心电生理的室性心动过速（如儿茶酚胺敏感型室性心动过速、分支型室性心动过速和尖端扭转型室性心动过速等）。

（三）病因及发病机制

室性心动过速多见于器质性心脏病患者，尤其是广泛而严重的心肌病变（如冠心病伴心肌梗死后心力衰竭或合并室壁瘤），心肌梗死后产生心电活动异常、室壁运动异常、束支传导异常及心力衰竭等为室性心动过速的发生提供了病理基础，尤其是心肌梗死区域内或周边残存的心肌组织具有缓慢传导功能，梗死区域自身或与周边心肌组织可形成折返导致室性心动过速。研究发现，90% 以上的扩张型心肌病患者存在持续性室性心动过速，尸检研究发现 1/3 的室性心动过速患者有心内膜广泛瘢痕形成，50% 以上患者存在心肌组织被纤维组织取代。右心室心肌发育不良、肥厚型心肌病及严重心肌炎等均可由于心肌病变导致心肌细胞排列紊乱、心肌缺血、心肌功能下降等，为室性心动过速的发生提供了病理基础。这些器质性心脏病可导致心室肌内瘢痕形成，心肌细胞变性，从而形成折返。少数先天性心脏病（如法洛四联症）行外科纠正术后，在没有传导功能的解剖区域（如瓣环、室间隔缺损补片和切口瘢痕）之间可形成折返环导致术后瘢痕相关性室性心动过速。

少数室性心动过速可见于无明确器质性心肌病变的正常人，如原发性长 QT 综合征、二尖瓣脱垂等。洋地黄中毒、拟交感神经药物过量、抗心律失常药、三环类抗抑郁药、锑剂、氯喹及低钾血症或低镁血症均可导致继发性 QT 间期延长，从而诱发室性心动过速。

此外，低温麻醉、心肺手术或心导管的机械性刺激也可导致室性心动过速，其电生理机制大多为折返，其折返环大多位于心室，少部分室性心动过速有左、右束支参与折返。少数室性心动过速为异常自律性或后除极继发激动，通常不能被电生理的程序刺激所终止。

（四）诊断思路

【病史】

（1）有无心悸、胸闷、气促、胸痛、头晕、黑矇。

（2）有无晕厥、休克、阿-斯综合征发作，甚至猝死。

【体格检查】

（1）观察患者有无精神紧张、神情淡漠，甚至昏迷。

（2）部分患者脉搏不易扪及，可出现脉搏短绌、交替脉、血压下降。

（3）合并房室分离时，颈静脉搏动可见大炮 A 波、第一心音强弱不等、偶及大炮音。

（4）心律一般较齐，但也可出现心律不齐，心室率通常为 100～250 次 / 分。

（5）部分患者肺部可闻及哮鸣音、湿啰音等。

（6）兴奋迷走神经的措施大多不能终止室性心动过速发作。

【辅助检查】

室性心动过速的心电图特征包括：① QRS 波呈室性波形，增宽而变形，QRS 波时限＞ 0.12 s（图 7-4-5）；少数起源于希氏束-浦肯野纤维系统的室性心动过速可不超过 0.12 s（图 7-4-6）。②常存在继发性 ST-T 改变。③心室频率为 100～250 次 / 分，规则或略不规则，偶见 R-R 间期相差达 0.33 s。④窦性心律可持续单独存在，形成房室分离（图 7-4-7）。⑤偶尔窦性 P 波下传夺获心室，形成一次提早出现的窄 QRS 波（心室夺获），其形态与窦性心律时的 QRS 波相同或略有差别（合并频率依赖性室内差异性传导）；有时窦性 P 波夺获部分心室，与室性异位搏动形成心室融合波，后者形态兼有窦性和室性 QRS 波的特征。心室的夺获和融合波（图 7-4-8）是诊断室性心动过速的有力证据，但临床发生率很低。⑥室性心动过速发作时 QRS 形态大多一致，也可有多种形态，即单形性和多形性室性心动过速。⑦室性心动过速常由期前收缩诱发，其形态通常与期前收缩一致。⑧室性心动过速可自行终止，终止前常有频率和节律的改变，也可转变为心室扑动、心室颤动，转变前多有心室率加快。

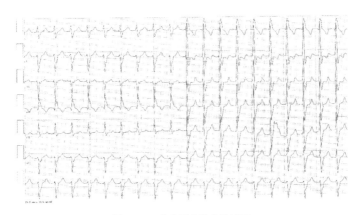

图 7-4-6 分支型室性心动过速

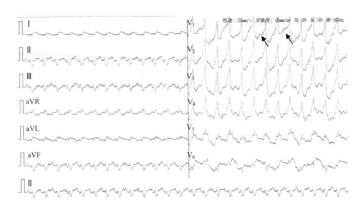

图 7-4-7 持续性室性心动过速。可见房室分离，箭头所指为 P 波

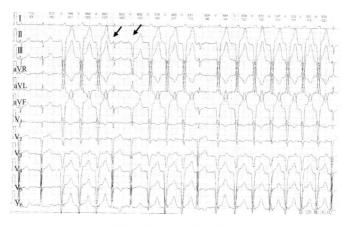

图 7-4-8 室性心动过速时窦性夺获和室性融合波

（五）诊断及鉴别诊断

1. 诊断

本例患者诊断为短阵室性心动过速，扩张型心肌病。诊断依据包括：①患者为中年男性，因"反复活动后呼吸困难 6 年，突发心悸伴头晕 1 h"入院。入院前 6 年出现活动后呼吸困难，偶伴双下肢水肿，既往多次因呼吸困难加重住院治疗。②入院前 1 h 突发心悸伴头晕入院，无发热、气促，无咯血等。③有扩张型心肌病病史。④ BP 96/58 mmHg，颈静脉怒张，心界扩大，心率 170 次 / 分，第一心音减低，心尖部可闻及 2/6 级收缩期吹风样杂音向左腋下传导，三尖瓣听诊区可闻及 3/6

级收缩期吹风样杂音，双下肺可闻及细湿啰音，无哮鸣音，腹部查体阴性。⑤胸部 X 线示心界向两侧扩大；超声心动图示全心弥漫性搏动减弱，收缩功能下降。心电图示窦性心律 短阵室性心动过速。

2. 鉴别诊断

（1）室上性心动过速伴 QRS 波增宽（束支传导阻滞）：室性心动过速与室上性心动过速伴室内差异性传导的心电图表现十分相似，但两者的临床意义与处理截然不同，应注意鉴别。以下心电图表现支持诊断室上性心动过速伴室内差异性传导：每次心动过速均由期前发生的 P 波开始；P 波与 QRS 波相关，通常呈 1∶1 房室比例；刺激迷走神经可减慢或终止心动过速。室性心动过速的心电图表现为室性融合波；心室夺获；室房分离；全部心前区导联 QRS 波主波方向全部向上或向下。

（2）逆向型房室折返性心动过速：即经房室旁路前传的房室折返性心动过速，其特点包括：①心房激动经房室旁路下传心室，心室激动再从房室结逆传心房，心室系由旁路下传的激动兴奋，故 QRS 波宽大、畸形。②频率＞ 220 次 / 分，而室性心动过速的频率多为 100 ～ 220 次 / 分，超过 220 次 / 分者较少见。

（3）预激综合征合并心房颤动（图 7-2-25）：①出现宽大畸形的 QRS 波，但也有窄 QRS 波或心室融合波，使心电图前、后部 QRS 波形态发生变化。②由于基础心律为心房颤动，P 波消失，R-R 间期绝对不等，恢复窦性心律后，心电图可见预激波。③心房颤动常由室房折返引起，消融旁路治疗后多数患者不再发生心房颤动。

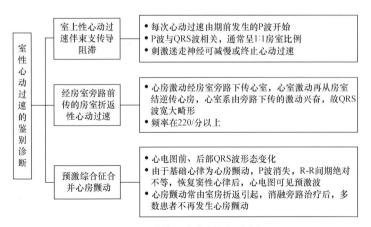

图 7-4-9　室性心动过速的鉴别诊断

三、尖端扭转型室性心动过速

（一）病例内容

【现病史】患者女，50 岁，因"晕厥、抽搐 2 天"入院。入院前 2 天突然从凳子上（高约 50 cm）摔到地上，口吐白沫、四肢松软、神志不清，约 1 min 自行缓解。醒后未诉不适。下午行走时再发晕厥 1 次，症状如前。入院当日 03：00 出现憋气，四肢呈强直性抽动，按压人中后 1 ～ 2 min 缓解。入院心电监护示频发室性期前收缩、短阵室性心动过速，后出现尖端扭转型室性心动过速，患者再次出现意识模糊，立即给予 100 J 同步电复律。电复律后恢复窦性心律。

【既往史】3 年前确诊扩张型心肌病，长期口服利尿剂（具体剂量不详）。

【体格检查】BP 97/54 mmHg。心尖搏动位于第 6 肋间左锁骨中线外 1 cm 处，心浊音界向左扩大，心律不齐，心率 56 ～ 70 次 / 分，频发早搏呈二联律，心音强弱不一。神经系统查体阴性。

【辅助检查】血钾 2.7 mmol/L。心电图提示尖端扭转型室性心动过速（图 7-4-10）。胸部 X 线正位片示心影向左侧增大，心尖部向下延伸。超声心动图示左、右心室增大，左心室室壁及室间隔未增厚，左心室收缩及舒张功能无异常。

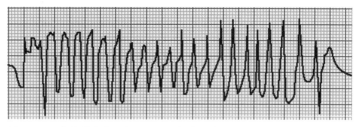

图 7-4-10　患者单导联心电图。 显示尖端扭转型室性心动过速（"纺锤"和"麦浪"）

（二）定义

尖端扭转型室性心动过速（Tdp）是一种特殊类型的恶性快速室性心律失常，是介于室性心动过速和心室颤动之间的一种室性心律失常。Tdp 常表现为快而不整齐的 QRS 波形态发生周期性变化，并以等电位线为轴线发生 180° 扭转。

（三）病因及发病机制

Tdp 的发生与神经或离子机制引起的心室复极异常有关。Tdp 的分型与机制见表 7-4-1。

表 7-4-1　Tdp 的分型及其机制

分型	病因	特点及机制
Ⅰ型	药物、低钾血症、低镁血症、急性心肌梗死、手术、脑外伤、重症心肌炎	Ⅰ型最多见，QT 间期明显延长，并与长 R-R 间期有关。发病机制与心室复极障碍、触发活动、多发性折返或早期后除极有关
Ⅱ型（先天性长 QT 综合征或肾上腺素依赖性长 QT 综合征）	运动、室性期前收缩长代偿间歇后、药物	婴儿时期发病，也可成年发病，具遗传倾向。QT 间期明显延长，有巨大 T 波（TU 融合波）。与心室交感神经张力增强或延迟后除极所致的触发活动有关
Ⅲ型（短联律间期室性期前收缩所致的 Tdp 或 QT 间期不延长的多形性室性心动过速）	急性心肌梗死、药物	与触发活动早期后除极或折返有关。T 或 U 波形态及 QT 间期均正常

（四）诊断思路

【病史】

（1）可出现黑矇、眩晕或晕厥，常突然发病，反复而短暂发作，部分患者可能仅感觉心悸和头晕。

（2）发作持续时间较长时可引起抽搐、意识障碍、阿-斯综合征、心室颤动，甚至心脏性猝死。

（3）判断是否存在诱因，如洋地黄过量、严重低钾血症、低镁血症等。

【辅助检查】

心电图特征包括：①Tdp 发生时，QRS 波形态具有多形性，但变化仍具有一定规律性，QRS 波的形态、振幅和主波的方向（极性）呈周期性变化；在每 5～20 个周期中，QRS 波的主峰围绕等电位线扭转 1 次，类似纺锤状，持续 4～12 s，但不一定出现在所有导联上，使 QRS 波主波的方向忽上忽下，形成围绕着基线扭转的独特心电图表现。②Tdp 为短阵发作，通常持续数秒后自行终止，但少数可恶变为心室颤动，引发猝死。发作时心室率为 150～280 次/分，多数大于 200 次/分，而室性心动过速终止前的 1～3 个心动周期的频率常先减慢后终止，即冷却现象，也可恶化为心室颤动，需电除颤治疗。③发作前后有原发性或继发性 QT 间期延长，通常超过 500 ms，U 波显著。④多数病例仅能在几个导联上记录到上述独特表现，其他导联的 QRS 波扭转不典型或不发生。常规电生理检查（包括药物诱发）常不能诱发 Tdp，仅少数能诱发出室性心动过速。⑤典型 Tdp 由心动过缓引发或呈间歇依赖性，Tdp 发作前，R-R 间期存在"短－长－短"的特点，即 1 个室性期前收缩（短 R-R 间期）、1 个代偿间歇（长 R-R 间期）及第 2 个室性期前收缩（短 R-R 间期），常由室性期前收缩触发（即"R on T"），包括成对室性期前收缩后长代偿间期之后"R on T"。⑥当发作临近终止时，QRS 波逐渐增宽、振幅增大，发作终止后恢复至基础心律或出现短暂的心室停顿，或引起另一次发作。⑦T-U 复合波改变（T 波平坦、双相 T 波、T 波电交替、T 波降支平缓、U 波突出，巨大 T-U 波）。

（五）诊断及鉴别诊断

1. 诊断

本例患者诊断为尖端扭转型室性心动过速。诊断依据包括：①患者为中年女性，有扩张型心肌病病史，长期使用利尿剂后出现低钾血症，存在 Tdp 的诱因。②有晕厥、抽搐等 Tdp 表现，呈反复而短暂发作。③存在特征性心电图表现。

2. 鉴别诊断

多形性室性心动过速（PMVT）时，QRS 波形态在大于 1 个导联上发生变化，R-R 间期不等，心室率通常为 200～350 次/分，临床表现多样，可出现乏力、晕厥、意识丧失或阿-斯综合征，也可恶化为心室颤动。Tdp 须与非长 QT 依赖性 PMVT 进行鉴别（表 7-4-2）。

表 7-4-2　Tdp 与非长 QT 依赖性 PMVT 的鉴别要点

要点	Tdp	非长 QT 依赖性 PMVT
好发人群	遗传性长 QT 综合征和获得性长 QT 综合征患者	器质性心脏病及遗传性心律失常患者
QTc 间期	显著延长（> 500 ms），且与 PMVT 相关	正常或轻度延长，且与 PMVT 无关
触发因素	短–长–短周期、慢频率依赖性	短联律间期室性期前收缩、"R on T" 现象、快频率依赖性
室性期前收缩的联律间期	一般较长（≥ 450 ms）	相对较短（< 350 ms）
对Ⅲ类抗心律失常的治疗反应	心律失常加重，甚至出现电风暴	可能伴有 QTc 间期轻度延长，心律失常可好转或消失，停用后心律失常加重

四、心室扑动

（一）病例内容

【现病史】患者男，87 岁，主诉"反复胸闷、气促 1 年半余，加重 3 天"入院。入院前 3 天患者自述症状加重，夜间不能平卧，伴夜间阵发性呼吸困难，遂来我院就诊，为求进一步诊治，门诊以"扩张型心肌病"收住入院。入院后，患者突然出现恶性心律失常和呼吸停止，神志不清，予紧急气管插管、电除颤、心肺复苏等，并予肾上腺和多巴胺等积极抢救，7 min 后患者心搏恢复，窦性心律，心率 73 次/分，继续予大剂量肾上腺素维持心率波动在 80 次/分。

【体格检查】T 36℃，P 87 次/分，R 22 次/分，BP 128/92 mmHg。神志清，无眼突，颈静脉充盈，甲状腺不大。心界不大，心率 87 次/分，心室颤动，心律不齐，未闻及明显病理性杂音，双肺呼吸音粗，两肺底闻及大量湿啰音。腹软，无压痛、反跳痛，肝脾肋下未触及，双肾区无叩痛，双下肢轻度凹陷性水肿。双侧巴宾斯基征阴性。

【辅助检查】TnI 0.08 μg/L；血钾 4.4 mmol/L，血钙 1.94 mmol/L；血糖 9.55 mmol/L。床旁心电监护提示心室扑动、心室颤动。

（二）定义

心室扑动是一种严重的致死性心律失常，是指心室整体收缩，但收缩极快且微弱无效，心电图无法分辨除极波及复极波。

心室扑动持续时间很短，很快转变为心室颤动。因此，心室扑动是心室颤动的前驱。心室扑动是室性心动过速和心室颤动之间的过渡型，也可与心室颤动先后掺杂出现。

（三）病因及发病机制

1. 病因

（1）心源性病因：①急性冠脉综合征：不稳定型心绞痛、急性心肌梗死、心功能不全。②病态窦房结综合征或完全性房室传导阻滞所致的严重心动过缓。③长 QT 综合征、Brugada 综合征等心脏离子通道病。④扩张型心肌病和肥厚型心肌病。⑤心房颤动伴预激综合征。

（2）非心源性病因：①电击或雷击。②继发于低温。③药物毒副作用：洋地黄、肾上腺素类药物及抗心律失常药等。

2. 发病机制

心室扑动的具体形成机制不详，可能包括心室存在多个异位起搏点，心室部分心肌的传导速度、心肌复极、不应期长短不均匀；心室激动在不应期不同心肌之间形成折返，折返环大小均匀。

（四）诊断思路

【病史】

既往心脏基础疾病，如结构性心肌病、心力衰竭、急性心肌梗死等。

【体格检查】

心脏听诊心音消失，脉搏或大动脉无法触及，血压无法检测。

【辅助检查】

心电图（图 7-4-11）特征包括：①频率：150 ～ 300 次 / 分（通常在 200 次 / 分以上）。②P 波消失，QRS 波呈向上、向下的波幅，形似正弦曲线，TQRS > 0.12 s。③连续而规律的宽大畸形的 QRS 波（单形性室性心动过速），频率极快，常无明显 T 波。在 QRS 波之间无等电位间隔。

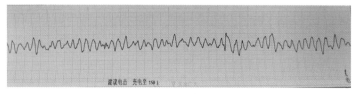

图 7-4-11　心室扑动与心室颤动

【问诊要点】

既往病史及长期服药史。

【伴随症状】

可伴随意识丧失、抽搐、呼吸困难等。

（五）诊断及鉴别诊断

1. 诊断

本例患者诊断为扩张性心肌病；心室扑动、心室颤动。诊断依据包括：①患者既往有扩张型心肌病病史。②突发意识丧失。③床旁心电监护提示心室扑动及心室颤动。

2. 鉴别诊断（表 7-4-3 和图 7-4-12）

表 7-4-3 心室扑动的鉴别诊断

鉴别要点		心室扑动	心室颤动	室性心动过速
常见临床表现		可发生阿-斯综合征	可发生阿-斯综合征	视心率情况，可只有心悸，心率过快时可出现头晕、黑矇或晕厥等
心电图表现	心室率	250～300次/分	>300次/分	150～250次/分
	心室规律	节律规则	节律不规则	基本规则
	P波	无P波	无P波	大部分可见P波
	QRS波	形态单一，连续；无等电位线	宽度、形态及振幅变化差异较大	波形、宽度及振幅较规则，清晰可辨
转归		如不干预，可转为心室颤动	无有效收缩和舒张，心脏随时停跳	通过干预手段可控制，转归较好

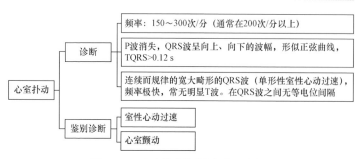

图 7-4-12 心室扑动的诊断与鉴别诊断

五、心室颤动

（一）病例内容

【现病史】患者男，53 岁，因"胸痛 7 h"入院。患者于入院前 7 h 突然出现胸前区压榨样疼痛，伴有濒死感，自行服用硝酸甘油 1 片未见明显好转，疼痛感持续，偶有咳嗽、咳痰，无恶心、呕吐，无畏寒、发热，无嗳气、反酸。

【既往史】糖尿病病史 10 余年，长期胰岛素控制血糖，高血压 10 余年，口服药物控制。吸烟史 30 余年，15～20 支 / 天，饮酒史近 20 年。

【体格检查】神清，急性疼痛面容，双肺呼吸音粗，呼吸较急促（23 次 / 分）。心率 83 次 / 分，律齐，各瓣膜区未闻及明显杂音，双下肢无水肿。入院后 10 min 患者突发意识丧失，呼之不应，大动脉搏动未触及，血压、氧合测不出。

【辅助检查】床旁心电图示 V_1 ～ V_6 导联 ST 段抬高，提示广泛前壁心肌梗死。TnI 1.21 ng/ml。入院后 10 min 床旁心电监护示心室颤动。

（二）定义

心室颤动是指心室发放的兴奋很迅速且没有规律，通常超过 300 次 / 分（循环周期≤ 180 ms），心律不齐，QRS 波宽度、形态及振幅变异大。

（三）病因及发病机制

多见于器质性心脏病患者（如冠心病、心肌病、心肌炎），尤其在合并心功能不全时。先天性离子通道病（如长 QT 综合征、Brugada 综合征、短 QT 综合征）常发生心室颤动。严重缺血缺氧、预激综合征合并心房颤动伴快速心室率、电击伤、洋地黄中毒、抗心律失常药的致心律失常作用、酸碱失衡和水电解质紊乱等均可导致心室颤动。少数患者原因不明，称为特发性心室颤动。

（四）诊断思路

【体格检查】

（1）观察突发意识丧失、抽搐、呼吸停顿等。

（2）听诊心音消失、脉搏无法扪及、血压无法测得。

（3）明显发绀和瞳孔散大。

【辅助检查】

心室颤动的心电图特征包括：① QRS-T 波消失，呈大小不等、形态不同的心室颤动波，常由心室扑动转变而来，波幅＞ 0.5 mV 称粗波型心室颤动，＜ 0.5 mV 称细波型心室颤动。② f-f 之间无等电位线。③频率＞250 次／分；频率＞100 次／分者称快速型心室颤动，频率＜100次／分者称慢速型心室颤动。④有心室扑动波时为不纯性心室颤动。

（五）诊断

本例患者诊断为急性前壁心肌梗死；心室颤动（电除颤后）；高血压；糖尿病。诊断依据包括：①患者为中年男性，起病急，因"胸痛 7 h"入院。入院前 7 h 突然出现胸前区压榨样疼痛，伴濒死感，自行服用硝酸甘油 1 片未见明显好转，疼痛感持续。②既往高血压、糖尿病病史，长期吸烟、饮酒史，属心肌梗死高危人群。③入院时神清，急性疼痛面容，双肺呼吸音粗，呼吸 23 次／分，心率 83 次／分，律齐，各瓣膜区未闻及明显杂音，双下肢无水肿。入院 10 min 后患者突发意识丧失，呼之不应，大动脉搏动未触及，血压、氧合测不出。④入院心电图示 $V_1 \sim V_6$ 导联 ST 段抬高，提示广泛前壁心肌梗死。TnI 1.21 ng/ml。后患者在监护下出现意识丧失，心电监护示心室颤动。

六、室内传导阻滞

（一）病例内容

【现病史】患者女，45 岁，主因"胸闷 4 个月，加重半个月"入院。患者于入院前 4 个月劳累、情绪不佳时出现胸闷不适，伴有心前区或左侧肩背部隐痛不适，持续 3～5 h，自服速效救心丸 5～7 粒，约 15 min后胸闷、胸痛明显缓解，同时自服复方丹参片 3 片口服 3 次／日。入院前半个月，患者多次出现深夜 01:00～02:00 点清醒后有胸闷、胸痛，症状较前加重，持续约 1 h，服用速效救心丸后症状有所缓解。为求进一步诊治来我院，门诊以"胸闷"收入院。患者目前精神尚可，体力下降，食欲正常，睡眠一般，体重无明显变化，大便正常，排尿正常。

【既往史】慢性浅表性胃炎伴糜烂，目前服用奥美拉唑 10 mg 口服 3 次／日，复方嗜酸乳杆菌片 1g 口服 3 次／日，铝碳酸镁（达喜）1 g 嚼服 3 次／日，米曲菌胰酶（慷彼申）1 片口服 3 次／日。

【体格检查】未见异常。

【辅助检查】常规心电图如图 7-4-13。动态心电图示窦性心律，房性期前收缩 5 次，其中成对 1 次，室性期前收缩 1 次，完全性右束支传导阻滞（图 7-4-14）。

（二）定义

室内传导阻滞通常是指希氏束分叉以下部位的传导障碍。希氏束穿膜后进入心室，在室间隔上方分为右束支和左束支。室内传导阻滞可累及单支、双支或三支。

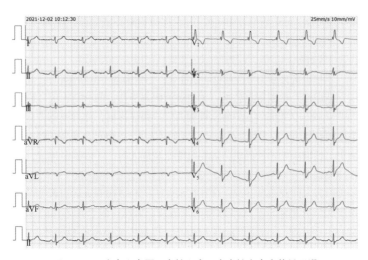

图 7-4-13　**患者心电图**。窦性心率，完全性右束支传导阻滞

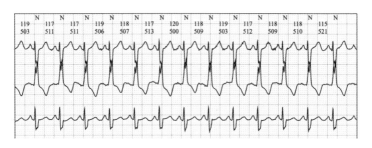

图 7-4-14　动态心电图（部分）

（三）病因及发病机制（表 7-4-4）

表 7-4-4　室内传导阻滞的病因

类型	病因
左束支传导阻滞	心源性：充血性心力衰竭、冠心病、心肌病、主动脉瓣狭窄等 非心源性：急性感染性疾病、奎尼丁或普鲁卡因过量等
右束支传导阻滞	风湿性心脏病、高血压、冠心病、肺心病、先天性心脏病、急性肺动脉栓塞等
双分支或三分支阻滞	传导系统退行性变等

（四）诊断思路

【病史】

（1）既往是否存在心脏结构或器质性改变及既往病史。

（2）用药史。

【体格检查】

（1）可无阳性体征；偶可闻及第一、二心音分裂。

（2）完全性三分支阻滞心脏听诊第一心音强度常变化，第二心音呈正常或反常分裂，间或闻及响亮、亢进的第一心音（大炮音）。

【辅助检查】

（1）完全性左束支传导阻滞（LBBB）的心电图表现：① TQRS ≥ 0.12 s。② I 导联有明显增宽的 S 波。③ $V_5 \sim V_6$ 导联 R 波宽大，有切迹或粗钝，无 Q 波。④ $V_1 \sim V_2$ 导联呈宽 QS 波或 rS 波，S 波宽大。⑤ $V_5 \sim V_6$ 导联 T 波与 QRS 波主波方向相反（图 7-4-15）。

（2）完全性右束支传导阻滞（RBBB）的心电图表现：① TQRS ≥ 0.12 s。② $V_1 \sim V_2$ 导联呈 rsR' 波，R' 波粗钝。③ $V_5 \sim V_6$ 导联呈 qRS 或 RS 波，S 波宽。④ T 波与 QRS 波主波方向相反（图 7-4-16）。

（3）不完全性 LBBB 的心电图表现：① TQRS ≤ 0.12 s。②其余特点与 LBBB 相似。

（4）不完全性 RBBB 的心电图表现：① TQRS ≤ 0.12 s。②其余特点与 RBBB 相似。

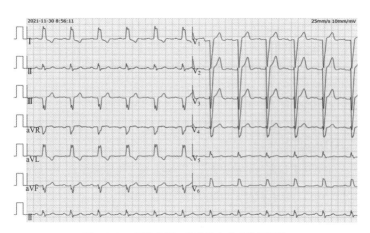

图 7-4-15　窦性心律，完全性左束支传导阻滞

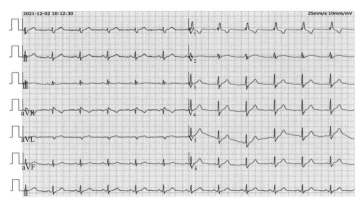

图 7-4-16　窦性心率，完全右束支传导阻滞

（5）左前分支阻滞的心电图表现：① TQRS ＜ 0.12 s。② QRS 波电轴左偏－ 45°～－ 90°。③ Ⅰ、aVL 导联呈 qR 波。④ Ⅱ、Ⅲ、aVF 导联呈 rS 波。

（6）左后分支阻滞的心电图表现：① TQRS ＜ 0.12 s。② QRS 波电轴右偏＋ 90°～＋ 120°。③ Ⅰ 导联呈 rS 波。④ Ⅱ、Ⅲ、aVF 导联呈 qR 波，且 $R_Ⅲ ＞ R_Ⅱ$。⑤ V_1 呈 QS 波，V_2 呈 rS 波。

（7）双分支阻滞的心电图表现为相应阻滞的联合表现。

（8）三分支阻滞的心电图表现为房室传导阻滞。

【问诊要点】

（1）既往病史，是否存在结构性心脏病等。

（2）进食及用药史。

（3）是否出现胸闷、胸痛、头晕或晕厥等。

【伴随症状】

（1）单支或双支病变可无症状或偶有胸闷等。

（2）完全性三分支阻滞可出现疲劳、乏力、头晕、晕厥、心绞痛、心力衰竭等；严重者可出现意识丧失，甚至抽搐。

（五）诊断及鉴别诊断（图 7-4-17）

1. 诊断

本例患者诊断为心律失常（完全性右束支传导阻滞）；慢性浅表性胃炎。诊断依据包括：①患者劳累后出现胸闷伴有心前区不适感。②不适症状经服药可缓解。③既往无用药史及病史。④动态心电图提示完全性右束支传导阻滞。

2. 鉴别诊断

（1）心室肥厚：心室肥厚时也可出现 QRS 波时限缩短；左心室肥厚时可出现 V_5、V_6 导联 R 波振幅增高，T 波低平等；右心室肥厚时，V_1 导联可出现异常 QRS 波形，V_5、V_6 导联 R/S ＜ 1。

（2）心肌梗死：不完全性左束支传导阻滞可出现 ST 段改变，T 波改变，需与前间壁、前侧壁心肌梗死鉴别；不完全性右束支传导阻滞出现异常 QRS 波时，应与正后壁心肌梗死相鉴别。

（3）B 型预激综合征：心电图与完全性左束支阻滞图形相似，而预激综合征时可出现 PR 间期缩短，同时 QRS 波起始向量处有 delta 波，波群中段无顿挫。

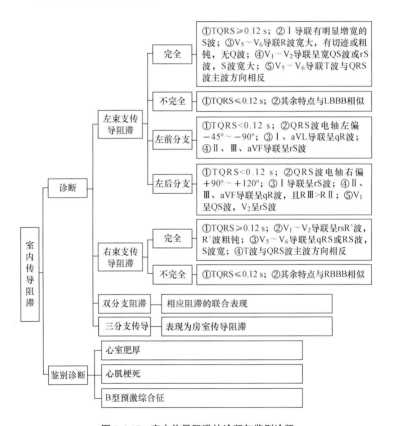

图 7-4-17 室内传导阻滞的诊断与鉴别诊断

参考文献

［1］陈新.黄宛临床心电图学.6版.北京：人民卫生出版社，2009.

［2］葛均波，徐永健，王辰.内科学.9版.北京：人民卫生出版社，2018.

［3］林果为，王吉耀，葛均波.实用内科学.15版.北京：人民卫生出版社，2017.

［4］万学红，卢雪峰.诊断学.9版.北京：人民卫生出版社，2018.

［5］王吉耀.内科学.2版.北京：人民卫生出版社，2010.

［6］张宁仔，杜日映.心血管病鉴别诊断学.北京：人民军医出版社，2004.

［7］中华医学会，中华医学会杂志社，中华医学会全科医学分会，等.早搏基层诊疗指南（2019年）.中华全科医师杂志，2020，19（7）：561-566.

［8］中华医学会心电生理和起搏分会，中国医师协会心律学专业委员会.2020室性心律失常中国专家共识（2016共识升级版）.中国心脏起搏与心电生理杂志，2020，34（3）：189-253.

［9］Al-Khatib SM，Stevenson WG，Ackerman MJ，et al. 2017 AHA/ACC/HRS guideline for management of patients with ventricular arrhythmias and the prevention of sudden cardiac death：Executive summary：A Report of the American College of Cardiology/American Heart Association Task Force on Clinical Practice Guidelines and the Heart Rhythm Society. Heart Rhythm，2018，15（10）：e190-e252.

［10］Cohagan B，Brandis D. Torsade de Pointes. Treasure Island：StatPearls Publishing，2022.

［11］Hwang CW，Gamble G，Marchick M，et al. A case of refractory ventricular fibrillation successfully treated with low-dose esmolol. BMJ Case Rep，2019，12（3）：e228208.

（陈曾宇　秦亚录　刘凯雄　吴鹭龄　欧英炜　安荣成　编

付茂亮　耿苗　刘岗　南勇　李茜　孟文文　审校）

第八章　高血压

第1节　原发性高血压

一、病例内容

【现病史】患者男，46岁，体检发现血压升高1周，BP 150/94 mmHg。无头痛、恶心等症状。

【既往史】既往因胆囊炎、胆石症行胆囊切除。

【体格检查】无特殊阳性发现。

【辅助检查】无特殊阳性发现，多次多日同一时间规范测BP为140～160/90～100 mmHg，双侧上肢血压无明显差异，血生化无异常、甲状腺功能无异常。尿常规（细胞、蛋白）、尿微量白蛋白无异常，心电图无异常，动态血压监测（ABPM）显示白天平均BP 137/87 mmHg，夜间平均BP 118/74 mmHg，24 h平均血压132/82 mmHg。

二、定义

高血压是以体循环动脉压升高、周围小动脉阻力增高，同时伴有不同程度的心排血量和血容量增加为主要表现的临床综合征。原发性高血压是指遗传和环境因素相互作用引发的高血压，占高血压总患者人数的85%～95%。

三、病因及发病机制

原发性高血压的确切病因尚不清楚，但许多危险因素与其密切相关，主要包括：

（1）年龄：血压随年龄增长而升高，特别是收缩压（SBP）。因此，高血压发病率也增加。

（2）肥胖：肥胖和体重增加是高血压的主要危险因素，也是血压随年龄增长而升高的决定因素之一。

（3）家族史：父/母患有高血压可使子女高血压发病率翻倍。

多项流行病学研究表明，不同人群的血压差异约 30% 归因于遗传因素。

（4）种族：黑人患者中，高血压通常更常见、更严重，出现更早，且靶器官损害更大。

（5）肾单位减少：成人肾单位减少时易发生高血压，这可能与遗传因素、宫内发育障碍（如缺氧、药物和营养不足）、早产和出生后环境（如营养不良和感染）有关。

（6）高钠饮食：过量钠摄入（如 > 3 g/d 钠）会增加高血压风险，高钠摄入者限制钠摄入可降低血压。

（7）过量饮酒：限酒可降低饮酒量较大者的血压。

（8）缺乏锻炼：运动（有氧、动态抗阻力和等长抗阻力）可有效降低血压。

环境改变会引起血压变化，以维持器官灌注。影响血压的主要因素是交感神经系统、肾素－血管紧张素－醛固酮系统、血浆容积（主要由肾调节）。原发性高血压的发病机制可能是由遗传和环境因素对心血管及肾功能和结构的复合效应所致。

四、诊断思路

【病史】

高血压患者在常规体格检查中做出诊断或出现并发症前通常无症状。建议 40 岁以上成人每年进行 1 次血压检查，以发现隐匿性高血压。家族史、生活方式（锻炼、钠摄入量、吸烟）和其他危险因素也应记录。详细的病史询问有助于确定因药物或酒精引起的高血压，以及可能引发继发性高血压的疾病和症状，如嗜铬细胞瘤（发作性头痛、心悸和出汗）或并发症（如冠心病）。

【体格检查】

除血压升高外，患者体格检查可能完全正常。可能发现高血压危险因素的证据，如向心性肥胖和高脂血症。

高血压并发症引起的其他体征包括左心室肥大体征（心界向外侧移位）、第二心音中主动脉瓣音成分加重和第四心音。可出现心房颤动和足部水肿，可能由左心室肥大引起的舒张功能不全或冠状动脉疾病所致。

长期严重的高血压患者行眼底镜检查可有视神经乳头水肿、视网膜渗出、出血、动脉狭窄、动静脉压迫。

【辅助检查】

1. 诊室血压测量

我国诊断高血压以诊室血压为主，需满足非同日同一时段 3 次血压超过正常值以确诊（表 8-1-1 和表 8-1-2）。

表 8-1-1　准确测量血压的步骤

步骤	具体操作
第 1 步：患者准备	<ul><li>嘱患者放松，坐在椅子上（脚放在地板上，背部支撑）＞ 5 min，不跷二郎腿，不抖动</li><li>测量前至少 30 min 避免摄入咖啡因、运动和吸烟</li><li>确保患者已排空膀胱</li><li>在休息期间或测量期间，患者和观察者均不应交谈</li><li>脱下覆盖袖带放置位置的所有衣物</li></ul>
第 2 步：测量准备	<ul><li>使用经确认的血压测量设备，并确保定期校准设备</li><li>将袖带中部置于患者上臂右心房水平（胸骨中点）</li><li>使用正确尺寸的袖带，使气囊环绕手臂的 80%</li><li>袖带下缘距离肘横纹 2 ～ 3 cm，袖带松紧合适，能塞进 1 ～ 2 个手指</li></ul>
第 3 步：测量血压	<ul><li>首次访视时，应记录双臂血压，后续测量使用读数较高的手臂。老年人和可能有直立位症状者应在不同体位下测量</li><li>重复测量间隔 1 ～ 2 min</li><li>对于听诊测定的 SBP，使用桡动脉脉搏闭塞压力的触诊估计值来估计 SBP。将袖带充气直至不能扪及桡动脉搏动，再充气使得压力至该水平以上 20 ～ 30 mmHg，缓慢放气，听诊到第一个柯氏音确定对应的压力是 SBP，最后一个柯氏音确定对应的压力是 DBP</li><li>袖带放气不宜太快，理想的放气速度为 2 mmHg/s，边放气边听柯氏音</li></ul>
第 4 步：正确记录血压读数	<ul><li>记录 SBP 和 DBP。听诊测量时，使用首次柯氏音开始时最接近的偶数记录为 SBP、使用柯氏音消失时最接近的偶数记录为 DBP</li><li>记录测量前最近使用降压药物的时间</li></ul>
第 5 步：计算读数平均值	使用 ≥ 2 次获得的 ≥ 2 个读数的平均值来估计个体的血压水平
第 6 步：告知患者血压测量值	向患者提供口头和书面 SBP/DBP 读数

SBP，收缩压；DBP，舒张压

表 8-1-2　我国基于诊室血压测量的高血压定义及分级

分类	SBP（mmHg）	DBP（mmHg）
正常血压	＜ 120 和	＜ 80
正常高值	120 ～ 139 和（或）	80 ～ 89
高血压	≥ 140 和（或）	≥ 90
1 级高血压（轻度）	140 ～ 159 和（或）	90 ～ 99
2 级高血压（中度）	160 ～ 179 和（或）	100 ～ 109
3 级高血压（重度）	≥ 180 和（或）	≥ 110
单纯收缩期高血压	≥ 140 和	＜ 90

注：①当 SBP 和 DBP 分属于不同级别时，以较高的分级为准。②临床实践中，无论血压测量值如何，正在使用降压药物的患者直接认定为高血压

SPRINT 研究显示，无人值守的诊室血压比诊室血压低 5 ～ 10 mmHg，且更为可信。诊室测量 SBP 130 ～ 139 mmHg 或 DBP 85 ～ 89 mmHg，且有明确心血管疾病、已知肾病或心血管疾病风险增加的患者，也应在诊室外测量血压。当诊室测量 SBP ＜ 140 mmHg 且 DBP ＜ 90 mmHg，但诊室外（日间平均值或家庭测量平均值）SBP ≥ 140 mmHg 或 DBP ≥ 90 mmHg 时，患者为隐匿性高血压。虽然没有相关临床随机试验，但基于风险，隐匿性高血压患者的治疗应与其他确诊为高血压的患者相同。

2. 动态血压监测（ABPM）

24 h ABPM 是确诊高血压和白大衣高血压的首选方式。ABPM 可用于确证家庭血压监测的正常血压读数，也是唯一能可靠测定夜间血压的方法。以下情况应考虑使用 ABPM：①疑似白大衣高血压。②疑似发作性高血压（如嗜铬细胞瘤）。③评估已知有明显白大衣效应患者的治疗效果（即血压控制情况）。④使用降压药物时出现低血压症状。⑤难治性高血压。⑥自主神经功能障碍。⑦疑似隐匿性高血压。

对家庭测定提示白大衣高血压的患者，推荐采用 ABPM 确诊。白大衣高血压患者可逐渐进展为真正的高血压，因此应至少每年进行 1 次诊室外血压测定。ABPM 可替代家庭血压测量，特别是无法行适当的家庭血压测量、家庭测量值的准确性存疑或诊室与家庭测量值差异很大时。ABPM 显示白天平均血压 SBP ≥ 135 mmHg 或 DBP ≥ 85 mmHg 可诊断高血压。

ABPM 还可了解血压昼夜节律，有助于诊断非杓型、超杓型、反杓型血压，以及继发性高血压（表 8-1-3）。

表 8-1-3　不同血压类型的 ABPM 特点

血压类型	血压变化
杓型血压	夜间 BP 下降 10% ～ 20%
非杓型血压	5% ＜夜间 BP 下降＜ 10%
超杓型血压	夜间 BP 下降＞ 20%
反杓型血压	夜间 BP ＞白天 BP

3. 家庭血压监测（HBPM）

每个月有 1 周内至少测量 12 ～ 14 次，早晚均需测量。制订临床决策时应使用所有测量值的平均值。研究显示，相比于诊室测定的血压，家庭或工作时测定的血压值与 24 h 或日间动态监测血压值、自动化诊室血压监测（AOBPM）值以及靶器官损害相关性更强。HBPM 可作为诊室血压测量的补充，以确定血压是否得到控制。如果诊室血压和 HBPM 值存在差异（即白大衣高血压或隐匿性高血压），应尽可能用 ABPM 或 AOBPM 来证实 HBPM 的准确度（表 8-1-4）。

如果经恰当技术和设备（经诊室验证）测得 HBPM 平均 SBP ≥ 135 mmHg 或 DBP ≥ 85 mmHg，则诊断高血压。对于诊室血压升高的其他患者，应尽可能测量诊室外血压来确诊高血压。ABPM 是测定诊室外血压的"金标准"。但对于无条件进行 ABPM 的患者，建议初始确诊高血压采用 HBPM。

若无法经诊室外血压测量来证实高血压，可通过下述方法确诊高血压：在数周到数月期间，至少连续 3 次（须间隔一定时间）诊室血压测量平均值为 SBP ≥ 140 mmHg 或 DBP ≥ 90 mmHg。如果

表 8-1-4　不同血压测量方法的 SBP/DBP 对应值（mmHg）

诊室血压（mmHg）	HBPM（mmHg）	日间 ABPM（mmHg）	夜间 ABPM（mmHg）	24 h ABPM（mmHg）
120/80	120/80	120/80	100/65	115/75
130/80	130/80	130/80	110/65	125/75
140/90	**135/85**	**135/85**	**120/70**	**130/80**
160/100	145/90	145/90	140/85	145/90

SBP，收缩压；DBP，舒张压；HBPM，家庭血压监测；ABPM，动态血压监测
加粗数据为应用不同血压测量方法时的高血压诊断标准

没有条件在诊室外测量血压，建议使用 AOBPM。

对于经治疗后诊室血压不达标的成人患者，建议家庭血压监测排查白大衣效应，也可同时使用动态血压监测。

五、诊断及鉴别诊断（图 8-1-1）

1. 诊断

本例患者诊断为原发性高血压。诊断依据包括：①多次诊室血压均 > 140/90 mmHg，已排除血压测量误区。②多项检查排除继发性高血压。③日间 ABPM > 135/85 mmHg, 24 h 平均 BP > 130/80 mmHg。

以下情况无须多次测量血压来进一步证实血压值，可直接做出高血压诊断（无论是原发性还是继发性高血压）：①出现高血压亚急症或急症 [即 SBP ≥ 180 mmHg 和（或）DBP ≥ 120 mmHg]。②初始 SBP ≥ 160 mmHg 或 DBP ≥ 100 mmHg，且有已知的终末靶器官受损，如左心室肥厚、高血压视网膜病变和缺血性心血管疾病。

2. 鉴别诊断

（1）测血压过程中各种错误导致血压测量值升高：①膀胱充盈：增加 10～15 mmHg。②坐位时支撑不良：增加 6～10 mmHg。③手臂悬空或测量过程中举起：增加约 10 mmHg。④袖口套在衣服上：增加 5～50 mmHg。⑤袖带大小、太紧：增加 2～10 mmHg。⑥交叉双腿：增加 2～8 mmHg。⑦测量时交谈：增加约 10 mmHg。

（2）继发性高血压。详见第八章第 2 节。

（3）假性高血压和假性高血压现象。由于袖带法测量值除受动脉内压的影响外，还受血管硬度的影响，故严重的动脉中层钙化性硬化可阻碍肱动脉的压缩以及袖带充气后神经介导的血压反应，使血压测值假性升高，常见于老年人、糖尿病、慢性肾脏病和严重动脉硬化患者。可通过以下方法进行判断：① Osler 征：当袖带加压超过患者收缩压 20 mmHg 时，如能触及桡动脉或肱动脉搏动，则为 Osler 征阳性，Osler 征间接表明存在假性高血压或假性高血压现象。②由于严重的动脉硬化造成 SBP 升高、DBP 下降，故脉压可协助判断是否有假性高血压现象（表 8-1-5）。③影像学或病理学检查证实所测血压部位严重的动脉硬化可协助判断。当袖带法所测血压值高于动脉内测压值（SBP 高 ≥ 10 mmHg 或 DBP 高 ≥ 15 mmHg）时，为假性高血压现象。直接测压或其他无创方法测压完全正常，但袖带测压高于正常血压，为单纯假性高血压。直接测压或其他无创方法测压高于正常，但袖带测压更高，为假性高血压现象合并真性高

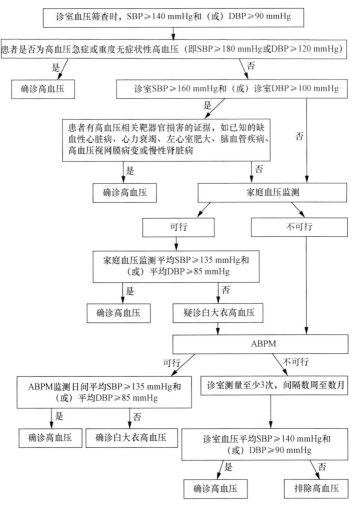

图 8-1-1　高血压的诊断流程

表 8-1-5　脉压与假性高血压可能性的关系

脉压（mmHg）	假性高血压可能性
＜ 40	不可能
40 ～ 60	可能
61 ～ 80	更可能
81 ～ 100	非常可能
＞ 100	极有可能

血压。直接测压或其他无创方法测压完全正常，袖带测压亦正常，但后者比前者高 10 mmHg 以上，也属于假性高血压现象。

参考文献

［1］《中国高血压防治指南》修订委员会. 中国高血压防治指南 2018 年修订版. 心脑血管病防治，2019，19（1）：1-44

［2］ Andrea Michelli，Stella Bernardi，Andrea Grillo，et al. A case report of malignant hypertension in a young woman. BMC Nephrol，2016，17（1）：65.

［3］ Bloch MJ，Basile JN. Ambulatory blood pressure monitoring to diagnose hypertension--an idea whose time has come. J Am Soc Hypertens，2016，10（2）：89-91.

［4］ Carey RM，Calhoun DA，Bakris GL，et al. Resistant hypertension：detection，evaluation，and management：A scientific statement from the American Heart Association. Hypertension，2018，72（5）：e53-e90.

［5］ Muntner P，Carey RM，Gidding S，et al. Potential US Population Impact of the 2017 ACC/AHA High Blood Pressure Guideline. Circulation，2018，137（2）：109-118.

［6］ Muntner P，Shimbo D，Carey RM，et al. Measurement of blood pressure in humans：A scientific statement from the American Heart Association. Hypertension，2019，73（5）：e35-e66.

［7］ Nerenberg KA，Zarnke KB，Leung AA，et al. Hypertension Canada's 2018 Guidelines for diagnosis，risk assessment，prevention，and treatment of hypertension in adults and children. Can J Cardiol，2018，34（5）：506-525.

［8］ Roerecke M，Kaczorowski J，Myers MG. Comparing automated office blood pressure readings with other methods of blood pressure measurement for identifying patients with possible hypertension：A systematic review and meta-analysis. JAMA Intern Med，2019，179（3）：351-362.

［9］ Shimbo D，Artinian NT，Basile JN，et al. Self-measured blood pressure monitoring at home：A joint policy statement from the American Heart Association and American Medical Association. Circulation，2020，142（4）：e42-e63.

［10］ Unger T，Borghi C，Charchar F，et al. 2020 International Society of Hypertension global hypertension practice guidelines. J Hypertens，2020，38（6）：982-1004.

［11］ Whelton PK，Carey RM，Aronow WS，et al. 2017 ACC/AHA/AAPA/ABC/ACPM/AGS/APhA/ASH/ASPC/NMA/PCNA guideline for the prevention，detection，evaluation，and management of high blood pressure in adults：A report of the American College of Cardiology/American Heart Association Task Force on clinical practice guidelines. J Am

　　Coll Cardiol，2018，71（19）：e127-e248.

[12] Williams B，Mancia G，Spiering W，et al. 2018 ESC/ESH Guidelines for the management of arterial hypertension. Eur Heart J，2018，39（33）：3021-3104.

（刘岗　吴文娟　编　张骅　董亚男　审校）

第2节　继发性高血压

一、病例内容

　　【现病史】患者男，34 岁，因"发现血压升高 2 年，反复头晕 1 周"于 2020 年 9 月 27 日就诊。平时血压波动在 130 ～ 160/70 ～ 110 mmHg，未治疗，入院前 1 周无明显诱因出现头晕，现头晕加重，BP 204/107 mmHg。

　　【既往史】高血压病史。

　　【体格检查】BP 210/135 mmHg，余无特殊。

　　【辅助检查】甲状腺功能正常，儿茶酚胺水平正常。血清皮质醇：08：00 110.50 μg/L，12：00 8.79 μg/L，16：00 48.94 μg/L。其他实验室检查结果见表 8-2-1。醛固酮 - 肾素比值（ARR）为 43.67（立位）和 192.37（卧位）。24 h 动态血压提示全天血压增高，清晨血压增高，昼夜节律 9.0%（参考值 10%～ 20%）（图 8-2-1）。24 h 动态心电图示窦性心律，房性期前收缩 6 次，ST-T 改变（图 8-2-2）。胸部 CT 示右肺下叶磨玻璃结节、间隔旁型肺气肿、冠状动脉少许钙化。头颅 CT 未见明显异常。肾上腺 CT 见左侧肾上腺小结节，考虑良性，腺瘤可能性大（图 8-2-3）。肾

表 8-2-1　部分实验室检查结果

项目	数值	参考值
钾（2020-09-27）	3.18 mmol/L	3.5 ～ 5.3 mmol/L
钾（2020-09-28）	3.19 mmol/L	3.5 ～ 5.3 mmol/L
醛固酮	28.26（立位）ng/dl 33.28（卧位）ng/dl	3.0 ～ 16.0 ng/dl 7.0 ～ 30.0 ng/dl
肾素	0.647（立位）ng/（ml·h） 0.173（卧位）ng/（ml·h）	0.100 ～ 6.560 ng/（ml·h） 0.150 ～ 2.330 ng/（ml·h）
血管紧张素Ⅱ	62.2（立位）pg/ml 65.2（卧位）pg/ml	50.0 ～ 120.0 pg/ml 25.0 ～ 60.0 pg/ml

全程 (2020-09-29 08:12→2020-09-30 08:03)				
	最小值	平均值	最大值	标准差	变异系数
收缩压 (mmHg)	130 (06:00)	154(<130)	185 (09:00)	13.39	0.09
舒张压 (mmHg)	76 (12:52)	94(<80)	118 (19:15)	9.16	0.10
平均压 (mmHg)	97	114	135	10.63	0.09
心率 (次/分)	62 (00:00)	72	87 (06:00)	5.27	0.07

收缩压超出界限: 93.1%　舒张压超出界限 77.6%

夜间血压下降百分比: 收缩压 9.0%　舒张压 3.2%　清晨血压: 143/90 mmHg

记录次数: 50　有效次数: 40　有效百分比: 80.0%(>90%)

A

白天 (06:00→22:00)				
	最小值	平均值	最大值	标准差	变异系数
收缩压 (mmHg)	130 (06:00)	156(<135)	185 (09:00)	12.98 (<17)	0.08
舒张压 (mmHg)	76 (12:52)	94(<85)	118 (19:15)	9.73 (<13)	0.10
平均压 (mmHg)	97	116	135	10.76	0.09
心率 (次/分)	63 (11:00)	73	87 (06:00)	4.79	0.07

收缩压>140 mmHg: 89.5(<35%)　舒张压>90 mmHg: 66.0(<35%)

记录次数:　有效次数: 34　有效百分比: 85.0%

B

夜间 (22:00→06:00)				
	最小值	平均值	最大值	标准差	变异系数
收缩压 (mmHg)	131 (04:00)	142(<120)	155 (22:00)	7.53 (<13)	0.05
舒张压 (mmHg)	84 (04:00)	91(<70)	95 (22:00)	3.83 (<10)	0.04
平均压 (mmHg)	99	106	114	4.64	0.04
心率 (次/分)	62 (00:00)	67	76 (05:00)	4.76	0.07

收缩压>125 mmHg: 100.0%(<35%)　舒张压>80 mmHg: 100.0%(<35%)

记录次数: 10　有效次数: 6　有效百分比: 60.0%

C

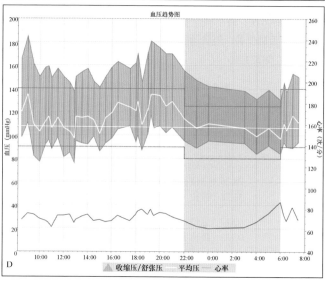

D

图 8-2-1　动态血压

上腺小结节病理检查提示左肾上腺皮质腺瘤，大小 1 cm×0.9 cm×0.8 cm（图 8-2-4）。超声示脂肪肝，右肾结石。超声心动图示室间隔和左心室后壁偏厚，二尖瓣反流、三尖瓣轻度反流、主动脉瓣反流，左心室舒张功能减退。双侧颈动脉、肾动脉未见明显异常。

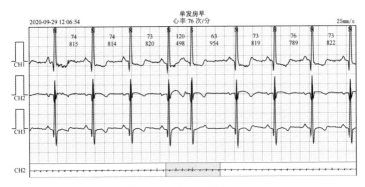

图 8-2-2　24 h 动态心电图

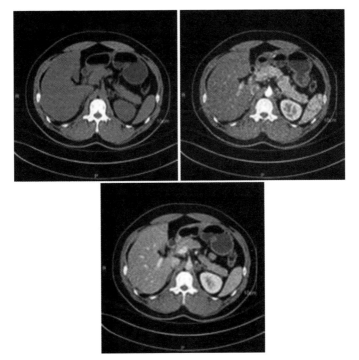

图 8-2-3　CT。左侧肾上腺小结节，考虑良性，腺瘤可能性大

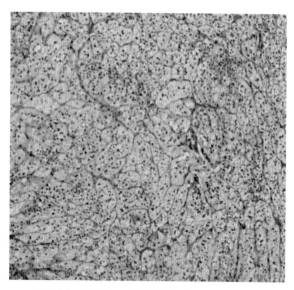

图 8-2-4　病理检查。"左肾上腺"肾上腺皮质腺瘤

二、定义

　　继发性高血压又称症状性高血压，是某些疾病在发生发展过程中产生的症状之一，查明病因并有效去除或控制病因后，高血压可被治愈或明显缓解。继发性高血压在高血压人群中占 5% ～ 15%。除高血压本身造成的危害外，继发性高血压伴随的电解质紊乱、内分泌系统失衡、低氧血症等可导致独立于血压的心血管损害，其危害程度较原发性高血压更大。

三、病因及发病机制（表 8-2-2）

表 8-2-2　不同年龄继发性高血压的发病率和典型病因

年龄组	潜在病因的百分比（%）	典型病因
儿童（＜ 12 岁）	70 ～ 85	肾实质病变 主动脉缩窄 单基因疾病
青少年（12 ～ 18 岁）	10 ～ 15	肾实质病变 主动脉缩窄 单基因疾病

（续表）

年龄组	潜在病因的 百分比（%）	典型病因
青年（19～40岁）	5～10	肾实质病变 纤维肌性发育不良（尤其是女性） 未诊断的单基因疾病
中年人（41～65岁）	5～15	原发性醛固酮增多症 阻塞性睡眠呼吸暂停 嗜铬细胞瘤 库欣综合征 肾实质病变 动脉粥样硬化性肾血管疾病
老年人（>65岁）	5～10	动脉粥样硬化性肾血管疾病 肾实质病变 甲状腺疾病

四、诊断思路

【病史】

（1）年轻人（<30岁）高血压2级或儿童任何级别的高血压。

（2）既往长期血压正常患者近期出现急性恶化性高血压。

（3）难治性高血压。

（4）一过性肺水肿。

（5）严重高血压（3级）或高血压急症。

（6）多个靶器官损害。

（7）提示高血压或慢性肾脏病内分泌原因的临床特征。

（8）提示阻塞性睡眠呼吸暂停的临床特征。

（9）使用肾素-血管紧张素-醛固酮系统阻滞剂出现氮质血症和肾功能恶化。

（10）提示嗜铬细胞瘤的症状或嗜铬细胞瘤家族史。

【体格检查】

（1）立卧位血压、四肢脉搏/血压、体形、面容/面色。

（2）口唇、舌、甲床、皮肤、毛发、毛细血管、末梢温度、腱反射、第二性征、眼底检查、颜面/下肢水肿。

（3）高血压的体征（见"原发性高血压"）。

（4）皮肤是否有咖啡斑（提示神经纤维瘤病）、尿毒症外观，以及紫红色条纹、特征性面容和体型（提示库欣综合征）。

（5）有无颈动脉、主动脉和肾动脉杂音；有无腹部杂音（提示主动脉和肾动脉狭窄）。

（6）是否有股动脉扩张或搏动消失、桡动脉-股动脉延迟及上肢血压高于下肢（提示主动脉缩窄）；肾肿块（嗜铬细胞瘤、多囊肾）、肾肿大（提示多囊肾）；颈部静脉扩张和甲状腺肿大。

【辅助检查】

1. 一般检查

（1）实验室检查

1）血常规：若红细胞增多且无其他血液学异常或基础肺部疾病，提示睡眠呼吸暂停。若存在贫血，可能为肾性贫血。

2）尿常规：若出现明显尿蛋白、红细胞或有意义的管型尿，应考虑肾实质性高血压或高血压肾病。

3）肾功能：若血肌酐明显升高且肾功能不全，应考虑肾实质疾病或其他原因引起的肾功不全导致的高血压。

4）血糖和血脂：若升高，应识别糖尿病前期或糖尿病，可能因糖尿病肾病导致肾性高血压，也可能提示糖皮质激素过多、嗜铬细胞瘤或肢端肥大症。

5）电解质检查：低钾血症（肾源性）且未服用利尿剂提示盐皮质激素过量、糖皮质激素过量、Liddle 综合征。高钾血症且肾功能正常提示 Gordon 综合征。血钠升高提示原发性醛固酮增多症。血钙升高提示原发性甲状旁腺功能亢进。

6）血清碳酸氢盐：水平升高提示醛固酮过多（原发性或继发性）。水平降低伴肾功能正常提示 Gordon 综合征或原发性甲状旁腺功能亢进。

（2）心电图、胸部 X 线、动态血压、眼底检查。

（3）超声：①肾实质超声：若双侧肾大小不一致，一侧萎缩或单侧肾发育不良，可能为肾动脉狭窄。若双侧肾实质呈光点增多，可能为慢性肾炎。进一步行输尿管或其他位置检查判断是否有阻塞或梗阻，对于判断肾实质损伤价值很大。②肾血管超声：可诊断肾动脉狭窄。

（4）脉搏波传导速度、踝臂指数。

2. 常用的特殊检查

（1）血儿茶酚胺、尿儿茶酚胺、醛固酮和肾素活性测定。

（2）肾上腺静脉血醛固酮水平/皮质醇测定、肾静脉血肾素活性、皮质醇节律。

（3）睡眠呼吸监测。

（4）CT、MRI、光声计算机断层扫描（PACT）、静脉肾盂造影、血管造影、肾动脉造影、肾活检、间碘苄胍放射显像。部分肾上腺肿瘤（如原发性醛固酮增多症）无须行 MRI，肾上腺 CT 平扫加薄层重建即可检出。

3. 临床试验

主要包括标化 ARR、冰水试验、组胺激发试验、胰高血糖素激发试验、可乐定抑制试验、酚妥拉明抑制试验、地塞米松抑制试验、高钠试验、盐水负荷试验、低钠试验、体位呋塞米激发试验、赛庚啶抑制试验、螺内酯试验、卡托普利试验。

基层医院筛查继发性高血压的检查建议包括血常规、尿常规、肾功能、血糖和血脂、电解质、血清碳酸氢盐、肾实质超声、肾血管超声、肾上腺 CT，70% 的继发性高血压可通过上述检查被筛查出来。

【问诊要点】

（1）家族史；甘草制剂、类固醇激素及避孕药等服用史；发育/月经/生育史、外伤史。

（2）血压水平、高血压类型（持续/阵发）、发生高血压的时间、睡眠状况。

（3）有无夜尿增多、周期性瘫痪、多汗、心悸、面色苍白。

（4）有无尿急、尿痛及血尿。

（5）有无贫血及水肿。

五、诊断及鉴别诊断

1. 诊断

本例患者诊断为高血压亚急症；继发性高血压（醛固酮腺瘤）。诊断依据包括：①高血压亚急症：血压突然和显著升高至 210/135 mmHg；虽头晕，但无脏器功能不全表现。②继发性高血压（醛固酮腺瘤）：早发性持续性高血压；低钾血症；ARR > 30，基础血浆醛固酮明显升高（> 20 ng/dl），立位后反而下降；肾上腺 CT 示左侧肾上腺小结节，病理提示左肾上腺皮质腺瘤。

2. 鉴别诊断（表 8-2-3 和图 8-2-5）

表 8-2-3 继发性高血压常见病因的鉴别

病因	高血压患者中的占比(%)	临床特点	检查
阻塞性睡眠呼吸暂停	5～10	• 常见于难治性高血压患者，尤其是超重或肥胖患者 • 大声打鼾或目击呼吸暂停发作 • 早晨头痛和意识模糊、日间嗜睡、疲劳、夜尿症	• 睡眠量表评分和动态生理记录 • 家庭睡眠呼吸暂停测试（如 3 级睡眠检查） • 全夜晚多导睡眠图
肾实质病变	2～10	• 慢性肾脏病的个人史/家族史 • 多数无症状，可有糖尿病、血尿、蛋白尿、夜尿、贫血、成人多囊肾、慢性肾脏病病史	• 尿液试纸分析：蛋白尿、血尿、白细胞尿 • 血肌酐、电解质、eGFR、尿白蛋白/肌酐比值 • 进一步可行肾超声
肾动脉狭窄		• 腹部血管杂音 • 动脉血管杂音（如颈动脉和股动脉） • 使用 ACEI/ARB 后 eGFR 下降> 30% • 可疑的血管紧张素原致动脉粥样硬化，一过性肺水肿病史或动脉粥样硬化疾病史或存在心血管危险因素 • 疑似纤维肌发育不良，高血压发病年龄< 30 岁的年轻女性	• eGFR 下降 • 肾动脉造影、多普勒超声、腹部 CT 或磁共振血管造影（取决于可获得性和患者的肾功能水平）
动脉粥样硬化性肾血管病变	1～10	• 55 岁后发生高血压，血压> 160/100 mmHg • 广泛动脉粥样硬化（尤其是周围血管疾病）、糖尿病、吸烟 • 使用 ACEI、ARB 或肾素抑制剂后不明原因的肌酐升高和（或）血清肌酐急性和持续	• 肾动脉多普勒超声、CT 血管造影或磁共振血管造影 • 腹部收缩期或舒张期杂音（敏感性较低）

（续表）

病因	高血压患者中的占比(%)	临床特点	检查
		性升高至少 50% • 单侧肾较小或肾大小不对称（超过 1.5 cm）且有无法通过其他原因解释的中重度高血压 • 复发性一过性肺水肿患者出现中重度高血压	
纤维肌性发育不良		• 年轻人、女性多见腹部血管杂音	
原发性醛固酮增多症	5～15（高血压的程度越高，原发性醛固酮增多症的比例也越高）	• 多数无症状，可有肌无力（罕见）、耐药性高血压 • 伴有自发性或利尿剂诱发的低钾血症的高血压	• 低钾血症（研究表明 5%～10% 的患者血钾正常） • 血浆醛固酮和肾素、醛固酮/肾素比值、血生化检查（注意低钾血症可能抑制醛固酮水平） • 确诊试验（如静脉生理盐水抑制试验） • 肾上腺影像学检查（肾上腺 CT） • 肾上腺静脉取血
嗜铬细胞瘤	0.2%～0.6%	• 发病高峰为 30～50 岁，80%～90% 位于肾上腺 • 发作性症状（5 "P"）：阵发性高血压、剧烈头痛（通常为重击感）、出汗、心悸和苍白＋体位性低血压（70%） • 不稳定性高血压病史，血压骤升：药物诱发血压飙升（如 β 受体阻滞剂、甲氧氯普胺、拟交感胺类、阿片类、三环类抗抑郁药） • 高代谢状态 • 难治性高血压、高血压危象	• 血浆肾上腺素水平 • 首选：血和尿 MN 和 NMN（肾上腺素和去甲肾上腺素的中间产物） • 次选：①儿茶酚胺（肾上腺素、去甲肾、多巴胺）水平；② VMA(最终产物) • 首选肾上腺 CT（敏感性 85%～98%，特异性 70%），次选 MRI（颅底或颈部副神经瘤），肾上腺 B 超可作为初筛手段（2 cm）

（续表）

病因	高血压患者中的占比(%)	临床特点	检查
库欣综合征	< 1	• 库欣样面容、向心性肥胖、近端肌无力、皮肤萎缩、条纹和瘀伤、糖尿病、背部和锁骨脂肪垫 • 可能有糖皮质激素使用史	• 血钾、午夜唾液皮质醇、血皮质醇测定及昼夜节律变化、地塞米松抑制试验、24 h尿游离皮质醇 • 腹部/垂体影像学检查
甲状腺疾病（甲状腺功能亢进或甲状腺功能减退）	< 1	• 甲状腺功能亢进：怕热、多汗、体重下降、焦虑、大便次数增多、周期性瘫痪等 • 突眼症、心动过速、心房颤动、心音增强 • 甲状腺功能减退（占舒张期高血压患者的1%）：心动过缓、黏液性水肿、怕冷、乏力、体重增加、淡漠、便秘、头发干燥等	• 甲状腺功能亢进：TSH降低、FT_3升高、FT_4升高 • 甲状腺功能减退：TSH升高、FT_3、FT_4降低；胆固醇水平升高 • 甲状腺相关抗体及影像学检查、甲状腺摄 [131]I 率
原发性甲状旁腺功能亢进	< 1	• 高血压（10%～60%合并高血压）合并反复发作尿路结石、骨痛、多发性骨折或畸形 • 多数无体征，10%～30%患者颈部可触及肿物；骨骼可有压痛、畸形 • 与PTH和Ca^{2+}无直接关系，合并肾功能损害时加重高血压，多发性内分泌腺瘤病2型患者可同时合并嗜铬细胞瘤 • 手术切除病变的甲状旁腺缓解高血压	• 血钙升高、血磷降低、血清碱性磷酸酶升高、尿钙升高；血清甲状旁腺激升高 • 颈部超声检查、放射性核素检测、颈部和纵隔CT

（续表）

病因	高血压患者中的占比(%)	临床特点	检查
主动脉缩窄	＜1	● 常见于儿童和青少年，手臂血压高伴股动脉搏动减弱或延迟，腿部血压低或无法测得 ● 若锁骨下动脉起源在缩窄远端，则肱动脉压等于股动脉压；若左锁骨下动脉起源在缩窄远端，则肱动脉压等于股动脉压 ● 上、下肢和(或)左、右臂血压差＞20/10 mmHg、桡－股动脉搏动延迟、踝肱指数降低、肩胛间喷射性杂音 ● 胸部X线可见肋骨切迹	● 超声心动图 ● CT血管造影 ● 磁共振血管造影
肾素瘤	＜1	● 青年多见，常表现为头痛、重度高血压，伴明显乏力、烦渴多尿及低血钾表现 ● 以重度血压升高为主，可达250/150 mmHg	● 血钾降低、尿钾升高、肾素活性升高、醛固酮升高者高度怀疑此病 ● 肾薄层CT/MRI多可发现肿瘤 ● 分侧肾静脉取血查肾素证实诊断
药物性高血压［口服避孕药、合成代谢类固醇、非甾体抗炎药、化疗药物（如酪氨酸激酶抑制剂）、兴奋剂（如可卡因、哌	＜1	● 与暴露存在时间关系的新发血压升高或进展	

（续表）

病因	高血压患者中的占比(%)	临床特点	检查
甲酯）、钙调磷酸酶抑制剂（如环孢素）、抗抑郁药（如文拉法辛）]			

ACEI，血管紧张素转化酶抑制剂；ARB，血管紧张素Ⅱ受体阻滞剂；eGFR，估算的肾小球滤过率；FT_3，游离3, 5, 3′-三碘甲腺原氨酸；FT_4，游离甲状腺素；MN, 3-甲氧基肾上腺素；NMN，甲氧基去甲肾上腺素；PTH，甲状旁腺激素；TSH，促甲状腺素；VMA，香草基杏仁酸

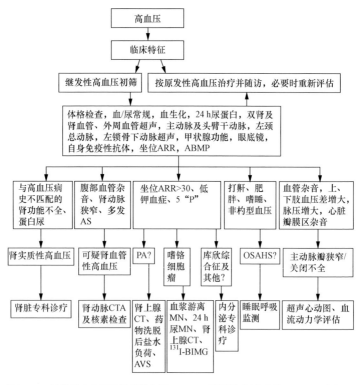

图 8-2-5　继发性高血压的鉴别流程图。 ARR，醛固酮-肾素比值；ABMP 动态血压监测；AS，外周动脉粥样硬化；PA，原发性醛固酮增多症；OSAHS，阻塞性呼吸睡眠暂停综合征；MN, 3-甲氧基肾上腺素；[131]I-BIMG，[131] 碘间碘苄胍试验

394

参考文献

［1］《中国高血压防治指南》修订委员会. 中国高血压防治指南 2018 年修订版. 心脑血管病防治，2019，19（1）：1-441.

［2］中华医学会内分泌学分会. 原发性醛固酮增多症诊断治疗的专家共识（2020 版）. 中华内分泌代谢杂志，2020，36（9）：727-736.

［3］Jurca SJ，Elliott WJ. Common substances that may contribute to resistant hypertension，and recommendations for limiting their clinical effects. Curr Hypertens Rep，2016，18（10）：73.

［4］Unger T，Borghi C，Charchar F，et al. 2020 International Society of Hypertension global hypertension practice guidelines. J Hypertens，2020，38（6）：982-1004.

［5］US Preventive Services Task Force，Krist AH，Davidson KW，et al. Screening for hypertension in adults：US Preventive Services Task Force Reaffirmation Recommendation Statement. JAMA，2021，325（16）：1650-1656.

［6］Williams B，Mancia G，Spiering W，et al. 2018 ESC/ESH Guidelines for the management of arterial hypertension. Eur Heart J，2018，39（33）：3021-3104.

（刘岗　吴文娟　编　张骅　董亚男　审校）

第 3 节　高血压急症

一、病例内容

【现病史】患者女，62 岁，因"头痛、恶心 1 周，加重 6 h"入院。患者于入院前 1 周出现头痛，伴恶心，无呕吐，无视物旋转，无发热、咳嗽、咳痰，自诉测血压升高（具体不详），未入院治疗。后上诉症状持续存在，均未入院治疗。入院前 6 h 再次出现头痛症状，伴恶心、烦躁、嗜睡，自测血压 180/110 mmHg，无呕吐，无视物旋转。

【既往史】高血压病史 5 年余，SBP 最高约 190 mmHg，未规律服用降压药物（具体不详），血压控制差。

【体格检查】P 84 次 / 分，R 19 次 / 分，BP 177/121 mmHg，余无特殊。

【辅助检查】心肌酶无异常、冠状动脉造影示冠状动脉无狭窄。心电图示 P 波增宽，下壁、前外侧壁 ST 段压低改变（图 8-3-1）。超声心动图示心包腔积液（心包腔内可见深约 4 mm 的液体回声），室间隔稍厚（12 mm），左心室舒张功能减低，升主动脉稍宽，双下肢静脉血流呈淤滞状态，双下肢动脉粥样硬化斑块形成，下腔静脉窄。头颅 CT 示双侧基底节区腔隙性脑梗死，脑白质脱髓鞘，大脑镰密度稍增高，脑沟、脑回变浅。胸部 CT 示双肺下叶炎症，左肺舌叶纤维灶，双侧胸膜增厚。

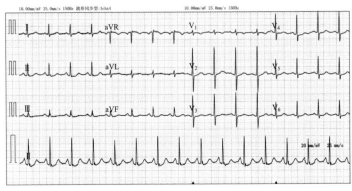

图 8-3-1 患者心电图

二、定义

高血压急症是指原发性或继发性高血压患者在某些诱因作用下，血压突然显著升高（一般超过 180/120 mmHg），同时伴有进行性心、脑、肾等重要靶器官功能不全的表现。血压升高但无脏器功能不全表现（与个体对高血压的敏感性有关）为高血压亚急症（表 8-3-1）。

表 8-3-1 高血压急症的分类及临床特点

高血压急症的分类	临床特点
合并急性冠脉综合征	• 约占 12%，可表现为不稳定型心绞痛、NSTEMI、STEMI、猝死 • 症状：缺血性胸痛 • 体征：全身灌注不足（低血压、心动过速、认知损害、皮肤湿冷及苍白等）、心力衰竭（如颈静脉充盈、新发或加重的肺湿啰音、低血压、心动过速、新发第三心音奔马律、新发或加重的二尖瓣关闭不全杂音）等。 • 检查：心电图、心肌酶学动态改变，发病 2 h 开始进行检查，必要时持续监测血流动力学（动脉压、右心漂浮导管、床旁超声）48～72 h

（续表）

高血压急症的分类	临床特点
合并急性肺水肿	• 最多见（约占 37%）。老年、女性、长期血压控制不佳者多见 • 症状：呼吸困难、大汗、不能平卧、烦躁、粉红色泡沫痰 • 体征：双肺下部或大部中小水泡音，心率加快，心尖部偶可闻及舒张期奔马律，有基础心脏病的相应体征
合并脑血管病	• 高血压脑病约占 16%、出血约占 20%、卒中约占 25% • 症状：嗜睡、头痛、意识不清、视物模糊、突发局部运动或感觉障碍 • 体征：意识状态、脑膜刺激征、颅神经功能检查、局部病理性体征、运动肌力、感觉功能、视野改变、步态不稳 • 检查：颅脑 CT/MRI
主动脉夹层	• 约占 2%，70% ～ 80% 由高血压导致，90% 患者发病时伴高血压 • 症状：突发胸背部或腹部撕裂样痛，疼痛持续时间长，伴有烦躁，须与急性心肌梗死鉴别 • 体征：相应器官缺血的体征 • 胸部 X 线检查示心影或纵隔增宽；超声示升主动脉增宽或夹层病变；CT 确诊
合并急性肾功能损害	• 与血压升高互为因果，恶性高血压（急进性高血压）：一般舒张压 ≥ 130 mmHg，肾及视网膜损害突出，进展快 • 实验室检查：肾功能损害，蛋白尿、血尿、管型尿；血尿素氮、肌酐升高 • 病理：肾小动脉纤维性坏死
合并嗜铬细胞瘤（交感神经）危象	• 典型发作为阵发性血压升高伴心动过速、头痛、出汗、面色苍白 • 实验室检查：血、尿儿茶酚胺及其代谢产物 VMA 显著升高 • 检查：超声、放射性核素、CT 或 MRI 等可做定位诊断

（续表）

高血压急症的分类	临床特点
子痫	<ul><li>约占 4.5%，多见于妊娠 20 周后</li><li>症状：水肿、视力障碍、肌肉僵硬、面部抽搐、充血、口吐白沫、深昏迷，严重时发展为典型的全身高度阵挛、惊厥</li><li>实验室检查：伴有尿蛋白、血小板减少、尿蛋白：肌酐比值升高、白蛋白与肌酐的比值升高、肾功能不全、肝功能不全</li></ul>

VMA，香草基扁桃酸

三、病因及发病机制

1. 病因

（1）高血压急症的常见病因：①高血压脑病。②高血压伴发急性肺水肿。③高血压合并夹层动脉瘤。④高血压合并心力衰竭。⑤围手术期高血压。⑥子痫或子痫前期。⑦高血压合并急性冠脉综合征（不稳定型心绞痛、心肌梗死）。⑧嗜铬细胞瘤危象。⑨高血压性脑卒中（脑出血、蛛网膜下腔出血或脑梗死）。

（2）高血压亚急症的常见病因：①急进性或恶性高血压未出现急性心血管疾病发作。②围手术期高血压。③儿茶酚胺过量引起的高血压。④嗜铬细胞瘤。⑤撤药综合征。⑥单胺氧化酶抑制剂与食物或药物的反应。⑦急性血管炎合并严重高血压。⑧药物或毒品引起的高血压。

2. 发病机制

（1）交感神经系统激活：①儿茶酚胺释放使外周阻力上升，血压上升。②机械应激、血管内皮损伤。③凝血级联反应，小动脉纤维素样坏死。

（2）肾素-血管紧张素-醛固酮系统激活：小动脉收缩，肾上腺皮质分泌醛固酮。

（3）长期高血压、高脂血症、糖尿病病史：靶器官对血压骤升的调节能力低下。

四、诊断思路

高血压急症诊断的三要素包括：血压上升的速度和幅度、有无急性靶器官损害、降低血压的紧迫性。高血压急症危险程度评估的三要素包括：基础血压值、急性血压升高的速度和时间、影响短期预后的脏器受损表现。

【病史】

（1）急性头部损伤或创伤。

（2）神经系统症状，如激越、谵妄、昏睡、抽搐或视觉障碍。

（3）可能由缺血性或出血性脑卒中引起的神经系统定位症状。

（4）恶心和呕吐（可能是颅内压增高的征象）。

（5）胸部不适或胸痛（可能由心肌缺血或主动脉夹层所致）。

（6）急性重度背痛（可能由主动脉夹层所致）。

（7）呼吸困难（可能由肺水肿所致）。

（8）妊娠或有重度高血压的妊娠女性（子痫前期或子痫）。

（9）使用可引起高肾上腺素能状态的药物（如可卡因、苯丙胺、苯环利定或单胺氧化酶抑制剂）或近期停用可乐定或其他降压药物。

【体格检查】

（1）双肺下部可闻及中小水泡音。心率加快，心尖部偶可闻及舒张期奔马律或有基础心脏病相应体征。

（2）可能出现意识状态改变、脑膜刺激征、局部病理性体征、运动肌力、感觉功能、视野改变、步态不稳。

（3）可能有相应器官缺血的体征。

【辅助检查】

（1）直接眼底镜检查：有无新鲜火焰状出血、渗出（棉绒斑）或视乳头水肿，这些表现符合Ⅲ级或Ⅳ级高血压性视网膜病变，也可能与高血压脑病相关。

（2）心电图。

（3）胸部 X 线检查。

（4）尿液分析。

（5）血清电解质和血清肌酐。

（6）心脏标志物（怀疑有急性冠脉综合征时）。

（7）头颅 CT 或 MRI（怀疑有头部损伤、神经系统症状、高血压性视网膜病变或出现恶心或呕吐时）。

（8）胸部增强 CT/MRI 或经食管超声心动图检查（怀疑有主动脉夹层时）。

【问诊要点】

（1）是否有头部损伤或创伤史。

（2）是否有药物或毒品使用史。

（3）是否有呼吸困难、粉红色泡沫痰。

（4）是否有胸部不适或胸痛，尤其是撕裂样背痛。

（5）是否有精神状态改变。

（6）症状是否呈周期性、阵发性。

（7）是否近期手术。

（8）是否怀孕及孕周。

（9）是否有药物戒断。

（10）是否有头痛、脑膜刺激征。

【伴随症状】

高血压急症可能伴随视力障碍、烦躁、意识障碍、阵挛、惊厥、大汗、不能平卧及药物戒断症状。

五、诊断及鉴别诊断

1. 诊断（图 8-3-2）

本例患者诊断为高血压急症，高血压脑病。诊断依据包括：①患者头痛、恶心 1 周，加重 6 h，入院时伴烦躁、嗜睡。②高血压病史 5 年余，平素不规律服用降压药，血压控制差，入院 BP 177/121 mmHg。

高血压急症的诊断中应注意以下问题：①血压水平高低和靶器官损害不一定成正比，若血压未超过 180/120 mmHg，但对靶器官功能影响重大，也应被视为高血压急症（如主动脉夹层患者 SBP ＞ 160 mmHg 即可能造成主动脉撕裂，此时应被视为高血压急症）。②若收缩压＞ 220 mmHg 和（或）舒张压＞ 140 mmHg，无论有无症状均应被视为高血压急症。③合并急性肺水肿、主动脉夹层动脉瘤、心肌梗死者，即使血压仅为中度升高，也应被视为高血压急症。④高血压危急症中的靶器官损害指急性靶器官损害（如急性心肌梗死、急性脑出血等），而不是慢性充血性心力衰竭、慢性肾功能不全等，但慢性靶器官损害急性加重伴中重度高血压应属高血压急症。

2. 鉴别诊断

（1）恶性高血压（急进性高血压）：虽进展较快，但相对于高血压急症仍为慢性，且无突然上升的过程，相对较高的血压已经持续很长时间，SBP 通常为 180 ～ 200 mmHg，常伴有多个靶器官损害。全身微循环损伤是恶性高血压的病理特征，在肾和脑急性微血管损伤的患者中可能不存在视网膜病变。

（2）高血压危象：某些诱因可使外周小动脉发生暂时性强烈痉挛而引起血压急剧升高、病情急剧恶化及由高血压引起的心脏、脑、肾等主要靶器官功能严重受损的并发症。高血压危象包括高血压急症和高血压亚急症。

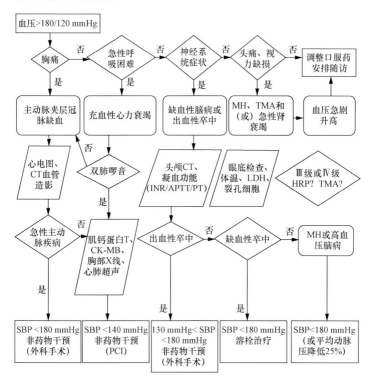

图 8-3-2　高血压急症的诊断流程图。HRP，高血压视网膜病变；INR，国际标准化比值；LDH，乳酸脱氢酶；CK-MB，肌酸激酶同工酶；MH，恶性高血压；APTT，活化部分凝血活酶时间；PCI，经皮冠状动脉介入治疗；PT，部分凝血活酶时间；TMA，血栓性微血管病变

参考文献

［1］何新华，杨艳敏，郭树彬. 中国高血压急症诊治规范. 中国急救医学，2020，40（9）：795-803.

［2］《中国高血压防治指南》修订委员会. 中国高血压防治指南 2018 年修订版. 心脑血管病防治，2019，19（1）：1-44.

［3］Astarita A，Covella M，Vallelonga F，et al. Hypertensive emergencies and urgencies in emergency departments: a systematic review and meta-analysis. J Hypertens, 2020, 38（7）: 1203-1210.

［4］Flynn JT, Kaelber DC, Baker-Smith CM, et al. Clinical Practice Guideline for Screening and Management of High Blood Pressure in Children and Adolescents. Pediatrics, 2017, 140（3）: e20171904.

［5］Peixoto AJ. Acute Severe Hypertension. N Engl J Med, 2019, 381（19）: 1843-1852.

［6］Salvetti M, Paini A, Colonetti E, et al. Hypertensive emergencies and urgencies: a single-centre experience in Northern Italy 2008-2015. J Hypertens, 2020, 38（1）: 52-58.

（刘岗　吴文娟　编　黄爱玲　审校）

第九章　心肌病

第1节　扩张型心肌病

一、病例内容

【现病史】患者男，45岁，因"反复胸闷、气促、心悸11天，复发加重1周"入院。患者于入院前11天受凉后出现胸闷、气促、心悸，伴乏力、腹胀、纳差，偶有咳嗽、咳痰，无胸痛，无恶心、呕吐，无嗳气、反酸，无发热、恶寒，患者未予重视，未予进一步诊治。入院前1周上述症状加重，端坐呼吸，不能平卧，双下肢轻度水肿。

【既往史】无。

【体格检查】T 36.5 ℃，P 91次/分，R 24次/分，BP 110/76 mmHg。急性面容，端坐呼吸，大汗淋漓，言语断续，皮肤潮湿，口唇发绀，颈静脉怒张，肝颈静脉回流征阳性，双肺呼吸音弱，满肺可闻及湿啰音，心界向左下扩大，心率91次/分，律齐，心尖部可闻3/6级收缩期吹风样杂音，上腹部轻压痛，无肌紧张及反跳痛，四肢温暖，双下肢轻度凹陷性水肿。

【辅助检查】

NT-proBNP 3241 pg/ml，血常规、肝肾功能、电解质、凝血功能、血气分析均未见明显异常；心电图示窦性心律，Ⅰ、aVL、V_4～V_6导联T波平坦或倒置（图9-1-1）。

超声心动图示LA 41 mm，LV 64 mm，RA 44 mm×40 mm，RV 25 mm，EF 30%（改良双平面法），IVS 7 mm，LVPW 6 mm，结论：①全心增大，以左心明显。②二尖瓣反流（中-重度）、三尖瓣反流（中-重度）。③左心室收缩功能减低（图9-1-2）。胸部CT示心脏增大，双上肺小叶间隔均匀增厚，提示肺淤血；双侧胸膜腔少量积液，双肺下叶部分压迫性不张（图9-1-3）。选择性冠状动脉造影检查未见明显异常（图9-1-4）。

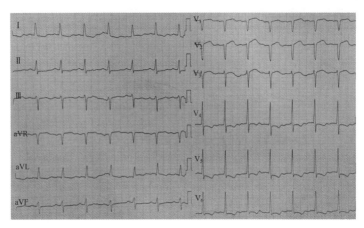

图 9-1-1 患者心电图

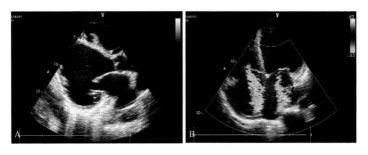

图 9-1-2 患者超声心动图。A. 左心室长轴切面。B. 心尖四腔心切面

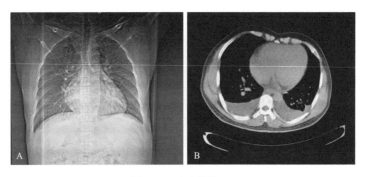

图 9-1-3 患者胸部 CT

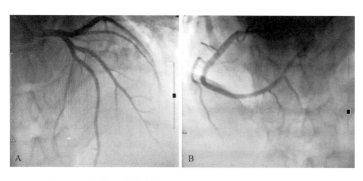

图 9-1-4 患者冠状动脉造影。A. 左冠状动脉；B. 右冠状动脉

二、定义

扩张型心肌病（DCM）是以心室扩大和心肌收缩功能降低为特征的心肌病，可伴有室壁变薄，需排除高血压、心脏瓣膜疾病、先天性心脏病或缺血性心脏病等。DCM 是引起心力衰竭、心律失常和猝死的常见疾病之一。

三、病因

DCM 的常见病因包括：遗传性、特发性、感染性、中毒性、酒精性、浸润性、自身免疫性、应激性、心动过速性、致心律失常型右心室心肌病（在 WHO 分型中作为 DCM 的独立分类）、左心室致密化不全和代谢性（表 9-1-1）。

表 9-1-1 扩张型心肌病的病因

病因		病因特征
原发性 DCM	家族性 DCM	约 60% 的家族性 DCM 患者存在遗传学改变，其主要呈常染色体遗传
	获得性 DCM	由遗传易感性与环境因素共同作用引起的 DCM
	特发性 DCM	原因不明，需要排除全身性疾病
继发性 DCM		系统性疾病累及心肌，心肌病变仅是系统性疾病的一部分

四、诊断思路（图 9-1-5）

【病史】

DCM 患者的表现呈高度变异，可由无症状的左心室功能不全至轻度、中度或重度充血性心力衰竭。

DCM 的临床表现包括：①心力衰竭：心脏逐渐扩大、心室射血分数降低、充血性心力衰竭、弥漫性心界扩大、心尖搏动移位、第 3 心音、心脏收缩期杂音。②血栓栓塞事件：左心室血栓、体循环栓塞、卒中。③心悸：室性和室上性心律失常、传导系统异常。④猝死，部分合并急性心肌心包炎的患者可能出现胸痛。

【体格检查】

可有心界扩大、第一心音减弱、心尖部收缩期杂音，严重心力衰竭时杂音增强，心力衰竭缓解时杂音减弱或消失。常有病理性第三心音。

【辅助检查】

（1）超声心动图：是诊断和评估 DCM 的重要检查方法。主要表现为：①心脏扩大：早期左心室扩大，后期各心腔均有扩大，常合并二尖瓣和三尖瓣反流、肺动脉高压。②左心室壁运动减弱：绝大多数左心室壁运动弥漫性减弱、室壁相对变薄，可合并右心室壁运动减弱。③左心室收缩功能下降：LVEF ＜ 45%，左心室短轴缩短率（LVFS）＜ 25%；合并右心室收缩功能下降时，三尖瓣环位移距离（TAPSE）＜ 1.7 cm、右心室面积变化分数（FACS）＜ 35%。④其他：附壁血栓多发生在左心室心尖部。

（2）心脏磁共振（CMR）：CMR 平扫与心肌延迟强化（LGE）技术不仅可以准确检测 DCM 心肌功能，而且能清晰识别心肌组织学特征（包括心脏结构、心肌纤维化瘢痕、心肌活性等），是诊断和鉴

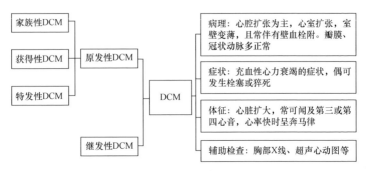

图 9-1-5　DCM 的诊断思路

别心肌病的重要检测手段，LGE ＋ T1 mapping（定性）＋ ECV（定量）技术在识别心肌间质散在纤维化和心肌纤维化定量方面更有优势，对 DCM 风险评估及预后判断具有重要价值。

（3）胸部 X 线检查：心影向左侧或双侧扩大，心胸比＞ 0.5。常伴有肺淤血、肺水肿、肺动脉高压或胸腔积液等。

（4）心电图 / 动态心电图：可见多种心电异常（如各类期前收缩、心房颤动、传导阻滞及室性心动过速）；此外还有 ST-T 改变、低电压、R 波递增不良，少数可见病理性 Q 波，多系心肌广泛纤维化所致，但需与心肌梗死相鉴别。

（5）冠状动脉造影 /CT 血管成像：主要用于排除缺血性心肌病。

（6）放射性核素扫描：核素血池扫描可见舒张末期和收缩末期左心室容积增大，LVEF 降低。运动或药物负荷心肌显像可用于排除冠状动脉疾病引起的缺血性心肌病。

（7）心内膜心肌活检：主要为心肌纤维化，心内膜心肌活检和组织病理学检查有助于心肌病的病因诊断与鉴别诊断。

【问诊要点】

（1）起病缓急。DCM 通常起病缓慢，病程长短不等，多呈慢性、进行性发展，以无明显原因的充血性心力衰竭、心律失常、猝死等为主要临床特点，伴有右心衰竭则可出现低垂部位水肿、腹胀、纳差等表现。

（2）发病年龄、性别。DCM 呈散发性，各年龄均可发病，但以中青年多见，男性稍多于女性。

（3）基础疾病 / 既往史。DCM 是排除性疾病，诊断时需排除其他引起心脏扩大的疾病，包括缺血性心肌病、高血压性心脏病、心脏瓣膜疾病、肺心病、酒精性心肌病、糖尿病心肌病等。

（4）既往检查及检查结果。

（5）是否自行使用药物及药物类型，疗效如何。

（6）是否存在家族史。

五、诊断及鉴别诊断（图 9-1-6）

1. 诊断

本例患者诊断为扩张型心肌病。诊断依据包括：①患者为中年男性，否认高血压、糖尿病、饮酒史等，夜间阵发性呼吸困难，端坐呼吸，咳粉红色泡沫痰，乏力、腹胀、双下肢水肿。②心界向左下扩大，心率 91 次 / 分，律齐，心尖部可闻及 3/6 级收缩期吹风样杂音。③NT-proBNP 3241 pg/ml;心肌酶谱、肌钙蛋白未见明显异常;超声心动图示全心增大,以左心明显;二尖瓣反流(中-重度)、三尖瓣反流(中-重度);左心室收缩功能测值减低;胸部CT示心脏增大,双上肺小叶间隔均匀增厚,提示肺淤血;选择性冠状动脉造影检查未见明显异常。④排除其他心脏病或由其他原因引起的继发性心肌病。

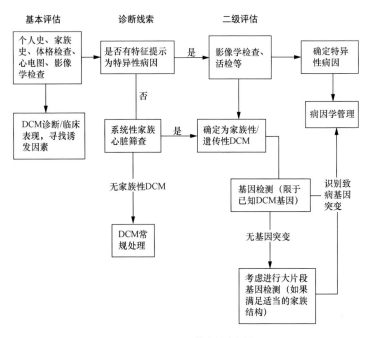

图 9-1-6 DCM 的诊断流程图

2. 鉴别诊断

DCM 缺乏特异性诊断标准,仍以排除诊断为主,应与下列疾病进行鉴别(表 9-1-2)。

(1)冠心病:①年龄:冠心病多发见于 40 岁以上者,尤其是老年人,而 DCM 以中年人好发。②病史:冠心病患者通常有心绞痛或心肌梗死史,而 DCM 患者常有心力衰竭史,临床主要表现为心悸、气短、低垂部位水肿等,伴或不伴胸闷不适,有典型心绞痛者约占 10%。③冠心病的易感因素包括高血压、高血脂、高血糖、吸烟等,而 DCM 少见。④心脏扩大:冠心病在反复心力衰竭后才会引起心脏

表 9-1-2　DCM 与其他疾病的鉴别

项目	扩张型心肌病	冠心病	高血压性心脏病	风湿性心脏病	肥厚型心肌病	限制型心肌病	克山病
病理	以心腔扩张为主，心室扩张，且室壁变薄，右心室扩大者较少；瓣膜、冠状动脉多正常	反复心力衰竭后方引起心脏扩大，以左心室扩大为主，伴有附壁血栓；冠状动脉有冠状动脉狭窄，瓣膜多正常	左心室肥厚为主，且常伴有主动脉增宽瓣膜、冠状动脉多正常	心腔扩大，最常累及二尖瓣及主动脉瓣，常伴有心房颤动	非对称性心室间隔肥厚；心肌细胞肥大；左心室容积降低	以心室充盈受限制为特点，心房常增大，心室腔缩小；心内膜显著纤维化与增厚，易着成附壁血栓	心脏呈心肌性普遍扩张，心壁通常不增厚，可见附壁血栓
症状	充血性心力衰竭的症状和体征，偶可发生栓塞或猝死	常有心绞痛或心肌梗死史	高血压的症状和体征，可发生高血压急症	充血性心力衰竭的症状和体征，偶可发生高血压症	劳力性呼吸困难，乏力、心悸、胸痛，心房颤动；起立或运动时出现眩晕，甚至意识丧失	活动耐量下降，乏力，呼吸困难，随病程的进展逐渐出现肝大、腹水、全身水肿等	急性和慢性心力衰竭的症状，心律失常，甚至心源性休克等
体征	心脏扩大，常可闻及第三或第四心音，心率快时呈奔马律	无特异性	血压升高	心脏扩大，常可闻及舒张期隆隆样杂音，常伴有心律绝对不齐，第一心音强弱不等，脉搏短绌等	心脏轻度增大，可闻及第四心音和心尖部收缩期杂音	颈静脉怒张，心脏听诊可闻及奔马律，血压可偏低，可有肝大，移动性浊音阳性，低垂部位凹陷性水肿	心脏可扩大
胸部 X 线	心影常明显增大，心胸比>50%，肺淤血	无特异性	心影常增大，心胸比>50%	肺动脉段突出，肺淤血较重	心影增大多不明显	1/3～1/2 的患者心影增大	心影增大，肺淤血

（续表）

项目	扩张型心肌病	冠心病	高血压性心脏病	风湿性心脏病	肥厚型心肌病	限制型心肌病	克山病
超声心动图	心脏四腔均增大，以左心室扩大为显著，室壁运动普遍减弱	心脏扩大不大不明显，心脏呈局限性搏动减弱	左心室肥厚扩张，且常伴有主动脉增宽	心腔扩大，瓣口狭窄，M型超声呈城墙样改变	心室非对称性肥厚，舒张期室间隔厚度达15mm或与后壁之比≥1.3，伴流出道梗阻者可见SAM征	心室腔可缩小，心房增大，可能巨大；心内膜增厚；常见二尖瓣、三尖瓣反流，重度反流者少见；舒张功能下降	心腔增大，左、右心室流出道增宽，室壁多变薄，心搏减弱，可见附壁血栓
诊断	无特异性诊断指标（心脏增大、心律失常和充血性心力衰竭）	临床或心电图、心肌损伤标志物表现，结合冠状动脉影像学检查明确诊断	临床或心电图、超声心动标志表现，结合其他检查	临床或超声心动图表现，结合其他检查	临床或心电图表现，患者类似冠心病、有猝死或心脏增大家族史较年轻、有猝死家族史（更支持），结合其他检查	临床或心电图、超声心动图表现，结合其他检查	有流行地区居住史，出现了心肌损害、心力衰竭的临床表现，结合其他检查
治疗	无特异性治疗，可用β受体阻滞剂、洋地黄（慎用）、利尿剂、ACEI，无效者心脏移植	抗血小板聚集、"调脂稳斑"、β受体阻滞剂、洋地黄、控制心室率，改善心肌重构等；冠状动脉重度狭窄患者可行介入或手术治疗	控制血压，可用ACEI或ARB、钙通道阻滞剂、β受体阻滞剂、利尿剂等	β受体阻滞剂、洋地黄（慎用）、利尿剂、ACEI，可行手术治疗	β受体阻滞剂、二氢吡啶类钙通道阻滞剂治疗；重症梗阻患者可行介入或手术治疗	药物治疗：抗心律失常、利尿、抗凝等；手术治疗：起搏器植入术、心内膜剥脱术、心脏移植术等	积极纠正心力衰竭，营养心肌等

扩大，DCM 时心脏扩大为主要表现，心脏扩大而搏动弱。⑤冠心病患者超声心动图显示心脏扩大不明显，心脏呈局限性搏动减弱甚至矛盾运动，而 DCM 患者超声心动图显示心脏显著扩张，室壁常变薄，室壁呈弥漫性搏幅减弱。⑥冠状动脉造影是两者鉴别的最可靠证据。DCM 时，冠状动脉无大于 50% 的狭窄。

（2）高血压性心脏病：①病程：除急进性高血压外，高血压发展到高血压性心脏病心力衰竭通常需要数年。②高血压严重程度：高血压导致高血压性心脏病心力衰竭时，常有较严重的血压升高。③高血压性心脏病时超声心动图可提示左心室肥大，伴或不伴升主动脉增宽。④高血压时，心电图可呈现左心室高电压表现，而 DCM 一般无此改变。⑤高血压性心脏病常合并高血压导致的其他靶器官损害，如高血压眼底改变及肾改变。

（3）风湿性心脏病：① DCM 常存在瓣膜反流，因此可在相应瓣膜听诊区闻及收缩期吹风样杂音，而风湿性心脏病常以瓣膜狭窄为主，最常见二尖瓣狭窄，因此可在相应瓣膜听诊区闻及舒张期隆隆样杂音，伴有瓣膜反流时，可闻及双期杂音。②胸部 X 线检查：DCM 患者心脏普遍扩大，肺淤血程度相对较轻，风湿性心脏病肺淤血较重。③心电图：DCM 可导致广泛 ST-T 改变，甚至左束支传导阻滞，而风湿性心脏病少见，其常合并心房颤动。④超声心动图：DCM 患者心腔普遍扩大，室壁变薄，室壁搏动幅度呈弥漫性减弱，可见不同程度的瓣膜血流信号反流现象，而风湿性心脏病常可见二尖瓣开放受限，瓣膜开口面积减小，M 型超声可见城墙样改变。

（4）肥厚型心肌病：DCM 患者超声心动图的主要表现为心脏显著扩张，室壁常变薄，心室壁搏动幅度呈弥漫性减弱。肥厚型心肌病主要表现为心肌非对称性肥厚，心室腔变小，伴或不伴流出道梗阻。

（5）克山病：克山病属地方性心肌病，有一定流行地区，以学龄前儿童及育龄期女性发病较多。DCM 属散发性，以中年男性居多。

参考文献

［1］胡品津．内科疾病鉴别诊断学．6 版．北京：人民卫生出版社，2014.

［2］刘文玲，李忠佑，刘欣．解读 2016 年 ESC 关于扩张型心肌病和收缩功能减低性非扩张型心肌病定义的修正．中国循环杂志，2016，31（6）：

532-535.

[3] 中华医学会心血管病学分会，中国心肌炎心肌病协作组 . 中国扩张型心肌病诊断和治疗指南 . 临床心血管病杂志，2018，34（5）：421-434.

[4] Richardson P，McKenna W，Bristow M，et al. Report of the 1995 World Health Organization/International Society and Federation of Cardiology Task Force on the definition and classification of cardiomyopathies. Circulation，1996，93（5）：841-842.

（黄爱玲　编　付茂亮　审核）

第2节　限制型心肌病

一、病例内容

【现病史】患者男，74岁，因"活动后胸闷气急5年，加重1个月"入院。

【既往史】多发性骨髓瘤约5年，当时给予化疗，具体治疗方案不详，化疗疗程未完成。有冠心病史，平素口服阿司匹林（抗血小板聚集）、阿托伐他汀钙（稳定斑块）等。

【体格检查】未见异常。

【辅助检查】TnI 0.223 μg/L；NT-proBNP 19300 pg/ml；Cr 230.6 μmol/L；尿素 20.35 mmol/L。动态心电图示心房扑动呈不规则房室传导；多源室性期前收缩5096次，成对235次，短阵室性心动过速15次，时呈二、三联律；完全性右束支传导阻滞。CT可见肺气肿伴肺大疱形成，两肺散在纤维增殖灶；主动脉及冠状动脉壁钙化，心脏增大；两侧局部胸膜增厚钙化；附见肝内低密度灶及钙化灶、双肾低密度灶。经胸超声心动图见 AO 32 mm，LA 45 mm，RV 24 mm，LVDd/LVDs 37 mm/31 mm，EF 30%，IVSd/LVPWd 17 mm/15 mm，提示心肌淀粉样变可能；主动脉硬化，双心房增大；三尖瓣轻中度反流；二尖瓣、主动脉瓣轻度反流；左心室收缩、舒张功能减退（图9-2-1）。颈总动脉、颈内动脉、颈外动脉示双侧颈动脉硬化伴双侧多发斑块形成；右侧颈内动脉起始处狭窄。发射型计算机断层成像（ECT）静息心肌显像示左心室心尖部、心尖部下壁、中部下壁、中部近下壁间隔壁、基底部间隔壁、基底部下壁血流灌注轻度减低；左心室室壁运动减低（图9-2-2）。

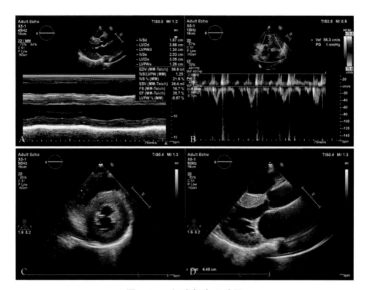

图 9-2-1　经胸超声心动图

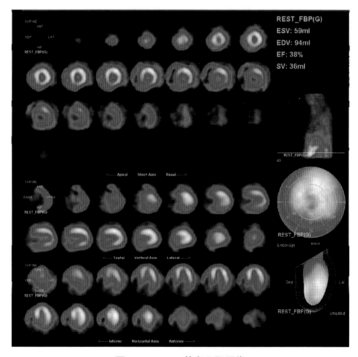

图 9-2-2　ECT 静息心肌显像

二、定义

限制型心肌病（RCM）是心肌间质纤维增生引起心室壁僵硬度增加，舒张功能降低、充盈受限而产生一系列临床症状的心肌病。早期心室尚未受累，收缩功能正常，只表现为心房明显扩张，随着病情进展，心室收缩功能受损加重，心腔扩张。

三、病因及发病机制

RCM 可由多种局部和全身性疾病引起，其中大部分病因较罕见。

（1）原发性/特发性 RCM：①遗传和部分原发性 RCM 较为罕见。可见于儿童和青年，无明显性别差异。部分可能与遗传相关，为常染色体显性遗传。约 30% 的病例有家族史。②部分患者可出现明显的心力衰竭和限制性血流动力学，但无明显的心室肥大、心内膜增厚或纤维化。这可能与嗜酸粒细胞增多或组织病理学改变有关。③嗜酸性心肌病（loeffler 心内膜炎）和慢性心内膜纤维化：在非洲地区较为常见，是由过敏、自身免疫性疾病、寄生虫等原因导致长时间严重的嗜酸粒细胞增多，引起心肌细胞嗜酸粒细胞浸润，这被认为是心脏毒性损害的病因。

（2）继发性 RCM：①浸润性心肌病：心肌组织中沉积淀粉样蛋白、铁等异常物质，引起心室壁僵硬，导致舒张功能障碍，可见于各年龄段。②淀粉样变性：是 RCM 常见的致病因素，多见于欧美国家，其主要特征是蛋白质的多系统沉积，通常表现为一系列全身性疾病，淀粉样变性可渗透至肝、心脏、肾、神经等，其中心脏受累较常见，淀粉样蛋白在心脏沉积可引起心肌变厚变硬，顺应性减低。③其他浸润性改变：非干酪性肉芽肿；血色素沉积症和铁超负荷心肌病；法布里病（溶酶体贮积症伴鞘糖脂积聚）；Danon 病［溶酶体相关膜蛋白 2（LAMP2）］缺乏；药物或辐射引起的心肌纤维化。

四、诊断思路

【病史】

（1）大部分 RCM 患者诊断时已处于疾病晚期，表现为明显的心肺功能受损。可出现严重的呼吸困难并呈进行性加重，甚至出现阵发性夜间呼吸困难。活动耐力减弱，常感疲劳。

（2）部分患者可出现腹部不适或肝区压痛。这是由于右心衰竭导致严重的双下肢水肿、肝大，从而出现右上腹疼痛和腹水。

（3）部分患者可出现胸痛、心悸。可见于由淀粉样变性引起的RCM或继发性心绞痛。

（4）部分患者可出现晕厥。应首先排除低血压或继发于其他脑血管疾病的晕厥。

（5）患者既往放疗、化疗或全身疾病等病史。

【体格检查】

（1）一般体格检查：应注意患者是否出现端坐呼吸、双下肢凹陷性水肿、腹水、颈静脉怒张，腹部触诊是否可触及肝大。

（2）专科查体：心脏听诊可出现第二心音分裂。部分患者也可出现较大的舒张早期充盈音。当继发心肌病时，可闻及由二尖瓣和三尖瓣关闭不全引起的杂音。肺部听诊可闻及呼吸音减弱（可能与胸腔积液相关）。

【辅助检查】

（1）实验室检查：①血细胞分析：通常可用于诊断嗜酸性粒细胞增多症。②血气分析：监测患者氧合情况及电解质酸碱平衡情况。③肝肾功能：监测患者肌酐、尿素氮情况；监测患者肝功能状况。④铁相关监测：监测血清铁浓度、总铁结合力和血清铁蛋白水平，明确血色素沉着病。⑤BNP：RCM患者血清BNP水平明显升高。

（2）心电图：在疾病早期或非特异性病变中，心电图可能无特异性改变或仅表现为低电压。在晚期或严重RCM中，可出现非特异性QRS波和ST-T改变，可合并心律失常。

（3）超声心动图：①二维超声：是可疑RCM的主要诊断方法。在淀粉样变性和糖原贮积性疾病等RCM中，可见左心室壁厚度增加，心室腔大小正常或缩小；房间隔增厚是浸润性心肌病的特征性表现，也可表现为二尖瓣扩张、瓣膜增厚和心包积液等；疾病晚期射血分数通常会降低，这也是疾病预后不良的标志。②多普勒超声：可显示舒张功能受限；心室早期舒张充盈增加，减速时间缩短，心房充盈减少，导致二尖瓣流入速度的E-A比率升高；浸润性疾病时，所有瓣膜通常会增厚，而功能障碍较轻。舒张期血流随呼吸的变化有助于区分收缩性心包炎和限制性心包炎。

（4）CMR：可用于评估心肌结构、灌注、功能和存活力，提供左心室质量、体积和区域收缩能力等信息，以及心肌应变分析、组织定位和细胞外体积估计。CMR 能够可靠识别心脏淀粉样变性的形态学改变。

（5）心肌活检：为有创性检查。从右心室或左心室获得的心室活检在某些情况下可用于确定是否存在心内膜疾病或心肌病。

【问诊要点】

（1）目前出现的症状，如是否存在呼吸困难、运动耐力下降、胸痛等症状。

（2）既往是否存在肝大、腹胀、腹水、双下肢凹陷性水肿等情况。

（3）近 1 个月是否出现感冒、发热等情况。

（4）既往是否存在其他心肌病、心脏瓣膜改变、因肿瘤等疾病进行放化疗等情况。

【伴随症状】

（1）RCM 早期可无伴随症状，部分患者可出现胸闷、呼吸困难等。

（2）RCM 晚期可伴随严重呼吸困难，可出现心力衰竭。

（3）双下肢凹陷性水肿、腹水、胸腔积液。

五、诊断及鉴别诊断

1. 诊断

本例患者诊断为限制型心肌病（心肌淀粉样变性？）、慢性心力衰竭（心功能 IV 级）；多发性骨髓瘤；冠心病；慢性肾衰竭。诊断依据包括：①患者既往有骨髓瘤、冠心病病史。②出现胸闷、气急。③查体未见明显异常。④超声心动图提示心肌淀粉样变，主动脉硬化，双心房增大，三尖瓣轻中度反流，二尖瓣、主动脉瓣轻度反流，左心室收缩、舒张功能减退；实验室检查提示心功能异常、肾功能异常。该病例未进行 CMR 及心肌活检，未能进一步明确诊断。

2. 鉴别诊断

（1）缩窄性心包炎：两者临床表现及血流动力学情况相似，但缩窄性心包炎患者既往有活动性心包炎或心包积液病史；查体可有奇脉、心包叩击音。超声心动图偶可见心包增厚、室间隔抖动征。RCM 常见双心房增大，室壁可增厚。

（2）肥厚型心肌病及扩张型心肌病：鉴别要点详见第九章第 1 节）。

参考文献

[1] 葛均波，徐永健，王辰 . 内科学 . 9 版 . 北京：人民卫生出版社，2018.

[2] 张雨婷，何玲，蔡金华，等 . 磁共振心脏成像在儿童限制型心肌病诊断中的应用价值 . 临床放射学杂志，2015，34（7）：1132-1135.

[3] Ahmed T，Safdar A，Ramani G. A Novel Case of Idiopathic Restrictive Cardiomyopathy. Cureus，2020，12（3）：e7212.

[4] Garcia MJ. Constrictive pericarditis versus restrictive cardiomyopathy？ Am Coll Cardiol，2016，67（17）：2061-2076.

[5] Huby AC，Mendsaikhan U，Takagi K，et al. Disturbance in Z-disk mechanosensitive proteins induced by a persistent mutant myopalladin causes familial restrictive cardiomyopathy. J Am Coll Cardiol，2014，64（25）：2765-2776.

[6] Kawano H，Kawamura K，Kanda M，et al. Histopathological changes of myocytes in restrictive cardiomyopathy. Med Mol Morphol，2021，54（3）：289-295.

[7] Leya FS，Arab D，Joyal D，et al. The efficacy of brain natriuretic peptide levels in differentiating constrictive pericarditis from restrictive cardiomyopathy. J Am Coll Cardiol，2005，45（11）：1900-1902.

[8] Muchtar E，Blauwet LA，Gertz MA. Restrictive Cardiomyopathy：Genetics，Pathogenesis，Clinical Manifestations，Diagnosis，and Therapy. Circ Res，2017，121（7）：819-837.

[9] White JA，Fine NM. Recent advances in cardiovascular imaging relevant to the management of patients with suspected cardiac amyloidosis. Curr Cardiol Rep，2016，18（8）：77.

（安荣成　编　南勇　审校）

第 3 节　肥厚型心肌病

一、病例内容

【现病史】患者男，51 岁，因"反复活动后胸闷、胸痛 10 年"入院，患者症状多于跑步及爬楼梯至 3 楼后出现，程度轻，休息数分钟后可好转，未治疗，期间症状反复同前。

【既往史】高脂血症 10 余年。

【体格检查】BP 144/97 mmHg，余无特殊阳性体征。

【辅助检查】实验室检查无异常。胸部 CT 示两肺多发实性结节，考虑增殖灶。超声心动图提示肥厚型心肌病（梗阻型）；主动脉瓣、三尖瓣轻度反流；左心室舒张功能减低（图 9-3-1）。心电图示窦性心律，左心室肥厚，Ⅰ、Ⅱ、aVL、V₃～V₆ 导联 T 波倒置，aVR 导联 T 波直立（图 9-3-2）。左心室造影可见黑桃 A 征（图 9-3-3）。

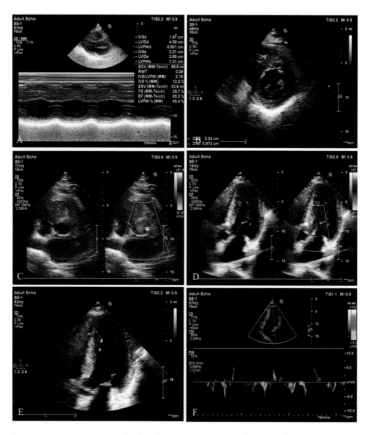

图 9-3-1　超声心动图。主动脉主波低平，重搏波减低，冠状窦未见明显异常，升主动脉内径 30 mm。短轴二尖瓣水平室间隔厚约 20 mm，左心室后壁厚约 10 mm，乳头肌水平室间隔厚约 20 mm，左心室后壁厚约 8 mm，心尖水平室间隔厚约 23 mm，左心室后壁厚约 10 mm。室间隔与左心室后壁厚度之比≥ 1.5，静息状态下左心室流出道宽约 15 mm，峰值流速 2.0 m/s，峰值压差 16 mmHg，平均压差 8 mmHg，实时心率 72 次 / 分。主动脉瓣回声增强，瓣叶关闭时左冠瓣与无冠瓣交界处可见轻度反流，三尖瓣回声正常，收缩期瓣叶关闭时可见轻度反流。组织多普勒示二尖瓣环（TDI）e' < a'

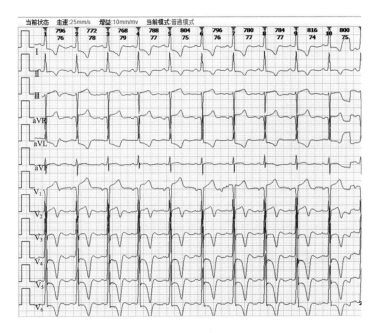

图 9-3-2　心电图

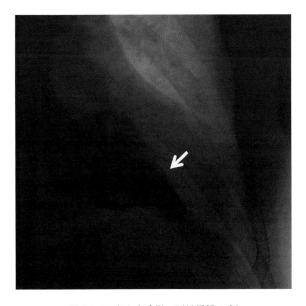

图 9-3-3　左心室造影。可见黑桃 A 征

二、定义

　　肥厚型心肌病（HCM）是一种以心肌肥厚为特征的原发性心肌疾病，是最常见的严重遗传性心脏病。HCM 以心室壁肥厚（常为非对称型）并累及室间隔、心室腔缩小、左心室血液充盈受阻、舒张期顺应性下降为主要特征。

三、病因及发病机制

　　HCM 是呈常染色体显性遗传的原发性心肌病，约 50% 的 HCM 由心肌肌小节蛋白基因突变所致，超过 11 个基因 1500 多个位点的突变与 HCM 的发病有关，这些基因多为编码肌小节结构蛋白的基因。如果父母罹患 HCM，其子女的患病率将为 50%。

四、诊断思路

　　【病史】

　　HCM 的症状包括乏力（机体供血不足）、呼吸困难、胸痛、心悸、先兆晕厥或晕厥（流出道梗阻患者左心室舒张期充盈不足，心排血量减低，可在起立或运动时出现眩晕，甚至意识丧失）。HCM 患者室上性和室性心律失常的发病率升高，心脏性猝死的风险也增大。

　　【体格检查】

　　非梗阻性 HCM 可无异常体征，梗阻性 HCM 患者胸骨左缘可出现粗糙的收缩中晚期喷射性杂音，可伴震颤，应用洋地黄、硝酸甘油、静脉滴注异丙肾上腺素及做 Valsalva 动作（嘱患者深吸气后紧闭声门，再用力做呼气动作，呼气时对抗紧闭的会厌，通过增加胸内压来影响血液循环和自主神经功能状态）后杂音增强，而应用 β 受体阻滞剂、去甲肾上腺素、下蹲时杂音减弱。部分患者可闻及第三、四心音及心尖区相对性二尖瓣关闭不全的收缩期杂音。

　　梗阻性 HCM 患者脉搏波可出现急冲脉，急冲脉压力波的特征包括：①肥厚的左心室强烈收缩导致脉搏压力快速上升。②随着左心室容积的减小，左心室流出道突然阻塞，导致收缩中期动脉压迅速下降。站立（减少静脉回流）、正性肌力药和血管扩张剂（如硝酸盐）等加重左心室流出道梗阻的方法均会增加急冲脉的发生。

　　【辅助检查】见表 9-3-1。

表 9-3-1 HCM 的辅助检查

检查项目	主要发现
心电图	● 疑诊 HCM 时，应行心电图检查。心电图是 HCM 最敏感的常规诊断性检查，不足 10% HCM 患者心电图检查结果正常。但特异性不高，应行超声心动图进一步评估 ● 心电图异常通常为局限或广泛性复极改变。高电压（aVL 导联 R 波 > 18 mm）伴复极改变是累积病（如 Danon 病）相关 HCM 的典型心电图改变，而 HCM 很少有单纯性高电压表现。其他心电图表现包括：①由于室内传导延迟，QRS 波略增宽，电轴左偏。②继发于左心室肥厚的 ST-T 异常（通常称"劳损"），最常见于前外侧壁导联（如 I 、aVL、$V_4 \sim V_6$ 导联）。③ST 段水平或下斜型压低、T 波倒置。$V_2 \sim V_4$ 导联深 T 波倒置（巨大倒置 T 波）可见于心尖 HCM 患者的中部心前区导联。④明显的异常 Q 波，尤其是下壁（II 、III 、aVF）和侧壁（I 、aVL 和 $V_4 \sim V_6$）导联，反映肥厚心肌组织的间隔除极。⑤P 波异常，提示左心房或双心房扩大。左心室肥厚和右心房扩大强烈提示 HCM
超声心动图	疑诊 HCM 时，所有患者应行经胸超声心动图（TTE），包括二维超声、彩色多普勒、频谱多普勒和组织多普勒显像。TTE 可显示心脏形态、收缩和舒张功能、是否有左心室流出道压差及其严重程度、二尖瓣关闭不全的程度
心血管磁共振（CMR）	● 建议所有疑诊或确诊 HCM 的患者进行 CMR，以最可靠地评估左心室形态（包括最大左心室壁厚度），在评估解剖结构方面，CMR 优于超声心动图。CMR 可识别超声心动图不易显示或低估范围的节段性左心室肥厚（即前外侧壁或心尖部），更好地显示二尖瓣和乳头肌的结构异常，钆延迟增强还可识别心肌纤维化 ● 除检测左心室肥厚和心肌纤维化外，CMR 还可提供 HCM 患者的如下信息：①识别和定量右心室肥厚。②提供微血管功能障碍的证据。③评估区域心肌功能。④评估舒张功能。⑤观察在心肌肥厚前发生的细微结构异常（如心肌隐窝） ● 四腔心 CMR 可显示 HCM 患者严重的间隔肥厚
HCM 基因检测	● 不推荐只通过常规基因检测来诊断 HCM ● 以下两种特定情况下，有针对性的基因检测结合临床评估可能有用：①家族史或临床评估提示可能存在可引起左心室肥厚的遗传疾病，即 Fabry 病、溶酶体贮积病等。②存在明确致病突变的 HCM 先证者的一级亲属

（续表）

检查项目	主要发现
心导管检查	• 心导管检查极少用于诊断或临床评估 HCM。大多数患者进行超声心动图即可诊断 • 仅对疑诊 HCM 以及有以下 1 种或多种情况的患者进行有创性心导管血流动力学评估：①鉴别其他 RCM 或缩窄性心包炎。②需行冠状动脉造影评估阻塞性冠状动脉疾病。③怀疑有左心室流出道梗阻，但临床与影像学资料不一致。④需行心内膜心肌活检来排除非肌节性心肌病（如 Fabry 病、淀粉样变或 Danon 病）。⑤心脏移植前的评估
核素显像	可见左心室腔缩小或正常，非对称性左心室肥厚，收缩功能增强

五、诊断及鉴别诊断

1. 诊断

本例患者诊断为肥厚型心肌病。诊断依据包括：①反复活动后胸闷、胸痛。②心电图示左心室肥厚，伴广泛复极改变。③超声心动图提示肥厚型心肌病（梗阻性）。

HCM 的诊断应基于以下因素：① HCM 家族史。②不明原因的症状（即呼吸困难、胸痛、乏力或心悸）。③心脏听诊闻及收缩期喷射性杂音。④ 12 导联心电图异常或晕厥（或先兆晕厥）。有上述 1 个或多个临床发现时，应进一步行超声心动图和（或）CMR，若出现左心室壁任何增厚部位厚度≥ 15 mm 且无其他可识别的原因（如高血压或心脏瓣膜疾病等）时，可做出 HCM 的诊断。

2. 鉴别诊断

（1）左心室肥厚：最常见的原因是高血压和主动脉瓣狭窄，也可见于累积病（主要为 Fabry 病）和心脏淀粉样变性。①高血压：长期高血压是左心室肥厚最常见的原因，尤其是未经治疗或治疗不彻底时。但高血压导致左心室肥厚的壁厚很少超过 15 mm，且高血压病史通常较长（10 年或以上）。②主动脉瓣狭窄：先天性二叶式主动脉瓣畸形导致瓣膜性主动脉瓣狭窄更常见于较年轻个体（＜ 50 岁），主动脉瓣狭窄可导致向心性左心室肥厚，而不同于 HCM 的离心性肥厚。主动脉瓣狭窄不会发生急冲脉。瓣膜型主动脉瓣狭窄也可导致左心室与主动脉之间的压差增加。③ Fabry 病：尽管典型的多系统 Fabry 病罕见，但单纯心脏受累在其他原因不能解释的向心性左心室肥厚患者中相对常见（可达 5%）。④代谢性心肌病：罕见，*PRKAG2* 和 *LAMP2*（Danon 心肌病）突变导致的心肌病均呈左心室肥厚表型，类似于"典型"肌节 HCM 的表现。⑤心脏淀粉样变性：与 HCM 的局限性、非对称性不同，心脏淀粉样变性为弥漫性病变，属 RCM，心力衰竭是最明显的症状。由于舒张功能受限更显著，故心房增大比 HCM 更明显，超声心动图可能会出现颗粒状特征性反射，CMR 可观察到心内膜下心肌延迟强化。不同于 HCM，淀粉样心肌病变心电图 QRS 波为低电压，且进展非常迅速，可引起全身损害，预后较差。⑥运动员心脏：进行高强度训练的运动员可发生心脏肥厚，室壁厚度范围可能与 HCM 患者室壁厚度类似（即 13～15 mm 的室壁厚度"灰色地带"）。很多无创性测量手段可用于鉴别运动员心脏与 HCM（表 9-3-2）。

（2）左心室与主动脉间压差增加：除 HCM 中的动力性主动脉瓣下左心室流出道梗阻外，以下解剖和生理性异常也可增加左心室与主动脉间压差：①容量不足：左心室收缩功能正常且严重容量不足时，常会有代偿性左心室高动力，使得心脏射血更有力，血流速度加快，导致腔内压差，可误认为左心室流出道压差升高。通常根据临床情况（如低血压、心动过速和其他低容量体征）补充液体

表 9-3-2　HCM 与运动员心脏的鉴别要点

项目	HCM	运动员心脏
局部左心室肥厚	有	无
左心室腔＜ 45 mm	有	无
左心室腔＞ 55 mm	无	有
左心房扩大	有	无
心电图异常表现	有	无
左心室充盈异常	有	无
女性	有	无
HCM 家族史	有	无
增厚伴去适应	有	无
耗氧量增加＞ 110%	无	有
晚期钆增强	有	无
致病性肌节突变	有	无

后可消失。②主动脉瓣下狭窄：固定的主动脉瓣下狭窄是一种先天性异常，通常由左心室流出道中组织的薄隔膜引起，二维超声心动图以及彩色和频谱多普勒超声心动图通常可显示。超声心动图或有创性心导管检查通常能够区分固定主动脉瓣下狭窄与 HCM。与HCM 患者的动力性左心室流出道梗阻不同，主动脉瓣下狭窄通常没有二尖瓣收缩期前向活动（SAM 征）的证据且室壁厚度正常，但显著的跨膜压差可导致长期左心室高压，引起向心性左心室肥厚。③主动脉瓣狭窄：除导致左心室肥厚外，主动脉瓣狭窄还可导致显著的左心室与主动脉间压差。通过超声心动图或有创性心导管检查可鉴别。

参考文献

［1］中国医师协会心力衰竭专业委员会，中华心力衰竭和心肌病杂志编辑委员会.中国肥厚型心肌病管理指南 2017.中华心力衰竭和心肌病杂志（中英文），2017，1（2）：65-86.

［2］Alashi A，Desai RM，Khullar T，et al. Different Histopathologic Diagnoses in Patients With Clinically Diagnosed Hypertrophic Cardiomyopathy After Surgical Myectomy. Circulation，2019，140（4）：344-346.

［3］Caglar I，Vural A，Ungan I，et al. Apical hypertrophic cardiomyopathy-- case report and review of the literature. Georgian Med News，2013，（216）：19-23.

［4］Finocchiaro G，Sheikh N，Biagini E，et al. The electrocardiogram in the diagnosis and management of patients with hypertrophic cardiomyopathy. Heart Rhythm，2020，17（1）：142-151.

［5］Hindieh W，Weissler-Snir A，Hammer H，et al. Discrepant measurements of maximal left ventricular wall thickness between cardiac magnetic resonance imaging and echocardiography in patients with hypertrophic cardiomyopathy. Circ Cardiovasc Imaging，2017，10（8）：e006309.

［6］Maron BJ，Maron MS. The remarkable 50 years of imaging in HCM and how it has changed diagnosis and management：From M-mode echocardiography to CMR. JACC Cardiovasc Imaging，2016，9（7）：858-872.

［7］Massera D，McClelland RL，Ambale-Venkatesh B，et al. Prevalence of unexplained left ventricular hypertrophy by cardiac magnetic resonance imaging in MESA. J Am Heart Assoc，2019，16（8）：e012250.

［8］Ommen SR，Mital S，Burke MA，et al. 2020 AHA/ACC Guideline for the diagnosis and treatment of patients with hypertrophic cardiomyopathy：executive summary：A report of the American College of Cardiology/

American Heart Association Joint Committee on Clinical Practice Guidelines. J Am Coll Cardiol，2020，76（25）：3022-3055.

[9] Veselka J，Anavekar NS，Charron P. Hypertrophic obstructive cardiomyopathy. Lancet，2017，389（10075）：1253-1267.

（刘岗　吴文娟　编　南勇　审校）

第4节　病毒性心肌炎

一、病例内容

【现病史】患者女，24 岁，因"间断咳嗽两周，加重伴心悸 3 天"入院。患者于入院前 2 周无明显诱因出现间断咳嗽，无咳痰，无发热、气促，未行诊治。入院前 3 天咳嗽加重，次数明显增多，偶有心悸，每次发作时持续数分钟，休息后心悸可缓解，无胸闷、胸痛等症状。

【既往史】无特殊。

【体格检查】双肺呼吸音粗，无干、湿啰音及胸膜摩擦音。心界无增大，心率 82 次 / 分，律齐，各瓣膜听诊无杂音。

【辅助检查】心电图示窦性心动过速（102 次 / 分），频发室性期前收缩。胸部 CT 未见明显异常。甲状腺及超声（肝、胆、胰、脾）正常。超声心动图示二尖瓣、三尖瓣轻度反流，EF 58.5%。肌钙蛋白 0.35 ng/ml。血常规：WBC $9.6×10^9$/L，中性粒细胞 $2.2×10^9$/L；CRP 7.4 mg/L；PCT 0.2 ng/ml。心肌酶谱：CK 205U/L，CK-MB 67 U/L。肝肾功能及甲状腺功能正常。

二、定义

病毒性心肌炎（VMC）是由病毒感染所致的局限性或弥散性心肌炎症病变。大多数可自愈，部分可迁延而遗留各种心律失常，少数可演变为扩张型心肌病，最终导致心力衰竭，甚至心脏性猝死。

三、病因及发病机制

几乎所有的人类病毒感染均可累及心脏而引起 VMC，其中以柯萨奇 B 组病毒最常见（占 30% ～ 50%）。近年来，腺病毒、细小病毒 B-19、丙型肝炎病毒、人疱疹病毒 6 型和脊髓灰质炎病毒也成为

VMC 的重要病原体，其发病机制主要包括：

（1）病毒的直接作用。病毒经肠道或呼吸道感染人体后，可经血液进入心肌，急性期病毒在宿主心肌细胞中大量复制，直接导致心肌细胞损伤、凋亡和坏死。

（2）病毒介导的免疫损伤作用。病毒感染导致的机体抗病毒免疫在清除病毒的同时也会损伤心肌细胞，因其终止了病毒对心肌的损害，从而使绝大部分心肌组织得以保存，故大部分急性 VMC 具有自限性。然而，当病毒与心肌组织存在共同的抗原时，一些自身抗原（如心肌肌球蛋白）暴露或释放，通过激活自身反应 T 细胞和诱导抗心肌自身抗体产生，致使心肌组织慢性损伤形成慢性心肌炎，甚至演变成 DCM。

（3）生化机制。主要为氧自由基对心肌的损害。当机体感染病毒时，中性粒细胞因吞噬病毒而耗氧量增加，可产生大量氧自由基。心肌缺血、缺氧时，能量代谢障碍也可产生氧自由基。此外，免疫反应过程中产生的抗原 - 抗体复合物、补体等可促进吞噬细胞产生氧自由基。细胞内活性氧增多，引起心肌细胞核酸断裂、多糖裂解、不饱和脂肪酸过氧化而损伤心肌。

四、诊断思路

【病史】

VMC 患者的临床表现缺乏特异性，主要取决于病变的广泛程度和部位，轻者可无任何症状，重者出现心源性休克甚至猝死。目前临床诊断的约 90% 的 VMC 患者以心律失常为主诉或首发症状，其中少数患者可由此而发生晕厥或阿 - 斯综合征。极少数患者起病后发展迅速，出现心力衰竭或心源性休克。因此，接诊以胸闷、心悸、胸痛、呼吸困难、头晕、晕厥、猝死为主要症状的患者时，需要重点询问在发病前 1～3 周有无病毒感染的前驱症状，如发热、乏力、鼻塞、流涕、咽痛、咳嗽、腹泻等。上述症状发生后 3 周内出现心脏表现，且不能用一般原因解释时，需高度怀疑 VMC。

【体格检查】

重点为针对心脏及肺部的体格检查，应注意以下几点：①心界：轻者心界不增大或暂时性增大，短时间内即恢复，心脏显著增大反映心肌炎症范围广泛而病变严重。②心率：心率增快与体温不相称或心率异常缓慢，均为 VMC 的可疑征象。③心律：可见各种心律失常，以房性、室性期前收缩最常见，其次为房室传导阻滞；心房颤动、病态窦房结综合征均可出现。④心音：心尖区第一心音可减低或分裂；心音呈胎心样；心包摩擦音提示心包炎；心尖区可能有收缩期吹风样杂音或舒张期杂音，杂音响度不超过3级，病情好转后消失。⑤血压：重症弥漫性VMC患者可出现急性心力衰竭，属于心肌泵血功能衰竭，左、右心同时发生衰竭，引起心输出量过低，易合并心源性休克。⑥呼吸音：肺部有无呼吸音改变，有无啰音，啰音分布的情况、性质、强度。

【辅助检查】

（1）心内膜心肌活检（EMB）：为诊断VMC的金标准。EMB能提供活体组织，从而通过组织形态学、免疫学、组织化学证实VMC，并确定其严重程度及治疗反应。诊断心肌炎应具备间质炎症性浸润及坏死，伴附近心肌细胞变性（伴或不伴间质纤维化，并排除冠状动脉缺血性病变），VMC的病理诊断标准见表9-4-1。

（2）血常规：可有白细胞计数升高、红细胞沉降率升高、C反应蛋白升高等非特异性炎症表现。

（3）心肌损伤标志物：部分患者血清心肌标志物升高，反映心肌坏死。cTnI/cTnT、CK-MB定量测定升高最有诊断价值。若将cTnT的界值定为≥0.1 ng/ml，则其诊断心肌炎的敏感性和特异性分别为53%和94%，阳性和阴性预测值分别为93%和56%。

（4）心电图：常见T波低平或倒置，ST段可有轻度移位。除窦性心动过速/心动过缓外，异位心律与传导阻滞也较为常见。约2/3的患者以室性期前收缩为主要表现（图9-4-1），发生室性心动

表 9-4-1　心肌炎的病理诊断标准

首次活检	病理表现
活动性心肌炎	炎症细胞浸润或不伴邻近的心肌细胞坏死和（或）退行性变，无冠状动脉病变引起的典型缺血性损伤
可疑心肌炎	炎症细胞浸润数量过少，无确定性心肌损伤（无诊断价值，需再次活检）
随访活检心肌炎活动期	与前次相比，炎症细胞浸润未减轻，甚至加重，伴或不伴有纤维化
心肌炎恢复中	与前次相比，炎症细胞浸润未减轻，但离心肌纤维略远，细胞壁"皱褶"消失，恢复平滑外形，胶原组织轻度增生
心肌炎已恢复	与前次相比，炎症细胞浸润消失

过速时可引起晕厥。心室颤动较少见，为猝死的原因。可出现一度至三度窦房、房室传导阻滞及束支或分支阻滞。心律失常多见于急性期，在恢复期消失，也可随瘢痕形成而出现持久性心律失常。

（5）超声心动图：可正常，也可显示左心室增大、室壁运动异常、左心室收缩功能减低、附壁血栓等，可有射血分数降低。如果累及心包，可有不同程度的心包积液（图9-4-2）。

（6）胸部X线：局灶性VMC无异常变化。弥漫性VMC或合并心包炎的患者心影增大，严重者可见肺淤血或肺水肿。有心包积液时可呈烧瓶样改变。

（7）核素心肌灌注显像：由于VMC病变心肌摄取核素的能力下降，^{999m}Tc-MIBI心肌灌注显像可显示心肌的血流灌注及心肌受损的部位、程度。

（8）CMR：对心肌炎有较大诊断价值。CMR T_1加权像局部心肌组织早期强化提示充血及毛细血管渗出，T_2加权像局部或整体心肌信号强度增加提示心肌组织水肿，而非缺血区域心肌延迟强化（LGE）提示坏死或瘢痕形成及心肌纤维化（图9-4-3）。上述3项中任意2项的结果呈阳性更有利于心肌炎的诊断。

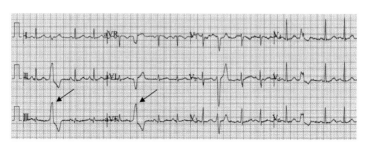

图9-4-1　患者心电图。可见频发室性期前收缩（箭头）

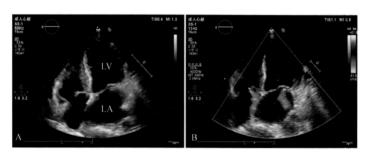

图9-4-2　患者超声心动图。A. 左心扩大。**B.** 二、三尖瓣轻度反流

（9）病毒血清学检测：仅对病因有提示作用，不能作为诊断依据。确诊有赖于检出心内膜、心肌或心包组织内的病毒、病毒抗原、病毒基因片段或病毒蛋白。

【问诊要点】

（1）咳嗽的性质、急性或慢性、发作的时间与规律、昼夜咳嗽有无差异。

（2）咳嗽程度、音色与影响因素，是否伴有气喘、胸痛和发热，有无咳痰。

（3）心悸发作的时间与规律，发作时有无精神紧张、情绪激动、过度运动；有无饮酒、咖啡、浓茶的习惯；是否服用某些药物。

（4）心悸发作时有无头晕、胸闷、心前区疼痛，以及疲劳、失眠、耳鸣、记忆力减退等表现。

【伴随症状】

VMC 患者最常以心律失常为主诉或首发症状，在有心悸、胸闷的同时需关注有无其他伴随症状：①伴心前区疼痛：见于冠心病（如心绞痛、心肌梗死）、心肌炎、心包炎，亦可见于心脏神经官能症等。②伴发热：见于急性传染病、风湿热、心肌炎、心包炎、感染性心内膜炎等。③伴晕厥或抽搐：见于窦性停搏、高度房室传导阻滞、室性心动过速、病态窦房结综合征等。④伴贫血：见于各种原因引起的急性失血，常有虚汗、脉搏微弱、血压下降或休克。⑤伴呼吸困难：见于急性心肌梗死、心肌炎、心包炎、心力衰竭、重症贫血等。⑥伴消瘦及出汗：见于甲状腺功能亢进。⑦伴发绀：见于先天性心脏病、右心功能不全和休克。

五、诊断及鉴别诊断

1. 诊断（图 9-4-3）

本例患者诊断为病毒性心肌炎；急性病毒性上呼吸道感染；室性期前收缩；二尖瓣、三尖瓣反流（轻度）。诊断依据包括：①患者为青年女性，近 2 周出现咳嗽，并逐渐加重，肺部影像学未见明显异常，白细胞、中性粒细胞、CRP 升高不明显，PCT 正常。②咳嗽 10 多天后出现心悸，无胸闷、胸痛，肌钙蛋白升高，心肌酶谱升高。③心电图可见频发室性期前收缩，超声心动图可见二尖瓣、三尖瓣轻度反流。

2. 鉴别诊断

由于 VMC 的临床表现及辅助检查大多缺乏特异性，仅有病毒感

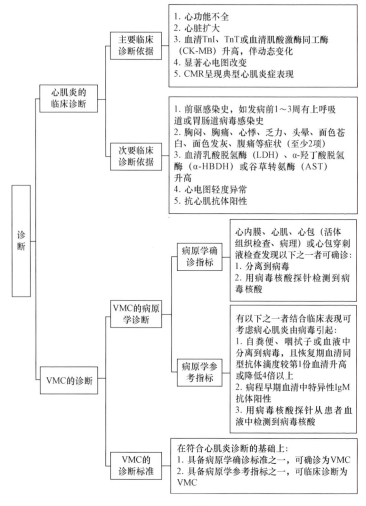

图 9-4-3　VMC 的诊断思路

染或心肌炎症状不足以确诊 VMC，除非在发病急性期行 EMB 检出病毒、病毒抗原、病毒基因片段或病毒蛋白。因此在拟诊 VMC 时，应排除其他可能引起心功能不全、心源性休克、心脏扩大、心电图改变及心肌损伤标志物升高的疾病。患者应完善风湿免疫相关检查、甲状腺功能、肌钙蛋白、超声心动图及 CMR，回顾发病前 1～3 周有无病毒感染的前驱症状是重要的诊断依据，进行必要的体格检查和辅助检查有助于明确诊断和鉴别（图 9-4-4）。

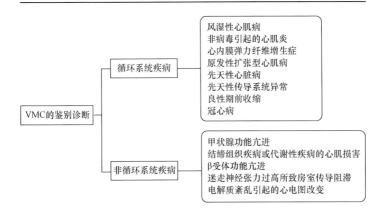

图 9-4-4　VMC 的鉴别诊断

参考文献

[1] 李淑梅，张基昌. 病毒性心肌炎的诊断治疗进展. 中华医学会心血管病学
分会第十次全国心血管病学术会议论文集，2008.

[2] 林果为，王吉耀，葛均波. 实用内科学. 15 版. 北京：人民卫生出版社，
2017.

[3] 中华医学会心血管病学分会精准医学组，中华心血管病杂志编辑委员会，
成人暴发性心肌炎工作组. 成人暴发性心肌炎诊断与治疗中国专家共识.
中华心血管病杂志，2017，45（9）：742-752.

[4]《中华心血管病杂志》编辑委员会心肌炎心肌病对策专题组. 关于成人急
性病毒性心肌炎诊断参考标准和采纳世界卫生组织及国际心脏病学会联
合会工作组关于心肌病定义和分类的意见. 中华心血管病杂志，1999，
27（6）：405-407.

（阮志强　编　杨小艳　审校）

第 5 节　应激性心肌病

一、病例内容

【现病史】患者女，56 岁，因"胸痛 5 h"入院。患者于入院前
5 h 情绪激动后出现心前区绞痛，持续不缓解，伴恶心、呕吐胃内容
物 3 次，无头痛、头晕，无发热、抽搐，无腹痛、腹泻，查心电图
提示急性心肌梗死，于 2019 年 10 月 14 日入院。

【既往史】入院前 5 年出现活动后反复胸闷、气促，休息 1 ～ 2 min 后即可缓解。否认药物及食物过敏史。

【体格检查】BP 161/104 mmHg。余体格检查无特殊。

【辅助检查】实验室检查异常结果见表 9-5-1。心电图见图 9-5-1。心肌灌注显像可见左心室心尖部、心尖部前壁、心尖部间隔壁、中部前壁中范围心肌血流灌注中重度减低；左心室腔大小正常，各室壁运动未见明显异常，ESV 36 ml，EDV 89 ml，EF 59%（图 9-5-2）。冠状动脉造影示左主干未见明显狭窄，TIMI 血流 3 级；左前降支近中段约 30% 狭窄，TIMI 血流 3 级；左回旋支未见明显狭窄，TIMI 血流 3 级；右冠未见明显狭窄，TIMI 血流 3 级。左心室造影示左心室心尖部收缩减弱、基底部收缩增强（图 9-5-3）。超声心动图：（2019-10-15）左心室壁节段性运动异常（以心尖部为主），考虑应激性心肌病，二尖瓣、主动脉瓣、三尖瓣轻度反流，左心室舒张功能减退；（2019-10-18）左室心尖部圆钝（运动减弱），主动脉瓣、三尖瓣轻度反流，左心室舒张功能减退；（2019-10-21）主动脉瓣、三尖瓣轻度反流，左心室舒张功能减退；（2019-10-28）主动脉瓣、二尖瓣、三尖瓣轻度反流，左心室舒张功能减退。胸部 CT 可见两肺散在纤维灶，右肺下叶贴附性不张，两侧胸膜增厚。

二、定义

应激性心肌病是指在严重精神或躯体应激（包括疾病）下出现一过性左心室功能不全的疾病，其主要特征为一过性室壁运动异常（常为心尖部），呈球囊样变，故又称心尖球囊样变综合征。

约 90% 的应激性心肌病患者为女性，平均年龄为 67 ～ 70 岁，

表 9-5-1　实验室检查结果

时间	检验项目	结果	定性	参考值
2019-10-14	cTnI	0.589 μg/L	↑	< 0.05 μg/L
2019-10-15	cTnI	1.570 μg/L	↑↑↑	< 0.05 μg/L
2019-10-15	BNP	285.5 pg/ml	↑	< 119.0 pg/ml
2019-10-16	cTnI	0.327 μg/L	↑	< 0.05 μg/L
2019-10-17	cTnI	0.168 μg/L	↑	< 0.05 μg/L
2019-10-17	BNP	178.6 pg/ml	↑	< 119.0 pg/ml

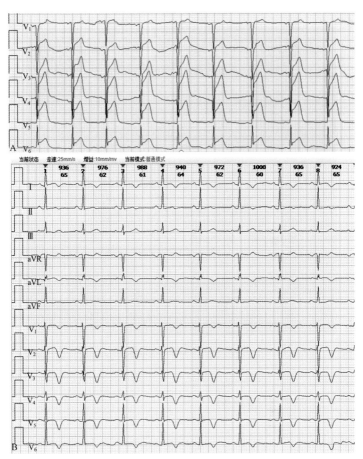

图 9-5-1 心电图。**A.** 2019-10-14 心电图示 $V_3 \sim V_6$ 导联 ST 段抬高。**B.** 2019-10-28 心电图示 Ⅰ、aVL、$V_1 \sim V_6$ 导联巨大 T 波倒置伴 QT 间期延长，aVR 导联 T 波直立

约 80% 超过 50 岁。55 岁以上的女性患者是 55 岁以下的 5 倍，是男性患者的 10 倍。应激性心肌病的表现类似于急性冠脉综合征，在提示有急性心肌梗死症状的患者中发生率为 0.7% ~ 2.5%。尽管左心室严重功能不全，但无相应节段的阻塞性冠状动脉疾病或急性斑块破裂的血管造影证据，或虽有血管造影证据，但大多数节段性室壁运动异常的范围与心外膜单支冠状动脉的灌注范围不符。左心室功能不全几乎均可逆，数天或数周内可恢复正常，预后一般较好。

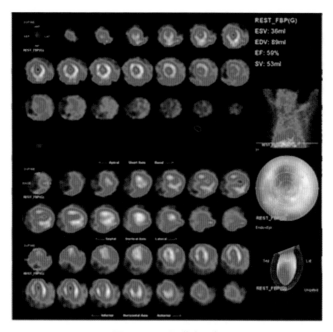

图 9-5-2　心肌灌注显像

三、病因及发病机制

女性患者的诱因多为精神因素（听闻死讯等不幸的消息、离婚、失恋、受惊吓、激烈争吵、有创性诊疗措施前的惊恐状态、过度开心等），而男性则多为躯体应激（高血压、心肌炎、甲状腺功能减退、食欲减退、肿瘤、多发性硬化、慢性阻塞性肺病、哮喘、贫血、心房颤动、脑外伤等），重症监护室中 28% 的患者合并应激性心肌病，约 50% 的严重脓毒症患者合并累及左、右心室的应激性心肌病。神经内分泌瘤（嗜铬细胞瘤）以及使用外源性儿茶酚胺（如多巴胺、多巴酚丁胺、肾上腺素、β 受体激动剂等）均可致应激性心肌病。严重缺血性脑血管事件、蛛网膜下腔出血或脑外伤亦可引起可逆性心室功能障碍，即神经源性应激性心肌病，其心电图表现为 Niagara 瀑布样 T 波改变。

肾上腺素能自主神经过度激活和儿茶酚胺过量在应激性心肌病的病因中起主要作用。儿茶酚胺激增促使心肌顿抑引起一过性局部

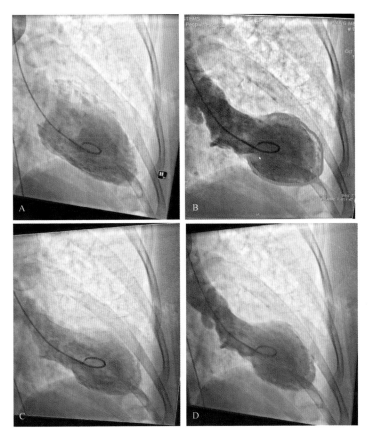

图 9-5-3 冠状动脉造影＋左心室造影

左心室功能不全的机制包括心室后负荷增加、冠状动脉痉挛和微血管功能障碍，以及通过改变 β 受体信号传导而引起的儿茶酚胺能驱动的顿抑。心肌不同部位对高水平儿茶酚胺的反应性存在差异，心尖部因儿茶酚胺受体最多而最常受累。因此，任何导致儿茶酚胺水平升高的疾病均可能引发应激性心肌病，如蛛网膜下腔出血、脓毒症、呼吸衰竭等。变态反应导致组胺水平升高同样可使儿茶酚胺增加而致应激性心肌病。

四、诊断思路

【病史】

应激性心肌病的临床表现类似于急性冠脉综合征。最常见的主诉症状（75%以上）为急性或亚急性胸骨后疼痛，10%的患者有心源性休克。部分患者表现为呼吸困难或晕厥。在国际应激性心肌病注册研究中，最常见的症状依次为胸痛（75.9%）、呼吸急促（约50%），常伴有头晕（>25%）和偶尔晕厥（5%～10%）。胸痛常具有典型的心绞痛特征，呼吸短促常是肺水肿的表现。头晕和晕厥源于低血压和低灌注，也有危及生命的心源性休克或室性心律失常。卒中样症状不常见，室性心律失常可能引起心搏骤停，症状与急性心肌梗死很难鉴别。由缺血性卒中或癫痫诱发的应激性心肌病患者胸痛较少，可由意识障碍、神经系统并发症或突发血流动力学恶化造成。情绪应激所触发的应激性心肌病患者胸痛和心悸的发生率较高。需要注意的是，部分应激性心肌病患者以心力衰竭、肺水肿、脑卒中、心源性休克或心搏骤停等为首发表现。

【体格检查】

可有心力衰竭、快速性心律失常（如室性心动过速和心室颤动）、缓慢性心律失常、心搏骤停或明显二尖瓣关闭不全的体征。约10%的应激性心肌病患者有心源性休克的体征，如低血压、精神状态异常、肢体发冷、少尿或呼吸窘迫。

【辅助检查】

由于应激性心肌病与急性冠脉综合征的临床鉴别较困难，可先行心电图检查。ST段抬高的疑诊心肌梗死患者应行急诊冠状动脉造影以排除急性心肌梗死。对于非ST段抬高心肌梗死患者，可考虑行InterTAK评分（表9-5-2）后决定进一步的辅助检查。

应激性心肌病可能性低的患者应行冠状动脉造影和左心室造影，而应激性心肌病可能性高的患者应考虑行经胸超声心动图。在心脏外形不呈球囊样扩张的情况下建议行冠状动脉造影。稳定的心脏外形呈球囊样扩张的患者行冠状动脉CT血管造影有利于排除冠状动脉疾病。在不稳定患者中，如果合并应激性心肌病的典型并发症（如左心室流出道梗阻）应进行经胸超声心动图和冠状动脉造影，以排除急性心肌梗死。在经冠状动脉CT血管造影或冠状动脉造影证实冠状动脉正常、心室呈典型球囊样形态且无急性感染性心肌炎患者中，应激性心肌病是最有可能的诊断，可经随后的超声心动图检查加以证实。如果怀疑急性感染性心肌炎，则应进行CMR确诊（图9-5-4）。

表 9-5-2　InterTAK 诊断评分

项目	得分
女性	25 分
情绪应激	24 分
躯体应激	13 分
无 ST 段压低	12 分
精神疾病	11 分
神经系统疾病	9 分
QT 间期延长	6 分

诊断：截断值（范围 0 ~ 100 分）≤ 31 分为急性冠脉综合征（特异性 95%），≥ 50 分为应激性心肌病（特异性 95%）；≤ 70 分为应激性心肌病低 / 中度可能，> 70 分为应激性心肌病高度可能

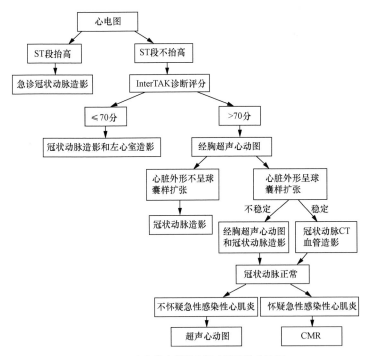

图 9-5-4　建议的应激性心肌病辅助检查流程

（1）心电图：应激性心肌病患者的初始心电图通常异常（>
95%），胸导联 ST 段抬高和 T 波倒置是入院时最常见的心电图改变，
不足 10% 的患者 ST 段压低，可能提示其他诊断（如阻塞性冠状动

脉疾病导致的急性冠脉综合征）。应激性心肌病的心电图改变呈动态演变，分为 4 期：①即刻 ST 段抬高。②第 1～3 天出现第 1 次 T 波倒置。③第 2～6 天出现倒置 T 波的短暂恢复。④进展至巨大 T 波倒置伴 QT 间期延长，直至完全恢复，持续约 2 个月。初始及随后的心电图表现受多种因素的影响，包括左心室球囊样扩张的部位、右心室是否受累、从发病到就诊的时间、是否有心肌水肿及心肌细胞功能恢复的速度等（图 9-5-5）。

（2）生物标志物：应激性心肌病急性期会出现心肌坏死生物标志物水平升高。血清 BNP 和 NT-proBNP 均可升高，升高水平与心室壁运动异常的程度呈正相关。BNP 和 NT-proBNP 通常在症状出现 24～48 h 后达到峰值，随后迅速下降，与左心室收缩功能的快速恢复一致，但也有患者升高达 3 个月。

（3）超声心动图：在应激性心肌病患者中，整体左心室运动不

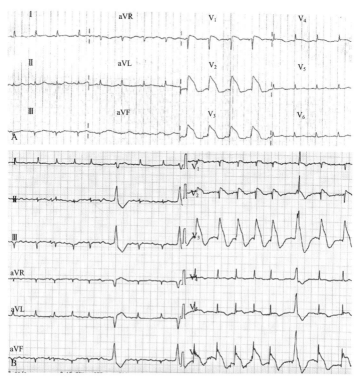

图 9-5-5　2 例应激性心肌病患者鱼鳍样 ST 段抬高，前间壁（V₂～V₃）导联更明显。可见下壁导联中不存在镜像 ST 段压低

能 / 运动障碍伴典型的球形改变，累及整个心尖部（最常见）或心室中部或基底段，提示应激性心肌病。室壁运动异常呈"非心外膜"模式，通常超出单个心外膜冠状动脉供血区域，其典型的心尖球囊样变通常可直接诊断。应特别注意急性中重度二尖瓣反流，约 20% 的应激性心肌病患者出现二尖瓣反流，其与入院时的心尖球囊样变、LVEF 降低、可能的左心室流出道梗阻、包括心源性休克和院内死亡在内的不良事件发生率较高相关。

（4）冠状动脉造影：多数疑似应激性心肌病的患者应及早进行冠状动脉造影，以明确排除阻塞性冠状动脉疾病导致的急性冠脉综合征。应激性心肌病患者冠状动脉造影通常显示冠状动脉正常或接近正常，但高达 20% ～ 25% 的患者可能同时存在这两种疾病。

（5）心室造影：在疑似应激性心肌病的病例中，除非有禁忌证（即疑似心尖血栓），否则应进行心室造影，其对于心室中部的应激性心肌病（超声心动图较难识别）尤其有用。疑似心肌炎相关的重度急性心力衰竭和电学或血流动力学不稳定时，应考虑心肌活检。

（6）CMR：可以更精确地量化心室收缩功能，以及关于心肌组织特征和并发症（即心包积液、二尖瓣反流、左心室血栓）的额外信息。血流动力学不稳定或心律失常时，不能进行 CMR。CMR 的定量技术可用于克服弥漫性水肿目视评估的困难。T2 信号强度（SI）比值（心肌和骨骼肌的 SI 比值）≥ 1.9 考虑心肌水肿。此外，T2 和 T1 标测技术参数及其运动校正算法可更客观和准确地评估心肌水肿。CMR 可区分应激性心肌病和心肌炎，心肌炎显示典型的"片状"心外膜或心室中部心肌延迟强化，呈"非心外膜"冠状动脉分布。

【问诊要点】

（1）有无情绪应激（抑郁、离异等）或躯体应激（脑出血、卒中、惊厥发作、肌萎缩侧索硬化、嗜铬细胞瘤、脓毒症等）诱发因素。

（2）有无 5- 羟色胺和去甲肾上腺素再摄取抑制剂（SNRI）类药物使用史。

（3）有无胸痛、呼吸困难或晕厥等症状，有无心绞痛特征。

（4）有无头晕、晕厥、低血压、低灌注。

（5）因其他疾病治疗期间患者有无呼吸困难、非典型胸痛、血流动力学不稳定、心率增快、心源性休克。

【伴随症状】

（1）呼吸短促（通常是肺水肿的表现）。

（2）头晕和晕厥（可能源于低血压和低灌注、心源性休克或室性心律失常）。

（3）卒中样症状（不常见）。

（4）心搏骤停（可能源于室性心律失常）。

五、诊断及鉴别诊断

1. 诊断

本例患者诊断为应激性心肌病。诊断依据包括：①患者为中年女性，有应激史。②心前区绞痛。③ TnI、BNP 升高，炎症标志物等实验室检查指标基本正常。④心电图示 $V_3 \sim V_5$ 导联 ST 段弓背向上抬高，入院 14 天后 I、aVL、$V_1 \sim V_6$ 导联巨大 T 波倒置伴 QT 间期延长，aVR 导联 T 波直立。⑤急诊冠状动脉造影排除狭窄病变。左心室造影示心尖球囊样变，中段重度运动功能减退，基底段高动力，左心室收缩功能受损。⑥超声心动图示左心室壁节段性运动异常（以心尖部为主），6 天后左心室壁节段性运动异常恢复。⑦心肌灌注显像示左心室心尖部、心尖部前壁、心尖部间隔壁、中部前壁中范围心肌血流灌注中重度减低。

应激性心肌病国际诊断标准（InterTAK 诊断标准）包括：①一过性左心室功能障碍（运动功能减退、运动不能或运动障碍），表现为心尖球囊样变或心室中部、基底部或局灶性室壁运动异常，可有右心室受累。除这些区域的室壁运动模式外，还可有所有类型间的中间模式。局部室壁运动异常通常超出单一心外膜血管的分布范围；然而，罕见病例中，局部室壁运动异常也可发生于单个冠状动脉对应的心肌下区域，即局灶性应激性心肌病［室壁运动异常可能持续较长时间，也可能未记录到恢复情况（如在恢复之前死亡）］。②应激性心肌病综合征可有情绪、躯体或兼有情绪和躯体的触发因素，但非必需。③神经系统疾病（如蛛网膜下腔出血、卒中/短暂性脑缺血发作或癫痫发作）以及嗜铬细胞瘤可为应激性心肌病综合征的触发因素。④新发心电图异常（ST 段抬高、ST 段压低、T 波倒置和 QTc 间期延长），罕见病例可无任何心电图变化。⑤多数患者心脏生物标志物（肌钙蛋白和肌酸激酶）的血清水平中度升高，BNP 显著升高很常见。⑥可有显著的冠状动脉疾病。⑦无感染性心肌炎的证据（建议进行 CMR 以排除感染性心肌炎并用于确诊应激性心肌病）。⑧绝经后女性发病率高。

2. 鉴别诊断（表 9-5-3）

表 9-5-3 应激性心肌病的鉴别诊断

疾病	临床表现	心电图	超声心动图	冠状动脉造影	CMR	生物标志物
应激性心肌病	胸痛，呼吸困难，晕厥，心律失常，心搏骤停。通常发病前有情绪或躯体应激事件	ST 段抬高（通常为胸导联），随后 T 波倒置，QTc 间期延长，ST 段压低较少	心尖部（绝大多数），心室中部、基底部或局灶性低 / 无运动，非冠状动脉分布	造影未提示急性斑块不稳定的罪犯性、梗阻性冠状动脉疾病和（或）血管内成像。心室造影可识别灌注 - 收缩不匹配和解剖变异	心室功能不全区域有透壁水肿（T2 加权序列）。非冠状动脉分布的节段性运动异常（Cine-CMR 序列）LGE: 无	NT-proBNP 和 BNP 显著升高。肌钙蛋白和 CK-MB 轻度升高。BNP 肌钙蛋白和 BNP/CK-MB 比值升高若收缩力显著下降，射血分数明显降低，可形成心尖部附壁血栓，D- 二聚体可升高
急性冠脉综合征						
梗阻性冠状动脉心肌梗死（MI-CAD）	胸痛，呼吸困难，心力衰竭 / 心源性休克，心律失常或心搏骤停	ST 段抬高（STE-ACS）、ST 段压低和（或）T 波倒置（NSTE-ACS）	心外膜冠状动脉分布的节段性室壁运动异常	伴急性斑块破裂 / 侵蚀和血栓形成	与室壁运动异常相对应的心内膜下或透壁性水肿（T2 加权序列，沿心外膜冠状动脉分布的局部室壁运动异常（Cine-CMR 序列）LGE: 明亮的心内膜下或跨壁 LGE	NT-proBNP 和 BNP 轻度升高肌钙蛋白和 CK-MB 显著升高约 5% 出现体 D- 二聚体升高（> 0.5 mg/L）一般为轻度升高，很少超过 3 mg/L，极少超过 5 mg/L（除非血栓自溶或溶栓治疗后）

（续表）

疾病	临床表现	心电图	超声心动图	冠状动脉造影	CMR	生物标志物
非梗阻性冠状动脉心肌梗死（MI-NOCA）	胸痛，呼吸困难，心力衰竭/心源性休克，心律失常或心搏骤停。常发生于传统心血管风险较低的中年女性中	ST段抬高，ST段压低和（或）T波倒置	室壁运动异常沿或不沿心外膜冠状动脉分布	无梗阻性冠心病。可能需要（乙酰胆碱或麦角新碱）激发试验和血管内成像（光学相干断层成像或血管内超声）来确定发病机制	与室壁运动异常部位相对应的心内膜下或透壁性水肿（T2加权序列），沿某一心外膜冠状动脉分布的局部室壁运动异常（Cine-CMR序列）。LGE：明亮的心内膜下或透壁 LGE	肌钙蛋白和CK-MB显著升高。BNP和NT-proBNP轻度升高
心肌炎	胸痛，呼吸困难，急性心力衰竭/心源性休克，心律失常或心搏骤停；年轻人或中年人多见，通常先有呼吸道感染或肠炎。自身免疫性疾病或全身炎症性疾病（淋巴细胞型）可能是诱因	非特异性ST和（或）T波改变，弥漫性ST段抬高可能提示心肌心包炎	整体收缩功能不全（有时为区域性，但无典型应激性心肌病模式）。心包积液的发生率高达25%	无梗阻性冠心病或急性斑块破裂的血管造影证据	心外膜下、基底段和外侧壁水肿（T2加权序列），整体或局部心室功能不全（Cine-CMR序列）。心肌的天然T1池像时间或细胞外体积增加。LGE：低强度或明亮的局灶性LGE，呈"片状"。位于超过某支冠状动脉分布的心外膜下或心室中部	肌钙蛋白和CK-MB显著升高。BNP和NT-proBNP轻度升高。炎症生物标志物（白细胞和CRP）多升高

BNP，脑钠肽；CK-MB，肌酸激酶同工酶；LGE，心肌延迟强化；NT-proBNP，N-末端脑钠肽前体

参考文献

［1］Biso S，Wongrakpanich S，Agrawal A，et al. A review of neurogenic stunned myocardium. Cardiovasc Psychiatry Neurol，2017，2017：5842182.

［2］Brenton Boyd，Tia Solh. Takotsubo cardiomyopathy：Review of broken heart syndrome. JAAPA，2020，33（3）：24-29.

［3］Del Buono MG，Potere N，Chiabrando JG，et al. Takotsubo syndrome：Diagnostic work-up and clues into differential diagnosis. Curr Opin Cardiol，2019，34（6）：673-686.

［4］Doyen D，Moschietto S，Squara F，et al. Incidence，clinical features and outcome of Takotsubo syndrome in the intensive care unit. Arch Cardiovasc Dis，2020，113（3）：176-188.

［5］Ghadri JR，Wittstein IS，Prasad A，et al. International Expert Consensus Document on Takotsubo Syndrome（Part I）：Clinical Characteristics，Diagnostic Criteria，and Pathophysiology. Eur Heart J，2018，39（22）：2032-2046.

［6］Ghadri JR，Wittstein IS，Prasad A，et al. International Expert Consensus Document on Takotsubo Syndrome（Part II）：Diagnostic Workup，Outcome，and Management. Eur Heart J，2018，39（22）：2047-2062.

［7］Giannitsi S，Tsinivizov P，Poulimenos LE，et al.［Case Report］Stress induced（Takotsubo）cardiomyopathy triggered by the COVID-19 pandemic. Exp Ther Med，2020，20（3）：2812-2814.

［8］Johan Bennett，Bert Ferdinande，Peter Kayaert，et al. Time course of electrocardiographic changes in transient left ventricular ballooning syndrome. Int J Cardiol，2013，169（4）：276-280.

［9］Medina de Chazal H，Del Buono MG，Keyser-Marcus L，et al. Stress Cardiomyopathy Diagnosis and Treatment：JACC State-of-the-Art Review. J Am Coll Cardiol，2018，72（16）：1955-1971.

［10］Prasad A，Dangas G，Srinivasan M，et al. Incidence and angiographic characteristics of patients with apical ballooning syndrome（takotsubo/ stress cardiomyopathy）in the HORIZONS-AMI trial：an analysis from a multicenter，international study of ST-elevation myocardial infarction. Catheter Cardiovasc Interv，2014，83（3）：343-348.

［11］Santoro F，Stiermaier T，Tarantino N，et al. Impact of persistent ST elevation on outcome in patients with Takotsubo syndrome. Results from the GErman Italian STress Cardiomyopathy（GEIST）registry. Int J Cardiol. 2018，255：140-144.

［12］Tarantino N，Santoro F，Brunetti ND. Triangular "shark fin-like" ST modification in takotsubo syndrome: Challenging the concept of ST-elevation patterns without coronary occlusion ? J Electrocardiol, 2018, 51 (6): 1157-1158.

[13] Templin C, Ghadri JR, Diekmann J, et al. Clinical features and outcomes of Takotsubo (stress) cardiomyopathy. N Engl J Med, 2015, 373 (10): 929-938.

[14] Woronow D, Suggs C, Levin RL, et al. Takotsubo common pathways and SNRI medications. JACC Heart Fail, 2018, 6 (4): 347-348.

（刘岗　吴文娟　金钦阳　编　南勇　审校）

第十章　心搏骤停与心脏性猝死

一、病例内容

【现病史】患者男，45 岁，因"持续性胸闷、胸痛 8 h"入院。患者于入院前 8 h 无明显诱因出现恶心、呕吐，之后出现胸闷、胸痛，呈持续性，以胸骨后为著，无肩背部放射痛，"120"送至我院急诊科，到达后出现呼吸、心搏骤停，心电图呈一直线，给予持续胸外按压，气管插管，呼吸机辅助通气，约 2 min 后心电监护示心室颤动，给予非同步电除颤 3 次后恢复自主节律，心电图示广泛前壁心肌梗死。患者血流动力学极不稳定，药物控制无效，立即给予急诊体外心肺复苏术，建立 V-A 体外膜氧合（ECMO）通路，同时在 ECMO 下行冠状动脉造影＋支架置入术（CAG ＋ PCI）。

【既往史】高血压病史 5 年，高脂血症病史 5 年。

【体格检查】昏迷，双侧瞳孔扩大，直径 5 mm，对光反射消失。颈静脉无搏动，心搏停止，自主呼吸停止。生理、病理反射均消失。

【辅助检查】入院心电图呈一直线；复苏后心电图示 $V_2 \sim V_5$ 导联 ST 段抬高 0.3 ～ 0.5 mV，Ⅰ、Ⅱ、aVR、aVL 导联 T 波低平倒置，Ⅲ、$V_2 \sim V_4$ 导联病理性 Q 波形成，提示急性广泛前壁 ST 段抬高心肌梗死。冠状动脉造影示左主干闭塞。

二、定义

心搏骤停（SCA）是指心脏泵血功能的突然停止，偶可自行恢复，但通常会导致死亡。心脏性猝死（SCD）是指心脏原因所致的突然死亡，常无任何危及生命的前期表现，患者突然意识丧失，并在急性症状出现后 1 h 内死亡，属非外伤性自然死亡，特征为出乎意料的迅速死亡。在描述死亡方式时应使用 SCD 这一术语，但涉及其直接原因、临床表现和治疗抢救时，使用 SCA，二者不应混淆。

三、病因及发病机制

绝大多数 SCD 患者存在心脏结构异常。成年 SCD 患者的心脏结构异常主要包括冠心病、肥厚型心肌病、心脏瓣膜疾病、心肌炎、非粥样硬化性冠状动脉异常、浸润性病变和心内异常通道。这些心脏结构改变是发生室性快速心律失常的基础，而大多数 SCD 由室性快速心律失常所致。一些短暂的功能性因素（如心电不稳定、血小板聚集、冠状动脉痉挛、心肌缺血及缺血后再灌注）可使稳定的心脏结构异常变为不稳定。某些因素（如自主神经系统不稳定、电解质紊乱、过度劳累、情绪压抑及服用致室性心律失常的药物等）也可触发 SCD（表 10-1）。

表 10-1 与 SCD 相关的心脏异常

分类	病因	疾病
缺血性心脏病	冠状动脉粥样硬化	● 急性冠脉综合征：不稳定型心绞痛、急性心肌梗死 ● 慢性缺血性心肌病
	冠状动脉起源异常 冠状动脉发育不全 冠状动脉栓塞及其他机械性阻塞	
	冠状动脉功能性阻塞	● 冠状动脉痉挛 ● 心肌桥
非缺血性心脏病	心肌病	● 特发性扩张型心肌病 ● 肥厚型心肌病 ● 高血压性心肌病 ● 致心律失常型右心室心肌病 ● 左心室致密化不全 ● 酒精性心肌病 ● 产后心肌病
	浸润性和炎症性心脏病	● 肉瘤样病 ● 淀粉样变 ● 血色沉着病 ● 心肌炎：病毒性、特发性巨细胞性、美洲锥虫病（Chagas 病）
	心脏瓣膜疾病	● 主动脉瓣狭窄 / 关闭不全 ● 主动脉瓣反流 ● 二尖瓣脱垂 ● 感染性心内膜炎 ● 人工瓣功能异常
	先天性心脏病	● 法洛四联症 ● 大血管转位 ● Ebstein 畸形 ● 肺血管阻塞性疾病 ● 先天性主动脉瓣或肺动脉瓣狭窄

（续表）

分类	病因	疾病
	原发性心电异常	<ul><li>长 QT 综合征</li><li>短 QT 综合征</li><li>预激综合征</li><li>先天性房室传导阻滞</li><li>Brugada 综合征</li><li>儿茶酚胺敏感型多形性室性心动过速</li><li>特发性心室颤动</li><li>早期复极异常</li></ul>
	药物和其他毒物诱发	<ul><li>抗心律失常药物（Ⅰa、Ⅰc和Ⅲ类）</li><li>其他药物或毒物：红霉素、克拉霉素、美沙酮、阿司咪唑、特非那定、喷他脒、酮康唑、TMP-SMZ、精神药物（三环类抗抑郁药、氟哌啶醇、吩噻嗪类药物）、普罗布考、西沙普利、可卡因、氯喹、乙醇、磷酸二酯酶抑制剂、有机磷酸酯类、利尿剂</li></ul>
	电解质及代谢紊乱	<ul><li>电解质紊乱：低钾血症、低镁血症、低钙血症</li><li>代谢紊乱：神经性厌食和暴食、液体蛋白饮食</li></ul>
	其他	<ul><li>机械性阻塞：急性心脏压塞、大面积肺栓塞、心内血栓形成</li><li>心脏破裂</li><li>主动脉夹层动脉瘤</li><li>中枢神经系统损伤</li><li>心脏神经疾病</li></ul>

四、诊断思路

【病史】

（1）发病年龄。

（2）胸闷和胸痛部位、性质、持续时间及影响因素。

（3）胸闷、胸痛到 SCA 的时间、SCA 到开始心肺复苏的时间。

（4）既往高血压、冠心病、糖尿病、高脂血症等病史。

【体格检查】

（1）一般体征：昏迷、全身灰暗、面色发绀。

（2）胸部、腹部体征：胸廓及腹部无起伏，听诊无呼吸音。

（3）心血管体征：大动脉搏动消失，听诊无心音。

（4）神经系统：瞳孔散大，对光反射消失，深浅反射均无法引出。

【辅助检查】

（1）实验室检查：血、尿常规；血生化；凝血功能；血气分析；心肌酶谱、肌钙蛋白、BNP。

（2）心电图、超声心电图。

【问诊要点】

（1）SCA 的可逆性因素：有无低血容量、缺氧、酸中毒、低钾血症/高钾血症、低体温、张力性气胸、心脏压塞、中毒、肺部血栓形成、冠状动脉血栓形成。

（2）SCA 的临床表现：①前驱期：SCA 前数天或数周（甚至数月）有无前驱症状，如心绞痛、气促、心悸加重、易疲劳，以及其他非特异性主诉。②发病期：有无长时间的心绞痛或急性心肌梗死的胸痛、急性呼吸困难、突然心悸、持续心动过速或头晕、目眩等。③SCA 期：有无心音消失、无法扪及脉搏、血压测不出；有无突然意识丧失或伴有短阵抽搐；有无呼吸断续，呈叹息样，随后即停止，多发生在心脏停搏后 20 ～ 30 s 内；有无昏迷，多发生于心脏停搏 30 s 后；有无瞳孔散大，多见于心脏停搏后 30 ～ 60 s。④生物学死亡期：有无心室颤动或心室停搏，如在 SCA 的前 4 ～ 6 min 内未给予心肺复苏，则预后很差；如在前 8 min 内未给予心肺复苏，除非在低温等特殊情况下，否则几乎无存活。

（3）SCA 的发生过程：SCA 的发生诱因、持续时间及复苏时间。

【伴随症状】

SCA 时，患者突然意识丧失，可伴抽搐，心音消失，脉搏触不到，血压测不出；呼吸断续，呈叹息样，随后停止；昏迷，瞳孔散大。

五、诊断及鉴别诊断

1. 诊断

本例患者诊断为呼吸、心搏骤停；冠心病（广泛前壁心肌梗死）。诊断依据包括：①患者为中年男性，因"持续性胸闷、胸痛 8 h"入院。②昏迷，双侧瞳孔扩大，直径 5 mm，对光反射消失，颈静脉无搏动，心搏停止，自主呼吸停止，生理、病理反射均消失。③心入院电图呈一直线；复苏后心电图 $V_2 \sim V_5$ 导联 ST 段抬高 $0.3 \sim 0.5$ mV，Ⅰ、Ⅱ、aVR、aVL 导联 T 波低平、倒置，Ⅲ、$V_1 \sim V_6$ 导联病理性 Q 波形成，提示急性广泛前壁 ST 段抬高型心肌梗死；冠状动脉造影示左主干闭塞。

2. 鉴别诊断

（1）癫痫发作：患者发作时也会有突然倒地、意识丧失、双眼上翻、四肢抽搐等，甚至由于患者的肢体抽动，心电监测时也可能出现类似室性心动过速或心室颤动的干扰波形，可能对诊断带来困难。但仔细听诊可发现心音存在，大动脉搏动可触及，患者多可自行苏醒。

（2）非心脏性猝死：发病早期患者的心率、血压存在，猝死由心脏以外的其他基础疾病导致，如严重哮喘、喉头水肿、急性脑血管意外、严重失血等，需结合患者具体情况鉴别。

六、心肺复苏（CPR）

SCA 发生后 4 min 内为抢救的最佳时机，如果实施有效的 CPR 或识别心律失常，尽早除颤，极有可能挽回患者生命（图 10-1 和图 10-2）。

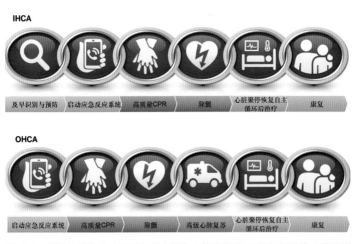

图 10-1　美国心脏协会（AHA）成人院内心搏骤停（IHCA）和院外心搏骤停（OHCA）生存链

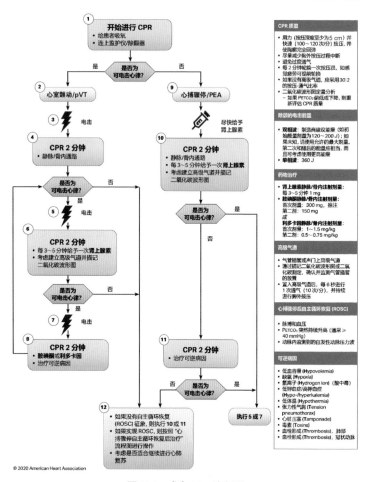

图 10-2　成人 SCA 流程图

参考文献

［1］中华医学会 . 心脏骤停基层诊疗指南（实践版·2019）. 中华全科医师杂志，2019，18（11）：1042-1046.

［2］American Heart Association. 2020 American Heart Association guidelines for cardiopulmonary resuscitation and emergency cardiovascular care. Circulation，2020，142（16_Suppl_2）：S337-S604.

［3］Melhem AJ Jr，Araújo AC，Figueiredo FNS，et al. Acute myocardial infarction in a young bodybuilder：A case report and review of the literature. Am J Case Rep，2020，21：e924796.

（苏俊　编　杨小艳　审校）

第十一章　心源性休克

一、病例内容

【现病史】患者男，20 岁，因"咳嗽、发热 3 天，呼吸困难加重 1 天"入院。患者于入院前 3 天无明显诱因出现发热、畏寒，最高体温 38.5℃，无明显咳嗽、咳痰，无头痛、头晕，自服"泰诺、阿莫西林"等药物，症状无明显缓解，且出现胸闷、气急、呼吸困难，为求进一步诊治来我院急诊。入院后在无创通气支持下（FiO₂ 100%）氧合无明显改善，氧饱和度维持在 60% ～ 70%，急诊紧急行气管插管，呼吸机辅助通气 [FiO₂ 100%，呼气末正压（PEEP）15 cmH₂O]，氧饱和度 70% ～ 80%，伴有循环衰竭，大剂量多巴胺 [15 μg/（kg·min）] 和去甲肾上腺素 [5 μg（kg·min）] 维持血压 90/50 mmHg，心率 140 ～ 150 次 / 分，为进一步治疗转入 ICU 行 ECMO 辅助支持治疗。

【既往史】否认心脏、肝、肾等基础疾病和遗传性疾病家族史。

【体格检查】患者入院时 T 38.8℃，BP 78/40 mmHg，P 158 次 / 分。神志清楚，呼吸急促（30 次 / 分），端坐呼吸，喉中痰鸣，咳粉红色泡沫痰，储氧面罩吸氧下（10 L/min）SpO₂ 维持在 60% 左右，两肺呼吸音粗，可闻及广泛细湿啰音，心率 158 次 / 分，窦性心律，心音低钝，各瓣膜区未闻及明显病理性杂音，腹平软，肝脾肋下未触及，移动性浊音阴性，神经系统查体阴性。

【辅助检查】TnI 10.58μg/L，CK-MB 162U/L，BNP 2684 pg/ml，CRP 195 mg/L，乳酸 4.2 mmol/L。床旁胸部 X 线检查示两肺广泛渗出（图 11-1）。心电图示加速性室性自主心律（图 11-2）。床旁超声心动图示左心室增大伴弥漫性收缩功能减退，LVEF 40%（图 11-3）。

二、定义

心源性休克是由于各种原因导致心脏功能减退，引起心输出量显著减少，导致血压下降，重要脏器和组织灌注严重不足，引起全身微循环功能障碍，从而出现一系列以缺血、缺氧、代谢障碍及重要脏器损害为特征的临床综合征。

451

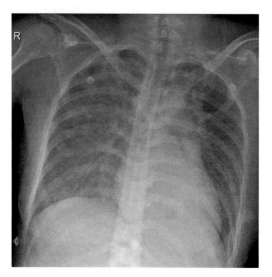

图 11-1　床旁胸部 X 线。两肺广泛渗出

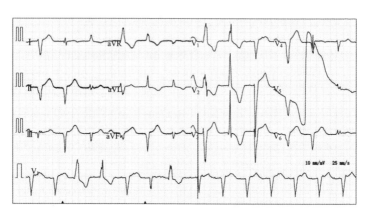

图 11-2　加速性室性自主心律心电图

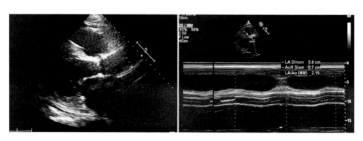

图 11-3　床旁超声心动图

三、病因及发病机制

任何可引起严重急性左心室衰竭或右心室衰竭的原因都能导致心源性休克。继发于急性心肌梗死的左心衰竭是心源性休克最常见的原因。急性心肌梗死患者中，心源性休克的发生率为 10% ~ 20%。常见的心源性休克原因如下：

1. 急性心肌梗死

（1）泵衰竭：如大面积梗死、既往存在左心室功能不全的小面积梗死、梗死扩展、梗死延展、再梗死等。梗死扩展指由于梗死区心肌变薄和拉长所致的心室扩张，心肌梗死范围并未增加。与梗死扩展不同，梗死延展指心肌梗死后重新发生的心肌坏死，其心肌坏死范围增大。再梗死指心肌梗死后再次发生新的心肌梗死。

（2）机械性并发症：如乳头肌断裂所致急性二尖瓣反流、室间隔缺损、游离壁破裂导致心脏压塞等。

（3）右心室梗死。

2. 心肌疾病　如心肌炎、围生期心肌病、伴流出道梗阻的肥厚型心肌病、应激性心肌病等。

3. 心脏瓣膜疾病　如急性二尖瓣反流、急性主动脉瓣反流、主动脉或二尖瓣狭窄伴随快速性心律失常、人工瓣膜功能障碍等。

4. 快速性心律失常　如室性心动过速、心房颤动、心房扑动等。

5. 其他情况　如长时间的心肺分流术、感染性休克伴重度心肌抑制、穿透性或钝性心脏创伤、心脏原位移植排异反应、大块肺梗死等。

四、诊断思路

【病史】

休克的原因包括低血容量性、分布性（感染性、过敏性）、心源性（心肌梗死、心肌炎/心肌病、急性室间隔缺损、急性二尖瓣反流）、梗阻性（心脏压塞、大面积肺栓塞）等。可能有明确的严重呼吸系统疾病史和心脏病病史。

【体格检查】

（1）生命体征：体温、脉搏、呼吸、血压。

（2）精神神经症状：头晕、乏力、神志淡漠或烦躁不安、嗜睡或昏迷等。

（3）心力衰竭表现：脉搏细速、心音低钝、心率增快，可闻及奔马律；新发心前区杂音提示合并机械并发症可能；合并右心室心肌梗死和心脏压塞可见明显颈静脉充盈。

（4）肺淤血和肺水肿的表现：呼吸频率增快，双肺干、湿啰音。

（5）周围器官灌注不足的表现：皮肤苍白、四肢湿冷、脉搏快而弱，甚至无法扪及，少尿或无尿等。

【辅助检查】

（1）实验室检查：血、尿常规；血生化；凝血功能；动静脉血气分析；心肌酶谱、肌钙蛋白、BNP。

（2）其他检查：床旁心电图；床旁胸部 X 线；床旁超声；床旁血流动力学监测（PICCO）。

【问诊要点】

（1）引起呼吸困难的原因（肺源性、心源性、中毒性、神经精神性或血源性）。

（2）是否存在收缩压＜ 80 mmHg 或高血压患者收缩压＜ 90 mmHg，或较基础血压下降＞ 80 mmHg，以及低血压持续时间＞ 0.5 ～ 1 h。

（3）是否有组织和器官灌注不足的表现：神志呆滞或烦躁不安、大汗淋漓、四肢厥冷、脉快而弱、发绀或呼吸急促、少尿（＜ 20 ～ 30 ml/h）、高乳酸血症。

（4）是否排除其他导致血压下降的原因，如低血容量、严重心律失常、剧烈疼痛、代谢性酸中毒、心肌抑制药物或血管扩张剂作用等。

【伴随症状】

（1）呼吸困难：呼吸困难伴哮鸣音多见于支气管哮喘、心源性哮喘；突发性重度呼吸困难见于急性喉水肿、气管异物、大面积肺栓塞、自发性气胸等。

（2）发热：多见于肺炎、肺脓肿、肺结核、胸膜炎、急性心包炎等。

（3）伴单侧胸痛：见于大叶性肺炎、急性渗出性胸膜炎、肺栓塞、自发性气胸、急性心肌梗死、支气管肺癌等。

（4）伴咳嗽、咳痰：见于慢性阻塞性肺病、肺炎、支气管扩张、肺脓肿等。伴大量泡沫痰可见于有机磷中毒；伴粉红色泡沫痰可见于急性左心衰竭。

（5）伴意识障碍：见于脑出血、脑膜炎、糖尿病酮症酸中毒、尿毒症、肺性脑病、急性中毒、休克型肺炎等。

（6）休克早期可伴随脉搏细速（90 ～ 110 次 / 分）或由高度心脏传导阻滞引起的严重心动过缓、颈静脉怒张、烦躁不安、焦虑、面色及皮肤苍白、出冷汗、肢体湿冷、心悸、胸闷、呼吸困难、尿量减少等；休克中期可伴有意识模糊、发绀、四肢湿冷、表浅静脉萎陷、尿量进一步减少等；休克晚期可伴有弥散性血管内凝血和多器官功能障碍，弥散性血管内凝血可引起出血，皮肤、黏膜和内脏出血（较常见消化道出血和血尿），心力衰竭、急性呼吸衰竭、急性肾衰竭、脑功能障碍和急性肝衰竭等；心脏听诊可闻及心尖搏动减弱，第一心音减弱和第三心音奔马律。

五、诊断及鉴别诊断

1. 诊断

本例患者诊断为暴发性心肌炎；心源性休克；急性呼吸衰竭。诊断依据包括：①患者为年轻男性，因"咳嗽发热3天，呼吸困难加重1天"入院。②入院时神志清楚，呼吸急促（30次/分），端坐呼吸，喉中痰鸣，咳粉红色泡沫痰，储氧面罩吸氧下（10 L/min），SpO₂维持在60%左右，两肺呼吸音粗，可闻及广泛细湿啰音，心率158次/分，窦性心律，心音低钝，各瓣膜区未闻及明显病理性杂音，腹平软，肝脾肋下未触及，移动性浊音阴性，神经系统查体阴性。③床旁胸部X线示两肺广泛渗出；心电图示加速性室性自主心律；床旁超声心动图示左心室增大伴弥漫性收缩功能减退，LVEF 40%。TnI 10.58μg/L，CK-MB 162U/L，BNP 2684 pg/ml，CRP 195 mg/L，乳酸4.2 mmol/L。

2018年中华医学会心血管学分会制定了《心源性休克诊断和治疗中国专家共识》，指出低血压和组织低灌注是心源性休克的两大要素，符合下列标准者，可诊断为心源性休克。

（1）临床标准。

1）低血压：在血容量充足的前提下，收缩压＜90 mmHg超过30 min；或平均动脉压＜65 mmHg超过30 min；或需要应用血管活性药物和（或）循环辅助装置支持维持收缩压＞90 mmHg。

2）脏器灌注不足征象（至少1项）：①排除其他原因的精神状态改变，早期兴奋，晚期抑制萎靡。②肢端皮肤湿冷、花斑。③少尿（尿量＜400 ml/24 h或＜17 ml/h）或无尿（尿量＜100 ml/24 h）。④代谢性酸中毒，血浆乳酸浓度增高＞2.0 mmol/L。

（2）有创血流动力学监测的诊断标准。

1）心输出量严重降低：心指数≤2.2 L/（min·m²）。

2）心室充盈压升高：肺毛细血管楔压（PCWP）≥18 mmHg。

2020年欧洲心脏病学会明确了心源性休克的诊断标准，包括低血压（a）、组织低灌注（b）、左心室盈压增高（c）及心脏泵功能受损（d），必须满足上述4个条件，方可诊断心源性休克（图11-5）。

2.鉴别诊断

心源性休克急性起病时，应将休克的心源性因素与其他因素做鉴别（表 11-1）。

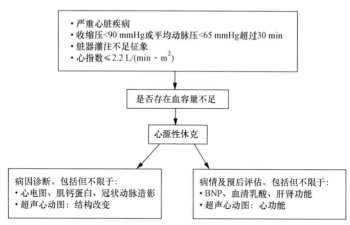

- 严重心脏疾病
- 收缩压<90 mmHg或平均动脉压<65 mmHg超过30 min
- 脏器灌注不足征象
- 心指数≤2.2 L/(min·m^2)

↓

是否存在血容量不足

↓

心源性休克

病因诊断。包括但不限于：
- 心电图、肌钙蛋白、冠状动脉造影
- 超声心动图：结构改变

病情及预后评估。包括但不限于：
- BNP、血清乳酸、肝肾功能
- 超声心动图：心功能

图 11-4　心源性休克的诊断流程图

低血压＞30 min（a）	组织低灌注至少符合以下1个标准（b）	左心室充盈压增高（c）	休克为心源性（d）
收缩压＜90 mmHg持续＞30 min 或需要使用血压加压药物维持收缩压＞90 mmHg	● 意识状态改变 ● 皮肤及肢端湿冷 ● 少尿，尿量＜30 ml/L ● 动脉血乳酸水平＞2.0 mmol/L	肺淤血具有以下证据： ● 临床表现（新发端坐呼吸）或胸部 X 线可见肺水肿表现 ● 经肺动脉导管或超声心动图（二尖瓣 E 波减速时间≤130 ms）证实肺毛细血管楔压升高，经导管测得左心室舒张末压＞20 mmHg	● 经左心室造影或超声心动图测得左心室泵功能衰竭，射血分数＜40% ● 休克继发于以下机械性病因：①急性重度二尖瓣反流或腱索断裂；②严重的瓣膜疾病（如主动脉瓣狭窄、二尖瓣狭窄、主动脉瓣关闭不全）；③室间隔或游离壁破裂 ● 休克继发于右心衰竭或任何原因所致的严重右心室功能障碍 ● 心动过速或心动过缓所致的休克

图 11-5　2020 ESC 心源性休克的诊断标准

表 11-1　各类休克的血流动力学特征

休克类型		MAP	CO	SVR	PAWP	CVP	SvO$_2$	Lac
低血容量性休克		↓	↓	↑	↓	↓	↓	↑
分布性休克	感染性休克	↓	↑或正常	↓↓	↓或正常	↓或正常	↑或↑↑	↑
	过敏性休克	↓	↑↑或正常	↓或↓↓	↓或正常	↓或正常	↑或↑↑	↑
心源性休克	心肌梗死	↓	↓↓	↑	正常或↑	↑	↓	↑
	心肌病	↓	↓↓	↑	↑↑	↑	↓	↑
	急性室间隔缺损	↓	LVCO↓↓ RVCO > LVCO	↑	正常或↑	↑	↑或↑↑	↑
梗阻性休克	急性二尖瓣反流	↓	↓↓	↑	↑↑	↑或↑↑	↓	↑
	心脏压塞	↓	↓或↓↓	↑	↑↑	↑↑	↓	↑
	大面积肺栓塞	↓	↓↓	↑	正常或↓	↑↑	↓	↑

MAP，平均动脉压；CO，心输出量；SVR，全身血管阻力；PAWP，肺毛细血管楔压；CVP，中心静脉压；SvO$_2$，混合静脉血氧饱和度；Lac，血清乳酸；LVCO，左心输出量；RVCO，右心输出量。

（1）低血容量性休克：是指由创伤、烧伤、出血、失液等原因引起的休克。急性血容量降低所致的休克应鉴别下列情况：①出血：胃肠道、呼吸道、泌尿道、生殖系统出血，可排出体外；脾破裂、肝破裂、异位妊娠破裂、主动脉瘤破裂、肿瘤破裂等，出血在腹腔或胸腔，不易被发现。此时除休克的临床表现外，患者存在明显贫血、胸腹痛、胸腹腔积液，胸腹腔或阴道后穹隆穿刺有助于诊断。②外科创伤：有明确创伤和外科手术史。

（2）分布性休克：主要包括感染性休克、神经源性休克和过敏性休克，其中感染性休克最常见。早期感染性休克可表现为高排低阻型休克，即"暖休克"，休克晚期才出现低排高阻型休克，即"冷休克"。各种严重的感染均可能引起休克，常见重症肺炎、腹腔感染、血流感染等。感染性休克通常感染中毒症状明显。过敏性休克一般在接触过敏原后快速出现皮疹、血压下降，可合并喉头水肿、呼吸困难等。

（3）梗阻性休克：主要病因包括腔静脉梗阻、心脏压塞、肺动脉栓塞、张力性气胸等，引起心脏内外流出道的梗阻、心排血量减少。

（4）其他：乳头肌断裂或功能障碍引起的二尖瓣反流、左心室游离壁破裂和室间隔缺损等机械性因素。终末期难治性心力衰竭患者也可能有严重的灌注不足，但通常休克的发展比急性心肌梗死患者慢。慢性心力衰竭的患者在未出现休克时（尤其是在强有力地降低后负荷后），血压可能低于 90 mmHg。对于这些患者，液体负荷过多可能促使心源性休克的发生。

参考文献

［1］中华医学会心血管病学分会心血管急重症学组．心源性休克诊断和治疗中国专家共识（2018）．中华心血管病杂志，2019，47（4）：265-277.

［2］Elizari MV，Conde D，Baranchuk A，et al. Accelerated idioventricular rhythm unmasking the Brugada electrocardiographic pattern. Ann Noninvasive Electrocardiol，2015，20（1）：91-93.

［3］Zeymer U，Bueno H，Granger CB，et al. Acute Cardiovascular Care Association position statement for the diagnosis and treatment of patients with acute myocardial infarction complicated by cardiogenic shock：A document of the Acute Cardiovascular Care Association of the European. Eur Heart J Acute Cardiovasc Care，2020，9（2）：183-197.

（苏俊　编　杨小艳　审校）

第十二章　主动脉夹层

一、病例内容

【现病史】患者男，60岁，因"反复胸痛3天，加重4h"入院。患者于入院前3天夜间突发胸痛，疼痛为持续性胸骨后剧烈闷胀痛，伴大汗，无呼吸困难、咳嗽、咯血、反酸、恶心、呕吐等不适，就诊于当地医院，考虑"冠心病"并予以对症治疗后症状缓解。入院当日患者再次出现胸痛发作，遂呼叫"120"送至本院急诊。

【既往史】高血压10年余，未规律服药，血压控制不佳。

【体格检查】BP 80/50 mmHg。神清，颈静脉充盈，肝静脉回流征阳性。双下肺呼吸音粗，可闻及少量湿啰音，未闻及哮鸣音。心前区无隆起，心界不大，心尖搏动位于左侧第5肋间锁骨中线处，未闻及震颤及心包摩擦音，心率84次/分，律不齐，可闻及早搏，心音低钝，各瓣膜听诊区未闻及杂音。腹部稍膨隆，全腹无压痛、反跳痛。双下肢无明显水肿。

【辅助检查】入院心电图示窦性心律，频发房性期前收缩，偶呈短阵房性心动过速（图12-1）。TnI、CK-MB及肌红蛋白均正常。主动脉CTA示主动脉夹层（图12-2和图12-3）。

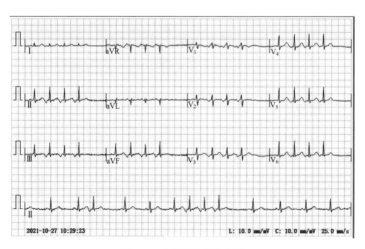

图12-1　主动脉夹层心电图

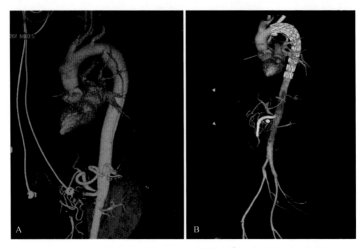

图 12-2　主动脉夹层血管 CTA 三维重建图。A. 术前。**B.** 术后

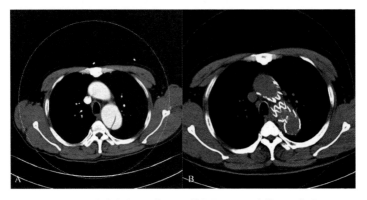

图 12-3　主动脉夹层血管 CTA 横断位图。A. 术前。**B.** 术后

二、定义

主动脉夹层（AD）是由各种原因导致的主动脉内膜、中膜撕裂，主动脉内膜与中膜分离，血液流入，致使主动脉腔被分隔为真腔和假腔。典型的 AD 可见位于真、假腔之间的分隔或内膜片，真、假腔可以相通或不相通，血液可在真、假腔之间流动或形成血栓。

DeBakey 分型是根据 AD 原发破口的位置及夹层累及范围将 AD 分为 Ⅰ、Ⅱ、Ⅲ 型（图 12-4）。Ⅰ 型原发破口位于升主动脉或

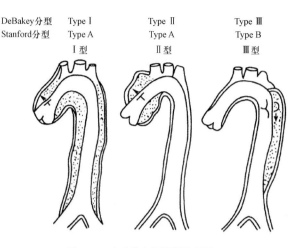

DeBakey分型	Type I	Type II	Type III
Stanford分型	Type A	Type A	Type B
	I 型	II 型	III 型

图 12-4 主动脉夹层分型示意图

主动脉弓，夹层累及大部或全部胸升主动脉、主动脉弓、胸降主动脉、腹主动脉；II 型原发破口位于升主动脉，夹层累及升主动脉，少数可累及主动脉弓；III 型原发破口位于左锁骨下动脉以远端，夹层范围局限于胸降主动脉为 III a 型，向下同时累及腹主动脉为 III b 型。

Stanford 分型是根据夹层的累及范围将 AD 分为 A、B 两型。夹层累及升主动脉者为 Stanford A 型，相当于 DeBakey I 型和 II 型；夹层仅累及胸降主动脉及其远端为 Stanford B 型，相当于 DeBakey III 型。目前，国际上 DeBakey 分型和 Stanford 分型应用最广泛。

三、病因与发病机制

目前认为 AD 发病主要与以下危险因素有关：①增加主动脉壁张力的因素，如高血压、主动脉缩窄、外伤等。②导致主动脉壁结构异常的因素，如动脉粥样硬化、遗传性结缔组织疾病（如马方综合征、Loeys-Dietz 综合征、Ehlers-Danlos 综合征等）、家族性遗传性 AD 或主动脉瘤、大动脉炎等。③其他因素，如妊娠、医源性 AD 等。国内多中心研究表明，高血压、马方综合征、吸烟、饮酒、主动脉瓣二叶畸形、动脉粥样硬化等是中国 AD 发病的主要独立危险因素。

正常成人的主动脉壁耐受压力较强，壁内裂开需要 500 mmHg 以上的压力。因此，造成夹层裂开的先决条件为动脉壁缺陷，尤其是中层缺陷。一般而言，年长者以中层肌肉退行性变为主，年轻者以弹性纤维缺少为主。对于少数主动脉夹层无动脉内膜裂口者，可能是由中层退行性变病灶内滋养血管破裂引起壁内出血所致。合并动脉粥样硬化会促使主动脉夹层的发生。

四、诊断思路

【病史】

（1）发病年龄：常见于 50～70 岁患者。青壮年胸痛应注意结核性胸膜炎、自发性气胸、心肌炎、心肌病、风湿性心脏瓣膜疾病，40 岁以上患者还应注意心绞痛、心肌梗死与肺癌。

（2）疼痛部位：很多疾病引起的胸痛部位具有一定特异性，如心绞痛和心肌梗死的疼痛常在心前区、胸骨后或剑突下，可放射至左肩及左臂内侧，达无名指与小指，亦可放射至左颈与面颊部。夹层动脉瘤引起的疼痛位于胸背部，向下放射至下腹、腰部与两侧腹股沟和下肢。

（3）疼痛性质：主动脉夹层动脉瘤常出现突发的剧烈撕裂痛。

（4）疼痛时间及影响疼痛的因素。

【体格检查】

（1）血压异常：AD 常可引起远端肢体血流减少，导致四肢血压差别较大。若测量夹层受累侧的肢体将会误诊为低血压，因此对于 AD 患者，应常规测量四肢血压。

（2）主动脉瓣区舒张期杂音：若患者既往无心脏病史，则提示夹层所致急性主动脉瓣反流可能。

（3）胸部体征：AD 大量渗出或破裂出血时，可出现气管向右侧偏移，左胸叩诊呈浊音，左侧呼吸音减弱；双肺湿啰音提示急性左心衰竭。

（4）腹部体征：AD 导致腹腔脏器供血障碍时，可造成肠麻痹甚至坏死，表现为腹部膨隆，叩诊呈鼓音，广泛压痛、反跳痛及肌紧张。

（5）神经系统体征：AD 导致脑供血障碍时，可出现淡漠、嗜睡、昏迷或偏瘫；脊髓供血障碍时，可有下肢肌力减弱，甚至截瘫。

【辅助检查】

（1）实验室检查：血、尿常规；血生化；凝血功能；动静脉血气分析；心肌酶谱、肌钙蛋白、BNP；血型鉴定及输血前检查。

（2）其他检查：床旁心电图；急诊胸痛三联 CT（冠状动脉 CTA、肺动脉 CTA、主动脉 CTA）；床旁重症超声心动图；酌情行 MRI；血管造影（不作为常规诊断检查）。

【问诊要点】

（1）疼痛的部位和性质。

（2）有无心力衰竭甚至心源性休克（由夹层导致主动脉根部扩张、主动脉瓣对合不良等引起主动脉瓣关闭不全所致）。

（3）有无典型的冠状动脉综合征，如胸痛、胸闷和呼吸困难，心电图 ST 段抬高和 T 波改变（由夹层累及冠状动脉开口时导致急性心肌梗死、心功能衰竭或恶性心律失常所致）。

（4）有无心包积液或心脏压塞（由夹层假腔渗漏或夹层破入心包引起）。

（5）有无 AD 累及主动脉其他重要分支血管导致脏器缺血或灌注不良的临床表现：①夹层累及无名动脉或左颈总动脉可导致中枢神经系统症状，表现为晕厥或意识障碍；夹层影响脊髓动脉灌注时，脊髓局部缺血或坏死可导致下肢轻瘫或截瘫。②夹层累及一侧或双侧肾动脉可有血尿、无尿、严重高血压，甚至肾衰竭。③夹层累及腹腔干、肠系膜上及肠系膜下动脉时可引起胃肠道缺血表现，如急腹症和肠坏死，部分患者表现为黑便或血便；腹腔动脉受累可引起肝或脾梗死；④夹层累及下肢动脉时可出现急性下肢缺血症状，如疼痛、无脉，甚至下肢缺血坏死等。

五、诊断及诊断依据

1. 诊断

本例患者诊断为主动脉夹层；心源性休克；频发室性期前收缩；高血压 3 级。诊断依据包括：①患者为老年男性。因"反复胸痛 3 天，加重 4 h"入院。②神清，血压 80/50 mmHg，颈静脉充盈，肝静脉回流征阳性。双下肺呼吸音粗并可闻及少量湿啰音，未闻及哮鸣音。心前区无隆起，心界不大，心尖搏动位于左侧第 5 肋间锁骨中线处，未闻及震颤及心包摩擦音，心率 84 次 / 分，律不齐，可闻及早搏，心音低钝，各瓣膜听诊区未闻及杂音。腹部稍膨隆，全腹无压痛、反跳痛。双下肢无明显水肿。③入院心电图示窦性心律，频发房性期前收缩，偶呈短阵房性心动过速。TnI、CK-MB 及肌红蛋白均正常。主动脉 CTA 示主动脉夹层。

2020 AHA 指南中提出疑诊 AD 的高危易感因素、胸痛特征和体征（详见第一章表 1-1-15）。对存在高危病史、症状及体征的初诊患者，应考虑 AD 并安排合理的辅助检查以明确诊断。急性胸痛疑似 AD 的患者诊断流程见图 12-5。

2. 鉴别诊断

主动脉夹层需要与张力性气胸、急性冠脉综合征、急性肺栓塞、心脏机械并发症、心包炎及其他（如胸膜炎、胆囊炎、纵隔肿瘤、肌肉骨骼痛等）相鉴别（图 12-6）。

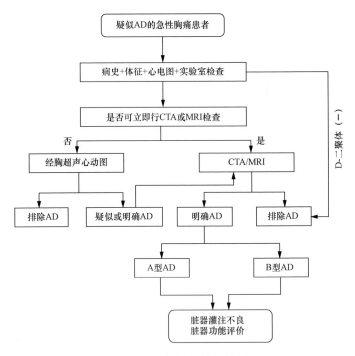

图 12-5　主动脉夹层的诊断流程

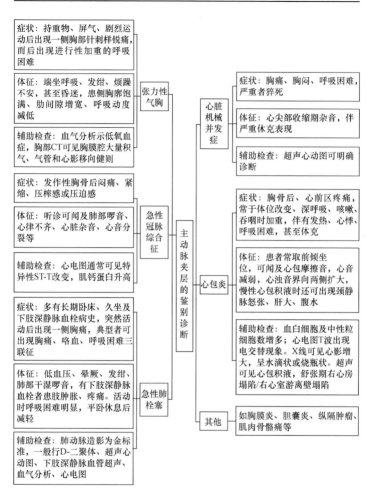

图 12-6 AD 的鉴别诊断

参考文献

[1] 中华医学会，中华医学会杂志社，中华医学会全科医学分会，等.胸痛基层诊疗指南（2019 年）.中华全科医师杂志，2019，18（10）：913-919.

[2] 中国医师协会心血管外科分会大血管外科专业委员会.主动脉夹层诊断与治疗规范中国专家共识.中华胸心血管外科杂志，2017，33（11）：641-654.

[3] Erbel R，Aboyans V，Boileau C，et al. 2014 ESC Guidelines on the diagnosis and treatment of aortic diseases. Kardiol Pol，2014，72（12）：1169-1252.

（苏俊 编 张骅 审校）

第十三章　先天性心脏病

一、病例内容

病例一：

【现病史】患者男，38 岁，因"发现房间隔缺损半个月"入院。

【体格检查】神志清，精神可，眼不突，口唇无发绀，颈静脉无怒张，甲状腺未及肿大，心界扩大，心率 83 次 / 分，律齐，闻及胸骨左缘第 3 肋间收缩期杂音，双肺呼吸音清，未闻及干、湿啰音。

【辅助检查】超声心动图示房间隔缺损；右心扩大，以右心室为著，左心房增大（图 13-1）。心电图示窦性心律，电轴右偏，不完全右束支传导阻滞（图 13-2）。

病例二：

【现病史】患者女，35 岁，因"体检发现心脏杂音 33 年，发热 2 个月"入院。

【体格检查】神志清，口唇无发绀，皮肤、巩膜无黄染，双锁骨上淋巴结未及肿大，颈静脉无怒张，双肺呼吸音清，未闻及干、湿啰音，心率 78 次 / 分，律齐，胸骨左缘第 3 ～ 4 肋间可闻及 5/6 级收缩期杂音，肝脾肋下未触及，双下肢无水肿。

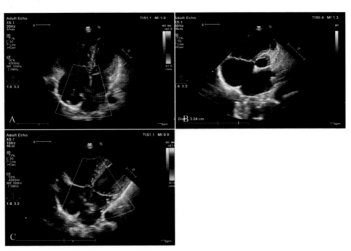

图 13-1　患者超声心动图。可见房间隔缺损（继发孔型）

466

【辅助检查】CT 示全心增大（图 13-3）。CTA 示全心增大，室间隔缺损（图 13-4）。超声心动图示室间隔大型缺损（膜周部，形成左心室 - 右心房通道）（图 13-5）。

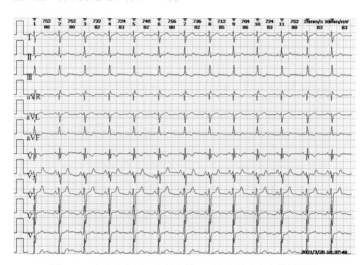

图 13-2 患者心电图。窦性心律，不完全性右束支传导阻滞

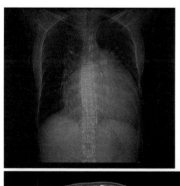

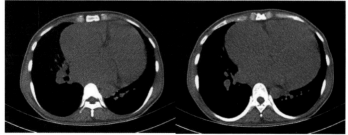

图 13-3 患者 CT。全心增大

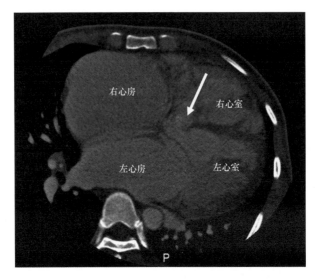

图 13-4 患者 CTA。全心增大，室间隔缺损（箭头）

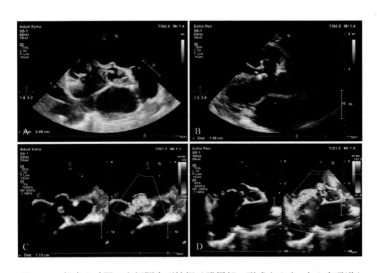

图 13-5 超声心动图。室间隔大型缺损（膜周部，形成左心室-右心房通道）

病例三：

【现病史】患者女，30 岁，因"反复头晕 1 年"入院。

【体格检查】神清，精神可，全身皮肤巩膜未及黄染，颈静脉无怒张，两肺呼吸音清，未闻及明显干、湿啰音，心界不大，律齐，心音低钝，腹软，肝脾肋下未触及，移动性浊音阴性，双下肢无水肿。

【辅助检查】超声心动图示动脉导管未闭，二尖瓣瓣叶增厚伴轻中度反流、主动脉瓣中重度反流（图 13-6）。心脏 CTA 示房间隔小缺损（图 13-7）。

病例四：

【现病史】患者男，56 岁，因"发现法洛四联症 50 年，活动后胸闷、气急 2 周"入院。

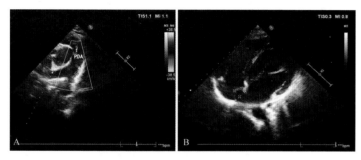

图 13-6　超声心动图。动脉导管未闭

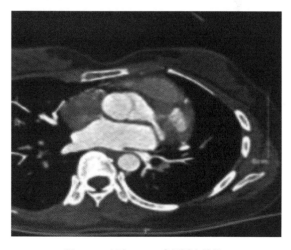

图 13-7　心脏 CTA。房间隔小缺损

【体格检查】左上肢血压 131/83 mmHg，血氧饱和度 85%，右上肢血压 123/77 mmHg，血氧饱和度 85%，左下肢血压 132/69 mmHg，血氧饱和度 77%，右下肢血压 119/65 mmHg，血氧饱和度 75%。神清，精神可，口唇可见发绀，皮肤、巩膜无黄染，双肺呼吸音清，未闻及干湿啰音，律齐，胸骨左缘第 3～4 肋间可闻及 4/6 级收缩期杂音，肝脾肋下未触及，双下肢无水肿。

【辅助检查】心电图示窦性心律；符合右心室肥大表现；ST 段改变（图 13-8）。超声心动图示法洛四联症；三尖瓣、主动脉瓣轻度反流；肺动脉重度高压（图 13-9）。

二、定义

先天性心脏病是胎儿心脏在母体妊娠期间发育有缺陷或部分发育停顿所造成的畸形。先天性心脏病主要发生在妊娠第 4～8 周。常见的先天性心脏病包括房间隔缺损（ASD）和肺静脉异常连接（APVC）、室间隔缺损（VSD）、动脉导管未闭（PDA）、主动脉病变、法洛四联症（TOF）等。

根据患者是否存在发绀，主要分为发绀型先天性心脏病和非发绀型先天性心脏病。前者指患儿出生时即有发绀或在出生后 3～5 个月时出现发绀，而后者无发绀。

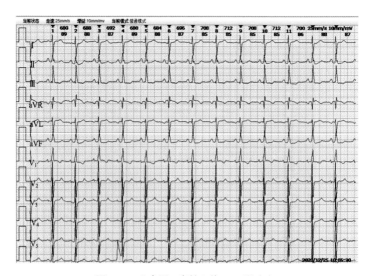

图 13-8 心电图。窦性心律，ST 段改变

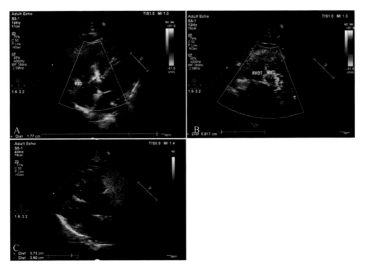

图 13-9　超声心动图。法洛四联症，三尖瓣、主动脉瓣轻度反流，重度肺动脉高压

　　根据左、右两侧及大血管之间有无分流可分为以下三类：①左向右分流型（潜伏青紫型）：如 ASD、VSD 和 PDA 等，由于体循环压力高于肺循环，故血液从左向右分流而不出现青紫。当大哭、屏气或任何原因导致右侧压力增高并超过左侧时，则可使血液自右向左分流而出现暂时性青紫。但当病情发展到梗阻性肺动脉高压时，则可发生艾森门格综合征，此时右向左分流导致的青紫持续存在，是疾病晚期的表现。②右向左分流型（青紫型）：如 TOF、大动脉转位和三尖瓣闭锁等，由于右侧前向血流梗阻或大血管连接异常，右心大量静脉血流入体循环，出现持续性青紫。③无分流型（无青紫型）：如肺动脉狭窄、主动脉瓣狭窄和主动脉缩窄等，即左、右两侧或动、静脉之间无异常通路或分流。

　　（1）ASD 和 APVC：ASD 多在常规体检中被偶然发现，部分病例是在出现其他心血管病症状时通过心血管体检而发现。ASD 有时伴有不同程度的 APVC，孤立性 APVC 的病理生理与 ASD 类似，但一般不存在潜在的右向左分流。

　　（2）VSD：以膜周部最为常见，常在婴幼儿时期被诊断和治疗。VSD 可引起心室间分流，分流量及方向取决于 VSD 的大小和心室间压差，而引起压差改变的主要因素是肺血管阻力的变化，根据病情的严重程度可发展为不同程度的肺动脉高压。

（3）PDA：PDA与很多先天性心脏病相关，但在成人患者中多孤立存在。动脉导管血流量取决于导管的大小和肺循环与体循环的压差，引起左向右分流和左心容量负荷增大，导致左心肥厚扩张和肺动脉高压。

（4）主动脉病变

1）马方综合征和相关的遗传性胸主动脉疾病（HTAD）：马方综合征是HTAD的原型，包括临床和遗传上的一组异质性疾病，其中以动脉瘤或胸主动脉夹层为共同点。

2）二叶主动脉瓣（BAV）：据报道，20%～84%的BAV患者会发展为升主动脉扩张，提示BAV应被视为瓣膜性主动脉病的一部分。在没有明显瓣膜功能障碍的情况下，BAV的主动脉扩张通常无症状进展。但随着直径的增加，急性主动脉夹层的风险增加。

（5）TOF是婴儿期后最常见的青紫型先天性心脏病，约占所有先天性心脏病的10%。其特征性心血管畸形包括右心室流出道梗阻、室间隔缺损、主动脉起始部右移及右心室向心性肥厚。以青紫、劳累后蹲踞、指（趾）端膨大、阵发性呼吸困难等为主要临床表现。未经治疗者平均存活年龄15岁，行根治手术治疗后预后较好，远期生存率约80%左右。

三、病因及发病机制

主要包括遗传性因素、环境因素及疾病因素等，其中最重要的是遗传因素，而环境因素及其他因素的影响不足5%。

（1）单基因遗传缺陷：指DNA分子中碱基对顺序发生改变，导致其携带的遗传信息改变，最终导致疾病的发生。

（2）染色体数目异常：最常见21-三体综合征、18-三体综合征等。

（3）染色体结构异常：主要形式包括缺失、重复、倒位和异位，先天性心脏病患者的染色体结构异常主要表现为缺失、重复。

四、诊断思路

【病史】

（1）婴幼儿：吃奶或哭闹后出现阵发性呼吸困难、发绀、晕厥、抽搐史；气促、多汗、声嘶、喜竖抱及反复心力衰竭史。

（2）年长儿：体力活动减少、体能差、心悸、气促、蹲踞等病史。

（3）反复呼吸道感染或肺炎史。

【体格检查】

（1）视诊：观察心前区有无隆起，以及心尖搏动的位置、强弱及范围；观察患儿的精神状态、体位和呼吸频率；检查口唇、鼻尖、指（趾）端等毛细血管丰富部位有无发绀，青紫6个月至1年后可出现杵状指（趾）；检查生长发育，可出现发育不良。

（2）触诊：进一步确定心尖搏动的位置、强弱及范围，心前区有无抬举感及震颤，震颤的位置有助于判断杂音的来源；检查颈动脉搏动，肝颈静脉回流征，肝脾大小、质地及有无触痛，下肢有无水肿等。

（3）叩诊：可粗略估计心脏的位置及大小。

（4）听诊：心率、节律，心音强弱、是否有杂音等。特别是肺动脉瓣区第二心音亢进提示肺动脉高压，而减弱则支持肺动脉狭窄的诊断。杂音对鉴别先天性心脏病的类型有重要意义。

【辅助检查】

（1）心电图：对各种心律失常具有特异性，对房室肥大、传导阻滞、电解质紊乱及药物中毒等有提示意义，对心脏位置及心肌病变也有重要的参考价值。24 h动态心电图及各种负荷心电图可提供更多的信息。

（2）胸部X线检查：是小儿先天性心脏病诊断的常用手段，包括胸部透视和摄片。透视可动态观察心脏和大血管的搏动、位置、形态以及肺血管的直径、分布，但不能观察细微病变。摄片可弥补这一缺点。

（3）超声心动图：可提供详细的心脏解剖结构信息和心脏功能及部分血流动力学信息，能对绝大多数先天性心脏病做出准确的诊断，在很大程度上取代了有创性心导管检查及造影。部分先天性心脏病可在妊娠期常规产科超声筛查中发现，但确诊需行胎儿超声心动图。建议孕妇在妊娠18～22周时进行早期筛查。患儿出生后一般通过超声心动图来进行心脏解剖学和血流动力学的评估。

（4）心导管检查及选择性血管造影：是先天性心脏病进一步明确诊断和决定手术前的重要检查。

【问诊要点】

（1）有无呼吸困难及反复心力衰竭、呼吸道感染病史。

（2）是否出现体力活动后心悸、气促、蹲踞等病史。

（3）发病年龄：对鉴别先天性心脏病或风湿性心脏病有参考价值。

（4）有无青紫及其发生的时间、程度和与活动的关系。

（5）母亲妊娠史：特别询问妊娠期最初 3 个月有无病毒感染、辐射暴露和服用影响胎儿的药物。

【伴随症状】

（1）生长发育迟缓：患儿表现为体重增长缓慢、体格瘦小。

（2）反复呼吸道感染，容易合并肺炎且迁延不愈。

（3）口唇、指甲青紫、杵状指（趾）或哭闹、活动后发绀。

（4）活动后胸闷、气喘，后期合并心力衰竭后可有左心衰竭或右心衰竭的临床表现，呼吸道感染时心力衰竭症状更明显，甚至发生急性左心衰竭。吃奶时吸吮无力、喂奶困难或婴儿拒食、呛咳，平时呼吸急促。

（5）儿童诉易疲乏、体力差。

（6）喜欢蹲踞、晕厥、咯血。

五、诊断及鉴别诊断

1. 诊断

病例一患者诊断为房间隔缺损。诊断依据包括：①年轻男性患者，因"发现房间隔缺损半个月"入院。②心界扩大，心率 83 次 / 分，律齐，可闻及胸骨左缘第 3 肋间收缩期杂音。③超声心动图提示先天性心脏病 房间隔缺损；心脏右心扩大，以右心室为著；左心房增大。心电图示窦性心律，电轴右偏，不完全右束支传导阻滞。

病例二患者诊断为室间隔缺损。诊断依据包括：①年轻女性患者，因"体检发现心脏杂音 33 年，发热 2 个月"入院。②胸骨左缘第 3 ～ 4 肋间可闻及 5/6 级收缩期杂音。③超声心动图示先天性心脏病 室间隔大型缺损（膜周部，形成左心室-右心房通道）。CT 示全心增大，室间隔缺损，三尖瓣中度反流，二尖瓣轻中度反流，左心室整体收缩功能减退。

病例三患者诊断为动脉导管未闭。诊断依据包括：①年轻女性患者，因"反复头晕 1 年"入院。②体格检查无明显异常。③超声心动图示动脉导管未闭，二尖瓣瓣叶增厚伴轻中度反流、主动脉瓣中重度反流。

病例四患者诊断为法洛四联症。诊断依据包括：①中年男性，因"发现法洛四联症 50 年，活动后胸闷、气急 2 周"入院。②口唇发绀，皮肤巩膜无黄染，律齐，胸骨左缘第 3 ～ 4 肋间可闻及 4/6 级收缩期杂音。③心电图示窦性心律；符合右心室肥大表现；ST 段改变。超声心动图示法洛四联症；三尖瓣、主动脉瓣轻度反流；肺动脉重度高压。

2. 鉴别诊断

（1）功能性二尖瓣狭窄：见于各种原因所致的左心室扩大、二尖瓣口流量增大或二尖瓣在心室舒张期受主动脉反流血液的冲击等情况，如大量左向右分流的 PDA、VSD、主动脉瓣关闭不全等，此杂音历时较短，无开瓣音，性质较柔和。

（2）左心房黏液瘤：为最常见的心脏原发性肿瘤，临床症状和体征与二尖瓣狭窄相似，但呈间歇性，随体位而变化，一般无开瓣音而可闻及肿瘤扑落音，心房颤动少，常有反复的周围动脉栓塞现象。

（3）三尖瓣狭窄：胸骨左缘下端可闻及低调的舒张期隆隆样杂音，吸气时因回心血量增加可使杂音增强，呼气时减弱。二尖瓣狭窄舒张期杂音位于心尖区，吸气时无变化或减弱。超声心动图可明确诊断。

（4）原发性肺动脉高压：多发生于女性患者，无心尖区舒张期杂音和开瓣音，左心房不扩大，肺动脉楔压和左心房压正常。

参考文献

［1］陈莎莎，潘文志，管丽华，等.2020＋ESC 成人先天性心脏病管理指南主要更新及亮点解读.中国临床医学，2020，27（5）：1-10.

［2］葛均波，徐永健，王辰.内科学.9 版.北京：人民卫生出版社，2018.

［3］李永鹏，周修明，都鹏飞.先天性心脏病病因及发病机理的研究进展.安徽医学，2017，38（1）：114-116.

［4］田苗，曾晓东，张勇，陈寄梅.2020＋ESC＋成人先天性心脏病管理指南外科围术期管理策略解读.中国胸心血管外科杂志，2020，27（12）：1393-1402.

［5］王建铭，王琦光，朱鲜阳.2020 年欧洲心脏病学会成人先天性心脏病管理指南解读.中国介入心脏病学杂志，2020，28（9）：489-492.

（张敏　张策　编　郇孝叶　张大领　王晓阳　审校）

第十四章　心脏瓣膜疾病

第1节　二尖瓣狭窄

一、病例内容

【现病史】患者男，65岁，因"呼吸困难、心悸、胸闷、双下肢水肿1天"入院。

【体格检查】患者意识清，胸廓无畸形，发育正常，听诊心尖区舒张期隆隆样杂音，叩诊有浊音，颈静脉怒张，心界第3肋向外扩张，双肺有干、湿啰音。

【辅助检查】心电图示心房颤动。超声心动图左心长轴切面可见二尖瓣增厚，回声增强，以瓣尖处较为明显；舒张期二尖瓣开放时，前叶体部向左心室侧突出，呈"气球样变"；二尖瓣瓣尖水平左心室短轴切面见二尖瓣增厚，回声增强，舒张期二尖瓣开放呈"鱼口状"，测得最大开放面积约为 $1.0\ \text{cm}^2$（图14-1-1）。

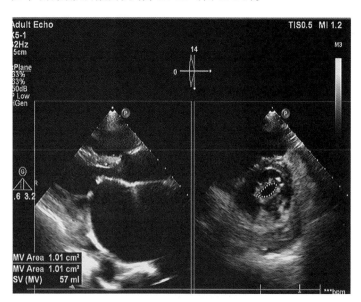

图14-1-1　患者超声心动图

二、定义

二尖瓣狭窄指由于二尖瓣结构异常限制了二尖瓣膜正常开放，发生左心室流入道梗阻。正常人的二尖瓣口面积为 $4 \sim 6$ cm²，当瓣口减小 1/2 即可出现狭窄的相应表现。瓣口面积 > 1.5 cm 为轻度狭窄，$1.0 \sim 1.5$ cm² 为中度狭窄，< 1 cm² 为重度狭窄。

三、病因及发病机制

二尖瓣狭窄几乎均为风湿性，多见于 40 岁以下的青年，女性多于男性（约为 2∶1）。急性风湿热是二尖瓣狭窄最主要的病因，占患者总数的 80% ~ 90%。单纯二尖瓣狭窄约占风湿性心脏病的 25%，二尖瓣狭窄合并二尖瓣关闭不全占 40%，常合并主动脉瓣损害。少见的病因包括老年性退行性二尖瓣狭窄和先天性二尖瓣狭窄，更为罕见的病因包括系统性红斑狼疮、左心房黏液瘤、黏多糖贮积症、多发性骨髓瘤等。

四、诊断思路

【病史】

（1）呼吸困难及进行性呼吸困难加重，夜间阵发性呼吸困难加重以及端坐呼吸。

（2）二尖瓣面容。

（3）急性肺水肿及加重。

（4）急性咯血。

（5）既往二尖瓣狭窄病史。

【体格检查】

（1）症状：通常在二尖瓣中度狭窄（瓣口面积 < 1.5 cm²）时有明显症状，主要表现包括：①呼吸困难：是最常见的早期症状，运动、精神紧张、性交、感染、妊娠或心房颤动是常见诱因，起初多为劳力性呼吸困难，随狭窄加重出现静息时呼吸困难、端坐呼吸和阵发性夜间呼吸困难，甚至发生急性肺水肿。②咯血：突然咯大量鲜血可为首发症状，通常见于严重二尖瓣狭窄；支气管静脉淤血、扩张破裂可引起大咯血（可自止）；阵发性夜间呼吸困难或咳嗽时可出现血性痰或带血丝痰；急性肺水肿时可咯大量粉红色泡沫痰；肺栓塞时可伴有咯血。③咳嗽：可能与支气管黏膜淤血水肿、易患支气管炎或左心房增大压迫左主支气管有关。④声嘶：较少见，多由扩大的左心房和肺动脉压迫左喉返神经所致。

（2）体征：①重度二尖瓣狭窄患者常有"二尖瓣面容"，双颧发红。②心尖区可闻及第一心音亢进或减弱和开瓣音，开瓣音提示瓣膜活动度好；心尖区有低调的舒张中晚期隆隆样杂音，局限，不传导；常可触及舒张期震颤；右心室扩大时可见心前区心尖搏动弥散，肺动脉高压时肺动脉瓣区第二心音亢进或伴分裂；当肺动脉扩张引起相对性肺动脉瓣关闭不全时，可在胸骨左缘第2肋间闻及舒张早期吹风样杂音（Graham-Steell 杂音）；右心室扩大伴相对性三尖瓣关闭不全时，三尖瓣区可闻及全收缩期吹风样杂音，吸气时增强。

【辅助检查】

（1）胸部 X 线检查：左心房增大，后前位可见左心缘变直，右心缘有双心房影，左前斜位可见左心房使左主支气管上抬，右前斜位可见增大的左心房压迫食管下段后移。其他 X 线征象包括右心室增大、主动脉结缩小、肺动脉干和次级肺动脉扩张、肺淤血、间质性肺水肿（如 KerleyB 线）和含铁血黄素沉着等。

（2）心电图：重度二尖瓣狭窄可有"二尖瓣型 P 波"，P 波宽度 > 0.12 s，V_1 导联可出现增大的双向 P 波且终末部的负向波变深。心电图 QRS 波显示电轴右偏，心电图提示右心室肥厚表现。

（3）超声心动图：是确诊二尖瓣狭窄的首选无创性检查，可直接观察瓣叶活动、测量瓣口面积、房室腔大小及左心房内血栓、测算血流速度、跨瓣压差及瓣口面积。测量跨瓣压差可判断二尖瓣狭窄程度。重度二尖瓣狭窄时，跨瓣压差显著增加，可达 20 mmHg。①M 型超声：二尖瓣前叶 EF 斜率减缓，A 峰消失，呈"城垛样"改变；二尖瓣回声增强变宽；前后瓣同向运动。②二维超声：舒张期瓣叶开放受限，前叶呈圆穹状，后叶活动差；短轴图可见瓣口缩小，开放呈鱼嘴状，可直接测量瓣口解剖面积。③彩色多普勒：测算血流速度、跨瓣压差（包括肺动脉压）及瓣口面积。④经食管超声：可更清晰地显示心脏结构、左心耳及左心房内血栓。

（4）心导管检查：如症状、体征与超声心动图测定和计算的二尖瓣口面积不一致，在考虑介入或手术治疗时，应经心导管检查同步测定肺毛细血管压和左心室压以确定跨瓣压差和计算瓣口面积，正确判断狭窄程度。

【问诊要点】

（1）有无二尖瓣狭窄病史，既往心电图及超声检查结果。

（2）有无胸闷、气短、呼吸困难、痰液增多。

（3）急性发作、呼吸困难加重的原因。

（4）有无粉红色泡沫痰及咯血。

（5）有无使用烟酒、咖啡、浓茶史，有无精神刺激史。

（6）是否自行使用药物，使用药物后症状是否缓解。

【伴随症状】

（1）呼吸困难：若二尖瓣狭窄导致左心室扩张，会引发左心衰竭，出现肺循环淤血，患者可出现呼吸困难，严重时可出现夜间阵发性呼吸困难、端坐呼吸等。

（2）咯血：严重的二尖瓣狭窄会导致肺循环淤血，肺静脉压力升高，合并感染时剧烈咳嗽易诱发咯血。

（3）咳嗽。

（4）嘶哑：长期二尖瓣狭窄会导致心腔结构异常，特别是左心房增大及肺动脉压升高压迫喉返神经会导致患者声音嘶哑。

五、诊断及鉴别诊断

1. 诊断

本例患者诊断为二尖瓣狭窄。诊断依据包括：①患者为老年男性，因"呼吸困难、心悸、胸闷、双下肢水肿1天"入院。②听诊心尖区有舒张期隆隆样杂音，叩诊有浊音，颈静脉怒张，心界第3肋向外扩张。③心电图示心房颤动；超声心动图提示二尖瓣狭窄。

2. 鉴别诊断

二尖瓣狭窄应注意与严重二尖瓣反流、大量左向右分流的先天性心脏病（如VSD、PDA）、左心房黏液瘤和高动力循环（甲状腺功能亢进、贫血）相鉴别。上述情况可见相对性二尖瓣狭窄，舒张期二尖瓣口血流量增大，心尖区常可闻及舒张期杂音，但该杂音性质较柔和，历时较短，无舒张期震颤，不伴心音亢进，且无开瓣音。

（1）主动脉瓣关闭不全：严重的主动脉瓣关闭不全常可于心尖部闻及舒张中晚期柔和、低调的隆隆样杂音，二尖瓣狭窄常在心尖区闻及舒张期隆隆样杂音。

（2）风湿性心瓣膜炎：急性风湿热发生活动性二尖瓣瓣膜炎时，可能出现心尖区舒张期杂音，即Carey-Coombs杂音，该杂音多为柔和的舒张早期杂音，每天变化较大，比器质性二尖瓣杂音的音调高，且可随风湿性心瓣膜炎的痊愈而完全消失。

（3）左心房黏液瘤：当瘤体阻塞二尖瓣口时，会产生随体位改变的舒张期杂音，可闻及肿瘤扑落音，超声心动图可见左心房团块状回声反射。二尖瓣狭窄可有心尖区舒张期隆隆样杂音，二维超声心动图可见二尖瓣前后叶回声增强，活动幅度减小，舒张期前叶体部向前膨出呈气球状，瓣尖前后叶距离明显缩短，开口面积减小。

（4）缩窄性心包炎：左侧房室沟部位的心包缩窄会使左侧房室通道变窄，左心房增大，出现类似二尖瓣狭窄的表现，超声心动图可显示其瓣膜正常，而相应心包缩窄部位回声浓密或两层心包间出现杂乱回声。

参考文献

［1］胡彩娜，李光照，王明蛟，等. 重度主动脉瓣狭窄合并重度二尖瓣狭窄一站式治疗 1 例. 临床心血管病杂志，2021，37（9）：871-874.

［2］李慧，万琳媛，李慕子，等. 先天性二尖瓣狭窄超声心动图特点. 中国分子心脏病学杂志，2021，120（5）：4168-4173.

［3］Morishita Y，Yasuoka Y，Hoshida Y. Left atrial thrombus resembling myxoma during sinus rhythm in a patient with mitral stenosis. J Echocardiogr，2021. doi：10.1007/s12574-021-00522-z.

［4］Samaan AA，Said K，Aroussy WE，et al. Left Ventricular Remodeling Following Balloon Mitral Valvuloplasty in Rheumatic Mitral Stenosis：Magnetic Resonance Imaging Study. Front Cardiovasc Med，2021. doi：10.3389/fcvm.2021.674435.

［5］Zipes DP. Braunwald's heart disease. 7e. Philadelphia：WB Saunders，2005.

（李海水　编　秦亚录　刘新艳　审核）

第 2 节　二尖瓣关闭不全

一、病例内容

【现病史】患者女，57 岁，因"发现二尖瓣关闭不全 1 个月余"入院。患者于入院前 1 个月在当地医院行超声心动图提示风湿性心脏病、二尖瓣关闭不全伴大量反流，建议进一步外科治疗。

【既往史】既往体健。

【体格检查】T 36.1℃，P 70 次 / 分，R 20 次 / 分，BP 141/68 mmHg，身高 150cm，体重 57 kg。神志清楚，双侧瞳孔等大等圆，咽部无充血水肿，扁桃体无肿大，口唇无发绀、疱疹、皲裂、溃疡及色素沉着。颈软，无抵抗，甲状腺正常，气管居中。胸廓无畸形，双肺叩诊呈清音，两肺呼吸音清，未闻及干、湿啰音及哮鸣音。心界扩大，心率 70 次 / 分，律齐，心音正常，心前区可闻及收缩期中度吹风样杂音，局限，无传导。腹软，无压痛及反跳痛，未触及包块，肝脾肋下未触及，移动性浊音，肠鸣音正常。双下肢无明显凹陷性水肿。

【辅助检查】心电图示窦性心律，心率 90 次 / 分，大致正常心电图。胸部 X 线检查示左心房增大伴肺淤血（图 14-2-1）。超声心动图示左心房明显扩大，二尖瓣环明显扩大，二尖瓣关闭不全，关闭间歇 6 mm。彩色多普勒示二尖瓣大量反流信号，反流速度 4.3 m/s，压力阶差 76 mmHg（图 14-2-2）。

二、定义

二尖瓣关闭不全是一种临床综合征，是指由于二尖瓣结构和功能异常，左心室收缩期二尖瓣膜不能严密闭合，心脏左心室内的血液部分反流到左心房。

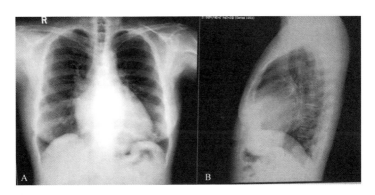

图 14-2-1　胸部 X 线检查

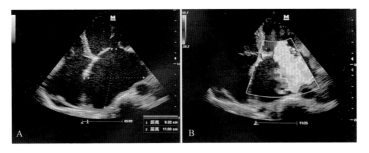

图 14-2-2　超声心动图

　　按照发病时间、起病快慢，二尖瓣关闭不全可分为：①急性二尖瓣关闭不全：指瓣叶、瓣环、腱索、乳头肌的形态以及功能的急性异常引发的二尖瓣关闭障碍。②慢性二尖瓣关闭不全：病程较长，多数由风湿性疾病引起，患者可能多年无明显症状，超声检查可发现器质性改变，时间长时可引起左心室重塑。

　　按照是否出现器质性损害，二尖瓣关闭不全可分为：①器质性二尖瓣关闭不全：通常由二尖瓣结构任意部分的异常引发，常见病因为风湿性心脏病、感染性心内膜炎、黏液样退行性变二尖瓣脱垂综合征、乳头肌断裂或功能不全及先天性二尖瓣关闭不全（可单独存在或合并其他心脏畸形）等。②功能性二尖瓣关闭不全：主要是指二尖瓣结构相对正常，以及其他原因导致的二尖瓣关闭不全，又可分为轻、中、重度，重度较少见。主要病因是缺血性心肌病或高血压性心脏病导致左心室功能障碍和左心室扩大，使二尖瓣环扩大，引起关闭不全；肥厚型心肌病可引起二尖瓣前叶运动异常致二尖瓣关闭不全。

三、病因及发病机制

　　二尖瓣叶黏液样退行性变、心肌梗死后乳头肌功能障碍和二尖瓣环钙化是老年二尖瓣关闭不全最常见的原因。自发性腱索断裂、急性冠脉综合征和感染性心内膜炎是急性严重二尖瓣关闭不全的最常见原因。

　　二尖瓣关闭不全主要继发于以下情况：①各种心脏病变和感染：病毒或细菌感染引发对心脏组织的严重创伤，如风湿性心脏病；慢性心血管疾病进展导致心脏结构和功能受损。②先天性缺陷：胎儿出生时二尖瓣或左心室存在相关结构缺陷；家族遗传性疾病，如马方综合征。

　　二尖瓣关闭不全的诱因包括感染（导致感染性心内膜炎，引发二尖瓣关闭不全）、不良生活习惯（如长时间熬夜、吸烟、酗酒、压力大）、外伤（如车祸、高空坠落等造成心脏结构及功能损伤）。

　　二尖瓣关闭不全的发病机制明确，瓣叶、瓣环、腱索、乳头肌的任何一个或多个部分发生结构异常或功能失调均可导致二尖瓣关闭不全，从而干扰血液循环的流向，影响后续左心室向全身各处的供血、供氧。

四、诊断思路

【病史】

（1）急性轻度反流仅有轻微劳力性呼吸困难。重度反流（如乳头肌断裂）很快出现急性左心衰竭，甚至心源性休克。

（2）慢性轻度二尖瓣关闭不全患者可长期无症状。当左心功能失代偿时，患者可出现乏力、心悸、胸痛、劳力性呼吸困难等因心排血量减少导致的症状。病情加重时可出现端坐呼吸、夜间阵发性呼吸困难，甚至急性肺水肿，最终导致肺动脉高压、右心衰竭。

（3）急性二尖瓣关闭不全患者早期可出现心力衰竭，慢性患者出现时间较晚，是心脏疾病发展到严重阶段的结果。患者需注意避免剧烈体力劳动、情绪激动、感冒、妊娠等情况，以免诱使心力衰竭急性加重，引起急性肺水肿。同时建议慢性二尖瓣关闭不全反流严重者尽早治疗，避免疾病进展为心力衰竭。

（4）心房颤动见于 3/4 的慢性重度二尖瓣关闭不全患者，可表现为心悸、胸闷、疲劳，也可能无明显症状。须注意，因心房颤动发作时心排血量减少，常会引起心力衰竭症状加重，患者可能因心力衰竭突然加重而出现明显的呼吸困难，强迫坐位，甚至咳粉红色痰。

（5）晚期二尖瓣关闭不全者较多见，尤其伴有心房颤动者，易形成心房内血栓。脑栓塞较常见，亦可发生肺栓塞、外周血管栓塞。

（6）由于肺淤血，患者易发生肺部感染。轻中度二尖瓣关闭不全患者发生感染性心内膜炎可导致心功能急剧恶化。

【体格检查】

（1）心尖部收缩期杂音是二尖瓣关闭不全最主要的体征，典型者为较粗糙的全收缩期吹风样杂音，多向腋下及左肩胛间部传导，后瓣受损时可向心底部传导。二尖瓣脱垂时只有收缩中晚期杂音，P_2 亢进、宽分裂。

（2）心尖搏动增强，向下移位；心尖区抬举样搏动及全收缩期震颤。合并肺水肿或右心衰竭时会出现相应体征。

【辅助检查】

（1）胸部 X 线检查：急性二尖瓣关闭不全患者心影正常或左心房轻度增大伴明显肺淤血，甚至肺水肿征。慢性重度反流常见左心房、左心室增大，左心室衰竭时可见肺淤血和间质性肺水肿征。二尖瓣环钙化在左侧位或右前斜位可见致密而粗的"C形"阴影。

（2）心电图：①常表现为电轴左偏。②P波逐渐增宽，通常有切迹。左心室肥大及劳损，合并肺动脉高压的患者为双心室肥大及劳损。③可有心律失常，以心房颤动多见。

（3）超声心动图：M型和二维超声心动图不能确定二尖瓣关闭不全。脉冲式多普勒超声和彩色多普勒血流显像可于二尖瓣心房侧和左心房内探及收缩期反流束，诊断二尖瓣关闭不全的敏感性几乎达100%，且可半定量反流程度（表14-2-1）。二维超声心动图可显示二尖瓣装置的形态特征，如瓣叶和瓣下结构增厚、融合、缩短和钙化、瓣叶冗长脱垂、连枷样瓣叶、瓣环扩大或钙化、赘生物、左心室扩大和室壁矛盾运动等，有助于明确病因。超声心动图还可提供心腔大小、心功能和合并其他瓣膜损害的信息。

（4）放射性核素心室造影：可测定左心室收缩、舒张末期容积和静息、运动时射血分数，以判断左心室收缩功能。通过左心室与右心室每搏量的比值可评估反流程度，比值＞2.5提示严重反流。

（5）左心室造影：可观察收缩期造影剂反流入左心房的量，为半定量反流程度的"金标准"。

五、诊断及鉴别诊断

1. 诊断

本例患者诊断为二尖瓣关闭不全伴大量反流。诊断依据包括：①患者为中年女性，因"发现二尖瓣关闭不全1个月余"入院。②胸部X线检查及超声心动图示左心房增大。超声心动图示二尖瓣关闭不全、间歇6 mm，二尖瓣大量反流信号，反流速度达4.3 m/s，压力阶差76 mmHg。

2. 鉴别诊断

二尖瓣关闭不全与三尖瓣关闭不全、主动脉瓣狭窄等疾病存在一定相似之处，需要与之鉴别，通常行超声心动图（表14-2-2）。

表14-2-1　二尖瓣关闭不全的定量诊断标准

关闭不全的程度	射流面积（cm^2）	每搏反流量（ml）	反流分数（%）
轻度	＜4	＜30	＜30
中度	4～8	30～59	30～49
重度	＞8	＞60	＞50

表 14-2-2　二尖瓣关闭不全的鉴别诊断

项目	二尖瓣关闭不全	二尖瓣狭窄	主动脉狭窄	主动脉关闭不全	三尖瓣关闭不全
早期症状	无症状或疲劳	劳力性呼吸困难	无明显症状	无症状或心悸，心尖区不适	无症状或心悸、胸闷、头晕、下肢水肿
严重症状	呼吸困难出现较晚	常见急性肺水肿	呼吸困难、心绞痛、晕厥三联征	呼吸困难	呼吸困难、心力衰竭
病理生理	收缩期血液反流入左心房，左心房和左心室舒张期负荷增加	舒张期血液流入左心室受阻，肺静脉压和肺毛细血管压增高，出现肺水肿	心脏后负荷增加，左心室壁向心性肥厚，顺应性下降	舒张期主动脉内血液反流入左心室，左心室舒张末期容积增加	右心室收缩期血液反流入右心房，引起右心房容量负荷及压力负荷增加，导致右心房扩大及肥厚
典型体征	心脏搏动呈抬举样，向左下移位	二尖瓣面容，双颧绀红，口唇轻度发绀	心尖区可触及收缩期抬举样搏动	主动脉瓣第二听诊区可闻及高调叹气样舒张期杂音；严重者出现周围血管征，如点头征、水冲脉、毛细血管搏动征、股动脉枪击音	颈静脉扩张，伴有明显的收缩期搏动，吸气时增强。严重时可出现静脉收缩期杂音和震颤，在剑突下可扪及右心室抬举样搏动
心脏杂音	心尖区闻及全收缩期粗糙吹风样杂音	心尖区闻及舒张中晚期隆隆样杂音	胸骨右缘第2肋间闻及收缩期粗糙、响亮吹风样杂音	胸骨左缘第3～4肋间闻及舒张期高调叹息样杂音	胸骨左缘第3～5肋间全收缩期杂音，偶可在剑突区最响，当右心室明显增大导致心脏转位时，此杂音可位于心尖区

参考文献

［1］葛均波，徐永健，王辰．内科学．北京：人民卫生出版社，2018.

［2］李温斌．二尖瓣关闭不全外科治疗方法选择策略．心肺血管病杂志，2014，（1）：1-3.

［3］林果为，王吉耀，葛均波．实用内科学．15 版．北京：人民卫生出版社，2017.

［4］孟旭．中国风湿性二尖瓣疾病外科治疗指征专家共识．中华胸心血管外科杂志，2018，34（4）：193-195.

［5］朱晓东．中华医学百科全书临床医学心脏外科学．北京：中国协和医科大学出版社，2018.

［6］Baumgaetner H，Falk V，Bax JJ，et al. 2017 ESC/EACTS Guidelines for the management of valvular heart disease. Eur Heart J，2017，38（36）：2739-2791.

［7］Bonser RS，Pagano D，Haverich A. 二尖瓣外科学．邓勇志，译．北京：人民军医出版社，2012.

（应淞　刘明明　编　王淑芳　审核）

第 3 节　三尖瓣狭窄

一、病例内容

【现病史】患者女，55 岁。因"反复活动后胸闷、气促 5 年，加重 1 个月"入院。患者于入院前 5 年体力劳动后自觉胸闷、气促，休息约 3 min 后缓解，胸闷、气促常于活动及劳累后发作，无胸痛，无畏寒、发热，无头痛、头晕，无胸骨后疼痛，无咯血、呕血，无腹痛、腹胀等不适，未予重视，未行正规治疗。入院前 1 个月患者胸闷、气促较前明显加重，偶有胸痛，遂至当地中心医院治疗，超声心动图提示风湿性心脏病，二尖瓣狭窄（中度），主动脉脉狭窄（轻度），双心房增大，左心室收缩功能正常，彩色血流示舒张期二尖瓣湍流，收缩期主动脉瓣湍流，二尖瓣、三尖瓣、主动脉瓣轻度反流。诊断为风湿性心脏病，予强心、利尿治疗（具体不详）对症治疗后请胸外科会诊建议手术治疗，患者拒绝，现为手术治疗来我院。

【既往史】既往有抑郁症，曾行电疗 2 次，目前口服"欣百达胶囊"抗抑郁治疗。高血压病史 3 年，服用非洛地平片控制血压，自诉血压控制可。

【体格检查】T 36.7℃，P 66 次 / 分，R 16 次 / 分，BP 130/85 mmHg。神清，口唇无发绀，颈静脉无怒张，皮肤、巩膜无黄染，双锁骨上淋巴结未及肿大。心率 66 次 / 分，律齐，主动脉瓣听诊区可闻及 3/6 级舒张期杂音，二尖瓣听诊区可闻及 3/6 级舒张期杂音；双肺呼吸音尚清，腹部平软无压痛，肝脾肋下未触及，四肢活动无特殊，无明显水肿。

【辅助检查】超声心动图示风湿性心脏病（联合瓣膜病）；三尖瓣中度狭窄伴中度关闭不全，二尖瓣中度狭窄伴轻度关闭不全，主动脉瓣轻度狭窄伴中度关闭不全，肺动脉瓣轻度反流，肺动脉高压（轻度），双心房增大（图 14-3-1）。心电图示窦性心律，T 波改变。

二、定义

三尖瓣狭窄是一种少见的由三尖瓣口狭窄导致右心房排空受限引起的瓣膜病变。单纯三尖瓣狭窄非常罕见，常合并二尖瓣病变和主动脉病变，主要病变包括瓣叶增厚、瓣叶与瓣叶交界处粘连、瓣叶开放受限、瓣口面积减少、腱索短缩融合。当三尖瓣环周径＜ 8 cm，直径＜ 2.5 cm，瓣口面积＜ 4.9 cm^2 时，即为三尖瓣狭窄。

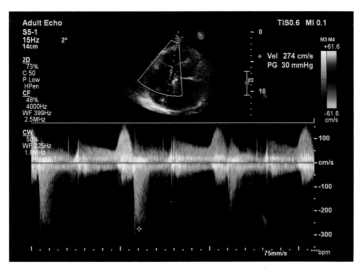

图 14-3-1　超声心电图。三尖瓣狭窄伴反流，肺动脉高压

三、病因及发病机制

三尖瓣狭窄多见于女性，分为器质性和功能性三尖瓣狭窄。器质性三尖瓣狭窄最常见的病因是风湿性心脏病，常伴有反流和狭窄。三尖瓣狭窄的常见病因包括：①风湿病。②植入心脏起搏器。③先天性心脏病（如三尖瓣闭锁、Ebstein 畸形）。④右心房良性肿瘤。⑤心内膜心肌纤维化。⑥瓣膜赘生物。⑦心外肿瘤。

四、诊断思路

根据典型的胸骨下段左侧舒张期隆隆样杂音、右心房扩大及体循环淤血的症状和体征，结合胸部 X 线检查、心电图、超声心动图，一般可做出诊断。轻度三尖瓣狭窄常在其他瓣膜风湿性病变矫正探查时被发现；诊断困难时可行右心导管检查，若三尖瓣平均跨瓣舒张压差超过 2 mmHg，即可诊断为三尖瓣狭窄。对于风湿性多瓣膜病变的患者，三尖瓣多为相对性关闭不全，若存在三尖瓣狭窄，常伴有极其显著的颈静脉怒张，甚至呈蚯蚓状曲张（图 14-3-2）。

【病史】

（1）发病缓急，既往有无类似发作，与体力活动等有无关系。

（2）有无心悸、乏力、疲劳、心前区不适或疼痛。

（3）有无眩晕、晕厥。

（4）有无少尿、下肢水肿。

（5）既往有无心脏病史。

【体格检查】

（1）患者体位、神态及精神状态。

（2）三尖瓣狭窄所致的低心排血量可引起体静脉淤血而出现顽固性水肿、肝大、腹水等情况，由于颈静脉搏动的巨大"a"波，患者颈部有搏动感。若患者有明显的二尖瓣狭窄体征而无肺充血的临床表现时，应考虑合并三尖瓣狭窄。

（3）心脏听诊：胸骨左下缘低调隆隆样舒张中晚期杂音，收缩期前增强。直立位吸气时杂音增强，呼气时或 Valsalva 动作屏气期杂音减弱。可伴舒张期震颤，可有开瓣拍击音。肺动脉瓣第二心音正常或减弱。

（4）其他体征：三尖瓣狭窄常有明显右心淤血的体征，如颈静脉充盈、有明显"a"波，呼气时增强。晚期病例可有肝脾大、黄疸、严重营养不良、全身水肿和腹水。肿大的肝可呈明显的收缩

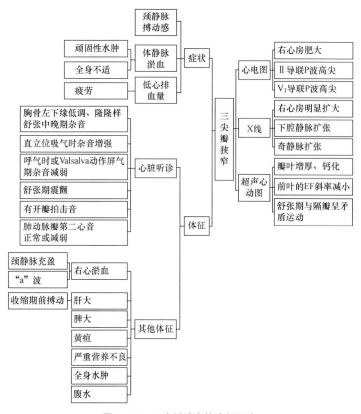

图 14-3-2　三尖瓣狭窄的诊断思路

期前搏动。

【辅助检查】

（1）胸部 X 线检查：右心房明显扩大，下腔静脉和奇静脉扩张，但无肺动脉扩张。

（2）心电图：右心房肥大，Ⅱ及 V_1 导联 P 波高尖；由于多数三尖瓣狭窄患者同时合并二尖瓣狭窄，故心电图常提示双心房肥大。无右心室肥大的表现。

（3）超声心动图：三尖瓣的变化与二尖瓣狭窄时相似，M 型超声心动图常显示瓣叶增厚，前叶 EF 斜率减小，舒张期与隔瓣呈矛盾运动、三尖瓣钙化和增厚；二维超声心动图有助于诊断三尖瓣狭窄，其特征为舒张瓣叶呈圆顶状，增厚、瓣叶活动受限。多普勒超声可估测跨瓣压力阶差。

【问诊要点】

（1）发作诱因、时间、频率、病程。

（2）有无心前区痛、发热、头晕、头痛、晕厥、抽搐等。

（3）有无心脏病史、内分泌疾病、贫血、神经症等。

（4）有无使用烟酒、咖啡、浓茶史，有无精神刺激史。

（5）是否自行使用药物及药物种类，使用药物后症状是否缓解。

【伴随症状】

可伴随晕厥、低血压、阿-斯综合征等并发症。

五、诊断及鉴别诊断依据

1. 诊断

本例患者诊断为风湿性心脏病（联合瓣膜病）：三尖瓣中度狭窄伴中度关闭不全，二尖瓣中度狭窄伴轻度关闭不全，主动脉瓣轻度狭窄伴中度关闭不全。诊断依据包括：①患者为中年女性，因"反复活动后胸闷气促5年，加重1个月"入院。②神清，口唇无发绀，皮肤巩膜无黄染，双锁骨上淋巴结未及肿大，心率66次/分，律齐，主动脉瓣听诊区可闻及3/6级舒张期杂音，二尖瓣听诊区可闻及3/6级舒张期杂音；双肺呼吸音尚清，腹部平软无压痛，肝脾肋下未触及，无明显水肿及颈静脉无怒张。③超声心动图示风湿性心脏病（联合瓣膜病）：三尖瓣中度狭窄伴中度关闭不全，二尖瓣中度狭窄伴轻度关闭不全，主动脉瓣轻度狭窄伴中度关闭不全，肺动脉轻度反流，肺动脉高压（轻度），双心房增大。常规心电图示窦性心律，T波改变。

2. 鉴别诊断

（1）先天性三尖瓣闭锁或狭窄：见于 Noonan 综合征，以先天性心脏缺陷为特征的常染色体显性遗传病，通常为肺动脉瓣狭窄和房间隔缺损，超声心动图可予以鉴别。

（2）右心舒张功能不全：心内膜纤维化或缩窄性心包炎、限制型心肌病，右心房压力曲线显示 y 波急剧下降。

（3）右心室受压：严重的漏斗胸通过视诊可予以鉴别。大量腹水和胸腔积液通过超声心动图、胸腹部 X 线检查可予以鉴别。心包积液或肿瘤通过超声心动图可予以鉴别。

（4）右心房排空梗阻：右心房黏液瘤、转移性肿瘤、右心房血栓或三尖瓣赘生物（特别是与永久性起搏器连接的导线）。

参考文献

［1］龚兰生，蒋敏达.三尖瓣狭窄之诊断.中华内科杂志，1958，6（2）：152.

［2］Morgan JR，Forker AD，Coates JR，et al. Isolated tricuspid stenosis. Circulation，1971，44（4）：729-732.

［3］Perloff JK，Harvey WP. Clinical recognition of tricuspid stenosis. Circulation，1960，22：346-364.

［4］Killip T III，Lukas DS. Tricuspid stenosis：clinical features in twelve cases. Am J Med，1958，24：836-52.

（王楠　编　刘岗　审校）

第4节　三尖瓣关闭不全

一、病例内容

【现病史】患者女，52岁，因"间断心悸6年"来院。患者于入院前6年无明显诱因出现间断心悸，无晕厥、恶心、呕吐、发汗，无咳嗽、咳痰、呼吸困难等症状，休息后可自行缓解，未给予特殊治疗。入院前半个月上述症状再发并加重，伴活动后胸闷、气喘，无晕厥、恶心、呕吐、呼吸困难等症状，遂于当地医院就诊，行超声心动图示"心脏瓣膜病 三尖瓣重度关闭不全 心功能不全"，建议转上级医院手术治疗。今为求进一步治疗于我院就诊，门诊以"心脏瓣膜病 三尖瓣关闭不全"收入我科。自患病来，神志清，精神尚可，饮食尚可，睡眠可，大便正常，小便正常，体重未见明显减轻。

【体格检查】神清，胸廓无畸形，双肺呼吸音清，未闻及明显干、湿啰音，胸骨左缘第4肋间可闻及收缩期吹风样杂音，深吸气时增强，心率74次/分，律齐。双下肢无水肿。

【辅助检查】心电图示下壁、前侧后壁ST-T改变（图14-4-1）。超声心动图示二尖瓣轻度反流，三尖瓣重度反流；轻度肺动脉高压；左心室收缩功能正常（图14-4-2）。

二、定义

三尖瓣关闭不全亦称三尖瓣反流，多由肺动脉高压及三尖瓣扩

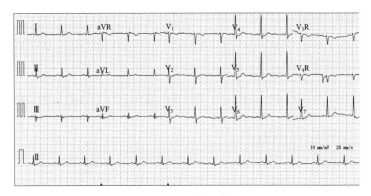

图 14-4-1　患者心电图

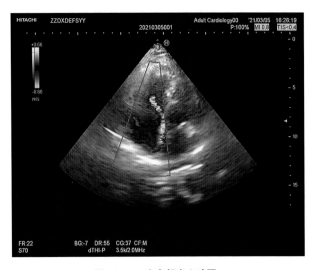

图 14-4-2　患者超声心动图

张引起三尖瓣瓣叶的增厚、挛缩、瓣叶结构的毁损，腱索的断裂引起三尖瓣对合不能和对合错位所致，而罕见于瓣叶本身受累。

三、病因及发病机制

功能性三尖瓣关闭不全涉及导致三尖瓣环扩张或右心室扩大的情况，包括：①任何引起肺动脉高压的原因［如慢性阻塞性肺病、肺栓塞、限制性肺病、血管疾病、原发性肺动脉高压、左向右分流

（即 ASD、VSD、肺静脉异常回流）]。②左心衰竭导致右心衰竭（右心衰竭最常见的原因）。③扩张型心肌病。④右心室梗死。⑤二尖瓣狭窄或反流（表 14-4-1）。

　　原发性三尖瓣关闭不全涉及直接影响三尖瓣的情况，包括：①风湿性心脏病。②先天性疾病（如 Ebstein 异常——三尖瓣心尖移位、三尖瓣闭锁、与房室管畸形相关的瓣裂）。③累及右心室的缺血性心脏病伴乳头肌破裂。④心内膜炎，细菌性（特别是与静脉用药

表 14-4-1　三尖瓣关闭不全的常见病因

分类	病因
先天性三尖瓣疾病	三尖瓣下移畸形
	三尖瓣发育不良或发育异常
	三尖瓣裂
	双孔三尖瓣
右心室病变	右心室发育不良
	心内膜纤维化
	右心压力增高
后天性疾病	瓣环扩张
	二尖瓣狭窄或反流
	心内膜炎
	心脏良性肿瘤
	风湿性心脏病
	三尖瓣脱垂
	医源性（放射、药物、组织活检、起搏器和心内除颤器置入）
右心室扩张	肺动脉高压
	原发性肺动脉高压
	慢性阻塞性肺病
	肺栓塞
	限制性肺疾病
	继发于左侧心疾病（瓣膜病、心肌病或其他）
	右侧心容量负荷过重
	房间隔缺损
	肺静脉异位引流

有关）或心内膜炎（如系统性红斑狼疮、类风湿性关节炎和腺癌）。⑤三尖瓣脱垂或腱索断裂。⑥类癌综合征，也可导致三尖瓣狭窄。⑦马方综合征。⑧瓣膜的医源性损伤（如起搏器、植入式心律转复除颤器、心肌内膜活检、厌食药物）。⑨外伤（如减速伤）。⑩右心房黏液瘤。⑪血管疾病。⑫三尖瓣脱垂相关黏液瘤样变性。⑬辐射损伤。⑭心肌内心纤维化（非洲的重要病因）。⑮转移性心脏肿瘤，如肾细胞癌等。

四、诊断思路

三尖瓣关闭不全的症状与瓣膜关闭不全的程度有关，轻度关闭不全时无明显症状，较重者可出现乏力、食欲减退、肝区疼痛及腹部胀痛。三尖瓣关闭不全合并肺动脉高压时，可出现心排血量减少和体循环淤血的症状。三尖瓣关闭不全合并二尖瓣病变者，肺淤血的症状可由于三尖瓣关闭不全的发展而减轻，但乏力和其他心排血量减少的症状可加重。三尖瓣关闭不全的代偿期较长，病情若逐渐进展，最终可导致右心室和右心房肥大，右心室衰竭。由肺动脉高压引起者，病情发展较快。

根据典型杂音、右心室、右心房增大及体循环淤血的症状和体征，一般较易做出诊断。超声心动图声学造影及多普勒超声检查可确诊，并可帮助做出病因诊断。

【病史】

（1）发病缓急，既往有无类似发作，与体力活动等有无关系。

（2）有无心悸、乏力、疲劳、心前区不适或疼痛。

（3）有无眩晕、晕厥。

（4）有无尿少、下肢水肿。

（5）既往有无心脏病史。

【体格检查】

（1）患者体位、神态及精神状态。

（2）典型体征包括颈静脉怒张伴颈静脉搏动、胸骨左下缘全收缩期杂音，深吸气及压迫肝时杂音可增强；若衰竭的右心室不能增加每搏量，则杂音难以增强。流量很大时可有第三心音及三尖瓣区低调舒张中期杂音。

（3）颈静脉脉波图 v 波（又称回流波，由右心室收缩时血液回流到右心房大静脉所致）增大；可扪及肝搏动。瓣膜脱垂时，在三尖瓣区可闻及非喷射性喀喇音。其淤血体征与右心衰竭相同。

【辅助检查】

（1）胸部X线检查：可见右心室、右心房增大。心脏右缘突出，与膈肌之间保持锐角。右心房压升高者，可见奇静脉扩张和胸腔积液；有腹水者可出现横膈上抬。透视时可观察到右心房收缩期搏动。

（2）心电图检查：可表现为右心室肥大劳损，右心房肥大；常有右束支传导阻滞、心肌劳损和心房颤动。

（3）超声心动图（图14-4-3）：可探测瓣环大小、瓣膜活动度、瓣叶有无增厚、腱索有无融合和断裂、瓣叶缘有无赘生物、有无三尖瓣狭窄，还可探测三尖瓣反流的部位、方向及反流的程度、肺动脉高压。超声心动图对三尖瓣关闭不全的诊断有着定性和定量的重要作用，能为手术的选择提供重要参考。

（4）心导管检查：右心导管检查可探测右心房压、右心室压和肺动脉压。右心室造影可显示反流的程度。由于超声心动图的无创性和高准确性，目前对于三尖瓣关闭不全的诊断，右心导管和右心造影已基本被超声心动图所取代。

【问诊要点】

（1）发作诱因、时间、频率、病程。

（2）有无心前区痛、发热、头晕、头痛、晕厥、抽搐等。

（3）有无心脏病史、内分泌疾病、贫血、神经症等。

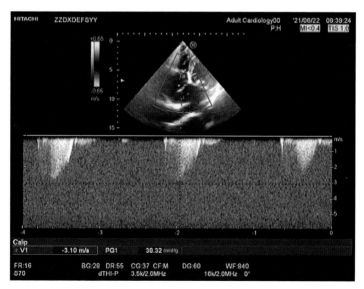

图14-4-3 超声心动图。三尖瓣反流速度

（4）有无使用烟酒、咖啡、浓茶史，有无精神刺激史。

（5）是否自行使用药物及药物种类，使用药物后症状是否缓解。

【伴随症状】

可伴随晕厥、低血压、阿-斯综合征等并发症。

五、诊断及鉴别诊断

1. 诊断

本例患者诊断为三尖瓣关闭不全。诊断依据包括：①患者为中年女性。因"间断心悸 6 年"来院。休息后可自行缓解，未给予特殊治疗。入院前半个月上述症状再发并加重，伴活动后胸闷、气喘、无晕厥、恶心、呕吐、呼吸困难等症状，于当地医院行超声心动图示"心脏瓣膜病 三尖瓣重度关闭不全 心功能不全"。②入院后神清，胸廓无畸形，双肺呼吸音清，未闻及明显干湿啰音，胸骨左缘第 4 肋间可闻及收缩期吹风样杂音，深吸气时加强，心率 74 次 / 分，律齐。双下肢无水肿。③超声心动图示二尖瓣轻度反流；三尖瓣重度反流；肺动脉轻度高压；左心室收缩功能正常。

不同三尖瓣关闭不全分期的临床特点见表 14-4-2。

2. 鉴别诊断

（1）二尖瓣关闭不全：心尖区典型的吹风样收缩期杂音并有左心房和左心室扩大。

（2）主动脉瓣狭窄：主动脉瓣听诊区可闻及粗糙的收缩期吹风样杂音，向颈动脉、胸骨下缘和心尖部传导时需与三尖瓣关闭不全，可通过超声心动图予以鉴别。

（3）肺动脉狭窄：胸骨左缘第 2 肋间有 2/6 ～ 5/6 级收缩期喷射性粗糙杂音，向左锁骨下区传导，肺动脉瓣区第二心音减弱并分裂。成年重度肺动脉瓣狭窄的患者可出现右心衰竭、颈静脉怒张、肝大、腹水等。

（4）室间隔缺损：胸骨左缘第 3 ～ 4 肋间可闻及 4/6 ～ 5/6 级收缩期粗糙杂音，向心前区传导，伴收缩期震颤，晚期患者可出现肝大、下肢水肿等临床表现。

（5）肥厚型心肌病：胸骨左缘中下段或心尖区内侧可闻及粗糙的递增递减型收缩期喷射性杂音，可伴震颤。通过超声心动图等检查予以鉴别。

表 14-4-2　三尖瓣关闭不全的分期

分期	结构异常	瓣膜血流动力学	血流动力学影响	症状
A期：风险期	原发性：结构轻度异常（如风湿性或脱垂）功能性：无或瓣环轻度扩张	无或基本不影响	右心室内径和充盈压力正常	无
B期：进展期	原发性：进行性结构异常（如中重度脱垂）功能性：瓣环轻度扩张，瓣叶中度受限	轻度：喷射面积 < 5 cm²　CW轮廓呈抛物线中度：喷射面积 < 5～10 cm²　VC < 0.7 cm　CW射血密集肝静脉血流收缩期变缓	轻度：右心室内径正常中度：右心室大小正常右心房普遍轻度扩大下腔静脉普遍轻度扩张，右心房压力正常	无
C期：重度三尖瓣关闭不全无症状期	原发性：瓣膜连枷或严重损坏功能性：瓣环重度扩张	喷射面积 > 10 cm²　VC > 0.7 cm　CW射血密集，早期峰值轮廓呈匕首状收缩期肝静脉血流反流	右心室/右心房/IVC扩张右心房压力↑检查可见V波舒张期房间隔平整	无
D期：重度三尖瓣关闭不全有症状期	原发性：瓣叶连枷或严重损坏功能性：瓣环重度扩张（> 40 mm 或 > 21 mm/m²），瓣叶严重受限	喷射面积 > 10 cm²　VC > 0.7 cm　CW射血密集，早期峰值轮廓呈匕首状收缩期肝静脉血流反流	右心室/右心房/IVC扩张右心房压力↑检查可见V波舒张期房间隔平整右心房收缩功能下降	右心衰竭乏力腹水腹部不适呼吸困难厌食症水肿

CW，连续多普勒波；IVC，下腔静脉；VC，收缩内径

参考文献

［1］陈宗辉，付亮，倪寅凯，等．三尖瓣关闭不全的诊治进展．国际心血管病杂志，2018，45（1）：20-23.

［2］谭锦灿，司忠义．功能性三尖瓣反流的外科治疗．中国胸心血管外科临床杂志，2011，18（6）：582-584.

［3］Kern MJ. Hemodynamic rounds：Interpretation of cardiac pathophysiology from pressure waveform analysis. New York：Wiley-Liss，1993.

［4］Nishimura RA，Otto CM，Bonow RO，et al. 2014 AHA/ACC guideline for the management of patients with valvular heart disease：a report of the American College of Cardiology/American Heart Association Task Force on Practice Guidelines. J Thorac Cardiovasc Surg，2014，148（1）：e1-e132.

［5］Sarraj-Asil A，Diez-Villanueva P. Insight into functional tricuspid valve regurgitation pathogenesis，pathological stages，and surgical management. Int J Cardiol，2021，338：161-167.

（王楠　编　刘岗　审校）

第5节　主动脉瓣狭窄

一、病例内容

【现病史】患者男，69岁，"因劳力性呼吸困难伴胸闷1年，加重伴双下肢水肿1周"入院。入院前1年出现劳力性呼吸困难，偶伴心悸、胸闷，间断出现双下肢水肿。入院前1周受凉后出现劳力性呼吸困难伴胸闷、少尿及纳差、双下肢轻度水肿，无关节游走性疼痛、咯血等。

【既往史】主动脉瓣狭窄；慢性肾脏病（CKD）5期（长期规律血液透析治疗）。

【体格检查】颈静脉怒张，双下肺可闻及细湿啰音，心率103次/分，律齐，心界向左扩大，心尖部可闻及2/6级收缩期吹风样杂音，主动脉瓣区可闻及3/6级收缩期喷射样杂音，三尖瓣听诊区可闻及2/6级收缩期吹风样杂音。双下肢轻度水肿。

【辅助检查】NT-proBNP 24014.85 pg/ml。超声心动图示主动脉瓣重度狭窄（图14-5-1），以及主动脉瓣、二尖瓣、三尖瓣轻度反流、左心房增大、室间隔及左心室后壁增厚、心包积液、EF 45%。心电图示窦性心律，左心室肥大伴劳损（图14-5-2）。

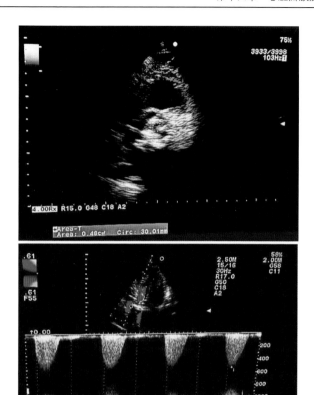

图 14-5-1 超声心动图。A. 主动脉瓣重度狭窄，瓣口开放面积约 0.48 cm²。**B.** 主动脉瓣最大前向血流 5.2 m/s，主动脉瓣跨瓣压 108.3 mmHg

二、定义

主动脉瓣狭窄是指能导致左心室收缩期流出道阻塞并产生明显的压力梯度（主动脉喷射速度 ≥ 2 m/s）的主动脉瓣增厚 / 钙化。通常在瓣口面积缩小到 < 1 cm² 时出现症状（正常瓣口面积为 3 ~ 4 cm²）。重度主动脉瓣狭窄的标准包括瓣膜面积 < 1 cm²、平均压力梯度 > 40 mmHg 或峰值梯度 > 4 m/s，极重度主动脉瓣狭窄定义为主动脉多普勒血流速度 > 5 m/s。

三、病因及发病机制

主动脉瓣狭窄的病因可分为先天性和获得性两大类。

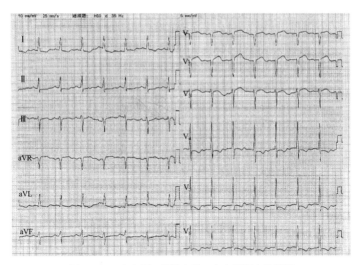

图 14-5-2　心电图。窦性心律，左心室肥大伴劳损

1. 先天性主动脉瓣狭窄

（1）先天性主动脉瓣膜异常：分为单叶式、二叶式、三叶式和四叶式等畸形。二叶式畸形最多见。单叶式主动脉瓣狭窄患者在出生时即已存在狭窄，之后瓣口纤维化和钙化进行性加重，引起严重的左心室流出道梗阻。三叶式主动脉瓣狭窄多为 3 个瓣叶不等大所致。即使出生时无狭窄，由于瓣叶结构的异常，长期受到血流的不断冲击易引起瓣膜增厚、钙化、僵硬、纤维化，最终导致瓣膜狭窄。

（2）主动脉瓣上及瓣下狭窄：①肥厚型主动脉瓣下狭窄：是梗阻性肥厚型心肌病的一种类型。②主动脉瓣下纤维膜性狭窄。③瓣上狭窄：表现为升主动脉狭窄或瓣上纤维膜性狭窄。

2. 获得性主动脉瓣狭窄

（1）风湿性：多为风湿热的后遗症，单纯性风湿性主动脉瓣狭窄在风湿性心脏瓣膜病中较少见，常与风湿性二尖瓣病变和主动脉瓣关闭不全并存。主动脉瓣风湿性病变常使瓣叶交界处粘连、纤维化、融合，继而钙化。

（2）非特异性主动脉瓣退行性钙化：多见于老年人，病理改变为钙化、硬化、黏液样变，退行性变和钙质沉积所致的老年性瓣膜病变。与全身代谢紊乱有关，特别是钙、磷代谢有关。

（3）少见的原因：罕见的代谢性疾病（Fabry 病）、系统性红斑狼疮、辐射病、终末期肾病和梗阻性疣状赘生物／心内膜炎均可能是早期出现主动脉瓣狭窄的原因。

四、诊断思路

【病史】

（1）早期症状包括运动耐力下降、运动时呼吸困难、运动性眩晕或晕厥以及运动性心绞痛。

（2）晚期症状包括心绞痛（主要是冠状动脉血流量减少和左心室总需氧量增加）、晕厥和心力衰竭。

【体格检查】

（1）响亮的收缩中期渐强渐弱的杂音，心底部最清晰，并向上放射到颈部血管，通常伴有震颤或喷射的咔哒声，心尖部可闻及清晰的杂音。

（2）重度主动脉瓣狭窄的体征包括第二心音消失或强度减弱和（或）颈动脉压上升缓慢、振幅延迟（细迟脉）、出现第四心音和第二心音的反向分裂。

【辅助检查】

（1）多普勒超声心动图：用于评估瓣膜的结构和解剖、评估血流动力学、计算主动脉瓣面积和压力梯度，以确定主动脉瓣狭窄的严重程度。此外，还可评估左心室大小、功能以及肺动脉压力。确诊依靠超声心动图。

（2）胸部 X 线检查：升主动脉狭窄后扩张，主动脉尖部钙化，左心室心尖部呈圆形。

（3）心电图：可显示左心室肥大（80% 的患者），左心房增大，晚期可能出现心房颤动。

（4）心导管检查：适用于等待主动脉瓣置换术（AVR）期间有症状的患者，以便识别在 AVR 的同时可能需要冠状动脉旁路移植的冠状动脉狭窄患者。由于穿过瓣膜时会增加卒中的风险，且随着影像学技术（CMR、PET-CT、TEE）的不断更新，几乎不再使用心导管检查直接测量跨瓣压力梯度。

（5）CT：当需要测量主动脉环、主动脉大小以及计划行经导管主动脉瓣置换术（TAVR）时可能需要 CT 增强扫描，CT 对计划 TAVR 入路至关重要。

（6）运动试验：强烈建议任何 C 级"无症状"重度主动脉瓣狭窄患者行运动试验，以评估运动耐量，并观察运动时全身血压是否下降。

五、诊断及鉴别诊断

1. 诊断

本例患者诊断为重度主动脉瓣狭窄；心界扩大；窦性心律；心功能3级。诊断依据包括：①患者为老年男性，长期劳力性呼吸困难。②入院前1周受凉后出现劳力性呼吸困难伴胸闷、少尿及纳差、双下肢轻度水肿。③颈静脉怒张，双下肺可闻及细湿啰音，心率103次/分，律齐，心界向左扩大，心尖部可闻及2/6级收缩期吹风样杂音，主动脉瓣区可闻及3/6级收缩期喷射样杂音，三尖瓣听诊区可闻及2/6级收缩期吹风样杂音。双下肢轻度水肿。④超声心动图示重度主动脉瓣狭窄，主动脉瓣、二尖瓣、三尖瓣轻度反流，左心房增大，室间隔及左心室后壁增厚，心包积液，EF 45%；心电图示窦性心律，左心室肥大伴劳损；NT-proBNP 24014.85 pg/ml。

主动脉瓣狭窄不同分期的特点见表14-5-1。

2. 鉴别诊断（图14-5-3）

（1）肥厚型心肌病：主要表现为乏力和劳力性呼吸困难，部分患者有劳力性胸痛，活动后晕厥，甚至猝死，可能与室性心律失常有关。多数非梗阻性肥厚型心肌病患者无明显症状，多在体检时发现。胸骨左缘第4肋间可闻及收缩期喷射样杂音，收缩期喀喇音罕见，主动脉区第二心音正常。梗阻性肥厚型心肌病超声心动图可显示左心室壁不对称性肥厚，室间隔明显增厚，与左心室后壁之比≥1.3，收缩期室间隔前移，左心室流出道变窄，可伴有二尖瓣前瓣叶相交移位而引起二尖瓣反流；非梗阻性肥厚型心肌病收缩期左心室流出道无梗阻表现。心电图可见左心室或双心室肥厚及ST-T改变，深而倒置的T波，有时有异常Q波，房室传导阻滞和束支传导阻滞。还可发现其他心律失常如心房颤动、期前收缩等。

（2）二尖瓣关闭不全：早期无典型临床症状，晚期主要表现为劳力性呼吸困难，如患者合并左心房增大可出现心房颤动，合并心力衰竭可能出现劳力性呼吸困难加重、下肢水肿、纳差等。心尖部可闻及收缩期吹风样杂音，可向左腋下传导；吸入亚硝酸异戊酯后杂音减弱。第一心音减弱，主动脉瓣第二心音正常，主动脉瓣无钙化。超声心电图可见左心室扩大，二尖瓣反流；心电图示左心室高电压，有时伴有ST-T改变。

（3）主动脉扩张：大部分患者无明显症状，可出现心力衰竭，表现为劳力性呼吸困难、下肢水肿及纳差等。可在胸骨右缘第2肋间闻及短促的收缩期杂音，主动脉区第二心音正常或亢进，无第二心音分裂。超声心动图可见升主动脉增宽，部分患者合并主动脉关闭不全。

表 14-5-1 主动脉瓣狭窄的分期

阶段	定义	瓣膜解剖	瓣膜血流动力学	血流动力学的影响	症状
A	危险期	二叶主动脉瓣（或其他先天性瓣膜异常）	主动脉 V_{max} < 2 m/s	无	无
B	进展期	二叶瓣或三叶瓣轻中度小叶钙化，收缩运动减少或风湿性瓣膜改变伴融合	轻度 AS：主动脉 V_{max} 2.0～2.9 m/s 或平均 ΔP < 20 mmHg 中度 AS：主动脉 V_{max} 3.0～3.9 m/s 或平均 ΔP 20～39 mmHg	早期左心室舒张功能不全 LVEF 可能正常	无
C	无症状的重度 AS				
C1	LVEF 正常的无症状重度 AS	小叶严重钙化或先天性狭窄，小叶开口严重缩小	主动脉 V_{max} ≥ 4 m/s 或平均 ΔP ≥ 40 mmHg AVA 通常 ≤ 1 cm²（或 AVAi ≤ 0.6 cm²/m²）非常严重的 AS：主动脉 V_{max} ≥ 5 m/s 或平均 ΔP ≥ 60 mmHg	左心室舒张功能不全轻度左心室肥大 LVEF 正常	无；运动试验对于确认症状状态是合理的
C2	伴有左心室功能不全的无症状重度 AS	伴小叶开口严重缩小或先天性狭窄叶严重钙化	主动脉 V_{max} ≥ 4 m/s 或平均 ΔP ≥ 40 mmHg AVA 通常 ≤ 1 cm²（或 AVAi ≤ 0.6 cm²）	LVEF < 50%	无
D	症状严重的 AS				
D1	症状严重的高压力梯度的 AS	伴小叶开口严重缩小的小叶严重钙化或先天性狭窄	主动脉 V_{max} ≥ 4 m/s 或平均 ΔP ≥ 40 mmHg AVA 通常 ≤ 1 cm²（或 AVAi ≤ 0.6 cm²/m²），但合并 AS/AR 病变时可能数值更大	左心室舒张功能不全左心室肥大可能存在肺动脉高压	劳力性呼吸困难或运动耐量降低

（续表）

阶段	定义	瓣膜解剖	瓣膜血流动力学	血流动力学的影响	症状
					劳力性心绞痛 劳力性晕厥或先兆晕厥
D2	伴LVEF降低的症状严重的低流速/低压力梯度的AS	严重小叶钙化，小叶运动严重减少	AVA ≤ 1 cm²，静息主动脉 V_{max} < 4 m/s 或平均 ΔP < 40 mmHg 在任何流速下，多巴酚丁胺负荷超声心动图显示 AVA ≤ 1 cm²，V_{max} ≥ 4 m/s	左心室舒张功能不全 左心室肥大 LVEF < 50%	HF，心绞痛，晕厥或先兆晕厥
D3	LVEF正常的症状严重的低压力梯度的AS	伴小叶运动严重减少的严重小叶钙化	AVA ≤ 1 cm²，主动脉 V_{max} < 4 m/s 或平均 ΔP < 40 mmHg AVAi ≤ 0.6 cm²/m² 每搏量指数 < 35 ml/m² 当患者血压正常（收缩压 < 140 mmHg）时测量	左心室相对壁厚增加 低每搏量伴左心室缩小 限制性舒张期充盈 LVEF ≥ 50%	HF，心绞痛，晕厥或晕厥先兆

A期=有主动脉瓣狭窄的风险，但并未真正发生主动脉瓣狭窄
B期=进行性主动脉瓣狭窄（既往被称为轻度和中度主动脉瓣狭窄）
C期=无症状的重度主动脉瓣狭窄
D期=有症状的重度主动脉瓣狭窄
AR，主动脉瓣反流；AS，主动脉瓣狭窄；AVA，主动脉瓣面积；AVAi，主动脉瓣面积与体表面积指数；HF，心力衰竭；LVEF，左心室射血分数；ΔP，压力梯度；V_{max}，最大主动脉速度

（4）肺动脉狭窄：主要表现为劳累后有心悸、气促、胸痛或晕厥，严重可有发绀和右心衰竭。轻度狭窄可无症状。胸骨左缘第2肋间闻及粗糙收缩期喷射样杂音，伴震颤肺动脉瓣第二音减弱或消失。心电图可见电轴右偏，P波高尖，右心室肥厚。X线检查可见右

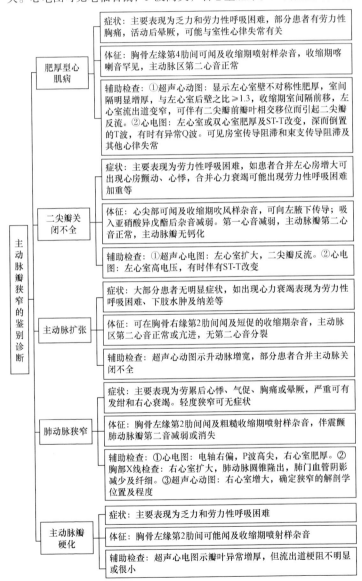

图 14-5-3　主动脉瓣狭窄的鉴别诊断

心室扩大，肺动脉圆锥隆出，肺门血管阴影减少及纤细。超声心动图可见右心室增大。

（5）主动脉瓣硬化：主要表现为乏力和劳力性呼吸困难。胸骨左缘第2肋间可能闻及收缩期喷射样杂音。超声心电图中主动脉瓣狭窄与主动脉瓣硬化的区别在于瓣膜损伤的程度。主动脉瓣硬化症的瓣叶异常增厚，但流出道梗阻不明显或很轻。

参考文献

［1］Hussain K，Gauto-Mariotti E，Cattoni HM，et al. A meta-analysis and systematic review of valvular heart disease in systemic lupus erythematosus and its association with antiphospholipid antibodies. J Clin Rheumatol，2021，27（8）：e525-e532.

［2］Nishimura RA，Otto CM，Bonow RO，et al. 2017 AHA/ACC Focused Update of the 2014 AHA/ACC Guideline for the management of patients with valvular heart disease. J Am Coll Cardiol，2017，70（2）：252-289.

［3］Ozkan J. ESC Clinical Practice Guidelines on the Management of Valvular Heart Disease-2017 Update. Eur Heart J，2017，38（36）：2697-2698.

［4］Vahanian A，Beyersdorf F，Praz F，et al. 2021 ESC/EACTS Guidelines for the management of valvular heart disease：Developed by the Task Force for the management of valvular heart disease of the European Society of Cardiology（ESC）and the European Association for Cardio-Thoracic Surgery（EACTS）. Eur Heart J，2022，43（7）：561-632.

（秦亚录　陈曾宇　编　南勇　审校）

第6节　主动脉瓣关闭不全

一、病例内容

【现病史】患者男，42岁，因"体检发现心脏杂音5天"来院。入院前5天，患者体检时发现心脏杂音，无胸闷、胸痛、心悸及肩背部放射痛，就诊于"市卫生学校附属医院"查超声心动图提示"主动脉关闭不全伴中–大量反流，二尖瓣中量反流、三尖瓣少–中量反流"，乙型肝炎表面抗原呈阳性。现为求进一步治疗于我院就诊，门诊以"主动脉瓣关闭不全"收入我科。患病以来，神清，精神尚可，饮食尚可，睡眠可，大便正常，小便正常，体重未见明显减轻。

【既往史】高血压 5 年，未规律监测血压及口服药物治疗，血压控制欠佳。吸烟 20 余年（20 支 / 天），已戒烟 5 天。

【体格检查】神清，胸廓无畸形，心尖搏动不可明视。心尖搏动正常，无震颤，无心包摩擦感，相对浊音界正常。心率 76 次 / 分，心律齐，第一心音、第二心音正常，A_2 正常，P_2 正常，$A_2 = P_2$，第三心音未闻及，第四心音未闻及。无额外心音，有杂音，心尖部可闻及 3/6 级收缩期隆隆样杂音，胸骨左缘第 3、4 肋间可闻及舒张期杂音。无心包摩擦音。

【辅助检查】肝功能（2021-04-16，市卫生学校附属医院）：ALT 97 U/L，AST 96U/L。NT-proBNP（2021-04-16，市卫生学校附属医院）2464 pg/ml。心电图（2021-04-16，市卫生学校附属医院）示窦性心律，前侧壁、下壁、后壁 ST-T 改变，左心室高电压（图 14-6-1）。超声心动图（2021-04-16，市卫生学校附属医院）示主动脉瓣关闭不全伴中-大量反流，左心增大，左心室舒张功能减退，左心室前壁、后壁运动减弱，二尖瓣中量反流、三尖瓣少-中量反流（图 14-6-2）。腹部超声示肝体积增大、光点密集，胆囊壁毛糙，脾门处等回声（考虑副脾）。

二、定义

主动脉瓣关闭不全是指主动脉瓣环、主动脉窦、主动脉瓣叶、瓣交界及主动脉窦管交界中的任意部分被破坏，导致在心脏舒张期主动脉瓣叶关闭不良。

主动脉瓣关闭不全分为急性主动脉瓣关闭不全和慢性主动脉瓣关闭不全。急性主动脉关闭不全时，主动脉血大量反流入左心室致其容

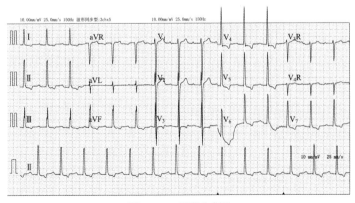

图 14-6-1　患者心电图

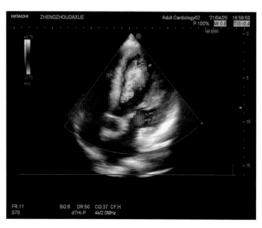

图14-6-2　患者超声心动图

量负荷急剧增加，左心室无法代偿，出现左心室舒张末压增加，造成左心房压急剧升高，可迅速出现左心衰竭表现。慢性主动脉瓣关闭不全多为风湿热造成的瓣叶损害，占主动脉瓣关闭不全患者的2/3。

三、病因及发病机制

1. 瓣叶畸形

（1）感染性心内膜炎。

（2）风湿性纤维化（发展中国家最常见的原因）。

（3）外伤性瓣膜破裂。

（4）先天性心脏病［二叶主动脉瓣（美国最常见的病因）、主动脉窦动脉瘤］。

（5）黏液瘤变性。

（6）钙化性主动脉瓣疾病。

（7）药物诱导（芬氟拉明、右旋芬氟拉明、培高利特、卡麦角林）。

（8）系统性风湿性疾病（强直性脊柱炎、类风湿性关节炎、系统性红斑狼疮）。

2. 主动脉根部或升主动脉异常

（1）主动脉瓣扩张。

（2）遗传综合征（埃勒斯-当洛综合征、马方综合征）。

（3）创伤。

（4）强直性脊柱炎。

（5）梅毒性主动脉炎。

（6）全身性高血压。

（7）主动脉夹层。

3. 术后主动脉瓣关闭不全 通常是由于瓣周漏，可见于 10%～20% 接受 TAVR 的患者。

四、诊断思路

慢性主动脉瓣关闭不全在左心室功能代偿期可较长时间无任何症状，一旦发生心力衰竭，则进展迅速。急性主动脉瓣关闭不全时，由于左心室容量负荷突然增大，室壁张力增加，左心室扩张，可迅速发生急性左心衰竭或出现肺水肿，症状的轻重与反流量相关。

临床诊断主要根据典型的舒张期杂音和左心室扩大，超声心动图检查可明确诊断。根据病史和其他症状可做出病因诊断。

【病史】

（1）发病缓急，既往有无类似发作，与体力活动等有无关系。

（2）有无心悸、乏力、疲劳、心前区不适或疼痛。

（3）有无眩晕、晕厥。

（4）有无尿少、下肢水肿。

（5）既往有无心脏病史。

【体格检查】

（1）患者体位、神态及精神状态。

（2）心脏听诊：主动脉瓣区舒张期杂音，为高调递减型哈气样杂音，于坐位前倾呼气末时明显。风湿性主动脉瓣关闭不全者主动脉扩张较轻，在胸骨左缘第 3 肋间最响；马方综合征或梅毒性心脏病所致者，杂音在胸骨右缘第 2 肋间最响。主动脉瓣关闭不全越严重，杂音时间越长，响度越大。在重度或急性主动脉瓣关闭不全时，杂音持续时间反而缩短。心尖区常可闻及舒张中期或收缩期前柔和、低调的隆隆样杂音，即 Austin-Flint 杂音。当左心室明显扩大时，由于乳头肌外移引起功能性二尖瓣反流，可在心尖区闻及全收缩期吹风样杂音。瓣膜活动很差或反流严重时主动脉瓣第二心音减弱或消失。急性严重主动脉关闭不全时，舒张期杂音柔和、短促；第一心音减弱或消失，可闻及第三心音；脉压可近于正常。杂音的强度会受到某些动作的影响，如杂音在下蹲时增强，在做 Valsalva 动作时减弱。

（3）其他体征：①颜面较苍白。②心尖搏动向左下移位，且可见有力的抬举性搏动。③心浊音界向左下扩大。④主动脉瓣区可触及收缩期震颤，并向颈部传导；胸骨左下缘可触及舒张期震颤。⑤颈动脉搏动明显增强，并呈双重搏动。⑥收缩压正常或稍高，舒张压明显降低，脉压差明显增大。⑦周围血管体征：水冲脉（Corrigan's pulse）、毛细血管搏动征（Quincke's sign）、股动脉枪击音（Traube's sign）、股动脉收缩期和舒张期双重杂音（Duroziez's sign），以及头部随心搏频率的上下摆动（de-Musset's sign）。⑧肺动脉高压和右心衰竭时，可见颈静脉怒张、肝大、下肢水肿。

【辅助检查】

（1）胸部 X 线检查：左心室明显增大，升主动脉和主动脉结扩张，呈"主动脉型心脏"。透视下主动脉搏动明显增强，与左心室搏动配合呈"摇椅样"摆动。左心房可增大。肺动脉高压或右心衰竭时，右心室增大。可见肺静脉充血，肺间质水肿。常有主动脉瓣叶和升主动脉的钙化。

（2）心电图：急性主动脉瓣关闭不全时，心电图表现为窦性心动过速，ST 段和 T 波非特异性改变。轻度慢性主动脉瓣关闭不全心电图可正常，严重者可有左心室肥大和劳损，电轴左偏。I、aVL、$V_5 \sim V_6$ 导联 Q 波加深，ST 段压低和 T 波倒置；病程晚期可有室内传导阻滞、束支传导阻滞或室性期前收缩，提示心功能损害。

（3）超声心动图：可清晰显示主动脉瓣口的活动情况、瓣口面积和瓣环大小，记录反流频谱，测定反流量和反流分数，可测量升主动脉和左心室大小，观察是否合并其他瓣膜病变。超声心动图对主动脉瓣关闭不全的诊断非常敏感且准确。

（4）选择性升主动脉造影：可见造影剂反流入左心室，显示左心室和升主动脉扩大，左心室壁和乳头肌肥厚。该检查已基本被超声心电图取代。

（5）CMR：常用于马方综合征、主动脉夹层动脉瘤引起的主动脉瓣关闭不全，在诊断主动脉瓣关闭不全的同时，能明确主动脉本身的病变。

【问诊要点】

（1）发作诱因、时间、频率、病程。

（2）有无心前区痛、发热、头晕、头痛、晕厥、抽搐等。

（3）有无心脏病史、内分泌系统疾病、贫血、神经症等。

（4）有无使用烟酒、咖啡、浓茶史，有无精神刺激史。

（5）是否自行使用药物及药物种类，使用药物后症状是否缓解。

【伴随症状】

可伴随晕厥、低血压、阿-斯综合征等并发症。

五、诊断及鉴别诊断

1. 诊断

本例患者诊断为主动脉瓣关闭不全。诊断依据包括：①患者为中年男性，体检发现心脏杂音 5 天来院；无胸闷、胸痛、心悸及肩背部放射痛，当地查彩超提示"主动脉关闭不全伴中-大量反流，二尖瓣中量反流、三尖瓣少-中量反流"，乙型肝炎表面抗原阳性。②既往高血压 5 年，未规律监测血压及口服药物治疗，血压控制欠佳，吸烟 20 余年（20 支／天），已戒烟 5 天。③神清，胸廓无畸形，心尖搏动正常，无震颤，无心包摩擦感；相对浊音界正常范围内；心率 76 次／分，心律齐，第一心音正常，第二心音正常，A_2 正常，P_2 正常，$A_2 = P_2$，第三心音、第四心音未闻及，无额外心音，有杂音，心尖部可闻及 3/6 级收缩期隆隆样杂音，胸骨左缘第 3、4 肋间可闻及舒张期杂音，无心包摩擦音。④入院后查心电图示窦性心律，前侧壁、下壁、后壁 ST-T 改变，左心室高电压；超声心动图示主动脉关闭不全伴中-大量反流，左心增大，左心室舒张功能减退，左心室前壁、后壁运动减弱，二尖瓣中量反流、三尖瓣少-中量反流。

主动脉瓣关闭不全的诊断要点及评估见表 14-6-1 和图 14-6-3。

表 14-6-1　主动脉瓣关闭不全的诊断要点

受累系统	影响	病史	体征	检查
心血管系统	主动脉瓣功能不全	活动性呼吸困难	舒张早期高调、递减型哈气样杂音、舒张中期低音调杂音（Austin Flint 杂音）动脉压增大（水冲脉）、头部随心搏频率上下摆动	胸部 X 线检查超声心动图 CMR
左心室功能不全	活动性呼吸困难	夜间呼吸困难	向后方移位的二尖瓣关闭不全	心电图胸部 X 线检查超声心动图 CMR 心导管
呼吸系统	充血性心力衰竭	呼吸困难夜间呼吸困难	啰音第三心音	胸部 X 线检查
胃肠道	内脏缺血	腹痛		

Ⅰ类——有证据和（或）一般共识表明，以下检查适用于主动脉瓣关闭不全患者的诊断和初步评价
● **超声心动图** 1. 明确诊断，估计急性或慢性主动脉瓣关闭不全的严重程度 2. 确定慢性主动脉瓣关闭不全的病因，包括评估瓣膜形态及主动脉根部的大小和形态 3. 测定左心室功能，检测慢性主动脉瓣反流时左心室肥大及左心室大小或容积 4. 在主动脉根部扩大的患者中，评估主动脉瓣关闭不全和主动脉扩张的严重程度 5. 在无症状的慢性主动脉瓣关闭不全患者中，定期重新评价左心室大小和功能 6. 重新评估新发或症状改变患者的轻度、中度或重度主动脉瓣关闭不全
● **放射性核素血管造影或磁共振成像** 用于超声心动图欠佳时静息状态下左心室容积和功能的初始和随访评估
● **心导管检查** 当无创检查结果不确定或检查结果与临床结果不一致时，通过主动脉根部血管造影和测量左心室压力来评估主动脉瓣关闭不全的严重程度、左心室功能和主动脉根部大小
Ⅱa类——在以下情况下，证据或意见支持以下检查在主动脉瓣关闭不全患者中是合理的
● **慢性主动脉瓣关闭不全运动负荷试验** 1. 评估症状不明显患者的功能状态和症状反应 2. 运动前评估症状和功能状态
● **磁共振成像** 评估超声心动图不满意时主动脉瓣关闭不全的严重程度
Ⅱb类——在以下情况下，主动脉瓣关闭不全患者进行以下检查的证据或意见尚不明确
● **放射性核素血管造影运动负荷试验** 评估无症状或有症状的慢性主动脉瓣关闭不全患者的左心室功能
Ⅲ类——有证据和（或）一般共识表明，以下情况下，以下检查对主动脉瓣关闭不全患者无效
● **心导管检查** 当无创检查充分且与临床所见一致时，无须行冠状动脉造影 评估无创检查已充分的无症状患者

图 14-6-3　ACC/AHA 指南总结：主动脉瓣关闭不全（主动脉瓣反流）的诊断和初步评估

2. 鉴别诊断

（1）肺动脉瓣关闭不全：常由肺动脉高压所致。此时颈动脉搏动正常，肺动脉瓣区第二心音亢进，胸骨左缘舒张期杂音吸气时增强。心电图可表现为右心房和右心室肥大。胸部 X 线检查可见肺动脉主干突出。多见于二尖瓣狭窄，亦可见于房间隔缺损。

（2）主动脉窦瘤破裂：常破裂入右心，在胸骨左下缘可闻及持续性杂音，但有时杂音与主动脉瓣关闭不全同时有收缩期杂音者相似。主动脉窦瘤破裂患者会出现突发性胸痛和进行性右心衰竭，主动脉造影及超声心动图检查可确诊。

（3）冠状动静脉瘘：多引起连续性杂音，但也可在主动脉瓣区闻及舒张期杂音或其杂音的舒张期成分较响。冠状动静脉瘘患者的心电图及X线检查多正常，主动脉造影可见主动脉与冠状静脉窦、右心房、右心室或肺动脉总干之间有交通。

参考文献

［1］袁荣玺，李桂攀.主动脉瓣关闭不全临床病因诊断的讨论.锦州医学院学报，1985（4）：71-74.

［2］Bonow RO，Carabello BA，Chatterjee K，et al. ACC/AHA 2006 guidelines for the management of patients with valvular heart disease. A report of the American College of Cardiology/American Heart Association Task Force on Practice Guidelines（Writing committee to revise the 1998 guidelines for the management of patients with valvular heart disease）. J Am Coll Cardiol，2006，114（5）：e84-231.

［3］Di Eusanio M，Berretta P，Rubino AS，et al. Aortic valve repair：state of the art. G Ital Cardiol（Rome），2019，20（9）：481-490.

［4］Levi M，Faisal D，Jacek S. Acute aortic insufficiency and aorto-atrial fistula. J Am Coll Cardiol，2021，77（18S1）：2816.

［5］Tarantini G，Fabris T. Pure aortic valve regurgitation：SAVR is the gold standard，but TAVR is another gun. Catheter Cardiovasc Interv，2020，95（4）：817-818.

（王楠　柳兵　编　刘岗　审校）

第7节　肺动脉瓣狭窄

一、病例内容

【现病史】患者男，69岁。因"反复胸闷、气急58年，加重1年"入院。患者于入院前58年无明显诱因下出现胸闷、气急，持续20 min，就诊于当地医院，考虑"先天性心脏病"，未予治疗。后上诉症状反复发作，天气变化或劳累后易出现，每3～4个月发作1次，持续20 min，休息后可自行缓解。近1年来胸闷、气急发作频数增加，每月 1 次，休息 10 min 后可自行缓解，伴心悸、心前区疼痛，为进一步诊治，拟以"先天性心脏病 肺动脉瓣狭窄"收住入院。

【体格检查】T 37.3℃，R 20 次 / 分，P 67 次 / 分，BP 113/51 mmHg。神志清，精神可，口唇发绀，颈静脉无怒张，甲状腺未及肿大，皮肤、巩膜无黄染。心界不大，心律齐，心率 67 次 / 分，胸骨左缘第 2 肋间可闻及粗糙的 3/6 级收缩期杂音。双肺呼吸音清，无干、湿啰音。腹软，无压痛、反跳痛，肝脾肋下未触及。双下肢无水肿。神经系统查体未见明显异常。

【辅助检查】血生化：总蛋白 62.9 g/L↓，白蛋白 37.6 g/L↓，谷丙转氨酶 11 U/L，谷草转氨酶 18 U/L，总胆红素 37.4 μmol/L↑，直接胆红素 8.1 μmol/L↑，间接胆红素 29.3 μmol/L↑，葡萄糖 5.01 mmol/L，尿素 4.87 mmol/L，肌酐 76.2 μmol/L，总胆固醇 2.95 mmol/L↓，甘油三酯 0.95 mmol/L，低密度脂蛋白胆固醇 1.42 mmol/L↓，同型半胱氨酸 46.7 μmol/L↑；BNP 72.6 pg/ml，TnI 0.002 μg/L。超声心动图示肺动脉瓣狭窄，心房水平分流，主动脉硬化，二尖瓣、三尖瓣轻度反流，左心室舒张功能减退（图 14-7-1）。动态心电图示窦性心律；房性期前收缩 305 次，成对 12 次，短阵房性心动过速 1 次，偶呈三联律；室性期前收缩 1 次；ST 段改变。肺动脉 CTA 增强扫描可见肺动脉干起始部增宽，符合肺动脉瓣狭窄改变（图 14-7-2）。

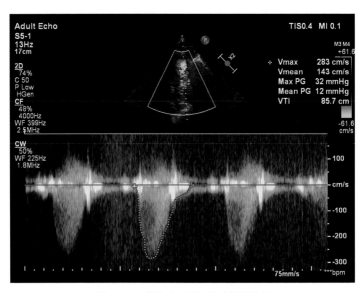

图 14-7-1 超声心动图。肺动脉瓣狭窄

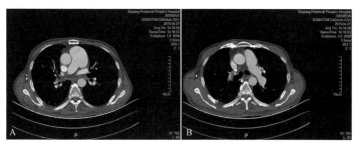

图 14-7-2　肺动脉 CTA。 肺动脉干起始部增宽，延伸至左肺动脉，右肺动脉无明显增宽，肺动脉干局部宽约 45 mm

二、定义

　　肺动脉瓣狭窄是指室间隔完整，肺动脉瓣环正常，仅由于肺动脉瓣本身发育不良所致的狭窄。肺动脉瓣狭窄是一类常见的先天性心脏畸形，占先天性心脏病的 8% ～ 10%。

三、病因及发病机制

　　肺动脉瓣狭窄的原因不明，基因异常可能是原因之一，家族性发病亦有报道。

四、诊断思路

　　30% ～ 40% 的肺动脉瓣狭窄患者无明显症状。临床症状的轻重与肺动脉瓣的狭窄程度有关。患者可出现活动后烦躁、胸闷、乏力等症状。严重的患儿出生后即出现烦躁不安，部分可出现发绀及低氧血症，甚至晕厥。根据临床表现和超声心动图，结合心电图和胸部 X 线检查较易做出诊断。

　　【病史】

　　（1）发病缓急，既往有无类似发作，与体力活动等有无关系。

　　（2）有无心悸、乏力、疲劳、心前区不适或疼痛。

　　（3）有无眩晕、晕厥。

　　（4）有无尿少、下肢水肿。

　　（5）有无心脏病史。

　　【体格检查】

　　（1）体位、神态及精神状态。

　　（2）心界向左上扩大，胸骨左缘第 2、3 肋间可触及收缩期震颤。

　　（3）胸骨左缘第 2 肋间有 2 ～ 5 级收缩期喷射性粗糙杂音，向左锁骨下区传导，肺动脉瓣区第二心音减弱并分裂。

（4）重度肺动脉瓣狭窄的成人患者可出现右心衰竭、颈静脉怒张、肝大、腹水等。

【辅助检查】

（1）心电图：轻度肺动脉瓣狭窄时心电图可正常；中度以上狭窄可出现电轴右偏、右束支传导阻滞、肺性 P 波、右心室肥大、右心房扩大。部分患者胸前导联 ST 段下降，T 波倒置。

（2）胸部 X 线检查：可见肺动脉段突出，此为狭窄后扩张所致，肺血管影细小，肺野异常清晰；心尖部左移上翘为右心室肥大表现。如已有右心衰竭，则心影可明显增大。

（3）超声心动图：可见肺动脉瓣增厚，可定量测定瓣口面积；瓣下型漏斗状狭窄可清楚判定其范围；应用多普勒技术可计算出跨瓣或狭窄上、下的压力阶差。

【问诊要点】

（1）发作诱因、时间、频率、病程。

（2）有无心前区痛、发热、头晕、头痛、晕厥、抽搐等。

（3）有无心脏病史、内分泌疾病、贫血、神经症等。

（4）有无使用烟酒、咖啡、浓茶史，有无精神刺激史。

（5）是否自行使用药物及药物种类，使用药物后症状是否缓解。

【伴随症状】

可伴随晕厥、低血压、阿-斯综合征等并发症。

五、诊断及鉴别诊断

1. 诊断

本例患者诊断为肺动脉瓣狭窄。诊断依据包括：①患者为老年男性。②因反复胸闷气急 58 年，加重 1 年入院。③神志清，精神可，口唇无发绀，颈静脉无怒张，甲状腺未及肿大，皮肤巩膜无黄染。心界不大，心律齐，心率 67 次 / 分，胸骨左缘第 2 肋间可闻及粗糙的 3/6 级收缩期杂音。双肺呼吸音清，无干湿啰音。腹软，无压痛、反跳痛，肝脾肋下未及。双下肢无水肿。④超声心动图示肺动脉瓣狭窄，心房水平分流，主动脉硬化，二尖瓣、三尖瓣轻度反流，左心室舒张功能减退；动态心电图示窦性心律；房性期前收缩 305 次，成对 12 次，短阵房性心动过速 1 次，偶呈三联律；室性期前收缩 1 次；ST 段改变。肺动脉 CTA 增强扫描见肺动脉干起始部增宽，符合肺动脉瓣狭窄改变。

肺动脉瓣狭窄严重程度的评估见表 14-7-1。

表 14-7-1 肺动脉瓣狭窄的严重程度

评估指标	轻度	中度	重度
多普勒峰值速度（m/s）	＜ 3	3 ～ 4	＞ 4
多普勒峰值梯度压（mmHg）	＜ 36	36 ～ 64	＞ 64
多普勒平均值梯度压（mmHg）	—	—	—
右心室收缩压/左心室收缩压	＜ 50%	50% ～ 74%	≥ 75%

2. 鉴别诊断

肺动脉瓣狭窄应与其他导致肺血减少的先天性心脏病相鉴别。

（1）室间隔完整的肺动脉闭锁：新生儿重度肺动脉狭窄与室间隔完整的肺动脉闭锁的病理生理和临床表现十分相似，两者的肺循环血流均依赖未闭的动脉导管或其他肺循环的侧支，均需要急诊救治。可通过心血管造影进行鉴别。

（2）肺动脉瓣狭窄合并室间隔缺损：室间隔缺损是肺动脉瓣狭窄最多见的合并畸形。临床上容易忽略小的室间隔缺损，心脏超声心动图可鉴别是否合并室间隔缺损。

参考文献

［1］郝芳之.肺动脉瓣狭窄的诊断和治疗.山东医药，1990，（6）：39-38.

［2］王吉耀.内科学.2版.北京：人民卫生出版社，2010.

［3］周万兴.肺动脉瓣狭窄、关闭不全的诊断与治疗.新医学，2007，38（7）：433-434.

［4］Cuypers JA，Witsenburg M，van der Linde D，et al. Pulmonary stenosis：update on diagnosis and therapeutic options. Heart，2013，99（5）：339-347.

（王楠 编 刘岗 何国鑫 审校）

第8节 联合瓣膜病

一、病例内容

【现病史】患者女，60 岁，因"活动后胸闷、乏力 3 年"入院。患者于入院前 3 年活动后胸闷、乏力，偶有黑矇、头晕，无胸痛、咳嗽、咳痰，无意识障碍等症状，未给予治疗。入院前 1 周上述症状复发，伴端坐呼吸、气喘，无意识障碍等症状，遂于当地医院就诊，行超声心动图示"二尖瓣狭窄并重度关闭不全，三尖瓣关闭不全"，建议转上级医院进一步治疗。今为求进一步治疗于我院就诊，门诊以"二尖瓣狭窄合并关闭不全　心功能Ⅲ级"收入我科。患病以来，神清，精神尚可，饮食尚可，睡眠可，大便正常，小便正常，体重未见明显减轻。

【体格检查】T 36.3℃，P 65 次 / 分，R 19 次 / 分，BP 148/ 94 mmHg。体重 46 kg。心尖搏动正常，心率 80 次 / 分，心律不齐，心音强弱不等，心尖部及胸骨右缘第 2 肋间可闻及双期杂音，剑突下可闻及收缩期杂音。无心包摩擦音。

【辅助检查】心电图示缓慢型心房扑动伴不同比例房室传导伴长 R-R 间期（平均心室率：47 次 / 分），提示左心室肥大心电图改变，ST-T 改变，QT 间期延长（图 14-8-1）。超声心动图示重度二尖瓣狭窄合并重度关闭不全、中度主动脉瓣关闭不全、三尖瓣关闭不全、轻度肺动脉高压，双心房及左心室增大，左心（收缩＋舒张）功能减低，心律不齐，心包腔少量积液（图 14-8-2）。

二、定义

联合瓣膜病又称多瓣膜病，是指两个或两个以上瓣膜同时发生病变。

在联合瓣膜病中，二尖瓣合并主动脉瓣病变的双瓣膜病变最常见，其次是二尖瓣合并主动脉瓣和三尖瓣病变的三瓣膜病变，二尖瓣合并三尖瓣病变也较多见，但多数是器质性二尖瓣病变合并功能

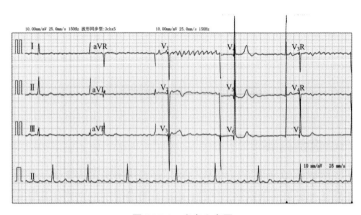

图 14-8-1　患者心电图

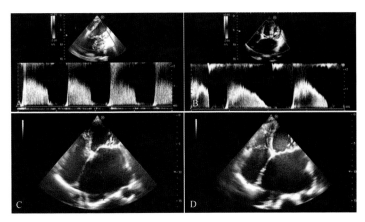

图 14-8-2 患者超声心动图

性三尖瓣病变。主动脉瓣病变合并三尖瓣病变很少见，三尖瓣合并肺动脉瓣病变的双瓣膜病变和二尖瓣、三尖瓣、主动脉瓣与肺动脉瓣病变的四瓣膜病变均非常罕见。

三、病因

1. 二尖瓣和主动脉瓣联合病变

（1）二尖瓣狭窄合并主动脉瓣狭窄：较少见，病因几乎均为风湿性。

（2）二尖瓣狭窄合并主动脉瓣关闭不全：常见，病因主要为风湿性。

（3）主动脉瓣狭窄合并二尖瓣关闭不全：较少见，病因以风湿性和退行性病变多见。通常以主动脉瓣狭窄为主，二尖瓣关闭不全相对较轻，其病变可为器质性或功能性。在临床上，以在明显主动脉瓣狭窄的基础上继发或合并二尖瓣关闭不全最为常见。

（4）主动脉瓣关闭不全合并二尖瓣关闭不全：较常见，可由风湿性、退行性病变、感染性心内膜炎、自身免疫性疾病或结缔组织病（如马方综合征）等引起。通常以主动脉瓣关闭不全为主，二尖瓣关闭不全大多为继发性改变。

（5）二尖瓣合并主动脉瓣混合病变：最常见，其病因几乎均为风湿性，是风湿热反复严重发作的结果。二尖瓣和主动脉瓣均以狭窄和关闭不全混合病变为主，一般情况下，二尖瓣病变较主动脉瓣病变重。

2. 二尖瓣、主动脉瓣和三尖瓣联合病变　三瓣膜病变较常见，病因以风湿性最为常见，其次是退行性病变和感染性心内膜炎。若三瓣膜均为器质性病变则几乎均为风湿性。

四、诊断思路

联合瓣膜病的临床表现是各个病变瓣膜产生的临床表现的综合。二尖瓣和主动脉瓣病变主要产生以左心功能不全和动脉供血不足为主的症状和体征，而三尖瓣病变主要产生以右心功能不全和体循环静脉系统为主的症状和体征。其程度主要取决于各个瓣膜病变的严重程度及其联合方式。一般情况下，根据典型杂音、症状和体征较易作出诊断。超声心动图声学造影及多普勒超声检查可确诊。

【病史】

（1）发病缓急，既往有无类似发作，与体力活动等有无关系。

（2）有无心悸、乏力、疲劳、心前区不适或疼痛。

（3）有无眩晕、晕厥。

（4）有无尿少、下肢水肿。

（5）既往有无心脏病史。

【体格检查】

（1）患者体位、神态及精神状态。

（2）联合瓣膜病的体征基本是各个瓣膜病变产生的体征的综合表现。

（3）联合瓣膜病主要有血管怒张和搏动、心脏扩大和抬举性搏动、心脏杂音及心音、心率改变，以及组织淤血和水肿等表现。

【辅助检查】

多个瓣膜病变时病损重的瓣膜引起的病理改变占主导地位，故最佳检查为超声心动图，可明确观察各瓣膜的病损程度。

（1）超声心动图：联合瓣膜病的超声心动图特征与相应的单瓣膜病变基本一致（详见本章相关章节），但由于解剖位置的关系，超声测定三尖瓣瓣口面积和瓣环大小常较困难且不准确。此外，当三尖瓣为明显的器质性病变（如狭窄合并关闭不全）时，通过测定三尖瓣反流特性来估测肺动脉压力不太可靠，此时可采用心导管检查直接测定。

（2）心电图：主要表现为双心房、双心室肥大的特征。

（3）胸部 X 线检查：主要表现为心影扩大和肺血管改变。心影扩大主要为各增大的心房、心室相应部位的心影膨出。肺血管改变主要是肺循环高压的表现。

（4）心导管检查：右心导管检查对明确有无三尖瓣狭窄和测定肺动脉压有重要作用。三尖瓣口平均舒张期压力阶差为 2 mmHg 时即表示有三尖瓣狭窄存在。逆行主动脉造影可明确主动脉瓣病变的类型及其严重程度，选择性冠状动脉造影可判断有无合并冠心病及其严重程度。

【问诊要点】

（1）发作诱因、时间、频率、病程。

（2）有无心前区痛、发热、头晕、头痛、晕厥、抽搐等。

（3）有无心脏病史、内分泌疾病、贫血、神经症等。

（4）有无烟酒、咖啡、浓茶史，有无精神刺激史。

（5）是否自行使用药物及药物类别，使用药物后症状是否缓解。

【伴随症状】

可伴随晕厥、低血压、阿-斯综合征等并发症。

五、诊断及鉴别诊断

1. 诊断

本例患者诊断为心脏瓣膜疾病（中度二尖瓣狭窄合并关闭不全，三尖瓣关闭不全）。诊断依据包括：①患者为老年女性。因"活动后胸闷、乏力 3 年"入院。患者于入院前 3 年活动后胸闷、乏力，偶有黑矇、头晕，无胸痛、咳嗽、咳痰，无意识障碍等症状，未给予治疗。入院前 1 周上述症状复发，伴端坐呼吸、气喘，无意识障碍等症状，当地医院行超声心动图示"二尖瓣狭窄并重度关闭不全 三尖瓣关闭不全"，建议转上级医院进一步治疗。② T 36.3℃，P 65 次/分，R 19 次/分，BP 148/ 94 mmHg。体重 46 kg。心尖搏动正常，心率 80 次/分，心律不齐，心音强弱不等，心尖部及胸骨右缘第 2 肋间可闻及双期杂音，剑突下可闻及收缩期杂音。无心包摩擦音。③超声心动图示心脏瓣膜疾病（二尖瓣中度狭窄并关闭不全，三尖瓣关闭不全），左心室功能减低，心律不齐。

2. 鉴别诊断

联合瓣膜病不仅要求定性明确瓣膜病变的性质，而且要求定量明确各个瓣膜病变的严重程度以及心功能的状态。有时定量诊断较困难，需结合心导管或造影结果进行综合分析和判断，有时需要术中直视探查才能最终诊断。

参考文献

［1］蔡仲勋.三尖瓣狭窄常与其他瓣膜病变共存.长寿，2003，（11）：17.

［2］张宝仁，韩庆奇.联合瓣膜病外科治疗进展.中华胸心血管外科杂志，2011，4（12）：758-760.

［3］Coffey S，Roberts-Thomson R，Brown A，et al. Global epidemiology of valvular heart disease. Nat Rev Cardiol，2021，18（12）：853-864.

［4］Otto CM，Nishimura RA，Bonow RO，et al. 2020 ACC/AHA guideline for the management of patients with valvular heart disease：A report of the American College of Cardiology/American Heart Association Joint Committee on Clinical Practice Guidelines. J Thorac Cardiovasc Surg，2021，162（2）：e183-e353.

［5］Venneri L，Khattar RS，Senior R. Assessment of complex multi-valve disease and prosthetic valves. Heart Lung Circ，2019，28（9）：1436-1446.

（王楠　柳兵　编　刘岗　审校）

第十五章 心包积液与心脏压塞

一、病例内容

【现病史】患者女，78 岁，因"呼吸困难 1 周，加剧 1 h"入院。

【既往史】左乳腺癌根治术后 5 年，冠心病 20 余年，心力衰竭 2 年，否认高血压、糖尿病病史。

【体格检查】P 132 次 / 分，R 32 次 / 分，BP 85/64 mmHg。血氧饱和度 89%。急性病容，颈静脉怒张，意识清，端坐位，颜面水肿，双肺呼吸音粗，肺底呼吸音消失，心率 132 次 / 分，心音低钝，心律齐，无杂音，腹软，全腹无压痛，未及包块，双下肢凹陷性水肿。

【辅助检查】心电图示 QRS 波低电压，T 波低平及倒置。超声心动图示房室腔大小正常，各瓣膜形态、回声正常，前、后、侧心包腔均可扫及环形无回声区，上达右心房侧顶部，最宽处深径约 15 mm，右心室壁舒张期塌陷，符合中大量心包积液（图 15-1）。

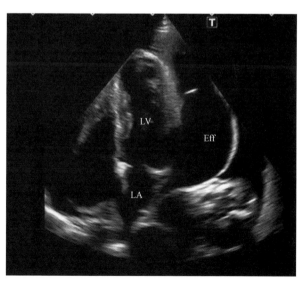

图 15-1 经胸超声心动图。心尖四腔心切面提示左心室侧壁积液。LV，左心室；LA，左心房；Eff，心包积液

二、定义

心包积液是指由各种病因导致的心包腔内液体量超过生理量（＞50 ml）。心包积液可能迅速发生（急性），也可逐渐发生（亚急性或慢性）。

心脏压塞是指心包内液体积聚导致心包内压力升高，超过代偿能力而出现循环呼吸衰竭。

三、病因及发病机制

几乎所有心包疾病均可引起心包积液，常见病因如下：

（1）急性心包炎：①感染性：细菌性（结核分枝杆菌等）；病毒性（EB病毒、巨细胞病毒、肠道病毒、疱疹病毒等）；真菌（组织胞浆菌属）。②肿瘤：原发性（心包肿瘤）；继发性（肺癌和乳腺癌等转移播散）。③内分泌疾病：甲状腺功能减退等。④自身免疫系统疾病：类风湿性关节炎、系统性红斑狼疮、白塞综合征、结节病、炎症性肠病、硬皮病、动脉炎。⑤代谢性：尿毒症。⑥药物：苯妥英、阿霉素、环磷酰胺等。

（2）心肌梗死后综合征。

（3）医源性：侵入性心脏操作或胸心外科术后。

（4）淋巴管疾病。

（5）抗凝治疗。

（6）创伤。

（7）其他：主动脉夹层、肺动脉高压、淀粉样变性。

（8）特发性。

四、诊断思路

【病史】

（1）起病缓急，既往有无乳腺癌或肺癌、甲状腺功能减退、终末期肾病、心包外伤、自身免疫性疾病等基础疾病。

（2）近期是否存在病毒感染的前驱症状，如流涕、肌肉酸痛、低热、乏力等。

（3）有无医源性操作，特别是中心静脉穿刺置管、心外科手术等。

（4）近期用药史：苯妥英、阿霉素、环磷酰胺等。

（5）有无呼吸困难、胸闷、胸痛、干咳、声音嘶哑及吞咽困难、晕厥。

【体格检查】

心包积液的临床表现与心包积液量及其产生的速度密切相关。缓慢产生的少量积液可能对血流动力学无影响，但短时间内大量心包积液可阻碍血液回流，导致心包腔内压力升高，心腔充盈受阻导致心脏压塞。心包积液量较大时可出现心脏浊音界扩大、心尖搏动减弱、心音遥远低钝。心脏压塞时，可出现颈静脉充盈、怒张，肝颈静脉回流征阳性、心率增快、脉压变小、奇脉，休克时可出现皮肤湿冷、苍白及组织脏器血液灌注不足的表现，如少尿、烦躁、皮肤花斑等。

【辅助检查】

（1）心电图：心包积液的典型心电图特征是广泛 ST-T 改变，可有 QRS 波低电压及窦性心动过速。aVR 导联 PR 段抬高，而多数导联 PR 段压低，对急性心包炎亦具有较高诊断价值。

（2）超声心动图：为首选检查，对诊断心包积液的敏感性及特异性均较高，同时还可评估心脏功能。心包积液通常在整个心动周期内均可见，显示为无回声间隙（图 15-1）。心尖四腔心切面、右心房上方心包积液积聚可能是心包积液最具敏感性和特异性的征象。如临床高度怀疑心包积液，但经胸超声心动图无法诊断，可考虑行经食管超声心动图检查。

（3）CT 或 CMR：不常规推荐 CT 或 CMR。高度怀疑心包积液但超声心动图无法明确诊断时，可行 CT 或 CMR 确认有无心包积液。怀疑其他心包病变时，CT 和 CMR 可量化或定位心包积液，评估复杂积液。超声、CMR、CT 鉴别心包积液的优缺点见表 15-1。

（4）其他检查：怀疑恶性疾病者可行细胞学及肿瘤标志物［癌胚抗原（CEA）、甲胎蛋白（AFP）、癌抗原 12-5（CA12-5）］等检查；怀疑结核的患者可行抗酸染色、分枝杆菌培养、腺苷脱氨酶（ADA）、溶酶体、结核菌素聚合酶链反应（PCR）。怀疑细菌感染的患者须进行 3 次细菌培养，同时行血培养。嗜心脏病毒 PCR 有助于鉴别病毒性心包积液。

（5）心包穿刺抽液或心包活检：若病因不明，可采取心包穿刺抽液或心包活检明确病因。

【问诊要点】

（1）围绕呼吸困难特点进行问诊，包括起病缓急、是否伴随发热、咳嗽、心悸等症状。

表 15-1　超声、CMR 和 CT 对诊断心包积液的优缺点

检查	优点	缺点
超声	诊断和随访心包积液的首选	受声窗的限制
	便携，可在床旁进行	依赖操作者水平
	可结合呼吸测量	部分患者成像质量不佳
	经食管超声心动图可检出术后非典型积液	
CMR	二线选择	不适用于心律失常患者
	对炎性心包积液有鉴别意义	植入起搏器、ICD 的患者禁用
	积液的定量和定位	需血流动力学稳定
	适用于复杂心包积液和包裹性积液	肾小球滤过率＜ 30 ml/min 的患者禁用钆造影剂
	可进行相关疾病或心脏以外疾病的评估	需要呼吸配合
CT	二线选择	辐射
	适用于复杂心包积液和包裹性积液	碘造影剂的使用
	积液的定量和定位	不适用于心律失常患者
	可进行相关疾病或心脏以外疾病评估	需血流动力学稳定
	组织特征	

（2）是否出现心脏压塞症状，围绕休克、呼吸衰竭的临床表现进行问诊，包括是否存在意识改变、尿量、四肢末梢皮温等，有无晕厥、下肢水肿等。

（3）针对可疑病因进行问诊，如疑为肿瘤导致的心包积液，则围绕肿瘤病史、有无转移、活动耐力等进行问诊；如疑为感染因素导致的心包积液，则需针对是否存在发热、其他感染症状等进行问诊；如疑为自身免疫性疾病导致的心包积液，则围绕乏力、纳差、关节疼痛、皮疹等进行问诊；外伤或医源性因素导致的心包积液，多有外伤、操作、手术病史，应详细了解受伤部位、出血情况等。

【伴随症状】

非特异性症状包括咳嗽、虚弱、乏力、发热和心悸等。

五、诊断及鉴别诊断依据

1. 诊断（图 15-2）

本例患者诊断为心包积液、心脏压塞。诊断依据包括：①患者为老年女性，因"呼吸困难"入院，既往恶性肿瘤、左乳腺癌根治术后。②脉搏细速，血压低，心动过速，呼吸急促，颈静脉怒张，心

音低钝，双下肢凹陷性水肿。③超声心动图提示心包积液。

以下情况需要考虑是否出现心包积液：①所有急性心包炎患者。②胸部X线检查提示新发不明原因的心脏增大而无肺淤血表现。③单纯左侧胸腔积液或左侧胸腔积液量大于右侧。④发热或血流动力学恶化，合并其他可累及心包的病变。⑤存在引起心包积液的诱因或病因。

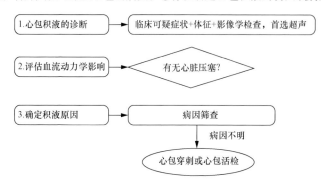

图 15-2　心包积液的诊断思路

2. 鉴别诊断

（1）心包积液病因的鉴别：心包积液的症状体征无特异性，常由超声心动图检查发现。心包积液的定性分析有助于确定心包炎的病因诊断，如感染性和恶性等。

（2）缩窄性心包炎和心脏压塞的鉴别诊断（表 15-2）。

表 15-2　缩窄性心包炎和心脏压塞的鉴别诊断

项目	缩窄性心包炎	心脏压塞
症状	外周水肿、肝大、用力时呼吸困难	疲劳、呼吸困难、晕厥、低血压
体征	颈静脉怒张、奇脉、Kussmaul征、心浊音界正常或缩小	颈静脉怒张、心音遥远、休克
心电图	心动过速，低电压、非特异性ST改变、心房颤动	心动过速、低电压、心脏电交替
胸部X线	心包钙化	正常或心影增大
超声心动图	心包增厚、双心房增大、下腔静脉和肝静脉扩张、室间隔运动异常、二尖瓣血流速度和肺静脉血流的呼吸变异	心包积液、右心室舒张早期衰竭、双心房舒张晚期衰竭、二尖瓣和三尖瓣血流速度的呼吸变异

（续表）

项目	缩窄性心包炎	心脏压塞
CT/CMR	心包增厚、心包钙化、双心房扩张、下腔静脉扩张	心包积液
心血管造影	整个心动周期心室舒张末压升高、右心房压升高、心室相互依赖性增强	整个心动周期心室舒张末压升高

参考文献

［1］Adler Y，Charron P，Imazi M，et al. European Society of Cardiology guidelines for the diagnosis and management of pericardial diseases. Eur Heart J，2015，36（42）：2921-2964.

［2］Galante JM，Coimbra R. Thoracic Surgery for the Acute Care Surgeon. Hot Topics in Acute Care Surgery and Trauma. Berlin：Springer，2021.

［3］Klein AL，Abbara S，Agler DA，et al. American Society of Echocardiography clinical recommendations for multimodality cardiovascular imaging of patients with pericardial disease：Endorsed by the Society for Cardiovascular Magnetic Resonance and Society of Cardiovascular Computed Tomography. J Am Soc Echocardiogr，2013，26（9）：965-1012.

［4］Little WC，Freeman GL. Pericardial disease. Circulation，2006，113（12）：1622-1632.

［5］Parrillo JE，Dellinger RP. Critical Care Medicine. 3e. St. Louis：Mosby，2008.

［6］Roy CL，Minor MA，Brookhart MA，et al. Does this patient with a pericardial effusion have cardiac tamponade? JAMA，2007，297（16）：1810-1818.

［7］Spodick DH. Acute cardiac tamponade. N Engl J Med，2003，349（7）：684-690.

［8］Vakamudi S，Ho N，Cremer PC. Pericardial effusions：Causes，diagnosis，and management. Prog Cardiovasc Dis，2017，59（4）：380-388.

［9］Verhaert D，Gabriel RS，Johnston D，et al. The role of multimodality imaging in the management of pericardial diseases. Circ Cardiovasc Imaging，2010，3（3）：333-343.

（翟哲　编　付茂亮　杨丽娜　审核）

第十六章　急性心包炎

一、病例内容

【现病史】患者女，23岁，职员，因"发热1天"入院。患者入院前1天受凉后出现发热，体温最高达39.1℃，伴咽痛、咳嗽、全身酸痛及乏力，深呼吸时左侧胸痛，改变体位时胸痛加重，无恶心、呕吐，无腹痛、腹泻。

【既往史】既往体健。

【体格检查】T 38.8℃，P 99次/分，R 22次/分，BP 102/64 mmHg。急性病容，口唇无发绀，咽部红肿，双侧扁桃体无肿大；左侧胸部轻压痛，听诊双肺呼吸音粗，左下肺闻及少量湿啰音；心界不大，心率99次/分，律齐，未触及心包摩擦感，各瓣膜听诊区未闻及杂音，未闻及心包摩擦音；腹部平软，全腹无压痛、肌紧张及反跳痛，双肾区无叩痛，肠鸣音正常；四肢肌力、肌张力正常，病理征阴性。

【辅助检查】血常规：WBC $10.8×10^9$/L，淋巴细胞 $0.76×10^9$/L，中性粒细胞百分比78.8%，单核细胞 $0.69×10^9$/L，淋巴细胞百分比11.2%，血红蛋白159 g/L，CRP 7.6 mg/L。心肌酶谱未见明显异常，TnI 1.63 ng/ml；BNP 2264 pg/ml。胸部CT示左下肺磨玻璃样改变，左侧心包局限性增厚，左侧胸腔少量积液（图16-1）。呼吸道病原抗体谱：甲型流感病毒IgM抗体（＋）；新冠肺炎核酸（－）。肝肾功能、血气分析、降钙素原检测未见明显异常。心电图示除 aVR 导联外，其余导联 ST 段呈弓背向下抬高，PR 段压低（图16-2）；超声心动图提示心脏大小及结构无明显异常，左心室收缩功能及舒张功能正常，LVEF 62%，心包积液（右心室前壁前方6 mm液性暗区，左心室后壁后方8 mm液性暗区）（图16-3）。

二、定义

急性心包炎为心包脏层和壁层的急性炎症性疾病。以胸痛、心包摩擦音、心电图改变及心包渗出心包积液为特征。可以单独存

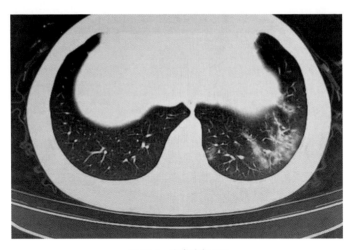

图 16-1 患者胸部 CT

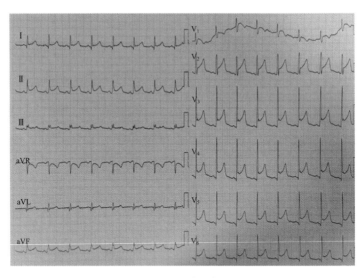

图 16-2 患者心电图

在，也可以是某种全身疾病累及心包的表现。急性心包炎的临床病程可分为急性期、亚急性期、慢性期。

三、病因及发病机制

急性心包炎的病因包括感染（病毒、细菌、真菌；约 5%）、肿

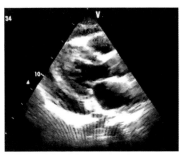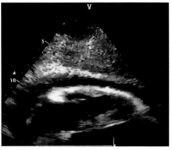

图 16-3　患者超声心动图

瘤（约 10%）、自身免疫性疾病等。特发性急性心包炎或急性非特异性心包炎最常见（占约 80%）（表 16-1）。

四、诊断思路（图 16-4）

急性心包炎的诊断较为复杂，一般须满足下列至少 2 项：①胸痛。②心包摩擦音。③心电图改变。④心包积液。应通过结合患者的相关病史、全身表现及相应的辅助检查，对病因进一步做出诊断。

【病史】

（1）前驱病史：病毒感染者多于感染症状出现 10～12 天后有胸痛等症状，部分患者可伴有肺炎和胸膜炎的临床表现，或其他上呼吸道、消化道感染病史。

（2）症状：胸骨后、心前区疼痛为急性心包炎的特征，常见于炎症变化的纤维蛋白渗出期。疼痛可放射至颈部、左腹部、左臂，也可达上腹部，疼痛性质尖锐，与呼吸运动相关，常因咳嗽、深呼吸、变换体位或吞咽而加重。随着病程发展，症状可由以纤维素期的胸痛为主转变为以渗出期的呼吸困难为主，部分患者可因中大量

表 16-1　急性心包炎的病因分类

分类	病因
感染性	病毒、化脓性、结核性（发展中国家慢性心包炎的常见病因）、真菌性等
非感染性	急性心肌梗死、尿毒症、肿瘤、黏液腺瘤、胆固醇、乳糜性、外伤、主动脉夹层、放射性、急性特发性、结节病等
过敏性或免疫性	风湿性、血管炎性、药物、心肌心包损伤后（包括手术）

心包积液而出现心脏压塞，从而出现呼吸困难、水肿等症状。感染性心包炎可伴有发热、乏力等。

【体格检查】

急性心包炎最具诊断价值的体征为心包摩擦音，呈抓刮样粗糙的高频音，多位于心前区，以胸骨左缘第3～4肋间、胸骨下端、剑突区较为明显。典型的摩擦音可闻及与心房收缩、心室收缩和心室舒张相一致的3个成分，称为三相摩擦音。身体前倾坐位、深吸气或将听诊器胸件加压后可能闻及摩擦音增强。心包摩擦音可持续数小时、数天，甚至数周。当积液增多将两层心包分开时，心尖搏动减弱，心脏叩诊浊音界扩大，摩擦音消失，心音低弱而遥远；积液进一步增多后，可出现低血压、心率加快、呼吸困难、端坐呼吸、奇脉、颈静脉怒张以及心脏压塞等情况。

【辅助检查】

（1）血清学检查：取决于原发病。例如，感染性心包炎常有白细胞计数及中性粒细胞增加、CRP增高、红细胞沉降率增快等；自身免疫性疾病可有免疫指标阳性；尿毒症患者可见肌酐明显升高等。一般情况下，急性心包炎时血CK-MB和肌钙蛋白有轻度升高，提示炎症反应损伤心外膜浅表心肌组织。如出现CK-MB和肌钙蛋白明显升高，应注意有无合并心肌炎或急性心包炎继发于急性心肌梗死。

（2）心电图：是诊断急性心包炎最重要的辅助检查，尤其在早期，超声心动图和胸部X线检查无明显改变时。90%以上的患者心电图存在异常。典型表现是广泛ST段抬高（除aVR导联外），多为弓背向下型，以及PR段压低。急性心包炎的心电图呈动态改变，通常分4个阶段：①阶段Ⅰ：前壁和下壁ST段弓背向下抬高，PR段朝P波的反方向偏离。②阶段Ⅱ早期：ST段回到基线水平，PR段仍偏离。③阶段Ⅱ晚期：T波逐渐变平倒置。④阶段Ⅲ：广泛T波倒置。⑤阶段Ⅳ：心电图恢复正常。

（3）胸部X线检查：对纤维蛋白性心包炎的诊断价值有限，对渗出性心包炎（即心包积液）有一定的临床意义。少量心包积液（成人<250 ml，儿童<150 ml）难以观察到，中大量积液可见心影向两侧扩大，呈"烧瓶"样或球形，左右心缘的弧度消失，上腔静脉增宽。

（4）超声心动图：可确诊心包积液、判断积液量，并协助判断临床血流动力学改变是否由心脏压塞所致。超声引导下行心包穿刺引流可增加操作的成功率和安全性（表 16-2）。

（5）CT 和 CMR：纤维蛋白性心包炎或极少量心包积液的 CT 表现为心包增厚（＞2 mm）。较多量心包积液的 CT 表现为左心室后外侧、右心右前方弧形液体密度，CT 值＞25 Hu。CMR 可表现为心包增厚，心包积液在 T_1WI 和 T_2WI 上的信号强度与积液的性质有关，一般表现为 T_1WI 低信号，T_2WI 高信号。心脏搏动、积液流动可引起信号不均匀。延迟增强成像可见心包明显强化。

（6）心包穿刺或活组织检查：通过积液的常规检查、涂片镜检或特殊染色、细菌或微生物培养、病毒抗体测定和病理检查，可初步判断心包积液的性质，有助于确定急性心包炎的病因。如为出血所致，镜检可见满视野红细胞。心包活检可见相关特异性病理改变。

（7）纤维心包镜检查：可直视异常心包组织并获得病变组织，并进行活检和病理检查，对明确诊断及指导治疗有重要的临床价值。对于其他检查无法确诊的病例尤其有意义。纤维心包镜检查还可对化脓性心包炎进行冲洗给药，引流更充分。并发症较少，主要为心血管迷走反射。

【问诊要点】

（1）前驱病史：近两周有无感染病史，有无感染相关症状，如发热、畏寒、咳嗽、胸痛等。

（2）胸痛部位、性质、持续时间、诱发因素、加重因素及缓解方式。

表 16-2　心包积液的半定量诊断

积液量	超声心动图表现
少量心包积液	液体量为 50～100 ml。一般情况下，少量心包积液首先出现于后房室沟，再沿较低部位（如心脏后、下壁）分布，并未扩展到心尖部、前部和侧部
中等量心包积液	液体量为 100～500 ml。中等量心包积液的分布更为均匀，在心脏的前部、心尖部、侧部均可发现。此外，心脏后部和下部的积液有所增加，甚至扩展至心包斜窦
大量心包积液	液体量达 500 ml 以上。心脏周围均有较宽的无回声区，心脏前方达 8～10 mm 以上，此时心脏可在液体内自由摆动，即收缩期向前，舒张期向后，称为摇摆心脏，这是大量心包积液的特征表现

（3）既往完善过哪些检查及其结果。

（4）是否自行使用药物及具体药物，疗效如何。

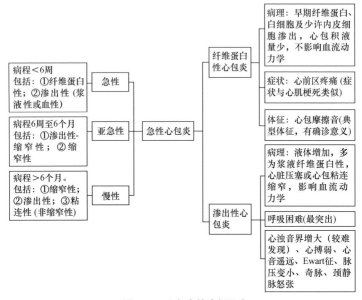

图 16-4　心包炎的诊断思路

五、诊断及鉴别诊断

1. 诊断（图 16-5）

本例患者诊断为急性心包炎；肺部感染。诊断依据包括：①患者为青年女性，受凉后出现发热、咳嗽、胸痛，胸痛与呼吸及活动相关。②左侧胸部压痛，左下肺闻及湿啰音。③白细胞升高，肌钙蛋白轻度升高；胸部 CT 示左下肺磨玻璃样改变，左侧心包局限性增厚，左侧胸腔少量积液；心电图示除 aVR 导联外，其余导联 ST 段呈弓背向下抬高，PR 段压低；超声心动图示心包积液。

2. 鉴别诊断（图 16-6）

（1）急性心肌梗死：①急性心肌梗死的疼痛主要由活动、寒冷及情绪刺激诱发，主要表现为心前区或胸骨中上段压榨感、紧缩感、濒死感，常伴大汗淋漓。②心电图表现为相邻导联 ST 段弓背向上抬高。急性心包炎多于感染症状出现 10～12 天后有胸痛等症状，心电图多表现为广泛的 ST 段抬高（除 aVR 导联外），多为弓背向下型。

（2）缩窄性心包炎：①缩窄性心包炎主要继发于急性心包炎、

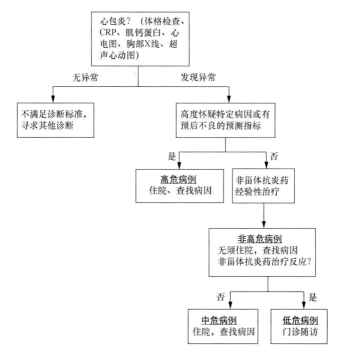

图 16-5　心包炎的诊断流程

放射性心包炎、化脓性心包炎和创伤性心包炎。②急性心包炎的典型表现是心前区疼痛，伴或不伴烦躁不安、上腹部疼痛、发热、心悸、出汗、心包摩擦音、心包积液等，而缩窄性心包炎主要为体循环淤血的表现，如疲乏无力、腹胀、下肢水肿、血压升高、脉搏快、肺底湿啰音、肝大等。③缩窄性心包炎通过胸部 X 线检查和右心导管检查可明确。

（3）主动脉夹层：常为突发剧烈胸痛，呈撕裂样疼痛，可能位于胸部、背部及腹部；常伴有血压急剧升高，两侧脉搏不等或触及搏动性肿块，若有休克外貌则血压常低，且不引起两侧脉搏不等；通过主动脉增强扫描可显示真、假腔和其大小，以及内脏动脉位置。

（4）肺栓塞：多有静脉血栓的危险因素，可出现胸痛、呼吸困难、咯血、发绀甚至晕厥等表现。胸部 X 线检查示局部肺纹理减少，可见尖端指向肺门的楔形阴影，常见低氧血症及低碳酸血症。D-二聚体可升高，肺动脉造影、肺动脉增强 CT 等检查可帮助鉴别。

（5）胸膜炎：二者均可有发热、胸痛症状。胸膜炎消退后，胸膜可恢复正常或发生两层胸膜相互粘连。结核性胸膜炎最常见。干性胸膜炎时，胸膜表面有少量纤维渗出，表现为剧烈胸痛，似针刺状，查体时可闻及胸膜摩擦音；渗出性胸膜炎时，随着胸膜腔内渗出液的增多，胸痛减弱或消失，患者常有咳嗽，甚至可伴有呼吸困难。大量胸腔积液时，可通过胸部 CT、X 线及超声心动图等检查明确。

急性心包炎诊断后，尚需进一步明确其病因的鉴别诊断（表 16-3），为治疗提供方向。

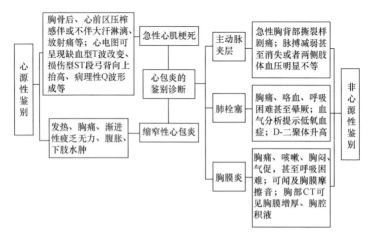

图 16-6　心包炎的鉴别诊断思路

表 16-3　常见心包炎的病因鉴别

项目	特发性	结核性	化脓性	肿瘤性	心脏损伤后综合征
病史	上呼吸道感染史，起病急，常反复发作	伴原发性结核表现	伴原发性感染灶或败血症表现	转移性肿瘤多见	有手术、心肌梗死等心脏损伤史，可反复发作
发热	持续发热	常无	高热	常无	常有
胸痛	常剧烈	常无	常有	常无	常有
心包摩擦音	明显，出现早	有	常有	少有	少有
白细胞计数	正常或增高	正常或轻度增高	明显增高	正常或轻度增高	正常或轻度增高

（续表）

项目	特发性	结核性	化脓性	肿瘤性	心脏损伤后综合征
血培养	阴性	阴性	阳性	阴性	阴性
心包积液量	较少	常大量	较多	大量	一般中量
性质	草黄色或血性	多为血性	脓性	多为血性	常为浆液性
细胞分类	淋巴细胞较多	淋巴细胞较多	中性粒细胞较多	淋巴细胞较多	淋巴细胞较多
细菌	无	有时可找到结核分枝杆菌	化脓性细菌	无	无
治疗	非甾体抗炎药	抗结核药	抗生素及心包切开	原发病治疗及心包穿刺	糖皮质激素

参考文献

［1］胡品津 . 内科疾病鉴别诊断学 . 6 版 . 北京：人民卫生出版社，2014.

［2］Adler Y，Charron P，Imazio M，et al. 2015 ESC guidelines for the diagnosis and management of pericardial diseases. Eur Heart J，2015，36（42）：2921-2964.

［3］Bonow RO，Mann DL，Zipes DP，et al. Braunwald 心脏病学 . 9 版 . 陈灏珠，译 . 北京：人民卫生出版社，2014.

（黄爱玲　编　付茂亮　审核）

第十七章 感染性心内膜炎

一、病例内容

【现病史】患者男，22 岁，因"高热 2 周、活动后气喘 1 周"入院。患者于入院前 2 周出现发热，体温波动于 39.1 ～ 39.5℃，最高达 40℃，无咳嗽、咳痰。入院前 1 周爬 3 楼后气喘，症状逐渐加重，遂就诊于当地医院，予口服"左氧氟沙星"后体温未见明显下降。

【既往史】入院前 1 个月因突发意识模糊、头痛就诊，诊断"左顶叶脑动脉瘤破裂出血"，予颅动脉瘤栓塞术，术后恢复可，无头痛。静脉吸毒 1 年。

【体格检查】T 39.6℃，全身皮肤黏膜无紫癜、瘀斑，双肺呼吸音清，未闻及干、湿啰音，心率 89 次 / 分，胸骨右缘第 2 肋间可闻及 4/6 级收缩期喷射样杂音。

【辅助检查】WBC 11.63×10^9/L，中性粒细胞百分比 84.5%；CRP 65.04 mg/L；痰革兰染色未检出细菌；呼吸道九项抗原阴性；多次痰找抗酸杆菌阴性；多次血培养阴性；胸部 CT 未见异常。超声心动图示左心室内径增大，室壁未见增厚，主动脉瓣不均匀增厚、毛糙，回声稍强，以右冠瓣及左冠瓣为主，并于左冠瓣上探及絮状偏低回声团块，范围约 0.84 cm×0.76 cm，随瓣叶活动，瓣叶开放正常，舒张期彩色多普勒血流成像探及主动脉瓣反流＋＋＋（图 17-1）。头颅 CT 见左顶叶一类圆形高密度影，边界较清楚，大小 4.6 cm×4.2 cm，密度欠均匀，外周可见低密度影环绕，考虑脑出血（图 17-2）。

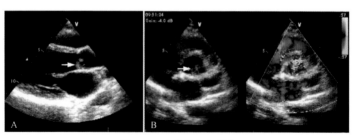

图 17-1　患者超声心动图

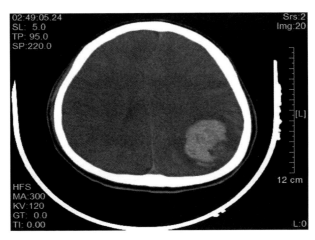

图 17-2　患者头颅平扫 CT

二、定义

感染性心内膜炎（IE）是指由细菌、真菌和其他微生物（如病毒、立克次体、衣原体、螺旋体）直接感染而产生心脏瓣膜或心室壁内膜炎症，其不同于由风湿热、类风湿性关节炎、系统性红斑狼疮等所致的非感染性心内膜炎。随着人口老龄化，老年退行性心脏瓣膜疾病患者增加，人工心瓣膜置换术、植入器械及各种血管内操作增加，IE 呈显著增长趋势。静脉用药等导致右心 IE 的患病率增加。

三、病因及发病机制

IE 的危险因素包括二尖瓣脱垂伴反流、主动脉关闭不全、室间隔缺损、人工瓣膜、风湿性心脏病、静脉注射毒品、HIV 感染、牙科操作、长期血液透析等。IE 赘生物形成的第一步是心内膜损伤，通常由反流血流或经狭窄病变的高压喷射血流导致，血流中微生物导致心内膜继发性感染，无菌血小板-纤维蛋白、单核细胞和微生物可黏附于瓣膜，激活外源性凝血途径，单核细胞释放多种细胞因子，活化的内皮细胞表达更多纤连蛋白，纤连蛋白的不断局部沉积，最终导致肉眼可见的赘生物形成。赘生物是由纤维蛋白、血小板、白细胞、红细胞碎片和大量微生物聚集形成。IE 的病原体种类是影响病程的最主要因素（表 17-1）。

表 17-1　IE 的微生物病因学

类型	病原体
急性 IE	金黄色葡萄球菌、路邓葡萄球菌、肺炎链球菌、A～G 群链球菌和流感嗜血杆菌
亚急性 IE	甲型溶血性链球菌（包括营养变异种、营养缺陷菌属和颗粒链菌属）、牛链球菌属、肠球菌和金黄色葡萄球菌
静脉吸毒相关 IE	金黄色葡萄球菌、铜绿假单胞菌、念珠菌属、肠球菌
人工瓣膜 IE（早期）	表皮葡萄球菌、金黄色葡萄球菌、革兰氏阴性杆菌和 D 群链球菌
人工瓣膜 IE（晚期）	表皮葡萄球菌、甲型溶血性链球菌、金黄色葡萄球菌、肠球菌和 D 群链球菌
院内 IE	凝固酶阴性葡萄球菌、金黄色葡萄球菌、α 溶血性链球菌、β 溶血性链球菌、肠球菌

四、诊断思路

【病史】

IE 多发生于有心脏基础疾病的人群（如既往 IE、存在人工瓣膜或心脏起搏装置、心脏瓣膜疾病或先天性心脏病），也可发生于无心脏基础疾病的人群（如静脉吸毒、中心静脉导管置管、免疫抑制、近期牙科操作）。

临床表现主要包括感染症状、心脏病症状和栓塞症状。发热是最常见的症状，热型不规则，热程较长，个别病例可无发热。可出现疲劳、盗汗、体重减轻等。心脏病症状可表现为胸闷、气喘、活动耐量下降、心功能恶化。栓塞症状因部位不同而异，可表现为皮肤疼痛、腹痛、胸痛，甚至出现头痛、呕吐、偏瘫、失语等脑动脉栓塞症状。

临床表现具有很大的异质性。发热患者伴有相关心脏危险因素（既往 IE、存在人工瓣膜或心脏装置、心脏瓣膜疾病或先天性心脏病）、非心脏危险因素（静脉吸毒、中心静脉导管置管、免疫抑制、近期牙科操作）、栓塞现象、不明原因消瘦、贫血等均需考虑 IE。急性 IE 常进展迅速，表现为突发高热、败血症、心力衰竭及全身性并发症，通常伴有新发心脏杂音。亚急性 IE 患者表现非特异性症状如疲劳、呼吸困难或数周至数月内体重减轻等，常诊断困难。β 溶血性链球菌、金黄色葡萄球菌、肺炎链球菌、路邓葡萄球菌（凝固酶阴性葡萄球菌的一种）及肠球菌心内膜炎多呈急性起病。草绿色链球菌、部分肠球菌、凝固酶阴性葡萄球菌和 HACEK 菌群通常引起亚急性 IE。巴尔通体、惠普尔养障体、伯氏柯克斯体引起的心内膜炎病程缓慢。

【体格检查】

IE 的体征详见表 17-2。

【辅助检查】

（1）血培养：血培养分离出致病微生物是 IE 诊断的关键。对于疑似为自然瓣膜 IE、人工瓣膜 IE、心脏植入设备 IE 的患者，如近 2 周内未接受过抗生素治疗，应取 3 套血培养，每 2 套血培养的时间间隔至少 2 h，每套血培养应在两个不同部位获取。若 48 ～ 72 h 后血培养仍为阴性，应再取 2 ～ 3 套血培养。血培养假阴性的常见原因包括血培养前应用抗生素（可停用抗生素后复查血培养）、病原体为苛养微生物（多见于人工瓣膜、置入深静脉导管、植入起搏器、

表 17-2　IE 的常见体征

体征	发生率
心脏杂音	75% ～ 85%。三尖瓣感染性心内膜炎的心脏杂音不明显
新出现心脏杂音或杂音改变	10% ～ 50%。新出现反流性杂音或杂音增强提示瓣膜破坏
新发心脏传导异常	8%
心功能不全	14% ～ 33%
中枢系统异常	20% ～ 40%。栓塞性卒中、脑出血、脑脓肿等。脑梗死由赘生物脱落栓塞至脑血管导致，多位于大脑中动脉区域。脑出血原因包括梗死后出血转化、细菌性动脉瘤破裂、动脉炎血管壁破裂等
脾大	10% ～ 40%。见于病程较长的亚急性感染性心内膜炎
瘀斑、球结膜出血	10% ～ 40%。见于睑结膜、颊黏膜、肢端
Janeway 损害	5% ～ 10%。系脓毒性外周栓塞表现，见于手掌或足底
Osler 结节	3% ～ 10%。金黄色葡萄球菌感染性心内膜炎较常见
视网膜病变、Roth 斑	2% ～ 10%。金黄色葡萄球菌感染性心内膜炎较常见
血尿	26%

肾衰竭或免疫抑制）。

（2）血清学检测：苛养微生物（如布鲁菌、巴尔通体、军团菌）可采用血清抗体、抗原检测等血清学检测。

（3）微生物培养及病理学检查：手术切除的赘生物和心瓣膜组织可行微生物培养、组织病理学检查、特殊染色（如惠普尔养障体PAS染色阳性）及免疫荧光染色，以明确病原体。

（3）PCR或二代测序。

（4）影像学检查（表17-3和图17-3）。

表 17-3   可用于 IE 诊断的影像学检查

方法	适应证	敏感性与特异性	局限性
经胸超声心动图（TTE）	菌血症伴反流性心脏杂音；反复发热伴反流性心脏杂音；反复发热伴心源性栓塞事件；瓣膜功能障碍（反流或狭窄）	敏感性40%～66%，特异性94%	无法检测到直径＜2 mm的赘生物；20%的患者受肺气肿、体位等因影响；评估IE并发症方面不如经食管超声心动图
经食管超声心动图（TEE）	疑似人工瓣膜、心脏植入式电生理设备相关IE；TTE正常，但临床仍高度怀疑IE；评估赘生物大小，能检出直径为1～1.5 mm的赘生物，且不受机械瓣造成的回声的影响；评估IE并发症（瓣周脓肿、瘘管、瓣膜穿孔、瓣膜断裂）；瓣膜功能障碍严重程度的定量；医院获得性金黄色葡萄球菌菌血症患者合并以下1种情况：血培养阳性持续2～4天、持续血液透析、有永久性心脏内植入设备、合并脊柱感染、非脊柱性骨髓炎、有心内膜炎易感的原发性瓣膜异常	敏感性90%～100%，特异性90%～100%	不易常规开展，心功能差且血流动力学不稳定的患者检查风险较大；假阴性率6%～18%，TEE阴性不能排除IE，应在7～10天后复查绝对禁忌证包括患者拒绝、先天性或获得性上消化道疾病（如活动性上消化道出血、食管占位性病变、近期食管手术史、食管静脉曲张、咽部脓肿）；相对禁忌证包括凝血障碍、纵隔放疗史、颈椎疾病、咽部占位性病变、严重心血管系统疾病（如重度心力衰竭、严重心律失常、急性心肌梗死、不稳定型心绞痛、重度高血压、低血压或休克状态）以及麻醉剂过敏

（续表）

方法	适应证	敏感性与特异性	局限性
FDG-PET/CT	经 TEE 未确诊的人工装置感染（瓣膜、植入式电生理设备）	敏感性40%～100%，特异性71%～100%	存在非感染炎症引起的假阳性；辐射暴露
心脏CT血管造影	经 TEE 未确诊的人工装置感染（瓣膜、植入式电生理设备）	敏感性93%，特异性88%	辐射暴露；碘造影剂可能导致过敏及肾损伤

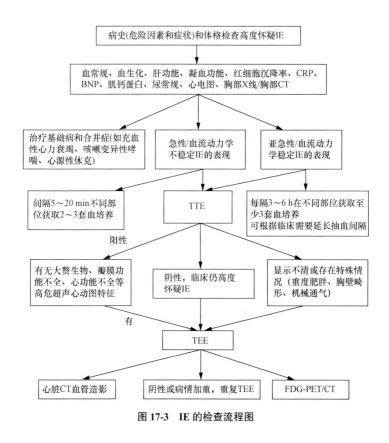

图 17-3　IE 的检查流程图

五、诊断及鉴别诊断

1. 诊断

本例患者诊断为急性感染性心内膜炎。诊断依据包括：①患者为青年男性，高热 2 周、活动后气喘 1 周。②超声心动图存在心内膜受累证据（主要标准）。③符合 1 条主要标准和 3 条次要标准［有 IE 高危因素静脉吸毒、体温＞ 38℃、颅内出血（考虑 IE 引起的感染性颅动脉破裂）］，符合改良的感染性心内膜炎 Duke 标准（图 17-4）。

2. 鉴别诊断

IE 应与存在菌血症但不存在瓣膜赘生物和存在瓣膜赘生物但不存在菌血症这两种情况进行鉴别。

（1）无瓣膜赘生物证据的菌血症：应评估有无其他导致菌血症的原因（可能同时存在），包括：①血管内导管感染：置入中心静脉导管而无其他明显感染源的情况下出现菌血症，应考虑导管相关感染；体格检查可见中心静脉导管插入位置出现红斑、疼痛、肿胀或化脓，根据导管和外周静脉血样的血培养等评估结果进行诊断；部分患者可发生右心 IE、脓毒性肺栓塞。②心脏装置感染：可能涉及发生器囊袋、装置导线或心内膜（瓣膜或非瓣膜）表面或任意组合感染，尤其是永久心脏起搏器和 ICD；右心 IE 需进行超声心动图检查评估是否存在心脏装置相关 IE。③人工关节感染：人工关节处有局部发红或压痛时应考虑人工关节感染；需评估关节液或关节组织以明确诊断。④血源性骨髓炎：患处存在局部疼痛时应考虑血源性骨髓炎；需通过影像学检查进行评估；骨髓培养有助于明确感染病原体。

（2）血培养阴性的 IE 鉴别诊断包括：①抗磷脂综合征：特征是血栓形成、血小板减少、网状青斑和脑卒中。抗磷脂综合征累及心脏瓣膜的表现为瓣膜增厚和瓣膜赘生物，病变特点为局部瓣膜厚度＞ 3 mm，累及小叶近端或中部，二尖瓣房区或主动脉瓣血管侧有不规则结节。最常累及二尖瓣，其次是主动脉瓣。抗磷脂抗体阳性有助于确诊。②急性风湿热：表现为关节炎、心肌炎和心瓣膜炎、中枢神经系统受累、边缘性红斑和皮下结节。心脏受累表现包括疣状赘生物。通过咽拭子培养、链球菌抗原检测或抗链球菌溶血素 O 试验等可明确有无 α 溶血链球菌感染。③心房黏液瘤：左心房黏液瘤最常见的临床症状是房室瓣血流受阻引起的心悸、气促等，与风湿

改良的感染性心内膜炎 Duke 标准（A）

确诊 IE	
病理学标准	赘生物、栓塞的赘生物或心内脓肿标本培养或组织学检查确认微生物病理学损害；赘生物或心内脓肿，组织学证实为活动性心内膜炎
临床标准	2 条主要标准 1 条主要标准和 3 条次要标准 5 条次要标准
可疑 IE	
临床标准	1 条主要标准和 1 条次要标准 3 条次要标准
排除标准	
临床标准	其他更确定的诊断可以解释感染性心内膜炎表现 抗生素治疗≤ 4 天感染性心内膜炎综合征缓解 没有达到可疑感染性心内膜炎的诊断标准
病理学标准	抗生素治疗≤ 4 天手术或尸检没有发现感染性心内膜炎的病理学证据

改良的感染性心内膜炎 Duke 标准（B）

主要标准
1. IE 的血培养阳性（符合以下 1 项）：
• 2 次血培养发现符合 IE 的典型病原体：①草绿色链球菌。②牛链球菌。③ HACEK 组：嗜血杆菌属、放线杆菌属、心杆菌属、艾肯菌属、金杆菌属。④社区获得性金黄色葡萄球菌或肠球菌
• 符合 IE 的微生物血培养持续阳性，定义如下：至少两次间隔 12 h 以上的血标本培养阳性，或 3 次血培养均阳性，或≥ 4 次血培养时大多数阳性（第一次和最后一次标本采取时间至少间隔 1 h）
• Coxiella burnetii 单次血培养阳性或 antiphase I IgG 抗体滴度＞ 1 ∶ 800
2. 心内膜受累证据（以下 1 项）：
3. 超声心动图阳性表现 [有人工瓣膜，临床标准至少分级为"可疑 IE"或复杂 IE(瓣周脓肿) 患者推荐 TEE；其他患者首先检查 TTE]：
• 摆动的心内团块，位于反流血流喷射路径上的瓣膜或支撑结构上，或位于植入材料上且没有其他解剖结构可以解释
• 脓肿
• 新发生的人工瓣膜部分撕裂
4. 新发瓣膜反流
• 原有杂音的加重或改变不是充分标准
次要标准
• 易患因素：人工瓣膜或静脉吸毒（人工心脏瓣膜或与显著反流或血流湍流相关的瓣膜病变）
• 发热，体温＞ 38℃
• 血管现象：大动脉栓塞、化脓性肺栓塞、真菌性动脉瘤、颅内出血、结膜出血和 Janeway 损害
• 免疫现象：肾小球肾炎、Osler 结、Roth 斑和类风湿因子
• 微生物学证据：血培养阳性但不符合上述主要标准或活动性感染病原体血清学证据符合 IE

IG，免疫球蛋白；TEE，经食管超声心动图；TTE，经胸超声心动图

图 17-4 改良的感染性心内膜炎 Duke 标准

性二尖瓣病变类似；体格检查在心尖区可闻及舒张期或收缩期杂音，肺动脉瓣区第二音增强。瘤体活动度较大的患者变动体位时，杂音的响度和性质可随之改变。右心房黏液瘤造成三尖瓣瓣口阻塞时可出现颈静脉怒张、肝大、腹水、下肢水肿等，与三尖瓣狭窄或缩窄性心包炎相似；体格检查在胸骨左缘第4、5肋间可闻及舒张期杂音；移动度较大的黏液瘤若突然阻塞房室瓣瓣孔，可发生晕厥或猝死。部分患者可出现反复发热、食欲不振、体重减轻、关节痛、贫血等全身表现，可有红细胞沉降率增快、血清球蛋白增高。心房黏液瘤可通过超声心动图显现。④非细菌性血栓性心内膜炎（NBTE）：见于晚期恶性肿瘤（尤其是胰腺癌）、系统性红斑狼疮或高凝状态者；最常累及左心瓣膜，二尖瓣最多，主动脉瓣次之，主要表现为体循环栓塞；超声心动图上NBTE常较小、基底宽、形状不规则，当赘生物脱落后微小残留（≤3 mm）可导致超声心动图假阴性；NBTE的赘生物慢性化后可出现瓣膜弥漫性增厚、钙化与功能异常。需注意，超声心动图不能区分IE与NBTE。因此需结合临床表现、一般血液检查、血培养、特殊病原血清学检查甚至下一代代测序以排除IE。由于瓣膜受损，NBTE在继发感染后也可转化为IE。

参考文献

［1］Habib G，Erba PA，Iung B，et al. Clinical presentation，aetiology and outcome of infective endocarditis. Results of the ESC-EORP EURO-ENDO（European infective endocarditis）registry：a prospective cohort study. Eur Heart J，2019，40（39）：3222-3232.

［2］Habib G，Lancellotti P，Antunes MJ，et al. 2015 ESC Guidelines for the management of infective endocarditis：The Task Force for the Management of Infective Endocarditis of the European Society of Cardiology（ESC）. Endorsed by：European Association for Cardio-Thoracic Surgery（EACTS），the European Association of Nuclear Medicine（EANM）. Eur Heart J，2015，36（44）：3075-3128.

（刘凯雄　吴鹭龄　编　刘岗　审校）

第十八章 心脏肿瘤

一、病例内容

【现病史】患者女，73岁，因"查体发现心脏肿物3个月"入院。患者自述于入院前3个月因糖尿病住院查体时行超声心动图示左心房内占位（黏液瘤可能性大），无头晕、头痛、视物模糊、意识丧失，无大汗、恶心、呕吐、腹痛、腹泻，无咳嗽、呼吸困难、胸闷、憋喘、胸痛，无下肢水肿、纳差、咳痰、心悸、呕血、黑矇、晕厥。

【体格检查】胸廓对称无畸形，呼吸动度两侧对称，叩诊呈清音，双肺呼吸音低，未闻及干、湿啰音；心前区无异常隆起，心尖搏动不清，叩诊心脏相对浊音界无明显扩大，心音较低钝，心前区未闻及病理性杂音。

【辅助检查】超声心动图示左心房内占位（黏液瘤可能性大），左心室舒张功能减低（图18-1）。

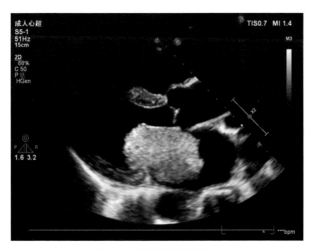

图18-1 患者超声心动图

二、定义

心脏肿瘤是生长在心肌或其临近组织的新生物，心脏黏液瘤形态多样，质软易碎。瘤体内含有大量黏液，外观呈胶冻状，表面可形成血栓，可有出血、坏死、囊变、钙化。可分为原发性心脏肿瘤和转移性心脏肿瘤，一般意义上的心脏肿瘤多指原发性心脏肿瘤。

原发性心脏肿瘤可分为良性和恶性。继发性心脏肿瘤均为恶性，系由身体其他部位恶性肿瘤转移至心肌组织，其发病率是原发性心脏肿瘤的 30 ～ 40 倍。

三、病因及发病机制

由于心脏肿瘤类型复杂，其病因尚不明确。良性心脏肿瘤中，1/2 以上为心脏黏液瘤，其他良性心脏肿瘤包括脂肪瘤、血管瘤、纤维瘤、错构瘤和畸胎瘤等。研究发现，近 10% 的心脏黏液瘤患者有家族史，其 2 号染色体和 12 号染色体存在异常。

四、诊断思路

【病史】

心脏黏液瘤多起源于卵圆窝，由瘤蒂相连，容易阻塞二尖瓣或三尖瓣口，引起血流障碍、瓣膜狭窄的症状和体征（如呼吸困难、气促、心悸、咯血），严重者可引起晕厥甚至猝死。黏液瘤还可能引起心脏破裂、心肾衰竭、神经系统症状等。约 1/3 的黏液瘤患者可出现神经系统症状，严重者可发生脑动脉瘤。患者可由小腿肌肉酸痛、关节痛、盗汗、脉管炎等病史。

【体格检查】

（1）患者意识状态、精神状态。

（2）有无发热、皮疹、杵状指等。

（3）心脏大小、形态等有无变化。听诊心率、心律、心音、杂音等，初步判断心脏病变情况。黏液瘤心脏听诊可闻及"肿瘤扑落音"。

【辅助检查】

（1）胸部 X 线检查：心脏肿瘤的表现为心胸比例增大，可合并心包积液、钙化或肺动脉轻度突出等，无特异性。胸部 X 线提示心影不明原因增大、一侧或双侧心缘不规则或呈结节状突起时，应警惕是否存在心脏肿瘤，并进行进一步检查。

（2）超声心动图：具有简便、经济、无创、可重复性强等特点，可显示肿瘤的位置、形态、大小、内部回声及其与周围结构的关系，评价血流动力学改变，并对其进行初步定性诊断和鉴别诊断，可作为首选的影像学检查方法。

（3）CMR 与 PET-CT：CMR 因具有多用途的成像平面和优越的组织特性，是心脏肿瘤最准确的诊断方法，可清楚区分心脏肿瘤和血栓。CMR 能够识别黏液瘤的附着部位，与正常心肌相比通常呈高信号，与血池相比呈低信号。左心房血栓通常位于左心耳，其基底较宽，在 T1 和 T2 加权像上显示出均匀的低信号。PET-CT 对心脏良、恶性肿瘤诊断的敏感性为 100%，特异性为 80.0%。

（4）冠状动脉造影：在心脏肿瘤的诊疗中具有以下作用：①显示手术时需结扎的血管分布。②若可见血流供应，基本可排除肿物为心内血栓。③可在超声心动图之前发现黏液瘤。④部分黏液瘤可出血至右心房或左心房；心脏黏液瘤患者中冠心病检出率为 20.1%，明显高于普通人群，40 岁以上的男性心脏黏液瘤患者术前均应行冠状动脉造影。

【问诊要点】

（1）夜间出现因呼吸不畅而惊醒的情况。

（2）自发现症状以来，症状是否加重或减轻。

（3）血糖、血脂、血压、体重的变化情况。

（4）既往是否接受过治疗、治疗方法及效果如何。

（5）有无心脏病史。

【伴随症状】

（1）充血性心力衰竭：瘤体堵塞心腔或心脏瓣膜口可导致患者血流动力学障碍，引起心力衰竭。如起源于左心房的黏液瘤患者，肿瘤阻塞二尖瓣瓣口，引起左心房及肺静脉压力升高，患者可有气促、呼吸困难、咳粉红色泡沫痰、咯血等症状，肺静脉压力增高致肺动脉压被动升高，增加右心室后负荷，引起右心室肥大扩张，最终导致右心衰竭，患者常见的症状为腹胀、食欲减退、恶心、呕吐等，多因胃肠道及肝淤血所致。

（2）栓塞：肿瘤受血流冲击碎裂脱落可导致患者出现栓塞症状。栓子随血流进入体循环，可引起脑血管、肠系膜动脉、肢体动脉等栓塞，患者出现偏瘫、失语、昏迷、急性腹痛、肢体疼痛等症状，甚至引起猝死；栓子进入肺循环，可引起肺动脉栓塞，患者出现呼吸困难、胸痛、晕厥、咯血、咳嗽、心悸等症状。

（3）心律失常：肿瘤浸润致心肌细胞受损或累及心脏传导系统

时，可引起患者心律失常或心电图改变，如室上性或室性心动过速、室性期前收缩、心房颤动、不完全性右束支传导阻滞、心室高电压或肥大等。室性心律失常多难以用药物控制，部分患者以阵发性室性心动过速为首发症状。

（4）心包积液：由于恶性肿瘤生长较快，且呈浸润性生长，侵及心外膜或心包时，患者常出现血性心包积液。积液量多时患者可出现呼吸困难、咳嗽、胸痛等症状。若患者短期内出现大量心包积液，可引起急性心脏压塞，心排血量显著下降时，可造成急性循环衰竭和休克。

（5）全身症状：当肿瘤出血、变性、坏死时，可引起全身免疫反应，患者常有发热、贫血、消瘦、食欲减退、关节痛、肌痛、乏力等症状。

五、诊断及鉴别诊断

1. 诊断

本例患者诊断为心脏黏液瘤。诊断依据为患者为老年女性，双肺呼吸音低，心音低钝。超声心动图示左心房内占位（黏液瘤可能性大），左心室舒张功能减低。

临床上最常见的心脏肿块是血栓或赘生物，血栓常见于心房颤动或左心室心尖部梗死，赘生物常见于心脏瓣膜病变。结合患者的基础疾病及影像学表现，必要时进行试验性抗血栓治疗或血培养，可基本排除血栓及赘生物的可能。排除血栓或赘生物之后应考虑心脏肿瘤的可能。根据患者临床资料，结合组织学特性、发病年龄、发生部位和影像学表现，通过心脏肿瘤的诊断流程图（图18-2），必要时进行活检以明确诊断。

2. 鉴别诊断

（1）左心房黏液瘤与风湿性心脏病、二尖瓣病变鉴别：详细病史可提供鉴别诊断的依据。若无风湿热病史，有一过性昏厥病史，病程较短，病情进展较快，尤其在窦性心律下发生体循环栓塞且无其他病因可查时，应高度怀疑左心房黏液瘤。应行超声心动图检查以鉴别。

（2）右心房黏液瘤与三尖瓣狭窄、三尖瓣下移、慢性缩窄性心包炎和心肌病鉴别：部分患者可行选择性心腔内造影，可显示瘤体大小、部位和活动情况，以资鉴别。

（3）心脏纤维瘤：常位于左心室和室间隔，瘤体常无包膜、灰

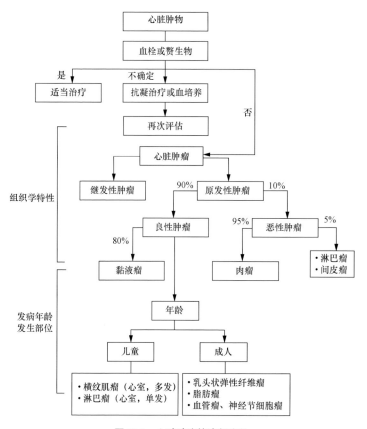

图 18-2 心脏肿瘤的诊断流程

黄及实性，略成编织状，质韧，部分区域因有钙化而变硬。肿瘤细胞浸润性生长，与心肌组织相互交错。心脏纤维瘤可引起心脏传导阻滞和心律失常，患儿出生后常因恶性心律失常（室性心动过速及心室颤动）而出现猝死。

（4）脂肪瘤：老年人多见，尤其是肥胖老年人。可发生于心脏任何部位，但以心外膜瘤多见，常无临床症状。

（5）畸胎瘤：心脏畸胎瘤的发病率极低，来源于生殖细胞，有包膜，约 2/3 发生于儿童，其性质由细胞分化程度决定。肿瘤一般由蒂附着于主动脉或肺动脉根部，多生长于心包，极少出现在心肌内或心腔内。肿瘤生长较快，体积大，易引起心脏受压以及邻近肺动脉、主动脉和上腔静脉的梗阻。

（6）血管瘤：罕见，在心脏肿瘤中占比不超过5%，多数在体检或尸检中无意发现，可发生于各个年龄段。血管瘤可分为毛细管型、海绵型和动静脉型3种类型，毛细管型呈局限性生长，海绵型和动静脉型呈浸润性生长，心脏血管瘤组织学表现与其他血管瘤相同。

（7）心肌错构瘤：又称浦肯野细胞瘤，瘤体呈黄色结节，直径多为0.1～1.5 cm，瘤体内可含坏死组织、脂肪、肌肉、骨化组织等，常引起难治性心动过速（包括室性心动过速），经胸超声心动图或经食管超声心动图可能发现肿瘤，CMR在诊断中逐渐发挥重要作用，手术切除肿瘤或冰冻消融异位起搏点可以达到根治心律失常的目的。

参考文献

［1］艾凤英，王大新，耿铜，等．原发性心脏肿瘤研究进展．中华全科医学，2018，16（11）：1890-1893.

［2］邓晓兰．心脏肿瘤的病理、诊断及治疗研究进展．内科，2016，11（6）：857-859.

［3］李敏，郭晨，吕永会，等．常见心脏肿瘤的诊疗思路．心血管病学进展，2019，40（1）：100-103.

［4］肖宜超．心脏肿瘤的诊疗进展．心血管病学进展，2011，32（6）：824-829.

［5］张琳，何青．原发性心脏肿瘤的研究进展．北京医学，2020，42（8）：747-750.

［6］Sellke FW，del Nido PJ，Swanson SJ. Sabiston and Spencer surgery of the chest. 9e. Philadelphia：Elsevier，2016.

［7］Zipes DP. Braunwald's heart disease，a textbook of cardiovascular medicine. 11e. Philadelphia：Elsevier，2019.

（张敏　张策　编　张骅　董亚男　审校）

第十九章　双心医学

一、病例内容

【现病史】患者女，52岁，因"胸闷、胸痛半年余，冠状动脉支架置入术后胸闷加重伴失眠1个月"入院。患者于入院前半年开始间断有胸闷、胸痛不适，持续时间短暂，与体力活动不相关，对日常工作生活无影响。入院前两个月在当地医院常规体检未见异常体征，静息心电图未见异常改变，冠状动脉造影结果提示前降支中段轻度狭窄、回旋支中段中重度狭窄、右冠状动脉中远段轻度狭窄，予以冠状动脉支架置入治疗。术后原有胸痛症状好转，但仍时有心前区不适，人多、拥挤、紧张、激动时均会出现胸闷、气促，夜间入睡困难，易醒早醒，白天困倦。复查相关心脏检查均未发现异常。

【体格检查】神清，精神较差，自主体位，心肺查体阴性，腹部查体阴性，神经系统生理反射存在，病理反射未引出。

【辅助检查】血常规、血生化、心肌酶谱、尿常规、凝血功能均正常；心电图示窦性心律。超声心动图示心脏大小正常，EF 60%。精神量表：PHQ-9量表评分17分，GAD-7量表评分14分。

二、定义

双心医学（Psychocardiology）又称心理心脏病学或精神心脏病学，主要研究心血管系统疾病与精神心理之间的关系，并通过控制精神心理疾病从而干预心血管系统疾病转归的交叉学科。

三、病因及发病机制

心血管疾病与精神心理问题互为因果，精神心理问题对心血管疾病的影响日益加重，心血管疾病又可进一步造成心理紧张、失衡。双心疾病的发病机制与体内活性物质的分泌紊乱及机体内分泌调节失衡相关。心理应激（特别是焦虑、抑郁等）可引起神经内分泌紊乱，如下丘脑-垂体-肾上腺轴（HPA轴）亢进、交感-肾上腺髓质系统激活、自主神经功能紊乱、内皮功能损伤等，这些现象均可增加冠心病的发病率。在长时间、大负荷的精神压力下产生的负性情绪（如抑郁和焦虑等）可激活下丘脑-垂体-肾上腺系统，使交感神经功能异常亢进，增加儿茶酚胺分泌。过量的儿茶酚胺可引起心肌细胞自律性显著提升，增大心律失常的发病概率。神经-内分泌-免疫系统相互作用是精神心理因素对心血管系统产生影响的重要生物学机制（图 19-1）。

四、诊断思路

【体格检查】

（1）重点对肺、胸膜和心脏进行体格检查。

（2）精神状态检查：包括一般情况、感知觉和思维障碍、情感障碍、意志和行为障碍等。

（3）神经系统检查：高级神经活动（包括意识状态、语言与皮质高级智能检查）、脑神经、运动系统、感觉系统、反射与病理

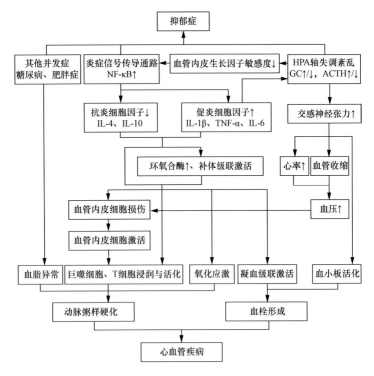

图 19-1　神经-内分泌-免疫系统的相互作用。NF-κB，核因子 κB；HPA，下丘脑-垂体-肾上腺轴；GC，糖皮质激素；ACTH，促肾上腺皮质激素；IL，白介素；TNF-α，肿瘤坏死因子 α

反射、脑膜刺激征。

【辅助检查】

（1）实验室检查：包括血液、尿液、痰液等常规检查，必要时脑脊液检查、梅毒抗体检查、铜蓝蛋白检查等。

（2）胸部X线检查、心电图、超声心动图和多普勒超声检查、CT、CMR、纤维支气管镜、核素灌注心肌断层显像、心血管造影等。

（3）常规心理测验：阳性与阴性症状评定量表、简明精神病评定量表、汉密尔顿焦虑量表、汉密尔顿抑郁量表、症状自评量表、明尼苏达多相人格调查表等。

（4）失眠的主观测评工具：睡眠日记、量表评估。

（5）失眠的客观测评工具：多导睡眠图、多次睡眠潜伏期试验、体动记录检查。

【问诊要点】

（1）"三问法"心理初筛（图19-2）：①是否有睡眠不良，并已经明显影响白天的精神状态或需要用药。②是否有心烦不安，对以前感兴趣的事情失去兴趣。③是否有明显身体不适，但多次检查都没有发现能够解释器质性心血管病的原因。3个问题中如果有2个回答"是"，符合精神障碍的可能性约为80%。

（2）在问诊时，要注意四要素：①是否存在躯体症状反复就诊，但没确诊。②询问一般生活中的普通症状，如食欲、进食、二便、睡眠问题，找到是否有情绪问题。③适当问及情绪困扰，如遇事紧张或难以平复、兴趣活动缩窄等。④了解自主神经功能紊乱表现，包括出冷汗、四肢乏力、面色苍白、肢体颤抖、恶心、便意或尿急等。

（3）量表进一步评估：《患者健康问卷-9项（PHQ-9）》和《广泛焦虑问卷7项（GAD-7）》，躯体症状较多时推荐评估《患者健康问卷-15项（PHQ-15）》或《躯体化症状自评量表》。评分内容及评分标准详见附录。

【伴随症状】

（1）躯体症状：心血管系统症状为主要表现形式。可表现为胸闷、胸痛、憋气、心悸、气短、呼吸困难、心脏搏动感强烈和头颈部血管搏动感强烈等。除心血管系统外，食管-胃肠消化系统表现为嗳气、胃肠胀气、腹泻或便秘、消化不良、食欲减退等；泌尿-生殖系统表现为月经不调、阳痿、遗精、尿频、尿急、尿痛、排尿困难、性功能障碍等；呼吸系统表现为气短、呼吸困难或过度通气等；神经系统表现为头晕、头痛、头胀、面红、失眠、多梦、记忆力减退、

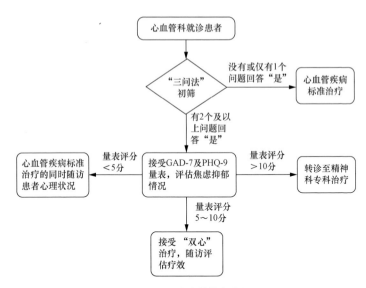

图 19-2　双心疾病的筛查流程图

头部紧缩感或头颈部血管强烈搏动感等。

（2）自主神经症状：心动过速、心悸、气短、盗汗、口干、手足颤抖、颜面发热或潮红等。

（3）精神-情绪症状：①焦虑：紧张、恐惧、烦躁、易激动、四肢不安、手足颤抖等。②抑郁：生活兴趣降低或严重丧失、情绪低落、体力下降、脑力迟钝、无精打采、性欲降低、悲观厌世，甚至有自杀意图等。

五、诊断及鉴别诊断

1.诊断

本例患者诊断为焦虑障碍；冠心病（支架置入术后）。诊断依据包括：①患者为中年女性，因"胸闷、胸痛半年余，冠状动脉支架置入术后胸闷加重伴失眠1个月"入院。② P 120 次 / 分，R 22 次 / 分，BP 130/80 mmHg，神清，精神较差，自主体位，心肺听诊（－），腹软，全腹无压痛及反跳痛，神经系统生理反射存在，病理反射未引出。③辅助检查均无异常。④量表评估：PHQ-9 评分 17 分，GAD-7 评分 14 分。该患者患有器质性心脏病，成功接受介入、外科手术等有创性治疗，但由于患者对疾病的发生、发展及预后缺乏认识，心血管躯体症状未见缓解甚至加重，排除手术及躯体疾病的原因，同时伴有焦虑、抑郁等精神心理和自主神经功能紊乱表现。

2. 鉴别诊断

精神心理疾病患者出现心血管症状和心脏病患者出现精神心理症状的鉴别诊断十分重要。应重点关注与心脏病相关的 3 个主要精神症状：焦虑、抑郁和谵妄。

（1）导致心脏病患者焦虑的主要原因：①心血管事件：心肌缺血、房性和室性心律失常、充血性心力衰竭。②其他身体情况：肺栓塞、哮喘/慢性阻塞性肺病急性发作、甲状腺功能亢进、低血糖。③药物：拟交感神经药、甲状腺激素、支气管扩张剂、皮质类固醇、非法药物 [可卡因中毒、D-麦角酰二乙胺（LSD）或苯环己哌啶（PCP）中毒、酒精和苯二氮䓬类药物戒断]。

（2）导致心脏病患者抑郁的主要原因：①躯体疾病：甲状腺功能减退（特发性或胺碘酮所致）、库欣病、维生素 B_{12} 或叶酸缺乏、肿瘤（尤其是胰腺、肺或中枢神经系统肿瘤）、血管性痴呆、运动障碍（帕金森病或舞蹈病）。②药物：血管紧张素转化酶抑制剂、甲基多巴、利血平、皮质类固醇、干扰素。③物质滥用：慢性酒精或苯二氮䓬类药物滥用、可卡因或安非他命戒断。

（3）导致心脏病患者出现谵妄的主要原因：①中枢神经系统低灌注：心肌梗死或缺血、脑血管意外（缺血性或出血性）、低血容量（因脱水或出血）、相对低血压。②其他中枢神经系统疾病：痴呆（任何类型）。③其他躯体疾病：电解质异常（特别是血钠水平受利尿剂影响）、甲状腺功能异常、高血压脑病、缺氧（肺水肿）、感染（肺炎、尿路感染等）、酒精戒断、心肺分流。④药物：地高辛中毒、苯二氮䓬类药物、抗胆碱能药物、H_2 受体阻滞剂。

在评估心脏病患者的焦虑、抑郁、谵妄等精神心理症状时，应同时注意鉴别以下疾病：①焦虑障碍：特点是过度恐惧、焦虑、行为障碍。恐惧是指面临具体不利的或危险的处境时出现的焦虑反应，焦虑是指缺乏相应的客观因素下出现内心极度不安的状态，伴有紧张不安和自主神经功能失调症状。焦虑障碍的临床表现包括精神症状和躯体症状。精神症状表现为焦虑、担忧、害怕、恐惧、紧张不安；躯体症状表现为心悸、胸闷、气短、口干、出汗、肌紧张性震颤、颜面潮红、苍白等自主神经功能紊乱症状。②抑郁障碍：是指由各种原因引起的以显著而持久的心境低落为主要临床特征的一类心境障碍，伴有不同程度的认知和行为改变，部分患者存在自伤、自杀行为，甚至因此死亡。抑郁障碍单次发作至少持续 2 周以上，有反复发作的可能。

③睡眠障碍：是指尽管有适宜的睡眠机会和环境，依然对于睡眠时间和（或）睡眠质量感到不满足，并引起相关的日间功能损害的一种主观体验，可单独诊断，也可与精神障碍、躯体疾病或物质滥用共病。睡眠障碍的临床表现主要为睡眠起始障碍（入睡困难）和睡眠维持障碍（夜间觉醒后再次入睡困难和早醒），两种症状可单独出现，但同时存在更为常见。④谵妄：是由多种原因导致的急性脑病综合征，为一种意识异常状态，认知功能普遍受损，尤其是注意力和定向力受损，通常伴有知觉、思维、记忆、精神运动、情绪和睡眠-觉醒周期的功能紊乱。谵妄的临床特点是起病急。核心症状是注意障碍和意识障碍，表现为广泛的认知过程受损，并可伴有复杂多变的异常精神行为症状。⑤阿尔茨海默病：是一种起病隐匿、呈进行性发展的神经退行性疾病，临床特征主要为认知障碍、精神行为异常和社会生活功能减退。在 65 岁以前发病为早发型，65 岁以后发病为晚发型，阿尔茨海默病患者的症状分为"ABC"三大类：A（activity）是指生活功能改变，B（behavior）是指精神和行为症状，C（cognition）是指认知损害。

参考文献

[1] 陈晓虎，朱贤慧，陈建东，等. 双心疾病中西医结合诊治专家共识. 中国全科医学，2017，20（14）：1659-1662.

[2] 崔青扬，丁建东，李浩，等. 5-羟色胺转运体基因多态性与冠心病合并抑郁相关性的 Meta 分析. 东南大学学报（医学版），2015，34（5）：792-796.

[3] 胡大一. 心血管疾病和精神心理障碍的综合管理"双心医学"模式的探索. 中国临床医生，2006，34（5）：2-3.

[4] 胡大一. 在心血管科就诊患者心理处方中国专家共识（2020 版）. 中华内科杂志，2020，59（10）：764-771.

[5] 刘志学，赵萌萌. 事关身心，"双心医学"语境中的中西医"情志问题"访南昌大学第一附属医院吴印生教授. 中国医药导报，2013，10（10）：1-3.

[6] 毛家亮，鲍正宇，何奔. 心悸、心律失常与心理障碍. 中国心脏起搏与心电生理杂志，2008，22（3）：203-205.

[7] 于成，耿淑萍，孙怿泽. 双心医学的中医研究现状. 国医论坛，2017，32（2）：68-70.

[8] Lechner K，von Schacky C，McKenzie AL，et al. Lifestyle factors and high-risk atherosclerosis：Pathways and mechanisms beyond traditional risk factaors. Eur J Prev Cardiol，2020，24（4）：394-406.

（张颖　编　刘岗　审校）

附录一：PHQ-2（Patient Health Questionnaire-2）与 PHQ-9

应先做 PHQ-2，再做 PHQ-9。

PHQ-2

在过去的两周里，您感觉自己被以下症状所困扰的频率是？

在过去的两周里，您	完全没有	有过几天（≤7）	超过一半天数（＞7）	几乎每天
1. 对任何事情都提不起兴趣／感受不到兴趣	0	1	2	3
2. 感觉沮丧的、忧郁的或绝望的	0	1	2	3

若总分≥3，请回答第3题至第9题

在过去的两周里，您感觉自己被以下症状所困扰的频率是？

在过去的两周里，您	完全没有	有过几天（≤7）	超过一半天数（＞7）	几乎每天
3. 无法入睡，无法保持睡眠，或睡眠时间过多	0	1	2	3
4. 感觉乏力和没有精力	0	1	2	3
5. 没有胃口或过量进食	0	1	2	3
6. 对自己感到不满（感觉自己是个失败者），或感觉让自己或家人失望	0	1	2	3
7. 无法集中注意力，比如在读报或看电视时	0	1	2	3
8. 行动或说话缓慢，以至于引起旁人注意。相反，或因为烦躁而坐立不安	0	1	2	3
9. 认为死亡或以某种途径伤害自己是解决方式	0	1	2	3

轻度：PHQ-9中9个条目得分之和为5～9分；中度：10～19分；重度：＞20分

附录二：GAD-2（General Anxiety Disorder Scale-2）与 GAD-7

在过去的两周里，您	完全没有	有过几天（≤ 7）	超过一半天数（> 7）	几乎每天
1. 感觉紧张、焦虑或着急	0	1	2	3
2. 不能停止担忧或自我控制担忧	0	1	2	3
3. 对各种各样的事情担忧过多	0	1	2	3
4. 很难放松下来	0	1	2	3
5. 由于不安而无法静坐	0	1	2	3
6. 变得容易烦恼或急躁	0	1	2	3
7. 感到似乎将有可怕的事情发生而害怕	0	1	2	3

GAD-2 是 GAD-7 量表的前两个问题，轻度：GAD-7 中 7 个条目得分之和为 5 ～ 9 分；中度：10 ～ 19 分；重度：> 20 分

附录三：PHQ-15

下面共有 15 种疾病症状，请您回想在过去 1 个月内您是否出现过这个（些）症状，并且在问题后面的相应数字上画一个圈。如果没有，就在 0 上画一个圈。

PHQ-15			
	问题	无	有点	大量
1	胃痛	0	1	2
2	背痛	0	1	2
3	胳膊、腿或关节疼痛（膝关节、髋关节等）	0	1	2
4	痛经或月经期间其他的问题（该题由女性回答）	0	1	2
5	头痛	0	1	2
6	胸痛	0	1	2
7	头晕	0	1	2
8	一阵阵虚弱感	0	1	2

PHQ-15				
9	感到心脏怦怦跳动或跳得很快	0	1	2
10	透不过气来	0	1	2
11	性生活中有疼痛或其他的问题	0	1	2
12	便秘、肠道不舒适、腹泻	0	1	2
13	恶心、排气或消化不良	0	1	2
14	感到疲劳或无精打采	0	1	2
15	睡眠有问题或烦恼	0	1	2
合计				

以下为调查内容：

1. 过去半年内，您由于本次就诊的症状或疾病而到医院就诊的次数：＿＿＿＿＿＿次。

2. 过去半年内，由于本次就诊的症状或疾病对您造成的误工天数：＿＿＿＿＿＿天／月。

3. 您目前的疾病对您生活、工作和社交造成的总体不良影响：（没有影响为 0，极其严重影响为 10，请在相应数字上划√）

生活：＿＿＿＿＿＿＿＿＿＿＿＿＿＿＿＿＿＿＿＿＿

  0　1　2　3　4　5　6　7　8　9　10
  没有　　　　　　　　　　　　　最重

工作：＿＿＿＿＿＿＿＿＿＿＿＿＿＿＿＿＿＿＿＿＿

  0　1　2　3　4　5　6　7　8　9　10
  没有　　　　　　　　　　　　　最重

社交：＿＿＿＿＿＿＿＿＿＿＿＿＿＿＿＿＿＿＿＿＿

  0　1　2　3　4　5　6　7　8　9　10
  没有　　　　　　　　　　　　　最重

注：0～4 分为无躯体症状，5～9 分为轻度躯体症状，10～14 分为中度躯体症状，≥15 分为重度躯体症状

附录四：躯体化症状自评量表

发病时存在的症状（在相应的症状上打√，可多选）	没有	轻度	中度	重度
头晕、头胀、头重、头痛、眩晕、晕厥或脑鸣	1	2	3	4
睡眠问题（入睡困难、多梦、噩梦、易惊醒、早醒、失眠或睡眠过多）	1	2	3	4
易疲劳乏力、精力减退	1	2	3	4
兴趣减退、情绪不佳	1	2	3	4
心血管症状（心慌、胸闷、胸痛、气短）	1	2	3	4
易着急紧张、或担忧害怕、甚至惊恐、濒死感	1	2	3	4
习惯操心、多思多虑、且易产生消极想法	1	2	3	4
不易集中精神、注意力下降或记忆力减退	1	2	3	4
胃肠症状（胃胀、痛、嗳气、食欲差、便秘、便多、口苦、口干、恶心、消瘦）	1	2	3	4
疼痛（颈部、肩部、腰部、背部、腿部等）	1	2	3	4
易悲伤或悲伤哭泣	1	2	3	4
手脚关节或身体某部位（麻木、僵硬、抽搐、颤抖、怕冷）	1	2	3	4
视物模糊、眼睛干涩、短期内视力下降	1	2	3	4
易激动烦躁、对声音过敏、易受惊吓	1	2	3	4
强迫感（强迫思维、强迫行为）或失控感	1	2	3	4
皮肤过敏、斑疹、瘙痒、潮红、潮热、多汗	1	2	3	4
常关注健康问题、担心自己及家人生病	1	2	3	4
呼吸困难、易憋闷、喜大叹气、咳嗽或胁肋痛	1	2	3	4
咽部不适、喉咙阻塞感、鼻塞或耳鸣	1	2	3	4
易尿频、尿急、尿痛或会阴部不适	1	2	3	4

对工作、学习、家庭关系及人际交往等造成的困难：没有、轻度、中度、重度。没有：不存在。轻度：偶有几天存在或尚能忍受。中度：一半天数存在或希望缓解。重度：几乎每天存在或比较难受

注：基本正常≤29分；轻度30～39分；中度40～59分；重度≥60分　总分_____